核医学
教学病例荟萃

Nuclear Medicine Teaching
Cases Set

程木华　徐　浩◎主编

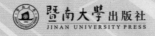

暨南大学出版社
JINAN UNIVERSITY PRESS

中国·广州

图书在版编目（CIP）数据

核医学教学病例荟萃 / 程木华，徐浩主编. -- 广州：
暨南大学出版社，2024. 10. -- ISBN 978-7-5668-3958-9

Ⅰ．R81

中国国家版本馆 CIP 数据核字第 2024GJ1897 号

核医学教学病例荟萃
HEYIXUE JIAOXUE BINGLI HUICUI
主　编：程木华　徐　浩

出 版 人：阳　翼
统　　筹：黄文科
责任编辑：高　婷
责任校对：刘舜怡　陈皓琳　陈慧妍　潘舒凡
责任印制：周一丹　郑玉婷

出版发行：暨南大学出版社（511434）
电　　话：总编室（8620）31105261
　　　　　营销部（8620）37331682　37331689
传　　真：（8620）31105289（办公室）　37331684（营销部）
网　　址：http://www.jnupress.com
排　　版：广州尚文数码科技有限公司
印　　刷：广东信源文化科技有限公司
开　　本：850 mm × 1168 mm　1/16
印　　张：28.5
字　　数：850 千
版　　次：2024 年 10 月第 1 版
印　　次：2024 年 10 月第 1 次
定　　价：168.00 元

（暨大版图书如有印装质量问题，请与出版社总编室联系调换）

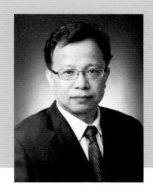

程木华

程木华，医学博士，教授、主任医师，博士研究生导师。中山大学中山医学院临床核医学系主任，中山大学医学影像核医学课程负责人。中山大学附属第三医院核医学科主任，中山大学附属第三医院核医学教研室主任。

主要学术任职：中国医师协会核医学医师分会常委兼科普信息工作组组长，中华医学会核医学分会科普与信息传媒工委会副主委，中国医学影像技术研究会核医学分会常委，吴阶平医学基金会核医学专家委员会常委，中国医师协会核医学医师分会治疗学组委员，中华医学会核医学分会治疗学组委员。广东省中西医结合学会核医学专业委员会主任委员，广东省医学会核医学分会副主任委员，广东省医疗行业协会医学影像管理分会副主任委员，广东省医师协会核医学医师分会常委，广东省临床医学学会甲状腺专委会常委。担任国外杂志特邀审稿专家，《分子影像学杂志》编委，《中华核医学与分子影像杂志》通信编委。广东省和广州市医疗事故鉴定专家库成员、广东省环境保护厅环境影响评价审查专家库和广东省卫生健康委员职业健康专家库成员。

曾获得国家自然科学基金面上项目、广东省科技厅自然科学基金面上项目、广东省科技计划项目等多项科研基金，中山大学（原中山医科大学）多媒体教学改革项目2项，并发表相应教改方面论文3篇。目前主要从事肿瘤生物基因核素治疗的基础及临床研究，并参与多个国家、省市级科研课题。近5年发表学术论文100多篇，其中SCI杂志收录论文20多篇，EI杂志收录论文3篇，国际学术会议交流论文3篇。参编《PET/CT诊断学》《简明核医学教程》《临床核素影像诊断学》《临床泌尿生殖核医学》等8本教材或专著。

精通SPECT/CT、PET/CT的各种疾病影像诊断及疑难病例的影像分析。擅长甲状腺系列疾病诊治，尤其在甲状腺疾病的鉴别诊断，甲癌、甲亢 ^{131}I 治疗和皮肤血管瘤敷贴治疗等方面具有丰富临床经验。熟悉核医学设备性能和质控技术，并开发编写多个临床应用软件，于1997年获中山大学（原中山医科大学）医疗成果三等奖，并获得计算机软件著作权（软著登字第0640831号，软著登字第2022SR023962号）两项，发明专利两项（ZL 2015 2 0962224、ZL 2016 1 0708318.4）。自主编程并在医院率先开展肝细胞半定量显像、肺通气灌注定量显像、唾液腺功能定量显像等系列定量分析研究，发表相关研究论文多篇，该系列成果于2014年获广东省科学技术奖三等奖（201503 粤府证〔2015〕1704号）。

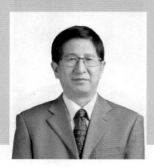

徐 浩

　　徐浩，二级教授、主任医师、博士生导师，博士后合作导师，德国柏林洪堡大学医学博士。现任暨南大学临床医学研究院副院长，暨南大学附属第一医院医学影像部主任、核医学科主任、影像医学与核医学学科带头人；暨南大学第一临床医学院学术委员会副主任、影像医学与核医学教研室主任，暨南大学学术委员会委员，暨南大学分子与功能影像研究所常务副所长。

　　主要学术任职：中国医师协会核医学医师分会副会长，中华医学会核医学分会常委兼神经影像学组组长，中国核学会核医学分会常务理事，中国医院协会医学影像中心分会常委，《中华核医学与分子影像杂志》常务编委，国家核医学专业质控中心专家委员会委员，广东省医学会核医学分会第十一届主任委员，广东省医师协会核医学医师分会第三届主任委员，广东核学会副理事长等。

　　长期从事临床核医学诊疗工作，研究方向为分子影像与诊疗一体化临床转化研究。作为广东省优重点学科（影像医学与核医学）学科带头人，学科建设和人才培养成果显著，带领团队建立了国际先进水平的 PET 药物研发与临床转化研究平台，培养博士后、博士和硕士近 100 名。主持国家自然科学基金、广东省重大科技专项等国家级和省部级科研项目 20 多项，在国内外专业期刊发表论文 200 多篇，SCI 收录 90 多篇；主持和参与制定我国核医学的相关国家标准、指南和专家共识 18 部；参编国家级教材和专著 10 余部；授权发明专利 8 项，基于放射性药品使用许可证（Ⅳ类）临床转化诊疗前沿新技术 17 项；作为 PI 主持 GCP 临床研究项目 7 项，作为负责人在华南区首次开展 177Lu-DOTATATE 胃肠胰神经内分泌肿瘤靶向内照射治疗的临床试验；作为 MDT 牵头人，在华南区首次开展钇 90 微球肝脏肿瘤选择性介入内照射治疗前沿新技术。获省级教学成果二等奖和省科技进步三等奖、中华医学会核医学分会突出贡献奖、国际临床骨密度测量学会（ISCD）"Harry K.Genant 博士 ISCD 研究者奖"以及广东医院临床优秀科主任等荣誉称号。

编委会

张　弘　中山大学孙逸仙纪念医院
张　青　南昌大学第一附属医院
张汝森　广州医科大学附属肿瘤医院
赵新明　河北医科大学第四医院

编　者（按姓氏拼音排序）：

陈冬河	陈盼	陈若华	陈涛	陈希敏	陈小慧	程木华	邸丽娟
董烨	段晓蓓	樊卫	方琪	冯会娟	冯彦林	付占立	傅丽兰
何泳杰	侯鹏	黄斌豪	贾茜	江淑琴	柯渺	李洪生	李锦萍
李敬彦	李林法	李淑仪	李天成	李伟	李雯	李友财	梁思浩
林丽莉	凌雪英	刘嘉辰	刘建军	刘侃峰	刘少正	刘亚丽	卢科良
鲁胜男	栾厦	吕杰	麦锦慈	莫璐佳	欧阳伟	潘丽勤	彭浩
漆婉玲	申梦琴	宋金龄	苏新辉	孙浩	田新月	田颖	王丽娟
王思	王婷婷	王欣璐	王欣宇	王雪梅	王一宁	王颖	王颖晨
王珍	文君	邬心爱	吴湖炳	吴倩芸	吴婉婉	伍清宇	伍日照
冼伟均	谢飞	谢良骏	徐浩	徐慧琴	徐荣	徐思然	杨爱民
杨明	张丹	张国建	张弘	张敬勉	张林启	张青	张汝森
张亚飞	张岩	张胤	张召奇	张梓奇	赵葵	赵欣	赵新明
钟凯翔	周健彬	周文兰	周彦翔	周子晴			

序 一

核医学以核素标记技术和分子显像方法成为多种疾病的关键诊断工具，作为医学领域中的一颗明珠，早已在临床实践中闪烁着夺目的光芒。从癌症到心血管疾病，再到神经系统疾病，核医学在早期诊断、治疗规划和治疗监测中都起着不可或缺的作用。不仅帮助医生深刻理解疾病机理和诊断方法，更为患者带来精准治疗和提高生活质量的机会。然而，要精通核医学，不仅需要理论知识，还需要实际病例中的经验积累。因此，本书旨在深入探索核医学的精髓，通过一系列真实案例，为医学专业人士和学生提供宝贵的学习资源。

教学和疑难病例在核医学住院医生成长过程中扮演着至关重要的角色。它们为培养医生的临床思维和问题解决能力提供了宝贵的机会。教学病例帮助学生建立对正常疾病模式的了解，疑难病例则促使他们深入挖掘医学知识，寻找可能的异常和非教学情况的解决方案。通过处理这些案例，住院医生能够积累经验，提高诊断和治疗水平，最终成为核医学专家。

在我与两位主编几十年的友情交往中，我目睹了他们卓越的成长过程，见证了他们逐步成为医学顶尖专家。他们的坚韧、才华和不懈努力在医学领域中留下了深刻印记。他们领先的专业水平必然让本书成为一本备受尊敬的实用参考书，充分展示他们及其专业团队的专业知识和经验。

书稿中的每个案例都基于真实患者的医疗记录编写。这些案例覆盖核医学各个领域，包括不同疾病的诊断和治疗过程。本书将带领读者逐一解析这些案例，深入剖析诊断和治疗的每个关键步骤与科学原理。通过学习这些案例，读者将更好地理解核医学的应用，提高临床决策能力。

本书不仅适用于核医学专业人士，还适用于医学院校的学生以及非核医学专业的医务人员。案例学习将有助于培养未来医学领域的精英，使他们能够应对各种医疗挑战。

最后，感谢参与本书编写的医疗专家、研究人员以及慷慨分享病例数据的医院和患者。他们的支持和贡献使本书得以成功问世。

愿本书成为核医学领域的经典之作，激发医学从业者的兴趣，推动核医学的发展，使更多患者受益。希望本书为医务人员的学术和临床实践提供有益指导，助力他们在核医学世界中探索无限可能。

（李沂，美国费城天普大学副教授）

二〇二三年九月二十五日

序　二

　　本书与既往核医学疑难病例集不同，以常见病例和具有典型影像特征的病例为主，按照规培教学病例讨论模式思维编写，紧贴临床实际。本书按照人体各系统分类，内容涵盖主要解剖部位和器官的常见病，以各疾病典型特征为例，从临床表现、实验室检查、其他影像学检查、核医学影像检查、诊断与鉴别诊断及教学要点等方面着手，培养核医学临床医师临床诊疗思维，适应于核医学住院医师、规培医生及其他影像医生学习参考。

　　本书主编之一的程木华教授是我的挚友，是我任第一主编的《PET/CT 诊断》第二版的首席主编助理。他学识渊博，办事务实高效，热心教育事业。本书在临床经验基础上，着眼于常见病的核医学影像分析和诊断，志在为初入核医学领域者提供简明读本，实用而全面，难能可贵，必将受到欢迎。

（潘中允，北京大学第一医院教授）

二〇二四年三月春

前　言

　　核医学影像在医学领域一直以来都扮演着至关重要的角色，为临床医生提供了独特的诊断和治疗手段。随着国内核医学设备及放射性药物等核医学技术迅猛发展，从事核医学工作的医生越来越多，迫切需要一本常见疾病核医学诊疗实战书籍供大家学习借鉴。因此我们邀请在核医学住院医师规范化培训方面具有较好教学经验的核医学专家，收集整理系列核医学常见疾病汇编成本书。

　　本书与既往核医学疑难病例集不同，以常见病例和具有典型影像特征的病例为主，按照核医学住院医师规培的教学病例讨论模式思维进行编排，紧贴临床实际。本书包括核医学影像诊断（PET/CT 为主，兼少量 SPECT/CT 检查）和核素治疗病例（甲状腺疾病和骨转移瘤）两大方面，按照人体各系统分类，涵盖主要解剖部位和器官的常见病，阐述了疾病的临床表现、实验室检查、其他影像学检查、核医学影像典型特征、疾病诊断与鉴别诊断，以及教学要点等内容，着力培养核医学临床医师的临床诊疗思维，是核医学诊疗思维培训类图书，可作为核医学住院医师、规范化培训医生理论学习的补充读本，也可供其他影像医生和临床医生学习参考。

　　我们希望通过本书的学习，您能够更加深入地理解核医学技术在临床实践中的应用。我们衷心希望本书能够成为您在核医学领域学习和实践中的好伙伴，为您的职业发展和临床实践提供有益的指导与帮助。鉴于编写者的知识水平和临床经验有限，本书难免有错误和不足之处，敬请批评与指正，以便我们及时更正和改进。

（程木华　徐浩）

二〇二四年三月于广州

目录

第一章

中枢神经系统疾病

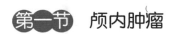

第一节　颅内肿瘤

一　星形细胞瘤（Astrocytoma）

（一）简要病史

现病史：男，34 岁，右额叶间变性星形细胞瘤外院术后 1 年余，癫痫发作 2 个月。

既往史：无特殊。

个人史：无特殊。

家族史：无特殊。

（二）PET/CT 与 MRI 融合图像影像特征

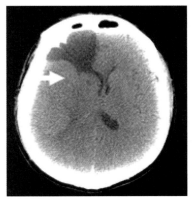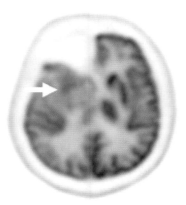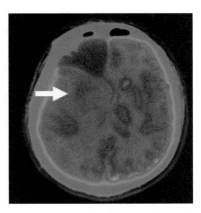

图 1-1　间变性星形细胞瘤术后，右侧额叶低密度术腔后方不规则等密度病灶（箭头所示），^{18}F-FDG 摄取高于脑白质低于脑皮层，SUV$_{max}$ 值约为 15.7（对侧大脑皮层 SUV$_{max}$ 值约为 35.2）。

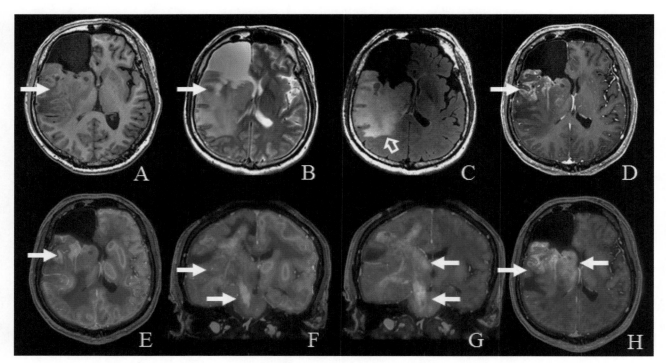

图1-2　右侧额顶颞岛叶皮层下、右侧半卵圆中心及放射冠、内囊后肢、右侧基底节区、右侧丘脑及中脑、桥脑、胼胝体膝部及体部多发不规则占位，边界欠清，T1WI呈等低信号、T2WI以稍高信号为主，右侧皮质脊髓束受累及；增强扫描可见明显不均匀强化；可见FDG摄取（SUV_{max}值约为15.7），MET摄取增高，SUV_{max}值为1.8～3.9（对侧对应区SUV_{max}值为1.2～2.0）；病灶周围见斑片状T2FLAIR高信号水肿带。

（三）影像解读

患者PET/CT与MRI融合图像主要表现为：①脑内多发占位，白质区为主，边界欠清，T1WI上呈等低信号、T2WI上以稍高信号为主，伴 ^{18}F-FDG及11C-蛋氨酸（11C-MET）摄取增高，增强扫描可见明显不均匀强化。②病灶沿白质纤维束浸润生长，并累及右侧皮质脊髓束。③周边中重度水肿。综合以上影像学特征，考虑为高级别弥漫性星形细胞瘤。

（四）最终诊断

间变性星形细胞瘤残留、复发。

（五）鉴别诊断

（1）脑梗死：病灶部位与颅内血管供应区对应，且可以同时累及灰白质，以大脑中动脉供应区最为常见。临床起病急，临床表现因梗死区域不同而异。急性期在CT上表现为边界不清的低密度模糊影，在T2FLAIR上呈高信号，DWI可见明显弥散受限，占位效应表现较脑肿瘤轻；病变区域FDG分布稀疏。

（2）脑炎：临床起病急，病灶可累及灰白质且分布较广泛、分散，在T2WI上多表现为明显高信号，DWI可见弥散受限；病灶多有异常代谢改变，FDG摄取可有增高或降低。[1]

（六）病例讨论教学要点

星形细胞瘤是指星形胶质细胞所形成的肿瘤，患者中男性多于女性，为浸润性生长肿瘤，多数Ⅱ级以上星形细胞瘤术后均具有一定概率复发，复发的肿瘤可演变成间变性星形细胞瘤或多形性胶质母细胞瘤。本病例为年轻男性，其PET/CT与MRI融合图像上可见脑实质内多发占位，主要分布在白质区，病灶边界欠清并沿白质纤维束浸润生长，可见 FDG 及 MET 摄取增高，增强扫描可见明显不均匀强化，病灶周边中重度水肿，符合高级别弥漫性星形细胞瘤特征。[2]

参考文献

［1］付畅，轩昂，高永举，等. 自身免疫性脑炎患者 18F-FDG PET/CT 影像学特征［J］. 中华核医学与分子影像杂志，2019（3）：142-145.

［2］SHARMA R，D'SOUZA M，JAIMINI A，et al. A comparison study of 11C-methionine and 18F-fluorodeoxyglucose positron emission tomography-computed tomography scans in evaluation of patients with recurrent brain tumors［J］. Indian J Nucl Med，2016，31（2）：93-102.

（暨南大学附属第一医院　周子晴　凌雪英　徐浩）

二　少突胶质细胞瘤（Oligodendroglioma）

（一）简要病史

现病史：女，25 岁。5 天前无明显诱因出现四肢抽搐，口吐白沫，外院颅脑 MR 检查提示左侧额叶占位，考虑低级别胶质细胞瘤。

既往史：无特殊。

个人史：无特殊。

家族史：无特殊。

（二）PET/CT 影像特征

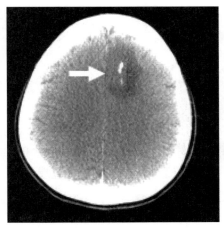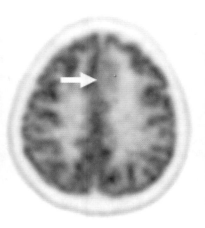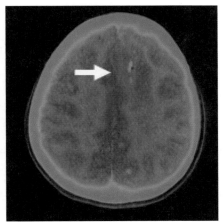

图 1-3　左侧额叶见不规则低密度肿块影，密度不均匀，CT 值为 24～38HU，内见多发斑点状钙化灶，FDG 摄取明显低于脑皮层但高于脑白质，SUV_{max} 值约为 5.1，较大层面范围约 59 mm×37 mm；病灶周围可见轻度低密度水肿带。

（三）影像解读

患者 PET/CT 主要表现为：①左侧额叶不规则低密度肿块影，密度不均匀，内见多发斑点状钙化灶；②病灶 FDG 轻度浓聚；③周边轻度水肿。综合以上影像学特征，考虑为左侧额叶少突胶质细胞瘤。

（四）最终诊断

随访外院手术病理证实为少突胶质细胞瘤。

（五）鉴别诊断

（1）低级别星形细胞瘤：任何年龄均可发病；可以发生在中枢神经系统的任何部位，主要位于白质，CT上多呈较均匀的等/低密度，常无周边水肿带，占位效应轻，FDG分布稀疏接近脑白质摄取。

（2）胚胎发育不良性神经上皮瘤（DNET）：在青少年时期发病，多以癫痫发作就诊，好发于颞叶皮质，常无占位效应，边界清楚，MRI信号不均匀，钙化少见，强化方式以无强化或轻度强化多见；FDG分布稀疏。

（六）病例讨论教学要点

少突胶质细胞瘤起源于少突胶质细胞，好发于35～40岁，常见首发症状为局灶性癫痫。本病例为青年女性，以无明显诱因下出现四肢抽搐、口吐白沫为主要症状；在PET/CT上表现为较典型的少突胶质细胞瘤特征：额叶皮层及皮层下低密度占位，边界不清楚，密度不均匀，内见囊变、钙化灶；瘤内钙化是特征性表现，多呈结节状、团块状或脑回样钙化[1]；伴轻度周边水肿；而FDG摄取为轻度浓聚。

参考文献

[1]赵君，周俊林.少突胶质细胞肿瘤的影像诊断与鉴别[J].中华放射学杂志，2020，54（6）：621-624.

（暨南大学附属第一医院　周子晴　凌雪英　徐浩）

三　胶质母细胞瘤（Glioblastoma）

▶ **病例一**

（一）简要病史

现病史：男，50岁。半月前无明显诱因突发右侧间歇性头痛，呈搏动样疼痛，伴进行性视力下降，视物模糊，无恶心、呕吐，无头晕、视物旋转，无四肢乏力。未予以特殊处理。一周前患者出现反应迟钝，伴近期记忆力减退。外院颅脑MR检查示右侧丘脑占位，性质待定。

既往史：10余年前于外院行"右侧硬膜下血肿清除术"。

个人史：无特殊。

家族史：无特殊。

（二）PET/CT 影像特征

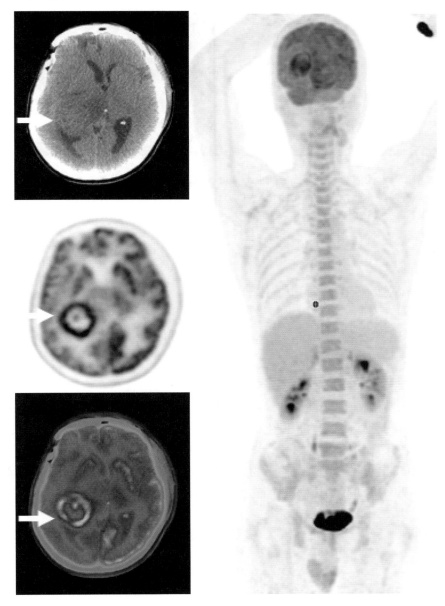

图 1-4 右侧侧脑室三角区室管膜下见类圆形等低混杂密度肿块影，CT 值为 26～36HU，FDG 呈环形高摄取，SUV_{max} 值约为 13.7，较大层面范围约 42 mm×40 mm；病灶周围可见大片低密度水肿带，三脑室及右侧侧脑室受压，中线左移。

（三）影像解读

患者 PET/CT 主要表现为：①右侧侧脑室三角区室管膜下类圆形等低混杂密度肿块影，FDG 呈不均匀环形高摄取。②周边中重度水肿。③体部 PET/CT 未发现其他部位原发恶性肿瘤的征象。综合以上影像学特征，考虑为原发恶性脑肿瘤（胶质母细胞瘤）。

（四）最终诊断

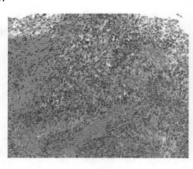 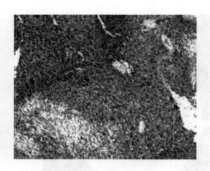

图1-5 镜下见肿瘤呈片状浸润生长，细胞密度中至重度增加，肿瘤细胞胞浆透亮，胞核增大，圆形/卵圆形，核膜不规则，核分裂可见，伴有显著坏死，免疫组化：GFAP（+），Olig-2（局灶+），IDH-1（+），ATRX（+），P53（突变型），EGFR（+），MGMT（−），BRAF（+），Ki-67（+，约60%），符合IDH突变的胶质母细胞瘤（WHO Ⅳ级，免疫组化法）。

（五）鉴别诊断

（1）脑转移瘤：有原发恶性肿瘤病史或体部PET/CT显示其他部位的原发恶性病变；常位于灰、白质交界处；病变多发多见；有明显的周边水肿，表现为"小病灶，大水肿"。

（2）淋巴瘤：好发于脑室周围白质、基底节核团和胼胝体[1]，CT上多为稍高密度，钙化、出血、囊变少见；多发或单发；周边水肿较轻。

（六）病例讨论教学要点

胶质母细胞瘤是星形细胞瘤中恶性程度最高的胶质瘤，多数生长于幕上大脑半球各处，呈浸润性生长，常侵犯几个脑叶，并侵犯深部结构，发生部位以额叶最多见。由于肿瘤生长迅速，脑水肿广泛，颅内压增高症状明显。本病例为中年男性患者，以右侧间歇性头痛、视力进行性下降、反应迟钝并记忆力下降为主要症状；PET/CT上可见右侧侧脑室三角区室管膜下等低混杂密度占位，FDG呈环形高摄取，考虑其内出现坏死区域，并伴有明显周边水肿，符合胶质母细胞瘤特征。

（暨南大学附属第一医院　周子晴　凌雪英　徐浩）

▶ 病例二

（一）简要病史

现病史：男，50岁。1年前无明显诱因突发头晕、头痛，以右侧为主，每次维持数分钟，伴有恶心、呕吐，1个月前头晕、头痛等症状加重，外院颅脑MR检查提示右侧颞叶占位，性质待定。

既往史：无特殊。

个人史：无特殊。

家族史：无特殊。

（二）其他影像学检查

头颅MRI：右侧颞叶深部白质区不规则囊实性肿块影，T1WI为等低信号、T2WI为高低混杂信号，增强后不均匀环形强化；肿块周围伴大片T2FLAIR高信号水肿带。

（三）PET/CT 影像特征

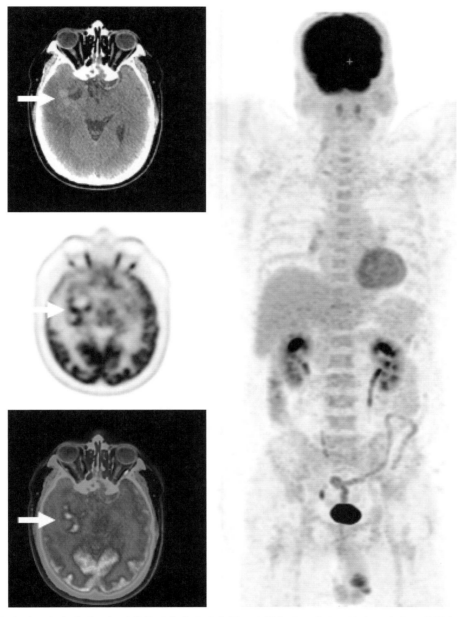

图 1-6　右侧颞叶深部白质区不规则高低混杂密度肿块影，边界欠清，密度不均匀，其内可见低密度囊变区及高密度出血灶，FDG 呈不均匀环形摄取，SUV_{max} 值约为 17.5，较大层面范围约 34 mm × 34 mm；局部脑组织受压，病灶周围可见大片低密度水肿带。

（四）影像解读

患者 PET/CT 主要表现为：①右侧颞叶深部白质区不规则肿块，内可见囊变、出血，FDG 呈不均匀环形摄取。②肿块有明显占位效应，周边中重度水肿。③体部 PET/CT 未发现其他部位原发恶性肿瘤的征象。综合以上影像学特征，考虑为原发恶性脑肿瘤（胶质母细胞瘤）。

（五）最终诊断

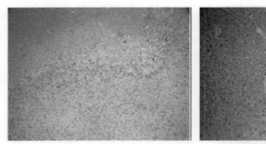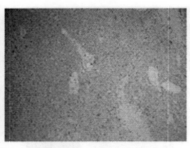

图1-7　镜下见肿瘤细胞卵圆、梭形或不规则形，细胞密集，丰富，部分细胞胞浆丰富，红染，核偏位，偶见瘤巨细胞，核分裂像易见，灶性或大片地图状坏死，微血管增生。免疫组化：GFAP（+），OLig-2（+），ATRX（+），MGMT（+），IDH-1（-），BRAF个别弱（+），P53（+，约50%），Ki-67（+，约2%）。符合胶质母细胞瘤，IDH野生型（免疫组化法，WHO Ⅳ级）。

（六）鉴别诊断

（1）脑转移瘤：有原发恶性肿瘤病史或体部PET/CT显示其他部位的原发恶性病变；常位于灰、白质交界处；病变多发多见；有明显的周边水肿，表现为"小病灶，大水肿"。

（2）淋巴瘤：好发于脑室周围白质、基底节核团和胼胝体[1]，CT上多为稍高密度，钙化、出血、囊变少见；多发或单发；周边水肿较轻。

（七）病例讨论教学要点

胶质母细胞瘤呈快速浸润性生长，常出现脑广泛水肿，颅内压增高症状明显。本病例为中年男性，有明显颅内高压症状；其PET/CT可见右侧颞叶深部白质区不规则高低混杂密度肿块影，内可见囊变、出血，FDG呈不均匀环形摄取，占位效应明显，周边伴有明显指状水肿带，符合胶质母细胞瘤特征。

参考文献

[1]姚稚明，李思进.肿瘤PET/CT图谱：神经和头颈部肿瘤卷[M].北京：人民卫生出版社，2020.

（暨南大学附属第一医院　周子晴　凌雪英　徐浩）

四　髓母细胞瘤（Medulloblastoma）

（一）简要病史

现病史：女，2岁，于1个多月前无明显诱因被家属发现右侧嘴角歪斜，无饮水呛咳、语音不清、视物模糊、晕厥、头痛、呕吐等不适。当时未予重视，后逐渐加重，外院头颅MR：第四脑室囊实混合性肿块（31 mm×35 mm×29 mm）。听力诱发电位：左侧异常听性脑干反应。为求进一步诊治，门诊拟以"颅内占位性病变"收治入院，患者自起病以来，精神、食欲、睡眠正常，小便正常，便秘，体重无明显变化。

既往史：无特殊。

个人史：无特殊。

家族史：无特殊。

（二）实验室检查

脑脊液：糖 2.42 mmol/L ↓（参考值 2.50～3.90 mmol/L），总蛋白 0.680 g/L ↑（参考值 0.15～0.40 g/L），血常规、生化指标基本正常。

（三）其他影像学检查

头部 MR 平扫 + 增强：小脑蚓部及左侧小脑半球区见类圆形肿块影，边界欠清，大小约 34 mm×28 mm×33 mm，病灶以实性成分为主，呈等 / 长 T1、等 / 长 T2 混杂信号，增强扫描实性成分明显强化，强化欠均匀，囊性成分未见强化，第四脑室受压。中线结构居中，未见偏移。双侧大脑外侧裂、双侧小脑幕、延髓前、脚尖池脑膜见多发结节灶，呈稍长 T1、稍长 T2 信号，增强扫描明显强化。

（四）PET/CT 影像特征

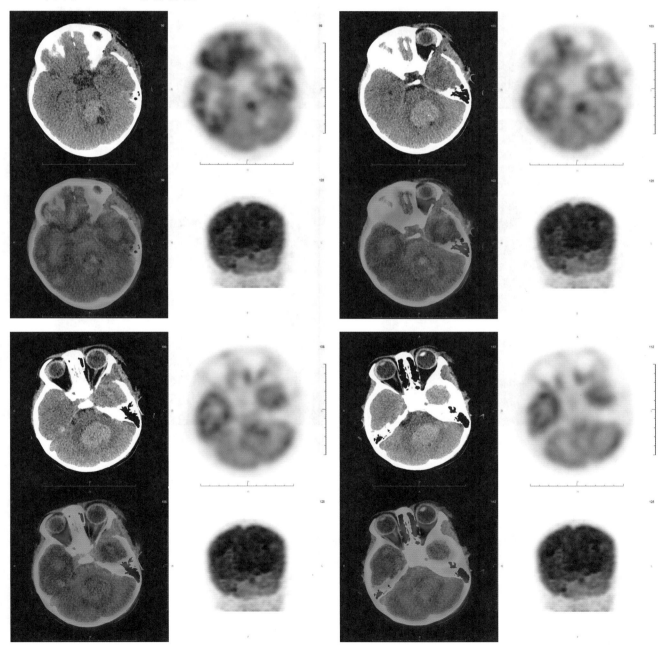

图 1-8 小脑蚓部见一稍高密度肿块影，大小约 33 mm×28 mm，密度不均匀，实性部分见不均匀放射性浓聚，SUV$_{max}$ 值约为 4.8，肿块边界清楚，周围见环形低密度影，未见放射性浓聚，脑干受压前移。

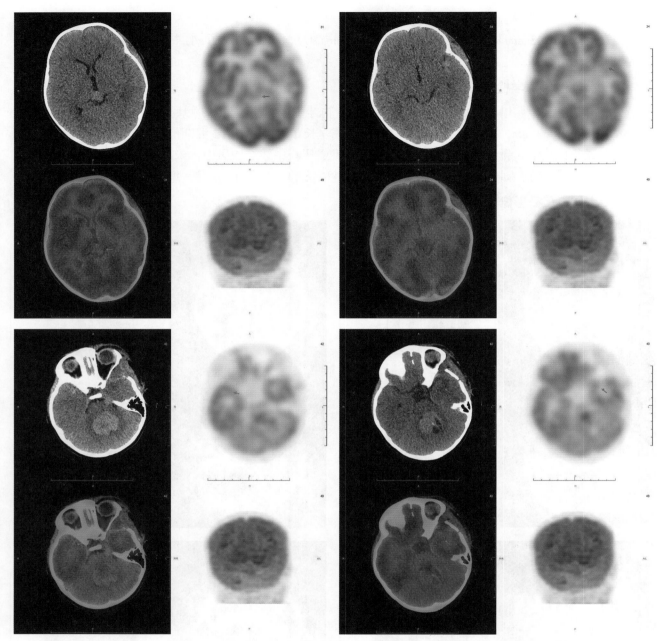

图 1-9　侧脑室、四叠体池、侧裂池、脚间池、小脑脑膜及胸腰段脊膜见多发稍高密度结节影，大者约 15 mm×10 mm，部分呈放射性浓聚，SUV_{max} 值约为 3.6。

（五）影像解读

患者 PET/CT 主要表现为：小脑蚓部见一稍高密度肿块影，大小约 33 mm×28 mm，密度不均匀，实性部分见不均匀放射性浓聚，SUV_{max} 值约为 4.8，肿块边界清楚，周围见环形低密度影，未见放射性浓聚，脑干受压前移。侧脑室、四叠体池、侧裂池、脚间池、小脑脑膜及胸腰段脊膜见多发稍高密度结节影，大者约 15 mm×10 mm，部分呈放射性浓聚，SUV_{max} 值约为 3.6。

（六）最终诊断

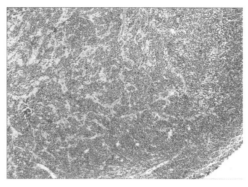

图1-10 （左侧颞叶病变）肿瘤由胞浆稀少的小圆细胞构成，弥漫分布，细胞有异型性，可见核分裂，间质血管丰富，结合免疫组化结果，符合髓母细胞瘤（WHO Ⅳ级）。免疫组化结果：GFAP（-），Vimt（-），P53（散在+），Neu-N（-），Ki-67（+，80%），MGMT（-），IDH1（-），NSE（-），Syn（+），CD56（+），CD99（-）。

（七）鉴别诊断

要与室管膜瘤进行鉴别诊断，室管膜瘤容易沿第四脑室侧孔向两侧桥小脑角池生长。另一个鉴别要点是肿瘤是否有钙化，一般认为室管膜瘤钙化较常见，而髓母细胞瘤钙化较少见。髓母细胞瘤起源于小脑蚓部四脑室顶壁，在MRI矢状面或轴面图像上，其前方可见线样脑脊液信号影将肿瘤与脑干分开；室管膜瘤起源于第四脑室底部，矢状面或轴面图像上其后方可见线样脑脊液信号影将瘤体与小脑蚓部分开。当肿瘤较大，第四脑室被填塞时，则鉴别诊断有较大难度。

（八）病例讨论教学要点

髓母细胞瘤是颅内恶性程度最高的胶质瘤，多发生于14岁以下的儿童，肿瘤高度恶性，生长快，病程短，主要表现为颅内压增高症状和小脑症状。儿童髓母细胞瘤多起自第四脑室顶部后髓帆，因此小脑蚓部或第四脑室多见。本病例为2岁女患儿，因右侧嘴角歪斜就诊，影像检查见颅内占位性病变。最终病理诊断为髓母细胞瘤。

CT表现：平扫多表现为略高密度影，内部密度不均，部分坏死囊变较多者可呈低密度影，周围边界较清楚。增强扫描多表现为均匀的中度或明显强化，内部多发囊变区无强化；少部分肿瘤表现为实质内部斑片状的云雾样中度强化，且强化中心区域较周边强化明显。

MRI表现：肿瘤T1WI呈等或稍低信号，T2WI呈稍高或等信号，增强扫描表现缺乏特异性，肿瘤实质部分大多表现为不均质强化。肿瘤实质部分在DWI上呈高信号，在ADC上呈低信号，DWI的信号强度及ADC值主要是由肿瘤的细胞构成和细胞核面积决定。肿瘤的细胞构成增加提示外间隙相对降低，导致水分子扩散更加受限，DWI表现为高信号，ADC表现为低信号，是小脑肿瘤中较为特征性的表现。[1-2]

参考文献

［1］张枢书，龚明福，龚季，等. 成人髓母细胞瘤的MRI征象与病理对照［J］. 医学影像学杂志，2022，32（12）：2037-2040.

［2］M ZHANG，S W WONG，J N WRIGHT，等. 儿童髓母细胞瘤的MRI影像基因组学：一项多中心研究［J］. 国际医学放射学杂志，2022，45（5）：608.

（中山大学附属第三医院 卢科良 谢良骏 程木华）

五 脑膜瘤（Meningiomas）

▶ **病例一**

（一）简要病史

现病史：女，59 岁，反复性头晕头痛 2 年余，发作时表现为头顶部痛，昏沉感，站立不稳，2 周前发生汽车追尾事故，当时即有头晕头痛，无抽搐呕吐，外院头颅 CT 提示大脑镰旁占位，考虑脑膜瘤。

既往史：8 年前曾行乳腺癌根治术，术后化疗。

个人史：无特殊。

家族史：无特殊。

（二）其他影像学检查

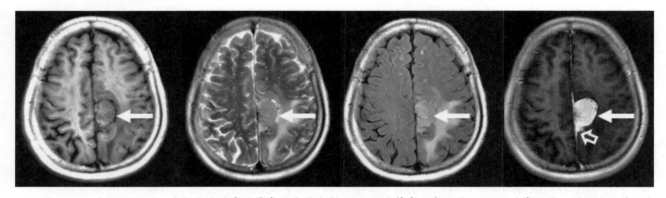

图 1-11　头颅 MRI 示：左侧大脑镰旁见异常信号肿块影，T1WI 为等高混杂信号，T2WI 为高信号，增强后显著均匀强化，较大层面范围约 39 mm×29 mm，可见脑膜尾征；病灶周围可见斑片状 T2FLAIR 高信号水肿带。

（三）PET/CT 影像特征

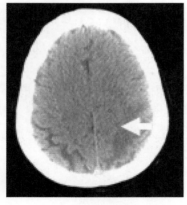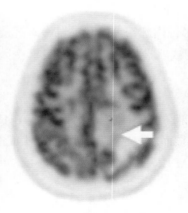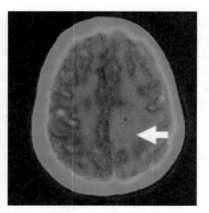

图 1-12　左侧大脑镰旁见等密度肿块影，FDG 呈轻度摄取（明显低于脑皮层摄取但高于脑白质摄取），SUV_{max} 值约为 5.2，较大层面范围约 37 mm×26 mm；病灶周围可见斑片状低密度水肿带。

（四）影像解读

患者 PET/CT 主要表现为：①左侧大脑镰旁见等密度肿块影，FDG 呈低摄取，内部密度均匀；②肿块与大脑镰关系密切，呈宽基底相连；③病灶周围左侧额顶叶脑组织受推压，内可见斑片状低密度水肿带。综合以上影像学特征，考虑为左侧大脑镰旁脑膜瘤。

（五）最终诊断

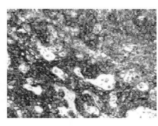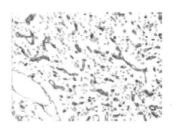

图1-13　镜下见肿瘤呈片状排列，瘤细胞呈上皮样，瘤细胞胞质丰富，边界不清，呈合体状，核呈卵圆形，大小较一致，染色质细，核分裂像罕见；免疫组化：PR（−），EMA（部分弱＋），SSTR-2（＋），CD34（内皮细胞＋），S-100（−），P53（弱＋，30%），Ki-67（＋，约1%）。符合上皮细胞型脑膜瘤（WHO Ⅰ级）。

（六）鉴别诊断

（1）中线皮样囊肿/表皮样囊肿：皮样囊肿及表皮样囊肿均是起源于外胚层的先天性良性肿瘤，多数生长缓慢，常在患者成年后出现临床表现。病灶多位于中线或中线旁，皮样囊肿包括皮脂腺、汗腺和毛发滤泡，表皮样囊肿内含丰富的角蛋白和胆固醇，且不含皮肤附件，根据其内所含成分比例的不同，在CT上多表现为类圆形均匀或不均匀低密度影，MRI上主要呈T1WI低信号、T2WI高信号[1]，FDG摄取稀疏。

（2）血管外皮细胞瘤：又名血管周细胞瘤。分叶状肿块，多呈略高密度，可有囊变，明显不均匀强化；血供丰富，MRI可以显示瘤内的流空血管[2]；肿瘤与脑膜窄基底相连，附近骨质无反应性增生，可以发生溶骨性骨质破坏；FDG摄取增高，MET摄取明显增高。

（七）病例讨论教学要点

脑膜瘤属于良性肿瘤，起源于脑膜及脑膜间隙的衍生物，生长慢，病程长，发病率占颅内肿瘤的19.2%，多见于成人。因脑膜瘤呈缓慢膨胀性生长，患者往往以头疼和癫痫为首发症状。本病例为中年女性，以反复头晕头痛2年余为主要症状，呈慢性病程；其PET/CT上可见较为典型的脑膜瘤特征，如内部密度均匀、FDG呈低摄取、宽基底附于大脑镰，并且大脑镰为脑膜瘤发生的常见部位，再结合患者头晕头痛病史较长，考虑脑膜瘤。

参考文献

［1］赵记明，秦永春，徐锐，等. 颅内皮样囊肿的MRI和CT诊断［J］. 肿瘤研究与临床，2009（1）：44-46.

［2］孙新国，李福增，姚军，等. 颅内血管外皮细胞瘤的临床特点［J］. 临床神经病学杂志，2017，30（4）：297-299.

（暨南大学附属第一医院　周子晴　凌雪英　徐浩）

▶ 病例二

（一）简要病史

现病史：女，41岁，约3个月前因头痛伴视物模糊于外院就诊，颅脑MR提示左侧侧脑室后角内囊实性占位，考虑室管膜瘤与脑膜瘤相鉴别。行手术切除，术后病理提示非典型脑膜瘤（WHO Ⅱ级）。

既往史：无特殊。

个人史：无特殊。

家族史：无特殊。

（二）PET/CT 影像特征

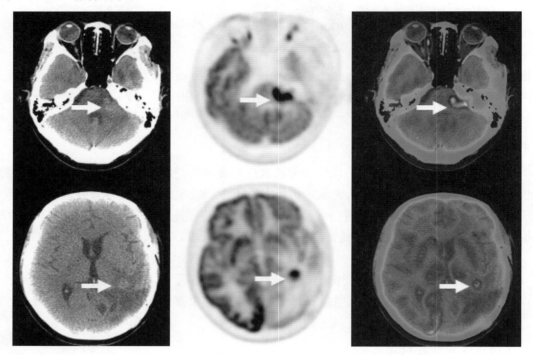

图 1-14 "非典型脑膜瘤"术后：左侧颞顶枕叶术区见低密度术腔形成，较大层面范围约 33 mm × 24 mm，FDG 摄取稀疏、缺损；左侧颞顶枕叶术区边缘、左侧桥小脑角见结节及团块状高低混杂密度影，大者位于左侧桥小脑角，较大层面范围约 25 mm × 21 mm，FDG 摄取增高，明显高于脑皮层，SUV_{max} 值约为 21.2。

（三）影像解读

患者 PET/CT 主要表现为：①左侧颞顶枕叶术区边缘、左侧桥小脑角见结节及团块状高低混杂密度影。②病灶周围脑实质受推压，并可见低密度水肿带。③ FDG 摄取增高。结合以上影像学表现及术后病理结果，符合非典型脑膜瘤表现。

（四）最终诊断

颅内多发非典型脑膜瘤（WHO Ⅱ级）。

（五）鉴别诊断

（1）颅内转移瘤：有原发恶性肿瘤病史或是体部 PET/CT 显示其他部位的原发恶性病变；常发生于灰白质交界处，多呈 T1WI 低信号、T2WI 高信号，强化较明显、不均匀；有明显周边水肿，可表现为"小病灶，大水肿"。

（2）淋巴瘤：好发于脑室周围白质、基底核和胼胝体，与这些区域血管周围间隙较明显有关。钙化、出血、囊变少见，强化较明显、均匀；多发或单发；周边水肿较轻，与占位效应不成比例。

（六）病例讨论教学要点

脑膜瘤最有效的治疗手段为手术切除，有 17% ～ 50% 的脑膜瘤无法做到全切，这类患者术后容易复发。本病例为中年女性，非典型脑膜瘤术后，其 PET/CT 上可见术区边缘、左侧桥小脑角多发占位，呈高低混杂密度影，FDG 摄取增高，并伴有明显周边水肿，结合手术病理考虑符合非典型脑膜瘤改变。非典型脑膜瘤的 ^{18}F–FDG 和 ^{11}C–MET 摄取要明显高于良性脑膜瘤，代表肿瘤快速增殖的生物学行为和容易复发的不良预后。[4-6]

参考文献

［1］赵记明，秦永春，徐锐，等. 颅内皮样囊肿的 MRI 和 CT 诊断［J］. 肿瘤研究与临床，2009（1）：44–46.

［2］孙新国，李增福，姚军，等. 颅内血管外皮细胞瘤的临床特点［J］. 临床神经病学杂志，2017，30（4）：297–299.

［3］SHARMA R，D'SDUZA M，JAMINI A，et al. A comparison study of ^{11}C–methionine and ^{18}F–fluorodeoxyglucose positron emission tomography–computed tomography scans in evaluation of patients with recurrent brain tumors［J］. Indian J Nucl Med，2016，31（2）：93–102.

［4］SLOT K M，VERBAAN D，BUIS D R，et al. Prediction of meningioma WHO grade using PET findings：a systematic review and meta–analysis［J］. J Neuroimaging，2021，31（1）：6–19.

［5］HUA L，HUA F，ZHU H，et al. The diagnostic value of using ^{18}F–fluorodeoxyglucose positron emission tomography to differentiate between Low–and High–Grade meningioma［J］. Cancer Manag Res，2019，11：9185–9193.

［6］MITAMURA K，YAMAMOTO Y，NORIKANE T，et al. Correlation of ^{18}F–FDG and ^{11}C–methionine uptake on PET/CT with Ki–67 immunohistochemistry in newly diagnosed intracranial meningiomas［J］. Ann Nucl Med，2018，32（9）：627–633.

（暨南大学附属第一医院　周子晴　凌雪英　徐浩）

六　垂体瘤（Hypophysoma）

（一）简要病史

现病史：男，60 岁，因肝脏占位、肾上腺占位行 PET/CT 显像，发现垂体明显增大，约 22 mm×17 mm，密度均匀，放射性浓聚，SUV_{max} 值约为 10.3，蝶鞍骨质变薄，考虑垂体大腺瘤。

既往史：无特殊。

个人史：无特殊。

家族史：无特殊。

（二）实验室检查

血常规、生化指标基本正常。

（三）其他影像学检查

头部 CT 增强扫描：蝶鞍扩大，鞍区及鞍上区可见一类圆形稍高密度影，约 19 mm×17 mm，密度均匀，增强扫描明显强化，蝶鞍骨质吸收变薄。

（四）PET/CT 影像特征

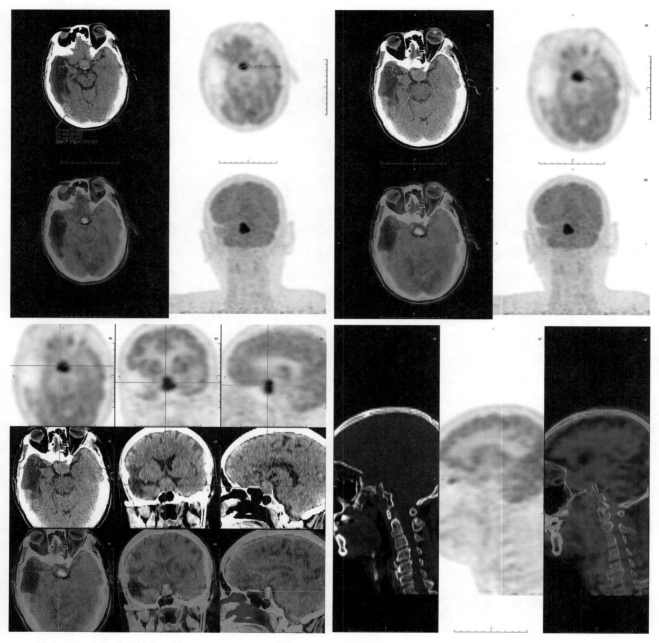

图 1-15　垂体明显增大，约 22 mm×17 mm，密度均匀，放射性浓聚，SUV$_{max}$ 值约为 10.3，蝶鞍骨质变薄。

（五）影像解读

患者 PET/CT 主要表现为：垂体明显增大，约 22 mm×17 mm，密度均匀，代谢增高，蝶鞍骨质变薄。

（六）鉴别诊断

（1）动脉瘤：MRI 示垂体形态和强化特性正常，与瘤体独立存在。瘤内或瘤周存在血管留空，钙化常见。

（2）垂体增生：常发生于青春期、妊娠期、切除垂体支配的效应器官后代偿性增生。育龄期女性也可发生，直径常小于 10 mm，MRI 增强扫描提示均质强化且垂体功能正常。

（七）病例讨论教学要点

垂体瘤是发生在垂体前叶和后叶及颅咽管上皮残余细胞的肿瘤，是常见的神经内分泌肿瘤之一，也是鞍区最常见的肿瘤，占中枢神经系统肿瘤的 10%～15%。垂体瘤通常发生于青壮年时期，男性患者略多于女性。本病例为老年男性患者，因肝脏占位、肾上腺占位行全身 PET/CT 扫描，意外发现垂体瘤。垂体瘤的 CT/MRI 特征：鞍内、鞍上池肿块，圆形或椭圆形，有包膜，边缘光滑、锐利；肿瘤实性部分呈等密度（等信号），若出现囊变、坏死或出血，密度信号混杂；钙化少见。增强扫描：肿瘤实性部分强化明显，囊变、坏死、出血区不强化。增大的垂体会压迫周围组织引起一系列症候群，包括头痛，视力下降，视野缺损，下丘脑综合征和脑脊液鼻漏等。因此，若发现垂体大腺瘤时，需要重点观察垂体大腺瘤有无侵犯周围结构：蝶鞍扩大、鞍底下陷；腰身征或"8"字征、雪人征；鞍上池闭塞、视交叉受压；推移、包绕颈内动脉海绵窦段；向下侵犯蝶窦和斜坡骨质。[1-4]

参考文献

［1］石木兰.肿瘤影像学［M］.北京：科学出版社，2003.

［2］赵晓斌，幸兵，肖建齐，等.^{68}Ga-DOTATATE PET/CT 在垂体腺瘤中的应用价值［J］.中华核医学与分子影像杂志，2014，34（6）：457-460.

［3］管一晖，左传涛.PET 在垂体瘤诊断中的应用［J］.国外医学（放射医学核医学分册），2001，25（1）：7-9.

［4］刘志春，祝佳，徐来成.垂体瘤 72 例 MRI 影像学特点分析［J］.人民军医，2020，63（11）：1123-1125.

（中山大学附属第三医院　卢科良　谢良骏　程木华）

七　脑转移瘤（Metastatic Encephaloma）

▶ 病例一

（一）简要病史

现病史：男，58 岁。因"咳血丝痰 1 周"就诊，胸部 CT 提示右肺上叶尖段肿物，恶性肿瘤与肉芽肿性病变待鉴别，右肺门区稍大淋巴结，建议穿刺活检。

既往史：无特殊。

个人史：无特殊。

家族史：无特殊。

（二）实验室检查

血清 CEA：6.0 ng/mL ↑（参考值 0～5 ng/mL）。

（三）PET/CT 影像特征

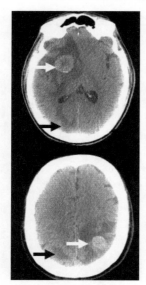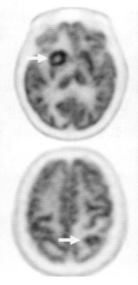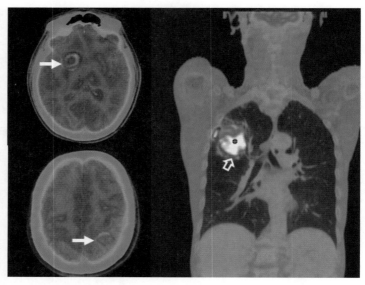

图 1-16　左顶叶及右侧基底节见类圆形高密度、高低混杂密度影，大者位于右侧基底节，较大层面范围约28 mm×25 mm，FDG 呈环形高摄取，SUV~max~值约为 13.0；病灶周围见大片低密度水肿带；右侧侧脑室前角受压，中线结构左移。右肺上叶见不规则实性肿块与胸膜粘连，边缘分叶并见长短不一毛刺，较大层面范围约 79 mm×46 mm，FDG 摄取增高，SUV~max~值约为 13.9。

（四）影像解读

　　患者 PET/CT 主要表现为：①左顶叶灰白质交界处及右侧基底节分别见一类圆形高密度、高低混杂密度占位，FDG 摄取增高，周围见大片低密度水肿带，呈"小病灶、大水肿"改变。②肺部不规则实性肿块伴坏死，FDG 摄取增高。综合以上影像特征，该患者考虑为原发性肺癌合并脑转移（转移瘤出血）。

（五）最终诊断

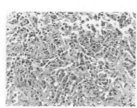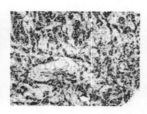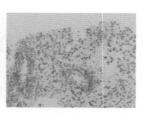

图 1-17　（肺）穿刺组织中见腺癌浸润；免疫组化：CK7（+），TTF-1（-），P40（-），CDX-2（部分+）。符合黏液型腺癌。

（六）鉴别诊断

　　（1）胶质母细胞瘤：无原发恶性肿瘤病史或是体部 PET/CT 显示其他部位未见原发恶性病变；最常发生于大脑半球，容易累及皮质下白质和深部脑室旁白质；单发多见，一般体积较大并可见出血、坏死，有明显的占位效应和周边水肿。

　　（2）淋巴瘤：好发于脑室周围白质、基底节核团和胼胝体[1]，CT 上多为稍高密度，钙化、出血、囊变少见；多发或单发；周边水肿较转移瘤轻。

（七）病例讨论教学要点

　　脑转移瘤属于颅内继发性恶性肿瘤，主要来自肺部、乳腺等部位的恶性肿瘤，多发生在大脑半球的顶枕叶区，可为单发，也可为多发。本病例为中老年男性，其 PET/CT 上可见脑内多发类圆形高密度、高低混杂密度占位，FDG 摄取增高，周围见大片低密度水肿带，呈"小病灶、大水肿"改变，符合脑转移瘤特征；体部 PET/CT 可见右肺上叶不规则实性肿块与胸膜粘连，FDG 摄取增高；结合患者的血清 CEA 增高，最终考虑为周围型肺癌伴脑转移。

参考文献

[1] CHENG G，ZHANG J.Imaging features（CT，MRI，MRS，and PET/CT）of primary central nervous system lymphoma in immunocompetent patients［J］． Neurol Sci，2019.40（3）：535-542.

（暨南大学附属第一医院　周子晴　凌雪英　徐浩）

▶ 病例二

（一）简要病史

现病史：女，53 岁，左乳腺癌术后 3 年余，约 1 个月前频繁呕吐，呈喷射性。

既往史：无特殊。

个人史：无特殊。

家族史：无特殊。

（二）实验室检查

血清 CA125：71.7 U/mL ↑（参考值 0～35 U/mL）；CA153：33.88 U/mL ↑（参考值 0～31.3 U/mL）；CEA：11.53 ng/mL ↑（参考值 0～5 ng/mL）。

（三）PET/CT 及 MRI 融合影像特征

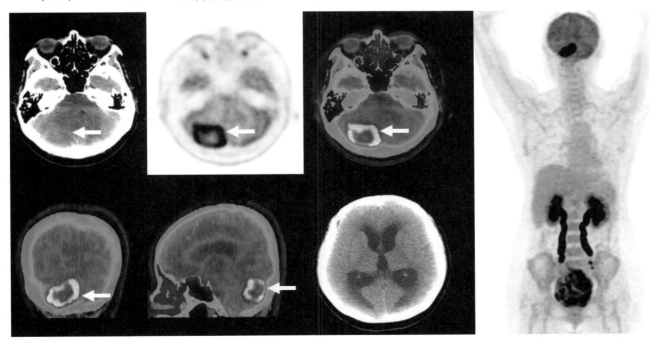

图 1-18　右侧小脑半球见类圆形等低密度肿块，FDG 呈环形高摄取，SUV$_{max}$ 值约为 15.6，较大层面范围约 31 mm×46 mm；肿块周围见斑片状低密度水肿带，脑干及小脑蚓部、第四脑室明显受压，中线左移，幕上脑室系统扩张，室旁脑白质水肿。

（四）影像解读

患者 PET/CT 主要表现为：①右侧小脑半球等低密度占位，内可见坏死区域，FDG 呈环形高摄取，周围见大片水肿带。②病灶有明显占位效应，中线左移，第四脑室受压变窄，幕上脑室系统扩张。综合以上影像特征及患者既往乳腺癌病史，考虑为乳腺癌脑转移。

（五）最终诊断

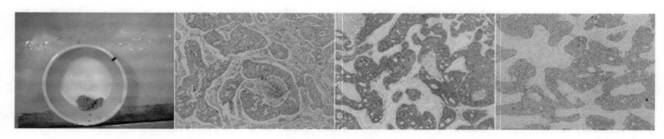

图 1-19 （右小脑占位）镜下见小脑组织中有异型肿瘤细胞呈腺管样，筛状或小条索状分布，细胞圆形或立方状，可见瘤巨细胞，核染色质粗，部分细胞核仁明显，可见核分裂像。免疫组化：GCDFP15/GATA3（+），HER-2（3+），E-cad（+），ER/PR（-），Ki-67（+，约 30%）。结合病史，符合小脑转移性乳腺浸润性导管癌。

（六）鉴别诊断

（1）血管母细胞瘤：是成人后颅窝最常见的原发肿瘤。多为囊性，以"大囊小结节"类型多见，部分为完全实质性，血供极丰富。[1] 多位于小脑，单发多见，实性部分 FDG 呈高摄取。

（2）淋巴瘤：好发于脑室周围白质、基底节核团和胼胝体[2]，CT 上多为稍高密度，钙化、出血、囊变少见；多发或单发；周边水肿较转移瘤轻。

（七）病例讨论教学要点

脑转移瘤多发生在大脑半球的顶枕叶区，少部分也可发生于小脑部位，常为多发，也可单发，单发或较大转移灶中心常发生出血、坏死、囊变，瘤周水肿明显。本病例为中年女性，其 PET/CT 上可见右侧小脑半球占位，内可见坏死区域，FDG 呈环形高摄取，周围见大片低密度水肿带，符合脑转移瘤特征。结合患者既往乳腺癌病史，考虑为乳腺癌脑转移瘤。

参考文献

［1］孙献勇，鲁珊珊，张永娣，等．小脑血管母细胞瘤 MR 表现及病理分析［J］．中国 CT 和 MRI 杂志，2015，13（7）：15-17.

［2］CHENG G，ZHANG J.Imaging features（CT，MRI，MRS，and PET/CT）of primary central nervous system lymphoma in immunocompetent patients［J］．Neurol Sci，2019.40（3）：535-542.

（暨南大学附属第一医院　周子晴　凌雪英　徐浩）

第二节 椎管内肿瘤

一 神经鞘瘤（Neurilemoma/Schwannoglioma）

（一）简要病史

现病史：女，67岁，发现左锁骨上区肿块20余天入院。穿刺病理：找到梭形细胞肿瘤样组织。患者无发热、疼痛、乏力等症状，精神及睡眠状况良好，食欲一般，大小便及体重无明显变化。为定性行 ^{18}F-FDG PET/CT 检查。

既往史：无特殊。

个人史：无特殊。

家族史：无特殊。

（二）实验室检查

血常规、尿常规、肝肾功能、电解质、肝炎抗体全项等未见明显异常。

（三）其他影像学检查

CT示左锁骨上区病变，性质待定。

（四）PET/CT影像特征

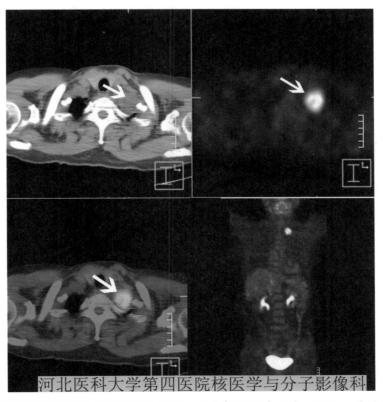

河北医科大学第四医院核医学与分子影像科

图1-20　左锁骨上区近纵隔部位软组织密度肿块影，呈异常FDG高代谢，SUV$_{max}$值约为9.2，较大层面范围约 27 mm×25 mm。病灶内密度较均匀，边缘较清晰。

（五）影像解读

患者 PET/CT 主要表现为：左锁骨上区近纵隔部位软组织密度肿块影，FDG 代谢活跃，病变具有内密度均匀、边缘清晰等良性病变特征；全身其他部位无异常 FDG 代谢增高灶。

（六）最终诊断

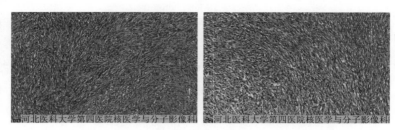

图 1-21 （左侧锁骨上病变）切面灰白灰褐，质韧，部分区域囊性变，可见出血。免疫组化结果：AE1/AE3（−），Vimt（＋），Des（＋），CD34（血管＋），CD163（−/＋），SMA（−），Ki-67（＋，15%），S100（＋），SOX-10（＋），NF（−），Syn（−）。考虑神经鞘瘤，生长活跃伴有出血（HE，×20）。

（七）鉴别诊断

（1）淋巴结转移：多有全身其他部位原发恶性肿瘤病灶，如肺肿瘤、胃肠道肿瘤、盆腔肿瘤等可有左锁骨上区部位淋巴结转移，PET/CT 全身检查可以方便同时将原发灶和转移灶检出，有利于病变的精准诊断。淋巴结转移灶在 ^{18}F-FDG PET/CT 上多表现为异常 FDG 摄取。对于上皮细胞来源恶性肿瘤，一般有相应的肿瘤标志物升高，而神经鞘瘤多无肿瘤标志物明显升高。

（2）Castleman 病：局限性为单发，可发生在人体任何部位，表现为肿大淋巴结，^{18}F-FDG PET/CT 上表现为肿大淋巴结伴异常 FDG 摄取。单发 Castleman 病多为透明血管型，增强 CT 表现为明显强化，典型表现为中心有不强化裂隙，可用于鉴别诊断。

（3）淋巴瘤：临床表现为无痛性淋巴结肿大，除惰性淋巴瘤外，一般 ^{18}F-FDG PET/CT 上表现为异常 FDG 摄取增高。常有乳酸脱氢酶水平升高。

（4）其他神经源性肿瘤：如神经纤维瘤、节细胞瘤、副神经节瘤等。影像表现可类似，需要结合病史，尤其是相应疾病好发人群、好发年龄、好发部位及较为典型的影像特点等综合判断，最终需要病理确诊。

（八）病例讨论教学要点

神经鞘瘤，是指由分化的肿瘤性 Schwann 细胞构成的包膜完整的肿瘤，多为良性，是外周神经性肿瘤中常见的一种，恶性非常罕见。神经鞘瘤可发生于人体任何有 Schwann 细胞的部位，可发生在任何年龄，高峰期为 40～60 岁，无明显性别差异，病变多为单发，生长缓慢。患者可长期无症状，多因体检或肿瘤生长到一定程度发现肿块或压迫神经出现相应症状时就诊。[1-3]

CT 平扫显示病变密度多低于周围正常肌肉，少数可伴有钙化，增强 CT 表现为渐进性均匀或不均匀不同程度强化，强化程度与病变发生部位有一定关系。在 ^{18}F-FDG PET/CT 上可有不同程度 FDG 高代谢，一般恶性神经鞘瘤代谢较高，良性神经鞘瘤代谢较低。^{18}F-FDG PET/CT 可用于神经鞘瘤良恶性诊断、分期与再分期、治疗疗效评价。[4-5]

本病例为老年患者，发现左锁骨上区出现肿物，无明显临床症状，为进一步明确病变性质就诊并行 ^{18}F-FDG PET/CT 检查。^{18}F-PET/CT 呈现较为典型的神经鞘瘤表现，如病变位置位于左锁骨上区脊柱旁神经走行区，属于神经鞘瘤相对好发的部位，异常葡萄糖高代谢；CT 表现为密度均匀、边界清晰。但该部位病变需排查其他疾病可能，如淋巴结转移，左锁骨上区是许多恶性肿瘤好发的淋巴结转移部位，一般除了该部位病变外，还可通过检查发现原发病灶，据此可进行鉴别。此外还需要与淋巴瘤鉴别，淋巴瘤表现为无痛性淋巴结肿大，可单发或多发，内密度较均匀，坏死少见，除了惰性淋巴瘤外，大多数淋巴瘤，尤其是弥漫大 B 细胞淋巴瘤，[18]F-FDG PET/CT 病变部位 FDG 摄取明显增高。

该病例还需要与 Castleman 病鉴别，Castleman 病是一种病因不明的慢性淋巴组织增生性疾病。可发生在任何部位的淋巴结，以纵隔多见，其次为颈部，腹盆部少见。局限性 Castleman 病也可出现类似本病例表现，并且 CT 增强也有强化，[18]F-FDG PET/CT 可表现为有异常 FDG 摄取，需要与本病例鉴别，但局限型 Castleman 病理类型多为透明血管型，界限清晰、密度均匀，无坏死，典型的分支状或斑点状钙化散在分布于病灶中央，中间可有条状或裂隙样低密度，增强 CT 表现为明显持续均匀强化，有快进慢出表现，中间裂隙样低密度不强化，据此可进行鉴别诊断。由于神经鞘瘤可发生在人体任何有神经的部位，对于发生在其他部位的神经鞘瘤，需要与相应部位其他病变进行鉴别诊断，如发生在头颈、腹盆腔内或皮肤等部位的神经鞘瘤，需要与相应部位的常见病变进行鉴别。

参考文献

［1］冯晓源.现代医学影像学［M］.上海：复旦大学出版社，2016.

［2］EVANS D G，MOSTACCIOLI S，PANG D，et al. ERN GENTURIS clinical practice guidelines for the diagnosis，treatment，management and surveillance of people with schwannomatosis［J］. Eur J Hum Genet，2022，30（7）：812-817.

［3］SCHRAEPEN C，DONKERSLOO T P，DUYVENDAK W，et al. What to know about schwannomatosis：a literature review［J］. Brit J Neurosurg，2022，36（2）：171-174.

［4］WANG S Y，LIU J H，YAO S，et al. PET/CT and contrast-enhanced CT imaging findings in benign solitary schwannomas［J］. Eur J Radiol，2021，141：109820.

［5］DEWEY B J，HOWE B M，SPINNER R J，et al. FDG PET/CT and MRI features of pathologically proven schwannomas［J］. Clin Nucl Med，2021，46（4）：289-296.

（河北医科大学第四医院　张召奇　赵新明）

二　神经纤维瘤（Neurofibroma）

（一）简要病史

现病史：男，49 岁，左肩锁部位皮下肿物 5～6 年，近半年生长迅速，当地医院切除病理：恶性外周神经鞘瘤。拟行扩大切除，行 ^{18}F-FDG PET/CT 检查评估全身情况。

既往史：神经纤维瘤病史 30 余年。

个人史：无特殊。

家族史：无特殊。

（二）实验室检查

血常规：白细胞计数：12.94×10⁹/L↑（参考值3.5×10⁹～9.5×10⁹/L），中性粒细胞百分比：80.09%↑（参考值40%～75%），淋巴细胞百分比：14.62%↑（参考值20%～50%），其余指标基本正常。甲乙丙肝炎抗体全项正常；梅毒+HIV阴性；尿常规正常。肝肾功能+电解质未见明显异常。

（三）PET/CT影像特征

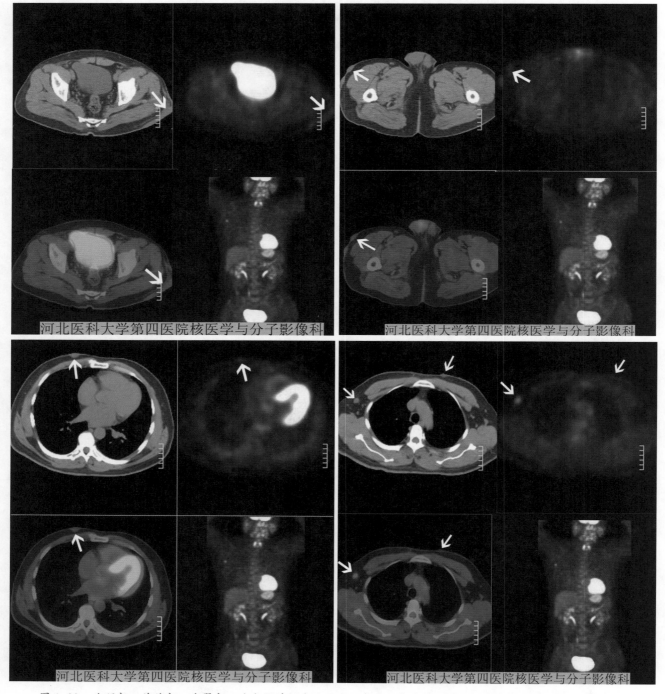

图1-22　头颈部、前胸部、左臀部、右大腿外侧皮肤及皮下条片状或结节状软组织密度影，PET示部分见轻度异常葡萄糖高代谢；后背部皮肤稍欠均匀性增厚，PET未见明显异常葡萄糖高代谢。

（四）影像解读

患者 PET/CT 主要表现为：全身多部位皮下软组织病变，伴有轻度葡萄糖高代谢或无代谢。

（五）最终诊断

临床随访诊断皮下病变为神经纤维瘤。

（六）鉴别诊断

（1）转移瘤：转移瘤也可像神经纤维瘤一样累及全身多部位，但转移瘤一般有原发恶性肿瘤病灶，并且伴皮下软组织转移时，一般多有其他常见部位，如肺、肝脏、骨骼等转移灶，^{18}F-FDG PET/CT 全身检查可以方便同时将原发灶和转移灶检出，有利于病变的全面诊断。一般而言，转移灶多伴有明显异常 FDG 摄取，而神经纤维瘤累及的部位多无代谢或轻度葡萄糖高代谢，可据此进行鉴别。此外，对于上皮细胞来源恶性肿瘤，一般有相应的肿瘤标志物升高，而神经纤维瘤为良性病变，多无肿瘤标志物明显升高。

（2）淋巴瘤：淋巴瘤除了累及淋巴结外，也可累及全身多个结外组织器官，淋巴瘤病理类型多样，不同病理类型淋巴瘤影像表现各异，但是，除了少数惰性淋巴瘤外，大多数淋巴瘤在 ^{18}F-FDG PET/CT 上均可表现为病变部位有不同程度异常葡萄糖高代谢，FDG 代谢程度一般要高于神经纤维瘤，并且淋巴瘤多有乳酸脱氢酶升高。

（3）其他神经来源肿瘤：如节细胞神经瘤、神经鞘瘤、副神经节瘤等，一般有各自的特点。如节细胞神经瘤，一般男性多见，发病年龄大于 10 岁，好发部位为后纵隔、盆腔及颈部，CT 影像表现为沿交感神经链的狭长型肿瘤，密度多较低，可出现钙化。副神经节瘤，好发于 40～50 岁，CT 表现为明显强化的软组织肿块。神经鞘瘤，CT 表现为边界清晰的软组织肿块，可有强化。由于"异病同影"情况的存在，最终需要活检确诊。

（七）病例讨论教学要点

神经纤维瘤是一种神经内界限清楚或神经外弥漫性生长的肿瘤。多发性神经纤维瘤与 NF1 相关。神经纤维瘤较为常见，常为散发，表现为孤立性结节。皮肤的神经纤维瘤呈结节状或息肉状，边界清楚或弥漫侵及皮肤或皮下，切面质硬，胶冻状，灰褐色。神经纤维瘤由瘤性 Schwann 细胞、神经束膜样细胞和成纤维细胞构成，分布在胶原纤维和黏液基质中。神经纤维瘤大部分表现为皮肤的结节（局灶性皮肤神经纤维瘤），少数为外周神经界限清晰的包块（局灶性神经内神经纤维瘤），或在主干神经丛状肿大。也可表现为弥漫性累及皮肤和皮下组织（弥漫性皮肤神经纤维瘤），或在软组织内膨胀性生长（灶性巨人症或橡皮病性 NF）。神经纤维瘤偶尔累及脊神经根，脑神经受累罕见。临床表现为无痛性肿块，多发性神经纤维瘤是 NF1 的特点，并发皮肤色斑和腋窝斑点。神经纤维瘤有 NF1 和 NF2 两种类型，其中 NF1 约占 90%。[1]

神经纤维瘤虽然是良性肿瘤，但常因受累部位广泛，产生局部压迫症状而有严重临床后果。^{18}F-FDG PET/CT 上多表现为病变累及部位伴有异常葡萄糖高代谢，^{18}F-FDG PET/CT 在明确该病变受累程度和范围、是否合并其他病变方面具有应用价值。[2-3]本病例患者全身多部位皮下受累及，软组织影增多，伴轻度葡萄糖高代谢，符合该病良性病变特征。神经纤维瘤累及部位各异，影像表现不尽一致，需要与累及部位相关的其他病变如转移瘤、淋巴瘤、其他神经来源肿瘤等进行鉴别。

参考文献

[1] 冯晓源. 现代医学影像学 [M]. 上海：复旦大学出版社，2016.

[2] NISHIDA Y，IKUTA K，ITO S，et al. Limitations and benefits of FDG-PET/CT in NF1 patients with nerve sheath tumors：a cross-sectional/longitudinal study [J]. Cancer Sci，2021，112 (3)：1114-1122.

[3] GEITENBEEK R T J，MARTIN E，GRAVEN L H，et al. Diagnostic value of ^{18}F-FDG PET-CT in detecting malignant peripheral nerve sheath tumors among adult and pediatric neurofibromatosis type 1 patients [J]. J Neuro-oncol，2022，156 (3)：559-567.

（河北医科大学第四医院　张召奇　赵新明）

三　室管膜瘤（Ependymoma）

（一）简要病史

现病史：女，64岁，因左肋下疼痛就诊。MRI发现左侧脑室三角区占位。PET/CT评估全身情况。

既往史：无特殊。

个人史：无特殊。

家族史：无特殊。

（二）实验室检查

血清神经元特异性烯醇化酶（NSE）：20.11 ng/mL（参考值 0～16.3 ng/mL），CEA、AFP、CA199、CA724、CA125、CA153、CYFRA211、SCC、β2微球蛋白均阴性。血常规未见明显异常。

（三）其他影像学检查

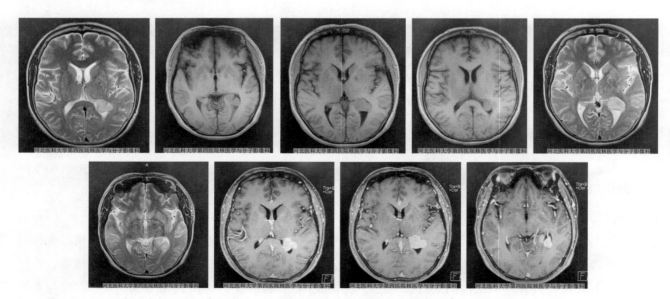

图1-23　MRI发现左侧脑室三角区占位，T1WI呈稍低信号，T2WI呈稍高信号，增强明显均匀强化。

（四）PET/CT 影像特征

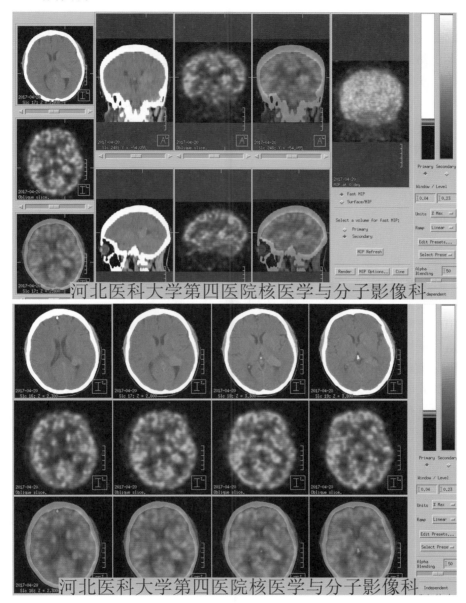

河北医科大学第四医院核医学与分子影像科

河北医科大学第四医院核医学与分子影像科

图 1-24　CT 图像示左侧侧脑室三角区可见不规则结节状高密度影，大小约 2.9cm×2.0cm，边界较清，内密度稍欠均匀，PET 相应部位可见轻度异常葡萄糖高代谢，SUV_{max} 值约为 6.4。

（五）影像解读

患者 PET/CT 主要表现为：左侧侧脑室三角区不规则结节状高密度影，内密度较均匀，边界较清晰，FDG 代谢程度与正常脑实质相当，具有一定良性病变特征；全身其他部位无异常 FDG 代谢增高灶。

（六）最终诊断

临床及随访诊断为室管膜瘤。

（七）鉴别诊断

（1）侧脑室脑膜瘤：多位于三角区，形态规则，表面光滑，增强呈明显均匀强化，好发于中年女性。

（2）室管膜下巨细胞星形细胞瘤：典型者位于孟氏孔区，呈略高密度，病灶内及侧脑室壁有钙化，临床及影像学有结节性硬化的特征。

（3）中枢神经细胞瘤：病灶宽基底，附着于侧脑室上壁，瘤内常见较大或球形钙化，脑积水明显。

（4）星形细胞瘤：星形细胞瘤可发生于脑室的任何部位。但以侧脑室前角最为常见，与室管膜瘤多发于侧脑室体部及三角部不同，另外，大部分侧脑室星形细胞瘤血供不丰富，增强扫描后强化多不明显，也没有沿脑室通路凸入邻近脑室或浸润邻近脑实质的特性。

（5）脉络丛乳头状瘤：常呈圆形，边界清楚，可见钙化，早期出现脑积水，增强扫描明显强化，患者发病年龄较大。

（八）病例讨论教学要点

室管膜瘤为起源于脑室壁内柱状或立方室管膜上皮或脑室周围室管膜巢的缓慢生长的肿瘤。病理表现为膨胀性生长分叶状肿块，多为红色，质地脆软，肿瘤与周围组织分界清楚。该病发病高峰年龄为1～5岁，其次为30岁左右，男女比例为3：2，多发生在幕下，发生在幕上者以侧脑室孟氏孔区最常见。常见临床症状为恶心、呕吐和头痛。发生在第四脑室的肿瘤病程较短，早期可出现颅内压增高，也可造成脑神经损害，如耳鸣、视力减退、吞咽困难等。发生在侧脑室者病程较长。

CT平扫表现为等密度或略高密度，可见散在分布的斑点状钙化及小囊变区。肿瘤常呈分叶状，边界清晰，发生在脑室系统者一般不伴瘤周水肿，位于脑实质者常伴轻度水肿。室管膜瘤增强后可有轻度到中度强化。[1-3]MRI表现为T1WI呈低信号或等信号，T2WI呈高信号，信号多均匀，伴囊变、钙化、血管流空和出血时信号不均匀，增强扫描实质部分明显均匀强化。[4-6]发生在不同部位的室管膜瘤有不同特征，比如发生在侧脑室的室管膜瘤，当肿瘤较小时，仅表现为侧脑室内不规则略高密度影，当肿瘤较大时，可阻塞孟氏孔造成单侧或双侧侧脑室扩大。^{18}F-FDG PET/CT或^{11}C-MET PET/CT在脊髓肿瘤病变分级及评估病变性质方面具有潜在应用价值。[7]

本例为发生在侧脑室内室管膜瘤典型表现，CT密度均匀，边界清晰，有分叶，病变无侵袭征象，MRI强化明显，葡萄糖代谢程度与正常脑实质接近。该病例主要应于发生在侧脑室的其他多种病变，比如脉络丛乳头状瘤进行鉴别[8]，对于发生在其他部位的室管膜瘤需要与相应部位病变进行鉴别，如发生在第四脑室的室管膜瘤应与髓母细胞瘤、脉络丛乳头状瘤鉴别，发生在第三脑室的室管膜瘤应与松果体细胞瘤、毛细胞型星形细胞瘤等鉴别。发生在幕上的室管膜瘤应与星形细胞瘤、胶质母细胞瘤、节细胞胶质瘤等鉴别。

参考文献

［1］吴涛，刘丕楠，赵赋.室管膜瘤分子生物学的研究进展［J］.中华神经外科杂志，2019，35（2）：207-209.

［2］冯晓源.现代医学影像学［M］.上海：复旦大学出版社，2016.

［3］ACHEY R L，VO S，CIOFFI G，et al. Ependymoma，NOS and anaplastic ependymoma incidence and survival in the United States varies widely by patient and clinical characteristics，2000-2016［J］. Neuro-oncol Pract，2020，7（5）：549-558.

［4］吕国士，许乙凯.侧脑室室管膜瘤MRI表现特征及其鉴别诊断［J］.CT理论与应用研究，2007，16（4）：51-55.

［5］SUN P F，MA L，YE B Q，et al. Application of diffusion-weighted imaging combined with apparent diffusion coefficient in differential diagnosis between central neurocytoma and ependymoma［J］. Neuroradiology，2020，62（4）：439-445.

［6］欧阳红，刘冰芳，白玉萍，等．成人室管膜瘤 MRI 表现及 ADC 值与 Ki67 增殖指数相关性研究［J］．中国医学计算机成像杂志，2021，27（6）：478-481.

［7］NAITO K，YAMAGATA T，ARIMA H，et al. Qualitative analysis of spinal intramedullary lesions using PET/CT［J］. J neurosurg-spine，2015，23（5）：613-619.

［8］ANH T T，ANH T P，MINH D N. Intra-fourth-ventricular choroid plexus papilloma miming ependymoma［J］. Clin ter，2021，172（2）：99-103.

（河北医科大学第四医院　张召奇　赵新明）

四　脊索瘤（Chordoma）

▶ 病例一

（一）简要病史

现病史：男，45 岁，腰骶部疼痛 4 个多月，加重 3 周，查体骶尾部肿胀，压叩痛明显，无明显放射。

既往史：无特殊。

个人史：无特殊。

家族史：无特殊。

（二）实验室检查

血常规及尿常规未见明显异常。血清 CEA：5.53 ng/mL ↑（参考值 0～5 ng/mL），CA199：37.04 U/mL ↑（参考值 0～27 U/mL），NSE：52.35 ng/mL ↑（参考值 0～16.3 ng/mL），CYFRA211：37.89 ng/mL ↑（参考值 0～3.3 ng/mL）。AFP、CA724、SCC、PSA 均正常。

（三）SPECT/CT 影像特征

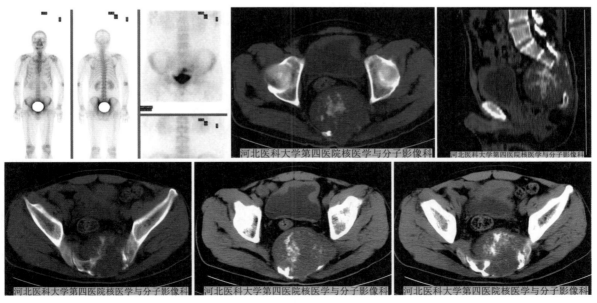

图 1-25　全身骨显像示骶骨部位可见不均匀性异常骨显像剂浓聚，CT 示骶骨骨皮质不连续，呈溶骨性骨质破坏，周围见团块状软组织影增多，内密度不均匀，可见多处不规则型骨样密度影。

（四）影像解读

患者 SPECT/CT 主要表现为：骶骨部位溶骨性骨质破坏，周围团块状软组织影增多，内见骨样密度影，突向盆腔内，骨盐代谢活跃，具有较为典型的脊索瘤病变特征；全身其他部位无异常显像剂浓聚灶。

（五）最终诊断

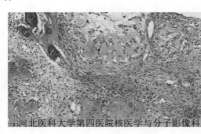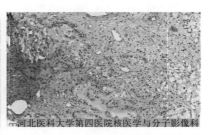

图 1-26　骶骨肿物、肌组织及骨，切面灰白质脆，可见出血坏死。免疫组化结果：CK（＋），Vimt（＋），S100（＋），CD34（血管＋），CD68（＋），Ki-67（＋，10%），EMA（＋），Des（－）。考虑脊索瘤（HE，×20）。

（六）鉴别诊断

（1）骨巨细胞瘤：好发于 20～40 岁，女性多见，7% 发生于脊柱，90% 发生于骶骨，发生率由下到上逐渐减低，多累及骶 1～3。呈膨胀性生长，内有分隔；主要累及椎体，也可累及椎弓根、椎间盘及周围软组织并侵犯邻近椎体。溶骨性破坏合并骨皮质膨胀性改变，无矿化及硬化边，偏离中央，常伴有出血、囊变等改变，边缘无骨硬化带，内部钙化极为少见，T2WI 信号偏低（低于脊索瘤），部分病变 MRI可见"液—液"平面。

（2）骨转移瘤：常有原发肿瘤病史，表现为不规则骨质破坏，边缘不清，钙化少见，增强可见强化，一般位于上位骶骨，常累及骶髂关节，往往存在其他部位的骨质破坏，骨质破坏以溶骨性多见，T1WI 低信号，T2WI 高信号（溶骨性）或低信号（成骨性），压脂高信号，通常表现为多椎体受累，呈跳跃式分布，几乎不累及椎间盘，呈"椎间盘回避"现象。

（3）骨淋巴瘤：骶骨原发淋巴瘤是少见的小圆细胞类肿瘤，约占骶骨原发恶性肿瘤的 8%，好发于30～60 岁，男女比为（2～3）：1，病理类型主要是非霍奇金淋巴瘤，原发骨淋巴瘤是高度侵袭性肿瘤，表现为溶骨性破坏和轻度骨硬化，以前者多见。溶骨性破坏呈浸润性，与正常骨分界不清，边缘模糊；亦可呈虫咬样，突破骨皮质形成软组织肿块，内常见出血、液化坏死。少数在溶骨性病灶边缘有硬化区，呈不规则的反应性骨密度增高，部分为象牙质样；当骨质硬化和骨质破坏混合存在时表现为融冰征，具有一定的特征性。

（4）骨孤立性浆细胞瘤：约占浆细胞性肿瘤的 5%～10%，好发于 40～50 岁。骶骨是其好发部位，其影像学常表现为骶骨偏心性溶骨性或轻度膨胀性骨质破坏伴软组织肿块形成，软组织肿块常伴有坏死、囊变，增强肿瘤实质部分可见强化；膨胀性病变可伴有硬化的骨嵴。

（5）软骨肉瘤：软骨肉瘤起源于软骨或成骨结缔组织，好发于 30～60 岁，病变常不在中线部位，偏于一侧，多见于骶骨两侧翼后部，典型影像表现为溶骨性骨质破坏、软组织肿块及病灶内软骨基质钙化。瘤体内钙化呈点状、环状或半环状，簇状钙化病变的钙化呈环状或斑点状，钙化的特点常可以提示肿瘤的恶性程度，钙化对软骨肉瘤的定性诊断甚为重要。如钙化边界清晰、排列规则，提示肿瘤恶性程度低；如钙化边缘模糊、排列紊乱、分散常提示肿瘤恶性程度高。

（七）病例讨论教学要点

脊索瘤是一种起源于中轴骨脊索残留组织的低中度恶性骨肿瘤，发生率占所有原发性恶性骨肿瘤的 3%～4%，脊柱原发肿瘤的 25%。肿瘤生长缓慢，但具有较高的局部侵袭性。有高达 40%～60% 的脊索瘤患者在疾病的发展过程中出现了远处转移。由于患者的临床症状和影像表现缺乏特异性，高达70%的脊索瘤患者被误诊或漏诊。[1-3]本病发病高峰年龄在40～60岁，50岁以上占85%，男女发病比例为2∶1。脊索瘤只发生在中轴骨，85%～90%发生于脊柱的两端。其中骶尾区占50%～60%，枕骨斜坡占25%～40%，脊柱其他部位占10%～20%。患者临床症状取决于肿瘤所在部位和病变大小，最常见症状为疼痛，早期症状轻，后期产生神经根和脊髓压迫症状。位于骶尾部的肿瘤，压迫直肠、膀胱，可出现大小便障碍或失禁。病变位于颅底者可出现头痛、脑神经受压症状。[2]

脊索瘤影像主要表现为膨胀性溶骨性骨质破坏及不规则形软组织肿块，内部常伴钙化，骶骨脊索瘤多起始于下部骶椎（S3～S5）椎体中线区，部分病例的瘤体可呈偏心性，病灶向前突破骨皮质在骶前形成巨大软组织肿块，也可向后生长累及椎管，增强CT多有不均匀明显强化。[4] 18F-FDG PET/CT检查病变部位可见不均匀性异常FDG摄取，MRI表现为病变部位T1WI低信号或中信号，T2WI高信号。[5] 99mTc-MDP SPECT显像联合CT，综合了99mTc-MDP骨扫描对骨骼组织的特殊靶向作用与CT对溶骨、成骨、骨质破坏、肿瘤边缘、病灶内钙化、骨化等成骨类骨肿瘤的诊断优势，使对骨病变的诊断效能得到提高[6-7]，并且SPECT检查普及率高，价格较低，通过一次扫描可探查全身所有骨质情况，在骨病变诊断中发挥着重要作用。

本病例为中年患者，因腰骶部疼痛就诊，检查发现骶骨病变，为进一步明确病变性质及评估全身其他部位骨质有无病变累及，行99mTc-MDP SPECT全身骨显像和CT检查。影像检查表现为典型的脊索瘤，即病变位于脊索瘤最好发部位骶骨，CT上病变呈溶骨性骨质破坏，软组织团块形成，内密度不均匀，内见钙化及骨样密度影，边界不清晰。99mTc-MDP SPECT全身骨显像表现为病变部位异常骨显像剂浓聚，该部位病变需与发生在骶骨的其他肿瘤病变相鉴别，如骨巨细胞瘤、骨转移瘤、骨孤立性浆细胞瘤、软骨肉瘤等。[8]发生在脊柱其他部位的脊索瘤需要与相应部位其他病变相鉴别，如位于颅底部位脊索瘤应与鼻咽癌、骨转移瘤等相鉴别。

参考文献

［1］FREZZA A M, BOTTA L, TRAMA A, et al. Chordoma：update on disease，epidemiology，biology and medical therapies［J］. Curr opin oncol，2019，31（2）：114-120.

［2］冯晓源. 现代医学影像学［M］. 上海：复旦大学出版社，2016.

［3］张璐，窦银聪，程天明，等. 脊索瘤的影像特征及预后分析［J］. 国际医学放射学杂志，2019，42（4）：385-390.

［4］王冬梅，孙琦，杨献峰，等. 脊索瘤的影像诊断及分期［J］. 中国临床医学影像杂志，2010，21（12）：863-866.

［5］OLSON J T, WENGER D E, ROSE P S, et al. Chordoma：18F-FDG PET/CT and MRI imaging features［J］. Skeletal radiol，2021，50（8）：1657-1666.

［6］杨宁，刘冬. SPECT/CT断层融合显像与磁共振成像对原发性骨肿瘤的诊断价值［J］. 中国医师杂志，2020，22（1）：87-90.

［7］FAKHAR Y，et al. Unusual presentation of lumbar chordoma on bone scintigraphy in a young patient［J］. Asia Ocean J Nucl Med Biol，2021，9（1）：76-79.

［8］熊祚钢，汤光宇. 骶骨常见原发恶性肿瘤影像学表现［J］. 中华临床医师杂志（电子版），2013，7（22）：10263-10267.

（河北医科大学第四医院　张召奇　赵新明）

▶ **病例二**

（二）简要病史

现病史：男，71 岁，2 年余前无明显诱因出现尿频、尿急，夜尿次数增多，约 5～6 次，偶有尿痛，无排肉眼血尿，当时未予重视。10 余天前患者上述症状加重，伴有排尿不畅，下腹胀痛，腰臀部疼痛，PSA 增高。

既往史：无特殊。

个人史：无特殊。

家族史：无特殊。

（二）实验室检查

血清 PSA：11.74 ng/mL ↑（参考值 0～4 ng/mL），血常规、生化指标等基本正常。

（三）其他影像学检查

盆腔 CT 平扫 + 增强：骶 2～4 椎体可见骨质破坏，局部软组织肿块形成，呈膨胀性生长，范围约 65 mm × 40 mm，增强扫描呈持续性明显强化，相应骶管不同程度明显扩张，神经根受压。

（四）PET/CT 影像特征

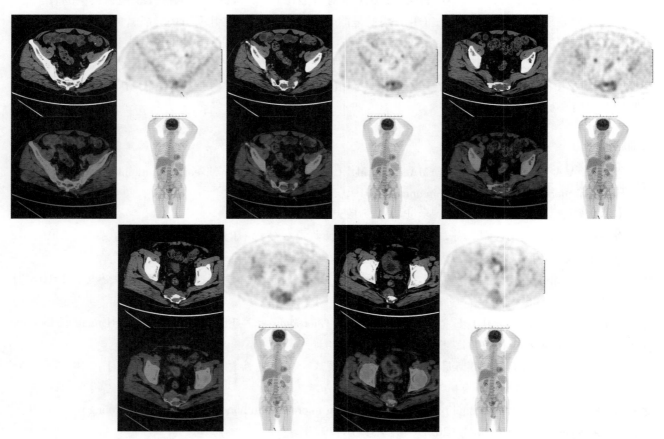

图 1-27　骶尾部见一软组织肿块影，大小约 67 mm × 45 mm × 63 mm，肿块呈分叶状，边界清楚，内见少许点状高密度影，骶 3 及部分尾骨可见明显溶骨性骨质破坏，肿块里有明显放射性浓聚，SUV$_{max}$ 值约为 7.4。多个椎体见轻度骨质增生，部分见轻度放射性浓聚，SUV$_{max}$ 值约为 5.5。

（五）影像解读

患者 PET/CT 主要表现为：骶尾部见一软组织肿块影，大小约 67 mm × 45 mm × 63 mm，肿块呈分叶状，边界清楚，内见少许点状高密度影，骶 3 及部分尾骨可见明显溶骨性骨质破坏，肿块呈明显放射性浓聚，SUV_{max} 值约为 7.4。多个椎体见轻度骨质增生，部分见轻度放射性浓聚，SUV_{max} 值约为 5.5。

（六）最终诊断

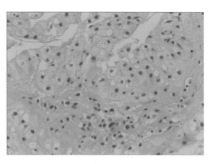

图 1-28 （骶骨病灶组织）镜下见部分多角形、立方形细胞，呈拼图状或条索状排列，细胞体积大，胞膜界限清楚，胞浆丰富红染，含有大小不等的空泡，核小，呈圆形或卵圆形，大小较一致，未见核分裂，其余为纤维性渗出物、变性的纤维组织，伴有小灶钙化，结合免疫组化结果，考虑脊索瘤（WHO Ⅰ级）。免疫组化结果：CK（＋），Ki-67（＋，约 5%），Vimt（＋），S100（＋），EMA（＋），PSA（－），P504S（－）

（七）鉴别诊断

（1）神经鞘瘤：多为圆形、卵圆形或不规则哑铃形，有包膜。T1WI 呈等或低信号，T2WI 多呈高低混杂信号。肿瘤常有囊变及出血，因此 T2WI 信号常不均匀，显著高信号代表囊变部分，相对高信号代表实质部分。增强扫描肿瘤实质部分明显强化，囊变区无强化。

（2）巨细胞瘤：好发于青壮年，四肢长骨骨端多见，发生于骶骨的巨细胞瘤相对较少。但骶骨肿瘤中，巨细胞瘤发生率仅次于脊索瘤而居第二位。特征性表现是膨胀性、偏心性的骨质破坏，常见"皂泡征"。

（3）软骨肉瘤：扇贝状分叶边缘、弓环状钙化，T2WI 显著高信号内存在弓环状低信号，弓环状进行性强化等构成各型软骨肉瘤的特异性影像学特征，对诊断具有重要价值。

（八）病例讨论教学要点

脊索瘤有 85%～90% 发生于脊柱的两端，其中骶尾区占 50%～60%，枕骨斜坡占 25%～40%，脊柱其他部位占 10%～20%。脊索瘤发生于骶尾部的患者，压迫直肠、膀胱，可出现大小便障碍或失禁。本病例为老年男性患者，以尿频、尿急、尿痛，夜尿次数增多为主要症状，易考虑为前列腺疾病。脊索瘤常见影像学表现为：边界清晰，具有膨胀性的软组织肿块，多为等高低混杂密度，内有散在斑片状钙化，少数可见反应性骨硬化，边缘呈分叶状或模糊不清。绝大多数脊索瘤是溶骨性骨破坏，在肿瘤内常可见到死骨。增强扫描肿瘤呈不均匀轻至中度强化，原低密度灶无强化，原等密度或高密度灶强化。[1-3]

参考文献

［1］李先玉 . 骶尾部脊索瘤与骨巨细胞瘤的 MRI 和 CT 影像特点比较［J］. 中医正骨，2018，30（5）：28-30，33.

［2］张璐，窦银聪，程天明，等 . 脊索瘤的影像特征及预后分析［J］. 国际医学放射学杂志，2019，42（4）：385-390.

［3］田爱民，李威，马国林.脊索瘤的影像学诊断和鉴别诊断［J］.实用医学影像杂志，2013，14（1）：38-40.

（中山大学附属第三医院　卢科良　谢良骏　程木华）

▶ 病例三

（一）简要病史

现病史：女，48 岁，视物重影 2 月余，查体可见右眼向外运动障碍，余无明显阳性体征。外院颅脑 MR 提示鞍区—斜坡占位，手术治疗，术后病理提示脊索瘤。

既往史：无特殊。

个人史：无特殊。

家族史：无特殊。

（二）PET/CT 影像特征

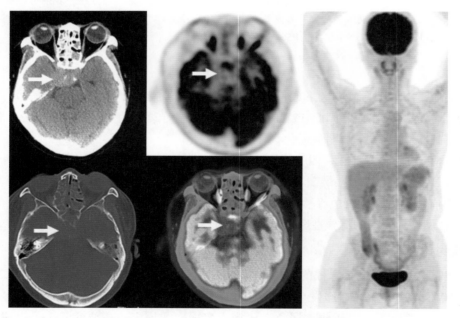

图 1-29　蝶骨、枕骨斜坡见溶骨性骨质破坏，局部见不规则稍高密度软组织肿块影，FDG 不均匀摄取，SUV_{max} 值约为 7.7，较大层面范围约 33 mm×25mm，累及右侧海绵窦。

（三）影像解读

患者 PET/CT 主要表现为：①颅底蝶枕骨交界中线区溶骨性骨质破坏伴软组织密度占位；② FDG 不均匀摄取；③手术病理为脊索瘤。综合以上影像学特征，考虑为颅底蝶枕骨交界中线区脊索瘤。

（四）最终诊断

脊索瘤残留。

（五）鉴别诊断

（1）软骨肉瘤：多见于青壮年，颅底软骨肉瘤常呈偏心性分布，内可见大小不一、杂乱无章的钙化，FDG 轻度摄取。

（2）骨转移瘤：有原发恶性肿瘤病史或是体部 PET/CT 显示其他部位的原发恶性病变。颅底可见溶骨性骨质破坏，破坏较脊索瘤更为彻底，可有软组织肿块形成，其内密度较均匀，钙化少见；FDG 呈高摄取。

（六）病例讨论教学要点

脊索瘤发病高峰年龄为 35～60 岁，本病例患者处于高发年龄；其 PET/CT 上可见颅底蝶枕骨交界中线区占位，此为脊索瘤的好发部位。[1]脊索瘤为低—中度恶性，以局部侵袭性及高复发性为特点，Brachyury 基因特异性高表达。[2]本例病灶发生在常见的颅底蝶枕骨交界区，影像可见局部骨质呈溶骨性破坏，FDG 摄取轻中度增高，符合脊索瘤特征。

参考文献

［1］李梦远，艾林.颅底脊索瘤的临床研究进展［J］.磁共振成像，2012，3（5）：392-396.

［2］黄瑾，杨婷婷，蒋智铭，等.脊索肿瘤48例的临床病理学分析［J］.中华病理学杂志，2021，50（3）：201-206.

（暨南大学附属第一医院　周子晴　凌雪英　徐浩）

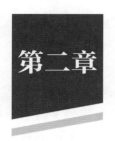

第二章

头颈部疾病

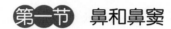 鼻和鼻窦

一 鼻腔鼻窦癌（Carcinoma of Nasal Covity and Nasal Sinuses）

▶ 病例一

（一）简要病史

现病史：男，69岁，1年前无明显诱因出现反复左侧鼻塞，伴流涕，呈白色黏液性，夜间及感冒时加重，自行予以滴鼻液喷鼻后可好转，1个月前擤鼻涕后出现左侧鼻出血，可自行停止，后多有涕中带血，至当地医院就诊，CT考虑左侧鼻腔肿物建议进一步治疗，患者为求进一步诊治至中山大学孙逸仙纪念医院行鼻内镜检查提示左鼻腔肿物，活检病理提示癌变，遂以"鼻腔肿物"收治入院。自起病以来，患者嗅觉减退，自觉偶有臭味，间断头痛，以枕部为主，无鼻痒、喷嚏，无头晕、鼻痛，无耳鸣耳闭及听力下降，无视物重影，无咳嗽、咳痰，无发热、畏冷，视物可，精神食欲可，大小便正常，无体重明显减轻。

既往史：曾因"肾结石"于5年前行肾结石取出术，术程顺利。余无特殊。

个人史：无特殊。

家族史：无特殊。

（二）实验室检查

血清 CEA：2.7 ng/mL（参考值 0～5.0 ng/mL），EB病毒衣壳抗原 IgA 抗体（VCA-IgA）、EB病毒（EBV-DNA）阴性，血常规、生化指标基本正常。

（三）PET/CT 影像特征

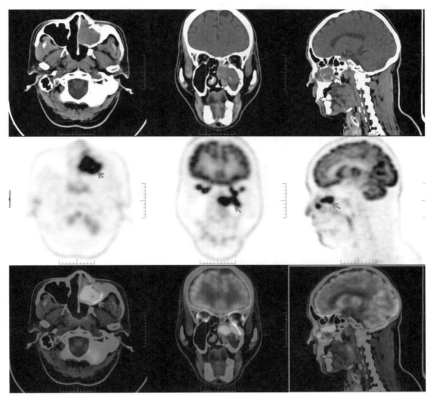

图 2-1　左侧上颌窦、左侧筛窦见软组织肿块影填充，密度不均，见放射性局灶性浓聚，范围约 42 mm × 32 mm × 32 mm（左右 × 前后 × 上下），SUV_{max} 值约为 33.8。

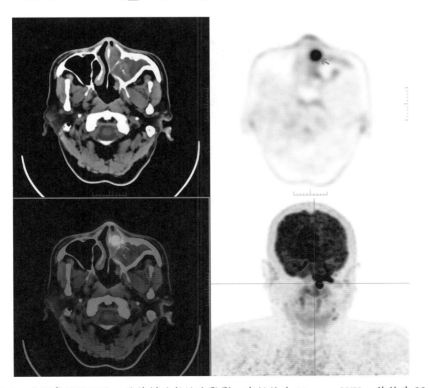

图 2-2　左侧鼻腔另可见一结节样放射性浓聚影，直径约为 14 mm，SUV_{max} 值约为 32.6。

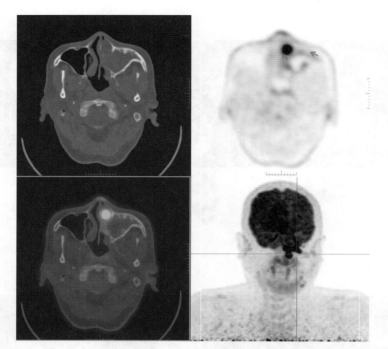

图 2-3 病灶累及左侧下鼻甲，左侧上颌窦内侧壁、左侧筛窦，压迫鼻中隔向右侧偏曲。

（四）影像解读

患者 PET/CT 主要表现为：①左侧鼻窦及鼻腔肿块，密度不均匀，FDG 代谢活跃。②病灶累及左侧下鼻甲，左侧上颌窦内侧壁、左侧筛窦，压迫鼻中隔向右侧偏曲。综合以上影像特征，该患者考虑为鼻腔鼻窦癌，侵犯左侧下鼻甲，左侧上颌窦内侧壁、左侧筛窦。

（五）最终诊断

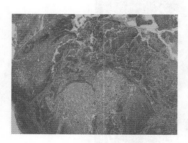

图 2-4 （左筛窦肿物、左上颌窦肿物）乳头状肿瘤，部分伴癌变及浸润，符合鳞状细胞癌（中分化），侵犯黏膜间质，未侵犯骨组织，未见明确脉管内癌栓。免疫组化：片 2 和片 21 CK5/6（+）、P40（+）、P16（-）、Ki-67（+，约 40%）。特殊染色：Ag 显示部分区域网状纤维破坏。

（六）鉴别诊断

（1）鼻腔鼻窦淋巴瘤：在亚洲发病率高，占全部淋巴瘤的 2.6%～6.7%，约占结外淋巴瘤的 44%，鼻腔鼻窦淋巴瘤大多数为非霍奇金淋巴瘤。临床表现：鼻塞、面颊或鼻区肿胀，还可有流涕、涕血、发热、复视、视物模糊、头痛、眼球凸出、颅神经麻痹等。鼻内镜检查显示鼻黏膜坏死、溃疡出血、表面常有恶臭的干痂或脓痂。晚期 T/NK 细胞型患者常发生鼻骨、鼻甲、鼻中隔或硬腭广泛骨质破坏，甚至面部严重变形。CT 诊断要点：①病变多发生在鼻腔前部。②病灶密度不均匀，内常有坏死低密度组织。③骨质常未见明显的破坏。④病变范围较大时常累及双侧鼻翼及肿瘤周围软组织。⑤增强扫描呈较均匀中度强化。

（2）内翻状乳头状瘤：好发于中年男性，起源于中鼻甲附近的鼻腔外侧壁，单侧鼻腔侧壁多见，膨胀性生长，易向上颌窦和筛窦蔓延，相邻骨质受压吸收。向鼻腔前部及鼻前庭生长少见，一般不浸润鼻翼及邻近的皮肤。MRI"脑回样"强化方式为其典型征象。

（3）嗅神经母细胞瘤：起源于鼻腔嗅上皮神经嵴瘤，发病部位与嗅黏膜分布区一致，主要在鼻腔顶部及筛板区。好发年龄包括 11～20 岁和 50～60 岁，男性略多。嗅神经母细胞瘤病灶中心位置常位于上鼻道或前组筛窦，肿瘤较小时表现为均匀等密度或低密度，较大时密度不均匀，囊变坏死区表现为低密度。MRI 常表现为 T1WI 等或略低信号，T2WI 等或稍高信号，囊变坏死区呈高信号。该肿瘤常侵犯鼻甲以及副鼻窦等骨质。肿瘤可破坏筛板或蝶鞍向颅内生长，形成颅内外沟通的"蘑菇征"。

（七）病例讨论教学要点

鼻腔鼻窦癌是耳鼻咽喉科常见的恶性肿瘤之一，多发生在 40～60 岁，多数患者在就诊时肿瘤已从原发部位向邻近组织广泛扩散。本病例为老年患者，以左侧鼻塞伴流涕 1 年，鼻出血 1 个月为主要症状；其 PET/CT 呈现较为典型的鼻窦鼻腔鳞癌影像特征[1]，如软组织肿块伴骨质破坏；溶骨性骨质破坏并代谢活跃、窦腔扩大，常通过骨质破坏区侵犯周围结构，肿块的密度不均匀，代谢活跃，增强后不均匀强化，无特异性；再结合患者为老年男性，不难判断为恶性肿瘤，鼻腔鼻窦癌可能。但仍需排查其他疾病可能，如淋巴瘤、内翻状乳头状瘤、嗅神经母细胞瘤，另外可根据患者年龄、病史、实验室异常指标进一步排查。

参考文献

［1］陈晓丽，鲜军舫.鼻腔鼻窦肿瘤和肿瘤样病变的影像学分析思路［J］.中华放射学杂志，2022，56（7）：826-830.

（中山大学孙逸仙纪念医院　李锦萍　张弘）

▶ 病例二

（一）简要病史

现病史：女，49 岁，约 1 个月前左眼无明显诱因出现眼球转动痛，外转时明显，偶伴双眼视物重影，无伴眼红、头痛、虹视、眼前黑影、视物变形和视野缺损等，患者于外院就诊，行 B 超、CT 检查，提示"左眼眼眶肿物"（具体不详），为进一步治疗到医院耳鼻喉科就诊，建议手术治疗，拟"左眼眼眶肿物"收治入院。近期患者精神状况好，食欲睡眠可，大小便正常，体重无变化。

既往史：无特殊。

个人史：无特殊。

家族史：无特殊。

（二）实验室检查

血清细胞角蛋白 19 片段：4.02 ng/mL ↑（参考值 0～3.3 ng/mL），其余肿瘤标记物、血常规、生化指标基本正常。

（三）其他影像学检查

CT 检查示：筛窦内占位性病变，考虑筛窦癌，并侵及左侧眼球内直肌，视神经被推移；双侧筛窦内侧壁、筛板、额骨左侧和后侧壁骨质破坏。

（四）PET/CT 影像特征

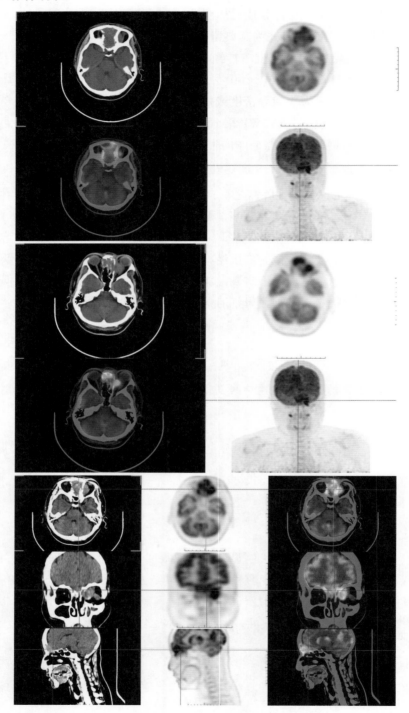

图 2-5　额窦及筛窦内见不规则软组织密度肿块，以前组筛窦为著，较大层面范围为 44 mm×39 mm，内见少许斑点状钙化，见放射性浓聚，SUV_{max} 值约为 20.9，病灶向双侧眼眶侵犯，累及左侧内直肌，与左侧视神经、左侧上直肌关系密切，局部脂肪间隙模糊；病灶向上侵犯前颅窝，疑累及硬脑膜，邻近脑组织受推压，未见异常放射性分布。

（五）影像解读

　　患者 PET/CT 主要表现为：额窦及筛窦内肿块，内见斑点状钙化，侵犯双侧眼眶、左侧内直肌及前颅窝，FDG 代谢活跃，符合额窦及筛窦恶性肿瘤特征。

（六）最终诊断

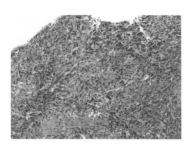

图 2-6 （左筛窦肿物）恶性肿瘤，免疫组化：Vimt（＋），MyoD1（＋），Myogenin（＋），Desmin（＋），CK 少数（＋），INI-1 部分（＋），Ki-67（＋，约 20%），P53（＋，约 5%），CK5/6（－），P40（－），HMB45（－），MelanA（－），S-100（－），LCA（－），Actin（－），CD68（－），SOX 10（－），STAT-6（－），Myoglobin（－）；原位杂交：EBers（－），符合恶性间叶组织源性肿瘤，考虑为横纹肌肉瘤。

（七）鉴别诊断

（1）嗅神经母细胞瘤：起源于鼻腔嗅上皮神经嵴细胞，发病高峰为 10～20 岁与 50～60 岁。临床主要表现为鼻塞感、头痛、鼻腔分泌物、用鼻出气困难、嗅觉丧失等，肿瘤主要位于鼻腔顶部前 2/3，多呈椭圆形或不规则形，侵犯颅内时鼻腔与颅前窝肿块呈哑铃状，可合并囊变、出血及钙化，增强明显强化。

（2）淋巴瘤：多发生于鼻腔前部，易累及鼻前庭、鼻翼，信号（密度）多较均匀，增强轻中度均匀强化，一般无骨质破坏，较大时可造成骨质重塑变形和骨质侵蚀。

（3）内翻状乳头状瘤：好发于 50～70 岁男性，肿瘤多见于中鼻道鼻腔外侧壁，沿中鼻甲长轴生长，呈分叶状，可蔓延到周围鼻窦内，T2WI 信号不均，内部结构多呈栅栏状，增强后 T1WI 明显不均匀强化，特征性的表现为卷曲的"脑回状"外观，邻近骨质受压变薄，局部可有侵蚀、破坏，肿瘤基底部骨质多有硬化。

（4）鼻窦癌：鼻窦癌占头颈部肿瘤的 3%，大部分发生在上颌窦，鳞癌最常见，其次为腺癌及未分化癌，以中老年人好发，男性多见，临床表现为面部疼痛、麻木，鼻塞，流血涕，牙齿松动，溢泪，头痛。CT 平扫可见不规则软组织肿块，密度不均匀，可伴有出血、囊变，边界不清，病变周围的骨质弥漫破坏，广泛累及邻近结构；病变侵犯鼻腔及邻近鼻窦，不易区分原发部位，颈部淋巴结转移，中央坏死，轻度至中度不均匀强化，坏死部分不强化。

（八）病例讨论教学要点

鼻腔鼻窦癌多发生在 40～60 岁，而肉瘤则多见于年轻人，若眼眶、眼肌、视神经或眼运动神经受累，可导致眼球移位、运动障碍、复视、视力减退甚至失明。本病例为中年鼻腔鼻窦肉瘤患者，以左眼转动痛、外转时明显、偶伴双眼视物重影为主要症状。其 PET/CT 示：额窦及筛窦内肿块，内见斑点状钙化，侵犯双侧眼眶、左侧内直肌及前颅窝，FDG 代谢活跃，多考虑额窦及筛窦恶性肿瘤。[1] 但仍需排查其他疾病可能，如鼻窦癌，鳞癌最常见，男性多见，常表现为面部疼痛、麻木，鼻塞、血涕，CT 平扫见不规则肿块，密度不均匀，可伴有出血、囊变及坏死淋巴结；嗅神经母细胞瘤，病变主要位于鼻腔顶部前 2/3，常出现鼻塞感、头痛、鼻腔分泌物、用鼻出气困难、嗅觉丧失等症状[2]，临床中注意这些鉴别点会更有助于诊断。

参考文献

［1］张恒胜，罗军德，黄聪，等. 鼻腔鼻窦胚胎型横纹肌肉瘤 CT、MR 分析及鉴别诊断［J］. 现代医用影像学，2020，29（10）：1793-1797.

［2］段虎平.CT在诊断和鉴别鼻及鼻窦肿瘤中的作用［J］.中国医学文摘（耳鼻咽喉科学），2017，32（2）：67-69，63.

（中山大学孙逸仙纪念医院　李锦萍　张弘）

▶ 病例三

（一）简要病史

现病史：男，83岁，反复左侧鼻塞1年余，左鼻出血15天，无伴鼻痛、头痛、头晕，无伴眼痛、视力异常下降、复视等症状，未予以重视。门诊行鼻内镜检查提示：左鼻腔新生物性质待查。自起病以来，患者无发热、咳嗽、咳痰、胸闷、气促，无头晕、视物模糊、黄疸、皮肤瘀斑，无四肢麻痹、乏力等症状，精神及睡眠状况良好，食欲一般，大小便及体重无明显变化。

既往史：既往有"地中海贫血"病史，具体不详；胸椎、腰椎手术史3年余；余无特殊。

个人史：无特殊。

家族史：无特殊。

（二）实验室检查

癌胚抗原（CEA）、EB病毒衣壳抗原IgA（VCA-IgA）、生化指标基本正常。

（三）其他影像学检查

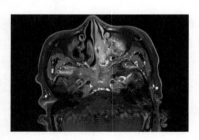

图2-7　鼻窦增强MRI：左侧窦口鼻道复合体区及上颌窦、筛窦、额窦、中鼻道、总鼻道所见，考虑内翻性乳头状瘤可能，侵犯左侧额叶。

（四）PET/CT影像特征

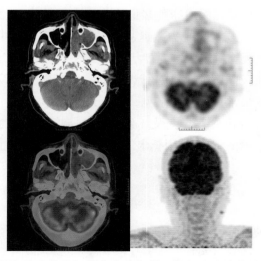

图2-8　左侧鼻腔、窦口鼻道复合体区见软组织密度肿块影，较大层面范围约17 mm×44 mm，可见放射性浓聚，SUV_{max}值约为7.3，病灶边界不清。病灶累及左侧窦口—鼻道复合体。

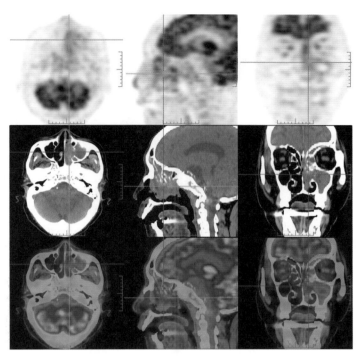

图 2-9　病灶累及左侧筛窦、上颌窦及蝶窦、左侧中下鼻甲。

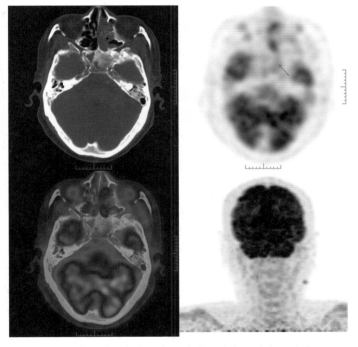

图 2-10　病灶邻近蝶骨，骨质密度增高，密度不均匀，放射性浓聚，SUV_{max} 值约为 3.4。

（五）影像解读

患者 PET/CT 主要表现为：①左侧鼻腔、窦口鼻道复合体区肿块，FDG 代谢活跃，病灶边界不清，密度尚均匀。②病灶累及左侧筛窦、上颌窦及蝶窦、左侧中下鼻甲，局部骨质破坏。③病灶邻近蝶骨，密度增高，内部密度不均匀，FDG 代谢活跃。综合以上影像特征，该患者考虑为鼻腔原发性恶性肿瘤，并累及鼻窦、鼻甲、蝶骨。

（六）最终诊断

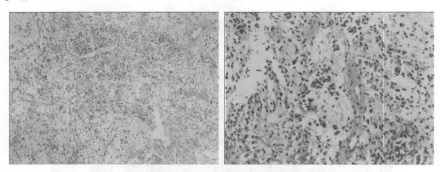

图2-11 （左鼻腔肿物）送检纤维间质内见肿瘤细胞散在弥漫分布，细胞核圆形、椭圆形或长梭形，部分细胞胞浆丰富、嗜酸性，呈蝌蚪样，核仁明显，可见核分裂象及凋亡现象，少数细胞核圆形，核浆比增高，胞浆稀少，结合免疫组化结果，考虑为胚胎性横纹肌肉瘤。免疫组化结果：CK（－），Vimt（＋），MyoD1（＋），Myogenin（＋），S100（－），SMA（＋），CD56（－），Syn（部分＋），CgA（－），Desmin（＋），Ki-67（＋，30%）。

（七）鉴别诊断

（1）真菌感染：常见致病菌，如曲霉菌、毛霉菌和念珠菌，好发于长期使用抗生素、类固醇激素、免疫抑制剂患者或糖尿病、肿瘤等消耗疾病患者；真菌球性多单侧发生，以上颌窦多见，变态反应性多发生于一侧或双侧全组鼻窦，表现为窦腔内填充软组织影并窦口区点状、片状致密影，以窦壁骨质增生硬化为主，亦可见骨质破坏；侵袭性真菌性鼻窦炎可侵犯邻近结构，如眼眶、颅内、翼腭窝。

（2）内翻状乳头状瘤：常见良性肿瘤，表现为鼻腔或鼻窦内软组织密度肿块，密度均匀，增强后轻度强化，强化不均匀，实性成分强化较明显，可发生骨质吸收破坏后骨质增生。

（八）病例讨论教学要点

本病例为老年患者，以反复鼻塞、鼻出血为主要症状；其PET/CT呈现为鼻腔内肿物征象，FDG代谢活跃，存在边界欠清等恶性改变，同时合并有邻近上颌窦、筛窦侵犯，局部窦壁骨质破坏，邻近蝶骨受侵所致密度增高，FDG代谢活跃，结合患者临床症状，考虑为原发性鼻腔恶性肿瘤并鼻窦、蝶骨受侵可能。病理结果提示，该患者为鼻窦横纹肌肉瘤。该病常表现为鼻窦肿物，并常合并骨质破坏，PET中表现为代谢增高。[1-2]本病例仍需排查其他疾病可能，如侵袭性真菌性鼻窦炎，同样可表现为鼻腔、鼻窦软组织密度肿块合并骨质破坏[3]，但内常见有钙化，且患者病史特殊，可通过临床以及实验室检查、微生物培养等方法，进一步排查。

参考文献

［1］LEE J H, LEE M S, LEE B H, et al. Rhabdomyosarcoma of the head and neck in adults: MR and CT findings［J］. American journal of neuroradiology, 1996, 17（10）: 1923-1928.

［2］BAHN Y E, LEE S K. The CT and MR imaging findings of adulthood sinonasal alveolar rhabdomyosarcoma with disseminated metastases on ^{18}F-FDG PET/CT: report of two cases［J］. Journal of the Korean society of Radiology, 2011, 64（2）: 117-121.

［3］DELGAUDIO J M, SWAIN R E, MULLER S, et al. Computed tomographic findings in patients with invasive fungal sinusitis［J］. Archives of otolaryngology-head & Neck surgery, 2003, 129（2）: 236-240.

（中山大学附属第三医院　伍清宇　谢良骏　程木华）

▶ 病例四

（一）简要病史

现病史：女，60 岁，右侧鼻塞、面颊部肿胀 1 个月余，鼻塞呈间歇性，偶伴明显喷嚏、流脓涕、鼻出血，右侧面颊部隆起，胀痛，触之疼痛加重，伴右眼溢泪。口服消炎药后症状无明显缓解。无伴头昏沉感，无伴畏寒、发热，无头痛，无视力下降、复视，无鼻痒，无鼻内臭味，无咳嗽、咳痰，伴消瘦、乏力等症状，伴右侧嗅觉明显下降，左侧嗅觉无下降。

既往史：既往体健；无特殊。

个人史：无特殊。

家族史：无特殊。

（二）实验室检查

血红蛋白浓度：59.00 g/L↓（参考值 130～175 g/L），中性粒细胞百分比：80.2%↑（参考值 40%～75%），白蛋白：24.7 g/L↓（参考值 40.0～55.0 g/L）；EB 病毒衣壳抗原 IgA（VCA-IgA）测定阴性。

（三）其他影像学检查

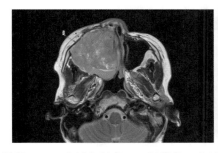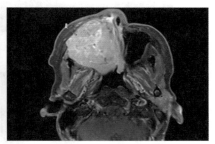

图 2-12　鼻窦增强 MRI：右侧上颌窦、双侧筛窦、右侧蝶窦、额窦及鼻腔占位，考虑鼻窦恶性肿瘤（上皮源性），右侧眼眶受累，筛板、斜坡、鼻中隔骨质受侵。

（四）PET/CT 影像特征

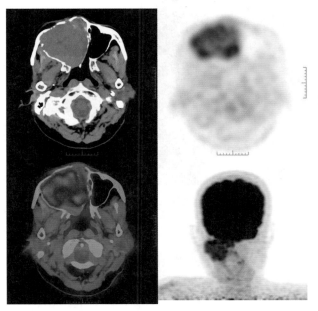

图 2-13　双侧筛窦、右侧上颌窦、右侧鼻腔见巨大肿块影，呈不均匀放射性浓聚，SUV$_{max}$ 值约为 7.2，最大层面范围约 61 mm×57 mm，肿块呈膨胀性生长。

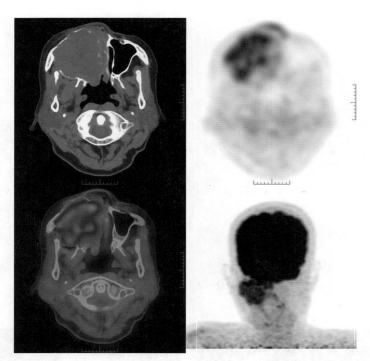

图 2-14 双侧筛窦、右侧上颌窦窦壁、右侧眼眶壁吸收、变薄，疑侵犯右侧内、下直肌。

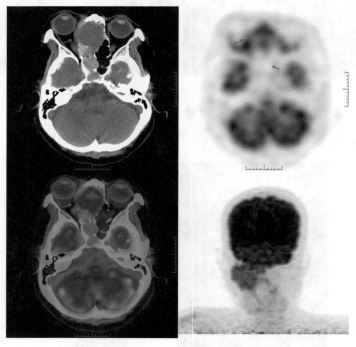

图 2-15 向上生长突破筛板，与邻近右侧额叶分界欠清。

（五）影像解读

患者 PET/CT 主要表现为：①双侧筛窦、右侧上颌窦、右侧鼻腔巨大肿块，FDG 代谢活跃，病灶边界不清，密度尚均匀。②双侧筛窦、右侧上颌窦窦壁、右侧眼眶壁变薄，局部骨质吸收、破坏。③右侧内、下直肌可疑受侵，FDG 代谢活跃。④病灶向上生长突破筛板，与邻近右侧额叶分界欠清。综合以上影像特征，该患者考虑为鼻窦原发性恶性肿瘤，并多发周围组织侵犯。

（六）最终诊断

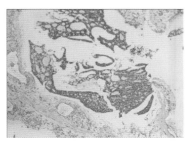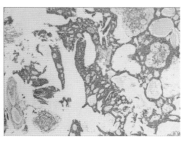

图 2-16　（右鼻腔肿物）送检活检组织内见肿瘤细胞呈筛状或巢状排列，腔内含嗜碱性或嗜酸性分泌物，细胞有异型性，可见核分裂像，间质部分黏液样变性，小血管丰富，结合临床及免疫组化，考虑腺样囊性癌。免疫组化结果：CD117（部分 +），CK7（+），Ki-67（+，30%），S100（少量散在 +），P63（+），SMA（+）。

（七）鉴别诊断

（1）血管瘤：常在临床中表现为鼻腔暗红色血块，CT 表现为边界锐利且光滑、密度不均、强化均匀的肿块[1]，并没有恶性肿瘤常表现的局部浸润和侵犯，在 PET/CT 中代谢不高。

（2）鼻部恶性肉芽肿：即鼻淋巴瘤，其特点主要为淋巴瘤特点，在影像学中主要表现为鼻前庭及鼻腔前部软组织肿块或以鼻中隔及下鼻甲为主的对称性黏膜增厚[2]，在 PET/CT 中表现为高代谢改变，同时容易出现颈部以及咽后淋巴结肿大。

（八）病例讨论教学要点

鼻腔鼻窦恶性肿瘤的发病率位居耳鼻咽喉科恶性肿瘤的第三位，仅次于鼻咽癌和喉癌。其男女发病比例为（2～3）:1，绝大多数发生在 40～60 岁。而本病例为老年女性患者，临床症状以单侧鼻塞，偶伴鼻出血为主要症状，反映鼻咽癌的标志物 EB 病毒抗体阴性；在 PET/CT 上，该病例呈现为双侧筛窦、右侧上颌窦、右侧鼻腔巨大肿块，邻近周围组织受侵，结合患者临床，考虑为鼻窦原发性恶性肿瘤，并多发周围组织侵犯。病理结果提示，该患者为腺样囊性癌。

参考文献

［1］黄文虎，邹明舜. 鼻腔和鼻旁窦腺样囊性癌的影像学表现［J］. 临床放射学杂志，2002（1）：27-29.

［2］郑晓林，王承缘，张善. 鼻腔恶性肉芽肿的 CT 及病理探讨［J］. 临床放射学杂志，1995（6）：334-336.

（中山大学附属第三医院　伍清宇　谢良骏　程木华）

▶ 病例五

（一）简要病史

现病史：女，66 岁，因摔伤致右侧颌面部损伤，行 CT 检查时发现右侧鼻腔占位。自起病以来，患者无鼻塞、鼻出血、流涕、发热、咳嗽、咳痰、胸闷、气促，无头晕、视物模糊，无四肢麻痹、乏力等症状，精神及睡眠状况良好，食欲一般，大小便及体重无明显变化。

既往史：既往体健，无特殊疾病病史。

个人史：无特殊。

家族史：无特殊。

（二）实验室检查

细胞角蛋白 19 片段：5.52 ng/mL ↑（正常值 0～3.30 ng/mL），鳞状细胞癌抗原（SCC）：6.50 ng/mL ↑（正常值 0～2.7 ng/mL），CEA、CA199、CA125 及 CA153 等肿瘤标记物正常，EB 病毒衣壳抗原 IgA 测定阴性，血常规、生化指标等基本正常。

（三）其他影像学检查

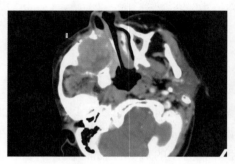

图 2-17　鼻窦增强 CT：右侧上颌窦占位，考虑恶性肿瘤（上颌窦肉瘤？上颌窦癌？），伴右侧上颌窦各壁、颧骨额突及硬腭骨质吸收、破坏；右侧鼻腔阻塞性炎症。

（四）PET/CT 影像特征

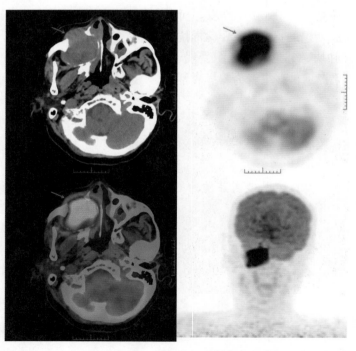

图 2-18　右侧上颌窦窦腔膨胀性改变，内见软组织密度影，混杂密度影填充，最大截面约 48 mm×44 mm，呈明显放射性浓聚，SUV$_{max}$ 值约为 26.0。

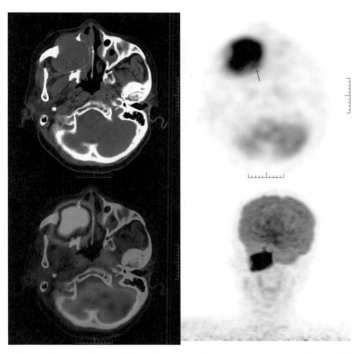

图 2-19 病灶侵犯右侧鼻腔并推压鼻中隔向左侧移位，右侧上颌窦各壁骨质破坏。

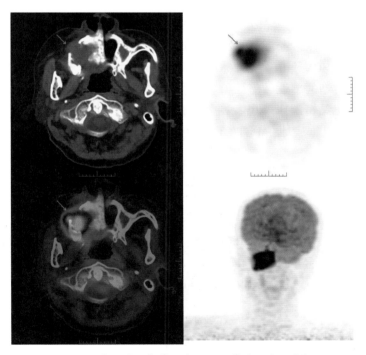

图 2-20 病灶累及颧骨额突，硬腭骨质吸收、破坏。

（五）影像解读

患者 PET/CT 主要表现为：①右侧上颌窦肿块，FDG 代谢明显活跃，病灶呈膨胀性、外向性生长，内部密度欠均匀。②病灶侵犯右侧鼻腔，伴右侧上颌窦各壁、颧骨额突及硬腭骨质破坏。综合以上影像特征，该患者考虑为右侧上颌窦原发性恶性肿瘤，并累及窦壁、颧骨、硬腭。

（六）最终诊断

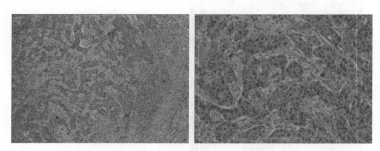

图 2-21　（右侧鼻腔上颌窦肿瘤）纤维间质内见异型细胞呈巢团状浸润，并见异位角化，累及局部骨质，符合中分化鳞状细胞癌。

（七）鉴别诊断

（1）淋巴瘤：鼻腔鼻窦淋巴瘤多数为非霍奇金淋巴结，平扫显示窦腔内等密度软组织影，呈膨胀性生长，密度均匀，增强后均匀或不均匀轻中度强化，多呈弥漫性生长，边界不清，可透过鼻中隔或鼻后孔累及对侧鼻腔从而形成鼻中隔两侧非对称性肿块。

（2）黏液性囊肿：窦腔内呈低密度结节影，或基底部与窦壁广泛相连的球形、半球形影，密度均匀，多呈水样低密度，边界清楚，锐利，增强无明显强化，不侵犯周围骨质。

（八）病例讨论教学要点

鼻窦内上皮性恶性肿瘤起病较为隐匿，缺乏特异性，晚期肿瘤侵袭性改变导致面部畸形、运动障碍、感觉异常等。本病例为老年女性患者，意外发现鼻窦内肿物；其 PET/CT 主要表现为上颌窦内软组织密度肿物，FDG 代谢明显活跃，SUV_{max} 值高达 26.0，肿块呈膨胀性生长，周围窦壁骨质吸收、破坏，邻近颧骨、硬腭骨质破坏，符合典型的恶性肿瘤征象[1]，需要与同样代谢高、增强扫描强化不显著的淋巴瘤相鉴别，可同时考虑全身淋巴结情况以及患者相关实验室检查、穿刺活检检查结果。鼻窦内上皮性恶性肿瘤病理上以鳞状细胞癌最常见，病灶在 PET/CT 显像上通常表现为代谢极高。[2]

参考文献

［1］王锦玲，张鸿，赵志锋，等. 副鼻窦恶性肿瘤的影像学诊断［J］. 中国临床医学影像杂志，2004，15（1）：1-3.

［2］PLAXTON N A，BRANDON D C，COREY A S，et al. Characteristics and limitations of FDG PET/CT for imaging of squamous cell carcinoma of the head and neck：a comprehensive review of anatomy，metastatic pathways，and image findings［J］. American journal of roentgenology，2015，205（5）：W519-W531.

（中山大学附属第三医院　伍清宇　谢良骏　程木华）

二　嗅神经母细胞瘤（Olfactory Neuroblastoma）

（一）简要病史

现病史：女，50 岁，2 个月前无明显诱因开始出现左侧鼻出血，量不多，可自行停止，伴流脓涕，左侧鼻塞，鼻塞为持续性，伴左侧前额疼痛，无明显时间规律，伴双侧嗅觉丧失，伴视物重影、视物模糊，无耳鸣、耳痛，无听力下降、呼吸困难等不适，遂到医院门诊就诊，行电子鼻咽喉镜检查左侧鼻腔、双侧鼻咽部及鼻咽部顶后壁可见软组织肿物。鼻窦 CT 提示左侧鼻腔、筛窦内占位。患者发病以来，精神及睡眠状况良好，食欲一般，大小便及体重无明显变化。

既往史：无特殊。

个人史：无特殊。

家族史：无特殊。

专科查体：外鼻无畸形，鼻中隔右侧偏曲及并棘突形成，左侧鼻腔见灰红色新生物，表面脓血性分泌物附着，触之易出血。

（二）其他影像学检查

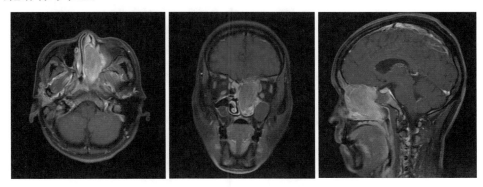

图 2-22　MRI 示：左侧鼻腔可见占位性病变，大小约 59 mm×21 mm，向前累及鼻前庭，向后累及鼻咽部，邻近鼻中隔及左侧眼眶外侧壁受侵，呈长 T1 长 T2 信号，DWI 呈高信号，内部信号不均匀，T1WI 可见更低信号，T2WI 可见更高信号，增强扫描呈不均匀强化。

（三）PET/CT 影像特征

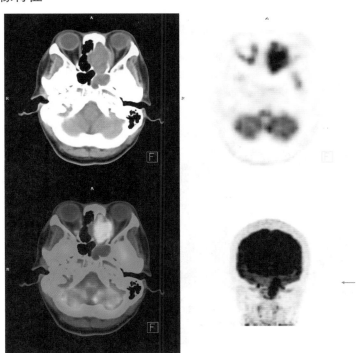

图 2-23　左侧筛窦及相邻左侧鼻腔内见 1 个大块状软组织影，大小为 63 mm×24 mm×46 mm，PET 于相应部位见异常浓聚影，SUV_{max} 值约为 15.2。

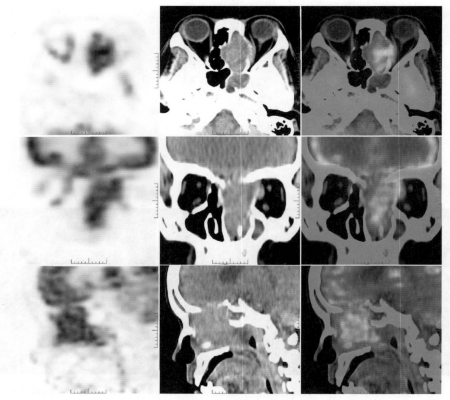

图2-24 三维重建显示病灶侵犯后鼻腔、左侧眼眶内侧缘、眶上裂及鼻咽左侧壁，左侧眼内直肌受压迫稍移位，该病灶似向前颅窝底部浸润。

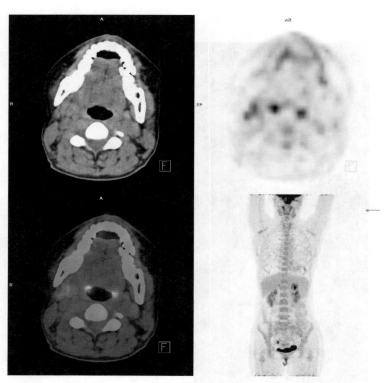

图2-25 右侧颈部（ⅡA区）、左侧颈部（ⅠB区）见多个稍大淋巴结影，最大为10 mm×7 mm，PET于相应部位见异常浓聚影，SUV_{max}值约为3.4，SUV_{avg}值约为2.9。

（四）影像解读

患者 PET/CT 主要表现为：①左侧筛窦及相邻左侧鼻腔内见高代谢病灶，该病灶侵犯后鼻腔、鼻中隔、筛骨、犁骨、左侧眼眶内侧缘、眶上裂、左侧上颌窦内侧壁及鼻咽左侧壁，左侧眼内直肌受压迫稍移位，肿瘤不除外向前颅窝底部浸润的可能。②右侧颈部（ⅡA 区）及左侧颈部（ⅠB 区）多个稍大淋巴结，代谢增高。综合以上影像特征，该患者考虑为嗅神经母细胞瘤，颈部淋巴结考虑为炎症。

（五）最终诊断

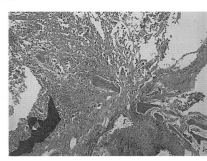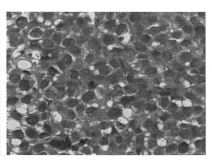

图 2-26 送检（左侧鼻腔）组织内见瘤细胞呈不规则片巢状排列，中间见少量纤维间质，局部侵犯骨质，细胞小，多为圆形或类圆形，胞浆少，红染，细胞核呈类圆形，部分核偏位，染色质深染，细颗粒状，部分可见核仁，细胞核有异型。免疫组化：CK（-），P40（-），CD79a（-），CD38（-），CD138（+），S-100（周边个别+），Syn（+），CgA（-），Ki-67（+，70%），Kappa（+），Lambda（-），MyoD1（-），CD56（+），LCA（-），Vimt（+），Mogenin（-），CD99（弱+），Fli1（部分弱+），Desmin（-），Actin（-），Calponin（-），NSE（-）。（左侧鼻腔）小细胞恶性肿瘤，结合镜下形态及免疫表型，符合嗅神经母细胞瘤，Ⅲ级。

（六）鉴别诊断

（1）鼻窦癌：鼻窦癌是鼻腔鼻窦区域最常见的恶性肿瘤，包括不同的病理亚型，如鳞状细胞癌、腺样囊性癌、腺癌和未分化癌等。鼻窦癌好发于上颌窦，少部分病例累及眼眶或侵犯颅内。主要发生于50～70 岁的男性，并且与几种职业暴露相关，特别是镍工作者。

（2）内翻状乳头状瘤：常发生于鼻腔手术后，与人乳头状瘤病毒-11（HPV-11）感染相关，主要发生于40～60 岁的男性。一般起源于单侧鼻腔侧壁，可延伸至筛窦/上颌窦，可导致眼眶及颅底骨质破坏。

（七）病例讨论教学要点

嗅神经母细胞瘤是一种少见的来源于嗅区黏膜神经上皮细胞的恶性肿瘤，多见于成年人，起病隐匿，病程进展较缓慢，临床表现无特异性，常见鼻出血、单侧鼻塞等症状。本病例为中老年患者，以左侧鼻出血，伴流脓涕，左侧持续性鼻塞，伴左侧前额疼痛，伴双侧嗅觉丧失，伴视物重影、视物模糊为主要症状；其 PET/CT 表现为左侧筛窦及相邻左侧鼻腔内高代谢病灶，呈浸润性生长，侵犯后鼻腔、鼻中隔、筛骨、犁骨、左侧眼眶内侧缘、眶上裂、左侧上颌窦内侧壁及鼻咽左侧壁，左侧眼内直肌受压迫稍移位。病变起源于筛板，易使嗅觉丧失，肿瘤可广泛侵犯周围组织并产生相应部位症状，根据该患者症状、病变位置以及代谢情况，首先应考虑嗅神经母细胞瘤，但仍需排查其他疾病的可能，如起源于筛窦或鼻腔的其他肿瘤，如筛窦癌、NK/T 细胞淋巴瘤等。[1]

参考文献

［1］吴涛，刘丕楠.嗅神经母细胞瘤的诊治相关研究进展［J］.中华神经外科杂志，2020，36（1）：84-87.

（南方医科大学南方医院　张胤　吴湖炳）

第二节　咽喉部

一　口腔癌（Oral Carcinoma）

（一）简要病史

现病史：男，69 岁，2 个月前自觉右侧腭部不适。查体发现右侧腭部有一溃疡样肿物，"发炎"时疼痛不适，服用"黄白皮水"后炎症消退，感觉疼痛消失，但肿物逐渐增大，未影响进食和发音。患者自发病以来，精神及睡眠状况良好，食欲一般，大小便及体重无明显变化。

既往史：无特殊。

个人史：50 年吸烟史，抽土烟（具体不详）；饮酒史，白酒 350mL/ 天。

家族史：哥哥因肝癌去世。

专科查体：右侧软硬腭交界处见一大小约 3cm×4cm 的菜花样肿物，边界不清，质地较硬，活动度差，肿物达中线附近，累及右侧翼下颌皱襞，向后至右侧咽侧壁，无触压痛，易出血。右侧颌下区扪及数个肿大淋巴结，质地中等，活动度好，大小约 6 mm×8 mm，颏下及双侧颈部未触及明显肿大淋巴结。

（二）实验室检查

血常规、生化指标基本正常。

（三）PET/CT 影像特征

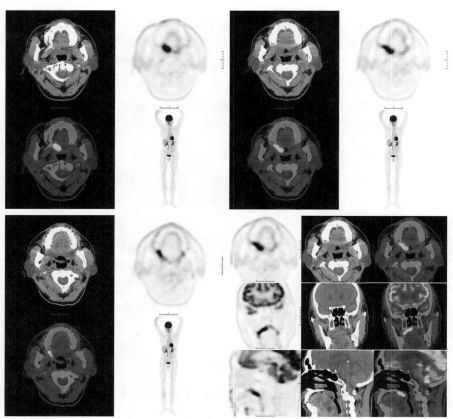

图 2-27　右侧软硬腭交界处见 1 个粗条状异常浓聚影，大小为 26 mm×13 mm，SUV_{max} 值约为 14.8，SUV_{avg} 值约为 9.1，CT 于相应部位见软组织肿块影。

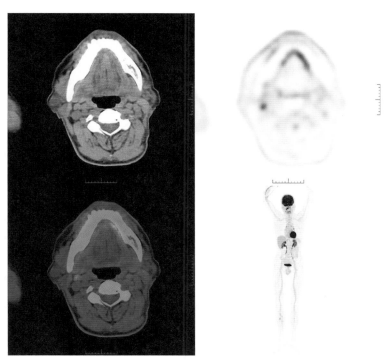

图 2-28 右侧颈部（ⅡA区）见 1 个淋巴结稍增大，大小为 9 mm×8 mm，PET 于相应部位见异常浓聚影，SUV$_{max}$ 值约为 5.9，SUV$_{avg}$ 值约为 3.9。

（四）影像解读

患者 PET/CT 主要表现为：①右侧软硬腭交界处见 1 个粗条状高代谢病灶；②右侧颈部（ⅡA区）见 1 个淋巴结稍增大，代谢增高。综合以上影像特征及口腔查体所见，考虑为口腔癌伴右侧颈部（ⅡA区）淋巴结转移。

（五）最终诊断

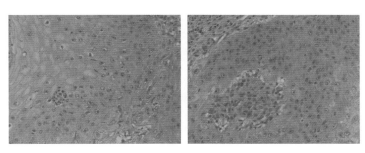

图 2-29 （右侧腭部肿物）疣状癌，肿瘤最大径约 25 mm，浸润深度约 7 mm，未见脉管内癌栓及神经侵犯；送检（内切缘）、外切缘、上切缘、下切缘、底 1 切缘、底 2 切缘及自检四侧切缘、基底切缘未见癌残留；（右颈大块）为涎腺组织，未见癌浸润；送检（右 1a 区、右 1b 区、右 2a 区、右 2b 区、右 3 区、腮腺下）淋巴结未见癌转移。

（六）鉴别诊断

炎症：急性炎症也可表现为黏膜肿胀伴代谢增高，也可能形成溃疡，但是一般不会形成菜花样肿物。

（七）病例讨论教学要点

口腔癌是头颈部较常见的恶性肿瘤之一，大部分属于鳞状上皮细胞癌，好发年龄为 50～70 岁，男性占多数。虽然口腔癌发病率不高，但起病急，进展快，容易向附近颈部淋巴结转移。本病例为老年患者，以右侧腭部溃疡样肿物为主要症状；其 PET/CT 表现为右侧软硬腭交界处粗条状高代谢病灶伴右侧颈部 Ⅱ A 区淋巴结代谢增高；再结合患者口腔查体见菜花样肿物，可诊断为腭部恶性肿瘤伴淋巴结转移。但仍需排查其他疾病的可能，如溃疡伴有炎症也可表现为高代谢病灶，但不会形成菜花样肿物。[1]

参考文献

［1］鲁长来，朱佳嘉，盛鹏飞，等. 口腔癌 18 例 PET/CT 影像诊断初步探讨［J］. 中国临床研究，2014，27（11）：1410-1412.

（南方医科大学南方医院　谢飞　吴湖炳）

二　鼻咽癌（Nasopharyngeal Carcinoma）

▶ 病例一

（一）简要病史

现病史：男，34 岁，9 个月前无诱因下出现渐进性左耳耳鸣伴堵塞感，伴轻度听力下降，与体位无关，外院曾予"罗红霉素、泼尼松"抗感染治疗，效果不佳。2 个月前开始出现左颈肿胀，可扪及质硬、无痛肿物，肿物逐渐增大。近 10 天上述症状加重，伴左侧颞枕部头痛、左耳部胀痛、左侧面麻，无放射性，无头晕、恶心呕吐。自起病以来，无畏寒、发热、盗汗、消瘦，无耳道流血、流液，无咳嗽、咳痰、胸痛、咯血、气促，无肢体乏力及抽搐等症状，精神及睡眠正常，食欲一般，大小便正常，体重无明显变化。

既往史：5 年前体检发现血压偏高、脂肪肝，未予诊治。余无特殊。

个人史：广东省佛山市出生长大，无特殊。

家族史：无特殊。

（二）实验室检查

血清抗 EB 病毒衣壳抗原 IgA（VCA-IgA）4.85S/CO 阳性（参考值：阴性），EB 病毒 DNA 定量 <1.00×10^3copies/mL 阳性（参考值：阴性），血常规、生化指标、血清蛋白电泳基本正常。

（三）其他影像学检查

鼻咽+颈部平扫及增强 MR：鼻咽顶后壁及左侧壁肿块，累及左侧腭帆张肌、腭帆提肌、咽鼓管圆枕及左侧头长肌，T2W 像呈稍高信号，T1W 像呈低信号，Gd-DTPA 增强扫描可见明显强化，蝶窦左侧受累。斜坡左侧、左侧岩尖、破裂孔区、左侧翼突骨髓信号减低，增强可见明显强化。双侧咽旁间隙及双颈部可见多发肿大淋巴结，呈高 T2W 等 T1W 信号，增强呈明显不均匀强化。

（四）PET/CT 影像特征

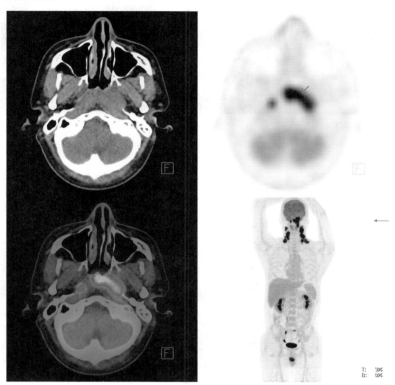

图 2-30 鼻咽顶后壁及左侧壁见不规则软组织肿块，呈放射性浓聚，SUV_{max} 值约为 18.1，病灶累及左侧咽隐窝深部，侵犯左侧咽鼓管圆枕部及邻近腭帆张肌、腭帆提肌。

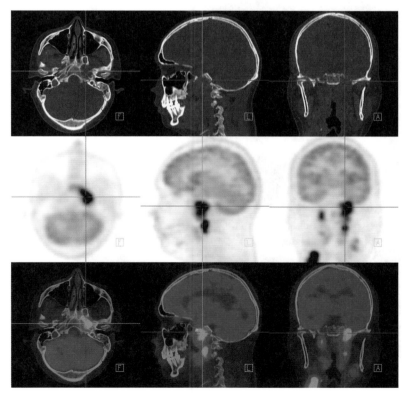

图 2-31 鼻咽病灶向上侵犯左侧颅底骨，左侧岩尖、部分蝶骨左翼及颅底斜坡左缘见溶骨性破坏，累及左侧破裂孔区。

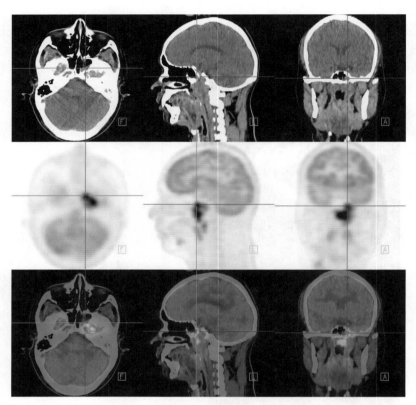

图 2-32   鼻咽病灶侵犯蝶窦左后壁，局部侵入蝶窦内。

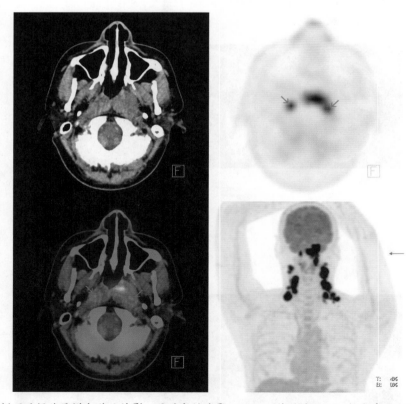

图 2-33   双侧咽后间隙见增大淋巴结影，呈放射性浓聚，SUV$_{max}$ 值约为 18.9，较大者约 12 mm × 11 mm。

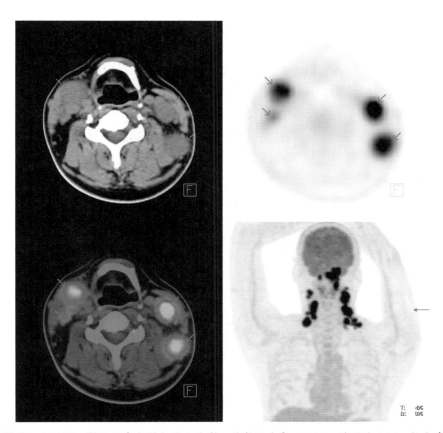

图 2-34　左颈Ⅱ～Ⅴ区、右颈Ⅱ～Ⅳ区见多发增大淋巴结影，放射性浓聚，SUV$_{max}$值约为 25.4，较大者约 27 mm × 20 mm。

（五）影像解读

患者 PET/CT 主要表现为：①鼻咽顶后壁及左侧壁不规则肿块，FDG 代谢活跃，累及左侧咽隐窝深部及邻近肌肉，向上侵犯颅底骨及蝶窦。②双侧咽后间隙、左颈Ⅱ～Ⅴ区、右颈Ⅱ～Ⅳ区多发高代谢肿大淋巴结。综合以上影像特征，该患者考虑为鼻咽癌侵犯颅底骨及蝶窦，伴多发淋巴结转移。

（六）最终诊断

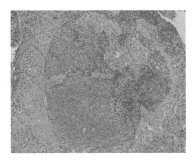

图 2-35　（鼻咽）见肿瘤组织，肿瘤细胞呈不规则巢状生长，细胞卵圆形、短梭形，细胞核呈空泡状，可见核仁，结合免疫组化及原位杂交结果，符合未分化型非角化性癌。免疫组化：CK（+），P40（−），EGFR（UMAB95）（小灶 +）。原位杂交：EBER（+）。

（七）鉴别诊断

（1）鼻咽炎：主要表现为鼻咽各壁和咽鼓管圆枕部弥漫性肿胀，呈对称性，咽鼓管及咽隐窝结构清楚，咽旁间隙清晰，颅底骨质正常。

（2）鼻咽腺样体增殖：表现为鼻咽顶后壁软组织隆起，常呈对称性，不侵犯周围结构，肌间隙、咽旁间隙显示清晰，颅底骨质正常。

（3）鼻咽淋巴瘤：多见于 50 岁以上患者，常累及鼻咽多壁，表现为不规则软组织肿块，沿鼻咽壁表面生长，较少侵犯鼻咽深层结构，一般不侵犯颅底及相邻骨质；多伴发颈部淋巴结受累，以双侧、多发为主，受累淋巴结密度较均匀，一般不出现坏死。

（4）鼻咽纤维血管瘤：良性肿瘤，青少年男性多见，临床症状以反复鼻出血为主，表现为鼻咽部软组织肿块，边界清晰，较大者可广泛侵犯周围组织、颅底及颅内，可沿自然孔道蔓延生长，翼腭窝扩大是本病的特征性表现，上颌窦后壁骨质一般无破坏，无淋巴结及远处转移。

（5）颅底脊索瘤侵犯鼻咽：生长缓慢、具有较强局部侵袭性的低度恶性肿瘤，发病高峰期为 30～60 岁，中心多位于颅底中线斜坡，常见斜坡及鞍区明显骨质破坏，向邻近组织侵袭性生长，边界较清楚，其内可见散在小钙化灶或片状低密度囊变灶，一般不发生淋巴结或远处转移。

（八）病例讨论教学要点

鼻咽癌是指发生于鼻咽腔顶部和侧壁黏膜上皮的恶性肿瘤，发病率为耳鼻咽喉恶性肿瘤之首，早期症状不典型，常见症状有涕中带血、鼻塞、头痛、耳鸣及听力下降等。本病例为中年男性，具有耳鸣、头痛、面麻、颈部多发肿大无痛淋巴结等症状及体征；PET/CT 显示鼻咽部肿物，累及左侧咽隐窝深部，并向上侵犯颅底骨及蝶窦，同时伴有咽后间隙、颈部的淋巴结肿大并代谢活跃，征象较典型，结合患者位于鼻咽癌高发地区、抗 EB 病毒衣壳抗原 IgA 检测阳性、EB 病毒 DNA 检测阳性，不难诊断为鼻咽癌伴淋巴结转移。本病例需要排除其他鼻咽部病变可能，尤其是恶性肿瘤病变如鼻咽淋巴瘤、颅底脊索瘤等，可通过病史以及肿瘤的累及部位、颅底骨侵犯、淋巴结转移等征象进行鉴别。对于肿瘤的分期，本病例 PET/CT 显示颅底骨及蝶窦的侵犯、环状软骨下缘以下颈部淋巴结的受累可为临床 TNM 分期提供依据。

（佛山市第一人民医院　冼伟均　冯彦林）

▶ **病例二**

（一）简要病史

现病史：女，62 岁，3 个月前无明显诱因出现右侧耳鸣，耳闷不适，伴听力减退，无头痛、无血涕、无鼻塞、无口角歪斜等，初未重视，未诊治，症状持续存在，2 周前至当地医院五官科就诊，考虑右侧分泌性中耳炎，行颈部 B 超提示右侧颈部淋巴结肿大，进一步行鼻咽镜检查，发现鼻咽部新生物。自起病以来神志清，精神可，胃纳可，睡眠可，二便无殊，体重无明显下降。

既往史：7 年前行甲状腺部分切除术，术后长期口服优甲乐。余无特殊。

个人史：无特殊。

家族史：无特殊。

（二）实验室检查

EBV-DNA：3.08×10^3 ↑（参考值 0～500），EB 病毒 -IgG 阳性（参考值阴性）；铁蛋白 423.1ng/mL ↑（参考值 7.0～323.0 ng/mL），余血肿标未见异常；血常规、生化指标、凝血功能、甲功、超敏 C 反应蛋白基本正常。

（三）PET/CT 影像特征

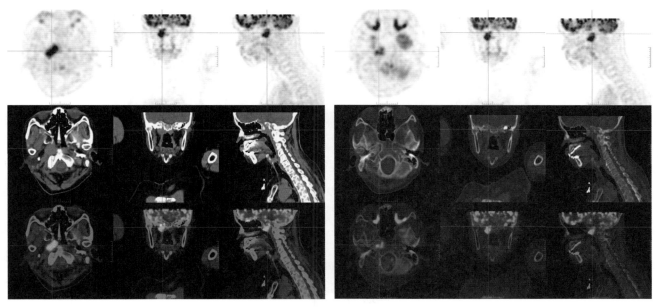

图 2-36　鼻咽部右侧壁增厚呈软组织密度肿块影，向右咽旁间隙延伸，右侧咽隐窝及咽鼓管咽口消失，病灶向颅底侵犯生长并经破裂孔累及右侧颞骨岩部及斜坡，较大层面范围约 23 mm×14 mm，放射性浓聚增高，SUV_{max} 值约为 14.1。

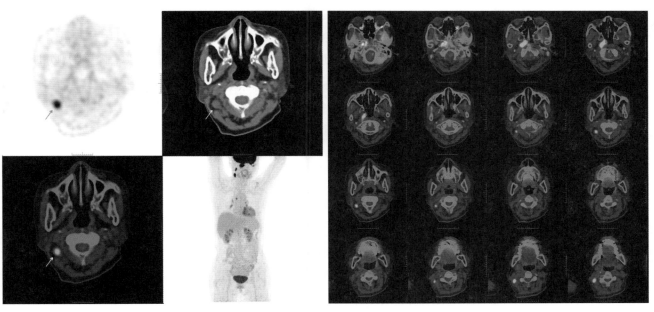

图 2-37　右侧咽旁间隙、右侧颈部见多发增大淋巴结影，较大者约为 12mm×10mm，放射性浓聚增高，SUV_{max} 值约为 13.0。

（四）影像解读

患者 PET/CT 主要表现为：①鼻咽部右侧壁增厚呈软组织密度肿块影，FDG 代谢增高。②病灶向右咽旁间隙延伸，右侧咽隐窝及咽鼓管咽口消失，向上经破裂孔累及右侧颞骨岩部及斜坡。③右侧咽旁间隙、右侧颈部见多发高 FDG 代谢的增大淋巴结影。综合以上影像特征，该患者考虑为鼻咽癌伴颈部淋巴结转移。

（五）最终诊断

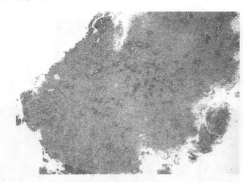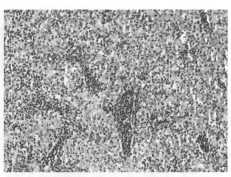

图 2-38 （鼻咽部活检）非角化性未分化癌。CK（pan）（+），P63（+），CD45（−），HMB45（−），EBER（+），EGFR（3+）。

（六）鉴别诊断

（1）淋巴瘤：病变常广泛累及鼻咽各壁，向鼻咽腔凸出，致鼻咽腔狭窄，呈软组织弥漫性均匀增厚，一般不侵犯深层结构，仅推压邻近肌肉、脂肪间隙及骨，但不侵犯，且较少累及颅底，常伴有颈部淋巴结肿大或全身多处淋巴结肿大，PET/CT 全身显像可帮助鉴别。

（2）鼻咽部炎症：一般炎症范围较弥漫，主要表现为鼻咽各壁和咽鼓管圆枕部弥漫性增厚、肿胀，通常双侧受累，咽旁、咽后间隙一般正常，常伴鼻窦炎、鼻甲肥大等，PET/CT 可表现为不同程度的代谢增高。当鼻咽部炎症较局限或鼻咽癌病灶较弥漫时鉴别困难，需活检确诊鉴别。

（3）腺样体肥大：常见于青少年及儿童，为顶后壁交界区淋巴组织增生，PET/CT 表现为鼻咽顶壁、后壁对称性增厚，一般边界较光滑，与周围组织分界清楚，FDG 代谢增高，鉴别困难时需病理确诊。

（4）鼻咽纤维血管瘤：鼻咽部软组织肿块，通常与周围结构分界清晰，呈圆形、椭圆形或分叶状，可伴有骨质改变，有时与鼻咽癌相似，但前者为压迫性骨吸收破坏，多有骨质变形，后者为侵蚀性骨质破坏、消失。

（七）病例讨论教学要点

鼻咽癌病灶若在咽隐窝或咽鼓管圆枕区，可压迫咽鼓管咽口，出现分泌性中耳炎的症状和体征，如耳鸣、听力下降等，临床上不少鼻咽癌患者即是因耳部症状就诊而被发现的。本病例为中老年患者，以右侧耳鸣，耳闷不适，伴听力减退为主要症状；其 PET/CT 呈现较为典型的鼻咽癌特征[1]，如鼻咽部右侧壁软组织密度肿块影，FDG 代谢增高，病灶向右咽旁间隙延伸，右侧咽隐窝及咽鼓管咽口消失，向上累及右侧颞骨岩部及斜坡，右侧咽旁间隙及颈部多发高代谢增大淋巴结影，结合临床及 PET/CT 影像，不难判断为鼻咽癌伴颈部淋巴结转移。但仍需排查其他疾病可能，如淋巴瘤、鼻咽部炎症等，一般累及范围较广泛，不侵犯颅底，而本病例为单侧鼻咽壁增厚，且有颅底骨的轻度侵犯，鉴别不难。

参考文献

［1］方进，张斌，金哲，等. 鼻咽病变的影像诊断思路［J］. 中华放射学杂志，2022，56（8）：924-928.

（浙江大学医学院附属第一医院　赵欣　赵葵　苏新辉）

三　口咽癌（Oral and Pharyngeal Cancer）

▶ 病例一

（一）简要病史

现病史：男，57岁，约3个月前无明显诱因出现口咽部疼痛，进食、说话时加重，伴张口受限，无呼吸困难，无发热、乏力，无咳嗽、咳痰，无头晕、头痛，无恶心、呕吐，遂至当地医院就诊，口咽+下颌CT考虑左侧扁桃体区恶性肿瘤，向前侵犯舌后根左侧、向上侵犯软腭部，双侧颈动脉鞘区见多个淋巴结增大，鼻内窥镜下取活检，未出结果。门诊拟"扁桃体肿物"收治入院。起病以来，患者精神、睡眠、食欲可，二便如常，近期体重无明显减轻。

既往史：无特殊。

个人史：吸烟30余年，30支/天。饮酒30余年，1斤/天。

家族史：无特殊。

（二）实验室检查

EB病毒衣壳抗原IgA抗体（VCA–IgA）：阴性，乳酸脱氢酶（LDH）：202 U/L（参考值120～250 U/L）。

（三）其他影像学检查

口咽部、颈部MR平扫+增强检查结果如图所示。

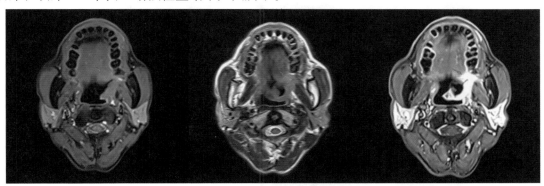

图2-39　依次为口咽部T1WI、T2W、增强冠状位图。硬腭后部及软腭左份、口咽左侧壁、舌根左份见不规则异常信号影，T1WI等、T2WI稍高信号，较厚处约13 mm，增强扫描明显强化。

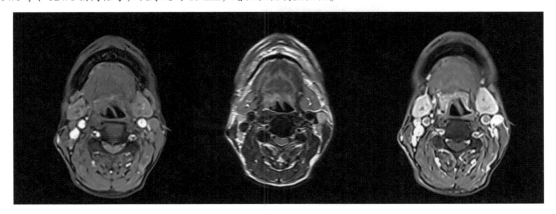

图2-40　依次为颈部T1WI、T2W、增强冠状位图。双侧颈部见多发淋巴结，较大者位于左侧颈部Ⅱa区，短径约12 mm，增强后明显强化。

（四）PET/CT 影像特征

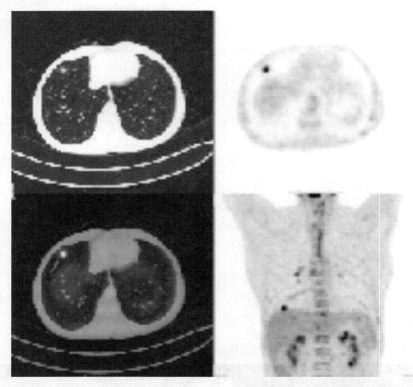

图 2-41　口咽左侧壁增厚呈软组织密度影，最厚约 13 mm，边界欠清，放射性浓聚，SUV_{max} 值约为 19.6。

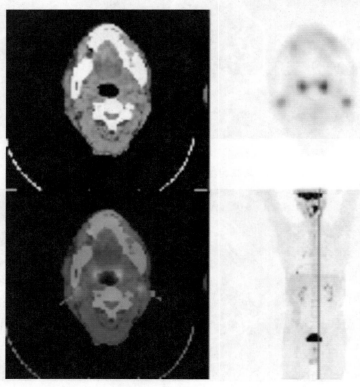

图 2-42　双侧颈部 II 区、纵隔 1R 区见多发肿大淋巴结，较大者约 10 mm×7 mm，位于左颈，见放射性浓聚，SUV_{max} 值约为 10.9。

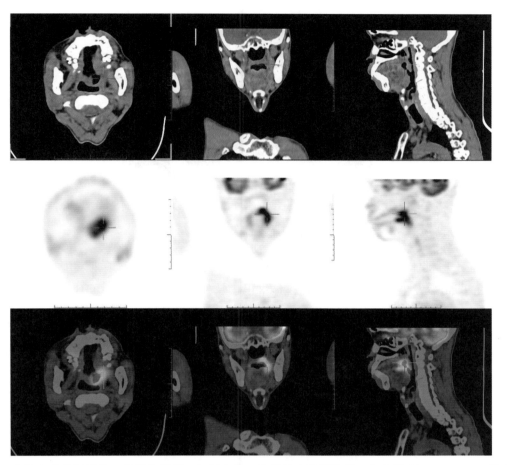

图 2-43 右肺中叶外侧段见一实性结节影，边界尚清，边缘见少许模糊影，大小约 11mm×8mm，并可见放射性浓聚，SUV_{max} 值约为 7.7。

（五）影像解读

患者 PET/CT 主要表现为：①口咽左侧壁增厚，FDG 代谢活跃，双侧颈部 II 区、纵隔 1R 区见多发肿大淋巴结影。②右肺中叶外侧段结节，边缘伴斑片状模糊影，FDG 代谢活跃。综合以上影像特征，该患者考虑为口咽左侧扁桃体癌并双侧颈部 II 区、纵隔 1R 区淋巴结转移。右肺中叶外侧段结节由于边缘见少许模糊影，肺结节 SUV_{max} 值与主病灶的不一致，所以考虑炎性结节可能。

（六）最终诊断

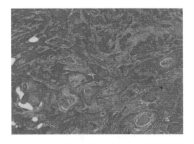

图 2-44 口咽扁桃体及舌根鳞状细胞癌（中—低分化），侵犯舌横纹肌组织及小涎腺，浸润深度约 1.4cm，个别脉管内癌栓，颌骨组织未见侵犯，舌的底切缘、侧切缘未见癌。免疫组化：CK5/6（+），EGFR（+），P63（+），Ki-67 热点区约 60%（+），P16（-），HPV（-），PD-L1（22C3）综合阳性评分为 5，PD-L1（Neg）（-）。（左颈 5 区、左颈腮腺下极、右颈 2 区、右颈 2.3 区）淋巴结（0/4、0/1、0/5、0/12）未见癌转移。（左颈 2.3.4 区）淋巴结（2/24）癌转移。

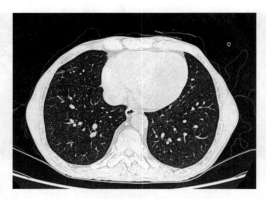

图2-45 3月后复查胸部CT，原右肺中叶外侧段结节明显缩小，现见少许淡薄样密度小斑片影，边界不清。

（七）鉴别诊断

（1）淋巴瘤：扁桃体属于 Waldeyer 环的一部分，头颈部结外淋巴瘤最常发生在此区域，且 B 细胞来源的淋巴瘤几乎 50% 发生在腭扁桃。扁桃体淋巴瘤从发病到确诊间隔时间比扁桃体癌更长，年龄分布更分散。[1] 在形态上扁桃体淋巴结规则类圆形肿物更常见，边缘清晰，强化较均匀。扁桃体癌不规则分叶状病灶较为常见，边缘不清晰，易出现坏死且放射性分布欠均匀。两者颈部淋巴结累及的分区相似，主要分布于颈部淋巴结链。[2]

（2）扁桃体炎：表现为咽部疼痛，吞咽时疼痛明显。可出现双侧扁桃体对称性或不对称性肿大，慢性炎症可伴钙化灶出现，不同患者的病灶 FDG 代谢活跃程度不一致，颈部淋巴结肿大少见。

（八）病例讨论教学要点

口咽癌是发生于软腭、腭扁桃体、舌根、会厌周围及咽壁等部位的恶性肿瘤，其中扁桃体癌（carcinoma of tonsil）指起源于口咽两侧壁扁桃体窝内的恶性肿瘤，占全身肿瘤的 0.5%。好发于 40 岁以上男性，男女比例为 2～3∶1。早期症状轻微，易被忽略，常见症状为咽部不适，进食、说话时不适症状加重。本病例为中老年患者，以无明显诱因出现口咽部疼痛，进食、说话时加重为主要症状；其 PET/CT 呈现较为典型的扁桃体癌的特征，如口咽左侧壁增厚、双颈淋巴结 Ⅱ 区及纵隔 1R 区淋巴结肿大，代谢活跃。但仍需排查其他疾病可能，如扁桃体淋巴瘤，淋巴瘤发生概率虽然较低，但仅次于扁桃体癌位列扁桃体恶性肿瘤的第二位，其出现肿物的形态更为常见，边缘较清晰，坏死少见。另外扁桃体炎的发病率较高，需结合病史及影像表现做出鉴别。

参考文献

［1］王立志，王志强. 30 例原发性扁桃体恶性肿瘤的发病特征分析［J］. 中国实用医药，2021，16（2）：76-78.

［2］李超. MRI 对常见扁桃体恶性肿瘤的诊断和扁桃体癌预后评估价值［D］. 辽宁：大连医科大学，2019.

（中山大学孙逸仙纪念医院　李敬彦　张弘）

▶ 病例二

（一）简要病史

现病史：男，52 岁，约 10 个月前无明显诱因出现左侧咽痛，吞咽时明显，向左侧颞部放射，无声音嘶哑，无咳嗽、咳痰，无呼吸困难，无发热，无鼻塞、流脓涕、嗅觉减退，无头痛、面部麻木，无耳鸣、耳闷塞感、听力下降。于当地医院就诊，考虑为上呼吸道感染，予抗感染、消炎等对症治疗（具体方案不详）后，咽痛症状可好转，但症状反复。10 天前就诊于当地医院，发现左侧扁桃体黏膜糜烂。患者自发病以来精神及睡眠状况良好，食欲一般，大小便及体重无明显变化。

既往史：高血压病史 12 年，最高血压 170/110mmHg，予苯磺酸氨氯地平 5mg 每天 2 次维持治疗，血压维持在 130～140/80～90mmHg。糖尿病史 12 年，最高空腹血糖 18mmol/L，予二甲双胍 0.5mg 每天 2 次，格列齐特 80mg 每天 2 次治疗。心律不齐病史，予阿司匹林 100mg 每天 1 次治疗。痛风病史。余无特殊。

个人史：有吸烟史 20 余年，20 支 / 天，偶有喝酒，余无特殊。

家族史：无特殊。

专科查体：双侧腭扁桃体Ⅰ度肿大，左侧腭扁桃体黏膜糜烂。鼻咽部检查不配合。左侧颈部可扪及一肿物，约 50 mm × 50 mm × 40 mm，质地硬，活动性差，边界不清，稍压痛。双侧颈部可扪及多发肿大淋巴结，最大者位于左侧颈部，大小约 30 mm × 30 mm。

（二）实验室检查

血常规、生化指标无特殊异常。

（三）其他影像学检查

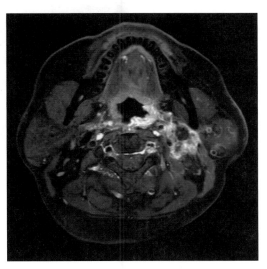

图 2-46　MRI 示：左侧扁桃体占位，伴左侧颈动脉鞘区肿大淋巴结，考虑扁桃体癌，累及梨状阴窝、会厌，伴左侧颈部多发淋巴结转移，淋巴结转移灶累及左侧胸锁乳突肌；右侧颈部多发稍大淋巴结，建议随访。

（四）PET/CT 影像特征

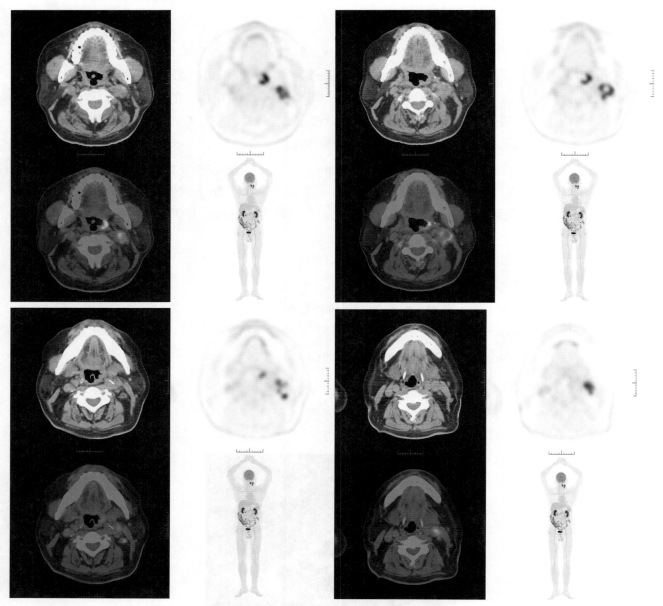

图 2-47   左侧扁桃体体积增大，内见 1 个不规则形软组织密度影，大小为 20 mm×17 mm×22 mm，PET 于相应部位见异常浓聚影，SUV_{max} 值约为 9.9，SUV_{avg} 值约为 6.0。左侧颈部（ⅡA、ⅡB、Ⅲ区）见多发淋巴结影增大，最大者为 27 mm×19 mm，部分淋巴结内见液化、坏死，PET 于相应部位见异常浓聚影，SUV_{max} 值约为 8.5，SUV_{avg} 值约为 4.9。

（五）影像解读

患者 PET/CT 主要表现为：①左侧扁桃体不规则形高代谢病灶。②左侧颈部（ⅡA、ⅡB、Ⅲ区）多发淋巴结增大，代谢增高。

（六）最终诊断

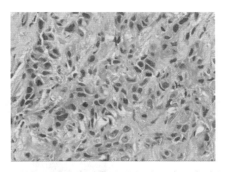

图 2-48　（右侧扁桃体病变）非角化型鳞状细胞癌（相当于低分化）。免疫组化：P40（＋），CK5/6（＋），CD34 血管（＋），HMB45（－），VIM（＋/－），Ki-67 热点约 40%，P16（－），EGFR（3+），PD-L1（22C3）（CPS ≈ 85，阴性对照为阴）。

（七）鉴别诊断

扁桃体炎：一般表现为扁桃体肿大、充血，表面光滑，一般不伴有颈部肿大淋巴结。

（八）病例讨论教学要点

本病例为中老年患者，以慢性咽痛为主要症状；其 PET/CT 表现为典型的扁桃体高代谢肿块伴颈部淋巴结肿大；再结合患者扁桃体表面黏膜糜烂的症状，可诊断为扁桃体癌伴淋巴结转移。[1]

参考文献

［1］孔维佳，周梁．耳鼻咽喉头颈外科学［M］．第三版．北京：人民卫生出版社，2015：427-427.

（南方医科大学南方医院　谢飞　吴湖炳）

四　下咽癌（Cancer of Lower Pharynx）

▶ 病例一

（一）简要病史

现病史：男，56 岁，2 个月前无明显诱因出现声音嘶哑，无吞咽梗阻感，无饮水呛咳，无喘息气促，无寒战发热，至当地医院就诊，予口服中成药及抗生素治疗，1 个月后声嘶无明显好转。至外院复诊，查喉镜见左杓部新生物，建议手术治疗。患者神志清，精神可，胃纳可，睡眠可，二便正常，体重无明显下降。

既往史：有高血压病史 10 余年，规律服药控制血压，血压控制可；余无特殊。

个人史：无特殊。

家族史：无特殊。

（二）实验室检查

血常规、生化未见明显异常，肿瘤指标阴性。

（三）PET/CT 影像特征

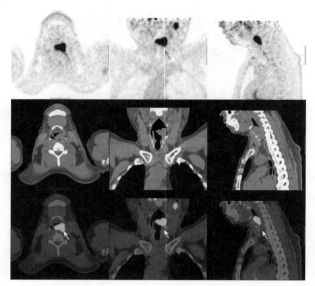

图 2-49　左侧梨状窝区见软组织密度肿块影，呈放射性浓聚增高，SUV$_{max}$ 值约为 26.8，较大层面范围约 28 mm×22 mm×24 mm。病灶形态欠规则，密度欠均匀，边界较清晰，累及左侧构状会厌皱襞，与下咽后壁分界欠清。

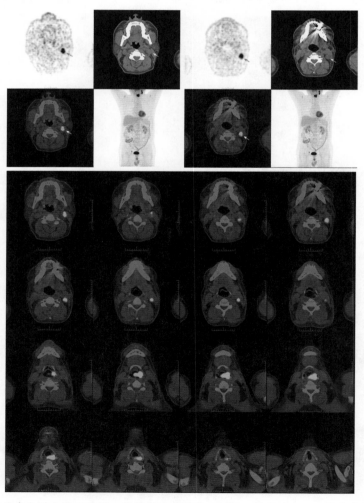

图 2-50　左侧颈部见多发增大淋巴结影，放射性浓聚增高，SUV$_{max}$ 值约为 18.6，较大者约 16 mm×11 mm。

（四）影像解读

患者 PET/CT 主要表现为：①左侧梨状窝区高 FDG 代谢，不规则软组织密度肿块影，累及左侧杓状会厌皱襞，与下咽后壁分界欠清。②左侧颈部多发高 FDG 代谢增大淋巴结影。综合以上影像特征，该患者考虑为下咽癌（梨状窝型）伴左颈部淋巴结转移。

（五）最终诊断

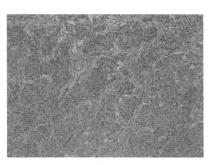

图 2-51 喉次全切除标本，黏膜中央见一灰白肿物，镜示：肿瘤细胞巢状排列，肿瘤细胞异型性较大，核分裂像多见。浸润至外膜层。未见神经累犯及脉管癌栓。（喉次全切除标本）中—低分化鳞状细胞癌伴淋巴结转移性癌。

（六）鉴别诊断

（1）喉癌：喉癌与下咽癌两者发生部位接近，且均可侵犯喉旁间隙、破坏喉软骨，并均可发生颈部淋巴结转移，因此在影像诊断上比较容易混淆。喉癌的发生率比较高，临床表现以声嘶为主，按解剖部位分主要包括声门型、声门上型、声门下型。在 PET/CT 上各型表现不同，其中声门型主要表现为声带增厚，声门裂不对称，一般没有声门推移和旋转表现，杓、环—椎距一般无明显改变，^{18}F-FDG 代谢可表现为不同程度的增高。下咽癌早期症状不典型，当患者出现吞咽困难、痰中带血等症状时，大多已进入中晚期，预后较喉癌差，分为梨状窝型、环后型、咽后壁型。PET/CT 表现为不规则软组织密度肿块、结节影，伴或不伴下咽壁广泛增厚，FDG 代谢增高，病灶易向周围直接蔓延浸润生长，常常对咽旁、喉及喉旁进行侵犯，导致杓、环—椎距增宽，同时下咽癌较喉癌更多地将声带向对侧推移，导致声门移位、旋转明显，部分下咽癌病灶还常侵犯食道入口。下咽癌颈部淋巴结转移的发生率较喉癌高。[1]

（2）下咽部炎症：下咽部较对称性增厚、肿胀，密度较均匀，边界欠清或模糊，通常不形成明确实质性肿块，无邻近结构受侵征象，椎前软组织不增厚或轻微增厚，不引起杓、环—椎距增宽，FDG 代谢可表现为不同程度的增高，常表现为轻度增高。如果为喉咽蜂窝组织炎症，则常可见杓、环—椎距增宽，但密度偏低，累及范围更为广泛，周围脂肪间隙模糊，无明确软组织密度肿块影。

（七）病例讨论教学要点

下咽癌是指原发于下咽区的恶性肿瘤，发病率总体较低，绝大多数（约 95%）为鳞状细胞癌。下咽癌早期由于缺乏特异性临床表现，因而易被误诊，耽误治疗。病灶侵犯喉部，累及声带或侵犯喉返神经时均可出现声嘶等症状。本病例为中老年患者，以声音嘶哑为主要症状，口服中成药及抗生素治疗无明显好转；其 PET/CT 呈现较为典型的下咽癌（梨状窝型）特征[2]，如左侧梨状窝区高 FDG 代谢的不规则软组织密度肿块影，同时累及左侧杓状会厌皱襞，与下咽后壁分界欠清，伴同侧颈部淋巴结肿大，代谢活跃，再结合患者喉镜所示左杓部新生物，不难判断为下咽癌伴左颈部淋巴结转移。但仍需排查其他疾病可能，如喉癌，喉癌与下咽癌两者发生部位接近，且均可侵犯喉旁间隙、破坏喉软骨，并均可发生颈部淋巴结转移，因此在影像诊断上比较容易混淆，要求对相应解剖结构掌握比较扎实，同时仔细分析影像学图像特征，结合临床表现，从而进行精准诊断。

参考文献

[1] 李必强，黄显龙，张名均，等. 下咽癌的 CT 诊断与鉴别 [J]. 重庆医科大学学报，2012，37（2）：173-176.

[2] 周明轮，李善春. ^{18}F-FDG PET/CT 显像在下咽癌诊治中的应用及现状 [J]. 医学影像学杂志，2019，29（5）：858-860.

（浙江大学医学院附属第一医院　赵欣　赵葵　苏新辉）

▶ 病例二

（一）简要病史

现病史：男，63 岁，1 年余前无明显诱因出现声嘶，伴咳嗽、咳痰，后声嘶渐加重，未予重视，半年余前触及右侧颈部一肿物，似花生米大小，质硬，活动度差，无疼痛、瘙痒不适，伴有咽痛、咳嗽咳痰，偶有痰中带血，无异物感、吞咽困难、呼吸困难等不适，自行服用中药，后自觉肿物渐增大，1 个月前肿物出现疼痛，偶伴吞咽梗阻感。起病以来，无发热，无呼吸困难、吞咽困难，无饮水呛咳，无恶心、呕吐等不适，精神、睡眠、食欲可，大小便正常，体重无明显改变。

既往史：无特殊。

个人史：无特殊。

家族史：无特殊。

（二）实验室检查

血常规、生化指标基本正常。肿瘤指标阴性。

（三）PET/CT 影像特征

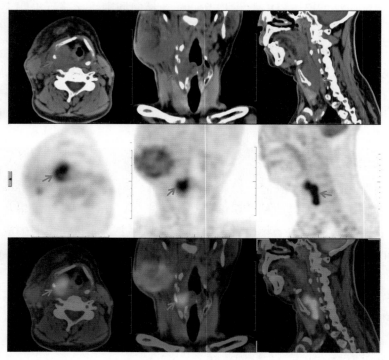

图 2-52　右侧梨状窝区见一软组织肿物，大小约 31 mm×30 mm×51 mm，放射性分布浓聚，SUV_{max} 值约为 13.2。病灶压迫喉咽腔向左侧移位，相应喉咽腔变窄。

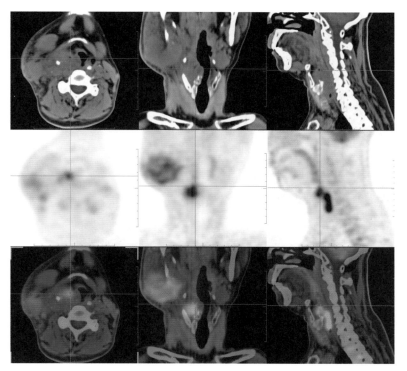

图 2-53　病灶向上至舌骨水平。

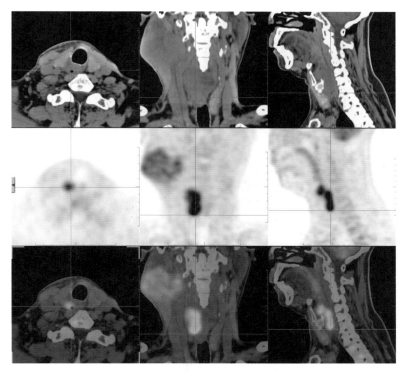

图 2-54　病灶向下至环状软骨水平，累及食管上端。

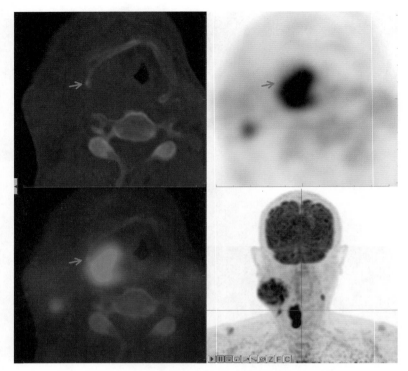

图 2-55　舌骨右侧份局部与病灶相邻部分见骨皮质受侵犯。

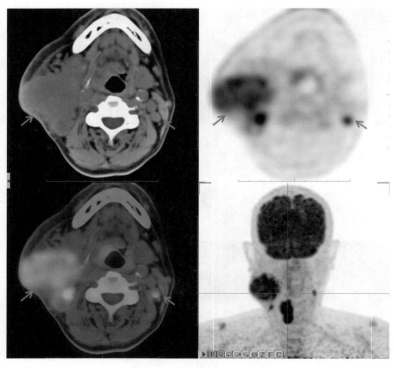

图 2-56　双侧颈部多发肿大淋巴结，部分融合，较大范围约 54 mm×55 mm×52 mm，放射性浓聚，SUV_{max} 值约为 8.7，部分淋巴结见低密度坏死区，坏死区域放射性分布稀疏。

（四）影像解读

患者 PET/CT 主要表现为：①右侧梨状窝肿物 FDG 代谢活跃，有占位效应及侵犯周围组织等恶性特征。②双侧颈部多发高代谢肿大淋巴结。综合以上影像特征，该患者考虑为下咽癌（梨状窝型）。

（五）最终诊断

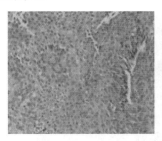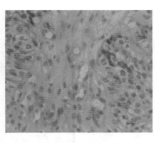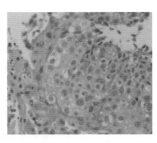

图 2-57 （右侧梨状窝肿物）活检：小块组织，表面被覆鳞状上皮呈乳头状增生，伴重度不典型增生及癌变（原位鳞状细胞癌），伴坏死。免疫组化：CK5/6（+），P63（+），EGFR（+），Ki-67（+，60%）。特殊染色：Ag（+）。

（六）鉴别诊断

（1）咽炎及咽神经官能症：喉咽癌早期常表现为咽喉异物感和咽喉疼痛，同时由于喉咽部位隐蔽，原发灶较难发现。因而极易误诊为咽炎或咽神经官能症。咽炎一般无明显占位效应，行 PET/CT 检查时放射性分布多为对称性改变，可行喉镜或纤维喉镜检查以排除喉咽或食管恶性肿瘤。

（2）喉咽部良性肿瘤：甚少见。有血管瘤、脂肪瘤、神经纤维瘤及食管平滑肌瘤等，一般 FDG 代谢无显著活跃，且无周围组织侵犯征象，无淋巴结转移征象。病理活检可鉴别。

（3）淋巴瘤：病灶一般双侧较对称分布，较大淋巴结一般亦无坏死征象，淋巴瘤可累及全身多处。淋巴瘤血象一般无特殊表现，霍奇金淋巴瘤可有轻—中度贫血，非霍奇金淋巴瘤可有白细胞升高，有时白细胞正常或者减少。但是，血红蛋白或者血小板往往是明显减少的，伴有相应的临床症状，例如出现容易感染、发热，或者全身乏力等贫血的症状，还可以有皮肤黏膜出血等临床表现。

（七）病例讨论教学要点

本病例为老年男性患者，以声嘶、颈部肿物为主要症状；其 PET/CT 呈现较为典型的下咽癌特点，如占位、周围组织侵犯、颈部淋巴结转移等，不难判断为下咽癌（梨状窝型）并淋巴结转移。可通过喉镜活检进一步确诊。

（中山大学孙逸仙纪念医院 刘嘉辰 张弘）

五 喉癌（Laryngocarcinoma）

（一）简要病史

现病史：男，59 岁，约 2 个月前无明显诱因出现声音嘶哑，无咳嗽咳痰，无咽痛，无咽部异物感，无吞咽梗阻感，无胸闷气急，无畏寒发热等不适。遂至当地医院就诊，查喉镜示：喉肿物。患者神志清，精神可，胃纳睡眠可，二便无特殊，体重未见明显增减。

既往史：有高血压、糖尿病病史 10 余年，余无特殊。

个人史：无特殊。

家族史：无特殊。

（二）实验室检查

血常规、生化指标基本正常。肿瘤指标阴性。

（三）PET/CT 影像特征

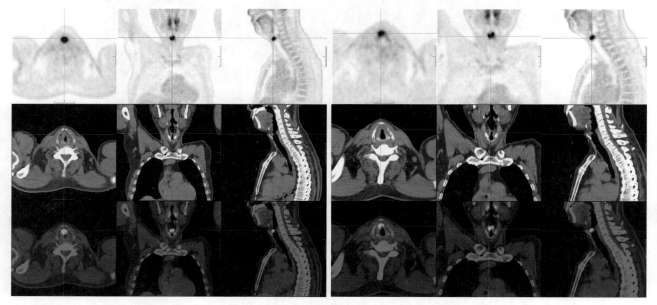

图 2-58 右侧声门上见软组织密度结节影，累及右侧声带前部及前联合部，呈放射性浓聚增高，SUV$_{max}$ 值约为 16.6，较大层面范围约 13 mm × 11 mm × 14 mm。病灶形态欠规则，密度较均匀，内平均 CT 值约 41HU，边界尚清。

（四）影像解读

患者 PET/CT 主要表现为：右侧声门上见软组织密度结节影，形态欠规则，累及右侧声带前部及前联合部，FDG 代谢明显增高。综合以上影像特征，该患者考虑为喉癌。

（五）最终诊断

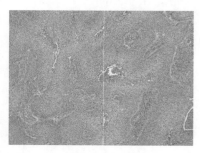

图 2-59 送检喉次全切除标本，切面见一肿物，大小 15 mm × 15 mm × 6 mm，肿物全取。镜示：肿瘤呈巢团状排列，浸润性生长，细胞异型明显，可见核分裂像，角化珠不明显，间质大量急慢性炎细胞浸润，未见明确神经累犯及脉管癌栓。（喉次全切除标本）中分化鳞状细胞癌。

（六）鉴别诊断

（1）喉结核：好发于声带、室带、会厌及杓状会厌皱襞，原发少见，常继发于肺结核，症状主要为咽喉部剧痛或吞咽困难，较少侵犯深部组织及骨质结构，可在 PET/CT 全身显像上观察肺或消化道是否有结核病灶来帮助鉴别。其中弥漫型喉结核病变累及范围广，发生于双侧，基本对称，因黏膜水肿，CT 表现密度略低，一般不伴有软骨破坏，肺部多有肺结核，易与喉癌鉴别。局灶型喉结核的 PET/CT 表现与喉癌不易鉴别，喉癌多单侧局部软组织增厚，呈结节或肿块状，CT 密度呈软组织密度，常伴有软骨改变，如软骨硬化、破坏，而局灶型喉结核病变虽也多表现为结节、肿块状，FDG 代谢增高，但病变范围较喉癌广，可表现为双侧软组织不对称性增厚，CT 密度略低。[1]

（2）喉乳头状瘤：好发于儿童，单发时肿瘤局限于声带，边界清晰，呈广基底或带蒂状，有时与早期声门型喉癌不易鉴别；多发者可融合成团，表现为广泛喉黏膜浸润，并可蔓延至咽或气管等处。

（3）下咽癌：喉癌与下咽癌两者发生部位接近，均可侵犯喉旁间隙，破坏喉软骨，并均可发生颈部淋巴结转移，因此在影像诊断上比较容易混淆。喉癌的发生率比较高，临床表现以声嘶为主，一般没有声门推移和旋转表现，杓、环—椎距一般无明显改变。下咽癌早期症状不典型，当患者出现吞咽困难、痰中带血等症状时，大多已进入中晚期，预后较喉癌差，分为梨状窝型、环后型、咽后壁型。PET/CT 表现为不规则软组织密度肿块、结节影，伴或不伴下咽壁广泛增厚，代谢增高，病灶易向周围直接蔓延浸润生长，常常对咽旁、喉及喉旁进行侵犯，导致杓、环—椎距增宽，同时下咽癌较喉癌更多地将声带向对侧推移，导致声门移位、旋转明显，部分下咽癌病灶还常侵犯食道入口。下咽癌颈部淋巴结转移的发生率较喉癌高。

（七）病例讨论教学要点

喉癌是指原发于喉黏膜上皮组织的恶性肿瘤，以鳞状细胞癌最为常见，多见于中老年男性。喉癌主要症状为声嘶、呼吸困难、咳嗽、吞咽困难、颈部淋巴结转移等。本病例为中老年患者，以声音嘶哑为主要症状，其 PET/CT 呈现较为典型的喉癌征象[2]，如右侧声门上见形态欠规则软组织密度结节影，并累及右侧声带前部及前联合部，FDG 代谢明显增高，结合患者临床表现，符合喉癌征象，但本病例没有明显的软骨破坏及颈部淋巴结转移等次要影像征象，仍需排查其他疾病可能，如局灶型喉结核或喉良性肿瘤等，需根据临床表现及影像学表现综合分析，另外可询问患者病史，以及借助 PET/CT 全身显像的优势来帮助鉴别。

参考文献

［1］蒋黎，刘焱，周永，文智. 喉结核的 CT 及 MRI 表现［J］. 临床放射学杂志，2014，33（8）：1157-1160.

［2］张晓林，李春晴，吴雪健，等. ^{18}F-FDG PET/CT 全身显像与 CT 平扫 + 增强对喉癌患者病变程度及临床分期的诊断价值比较［J］. 中国医学装备，2019，16（1）：49-53.

（浙江大学医学院附属第一医院　赵欣　赵葵　苏新辉）

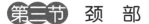

第三节　颈　部

一　甲状腺癌（Thyroid Carcinoma）

▶ 病例一

（一）简要病史

现病史：女，71 岁，4 个月前无明显诱因扪及右侧颈部肿物，直径 2～3cm，无鼻塞流涕，无血涕，无听力、视力及嗅觉下降，无耳鸣不适。2022 年 4 月 6 日于珠江医院查甲状腺及颈部淋巴结彩超：甲状腺右叶实性占位，符合 TI-RADS4-5 级，甲状腺左叶低回声，符合 TI-RADS3-4 级，右侧颈部Ⅳ区淋巴结增大，未排除转移。2022 年 8 月 9 日于珠江医院行颈部肿物穿刺病理示：（右侧颈根部肿物）浸润性癌，甲状腺来源。现为进一步治疗到我院就诊。

既往史：无特殊。

个人史：已绝经。

家族史：无特殊。

（二）实验室检查

血常规、生化指标正常，血清 SCC、CEA 指标阴性。

（三）PET/CT 影像特征

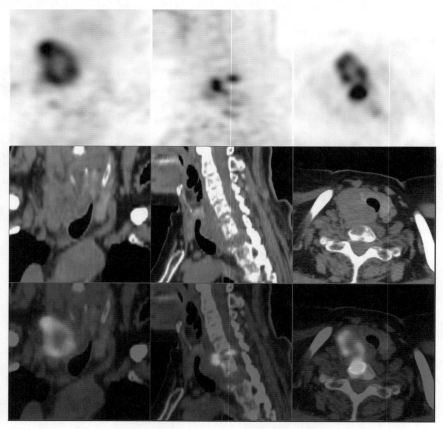

图 2-60　甲状腺右叶下后部不规则软组织密度肿块影，与右侧锁骨上区肿块分界不清，部分凸入气管及食管颈段，气管受压变窄，呈放射性浓聚，SUV$_{max}$ 值约为 27.9，较大层面范围约 36 mm × 31 mm。

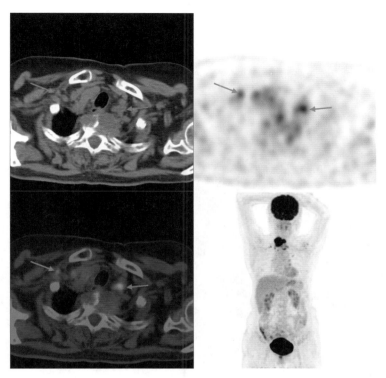

图 2-61 双侧锁骨上窝、纵隔见多发增大淋巴结影，放射性浓聚，SUV_{max} 值约为 9.0，较大者约为 22 mm × 10 mm。

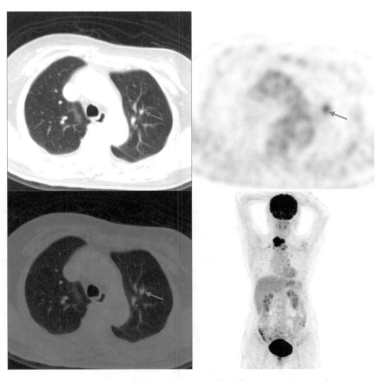

图 2-62 双肺散在多发实性小结节，部分见放射性浓聚。

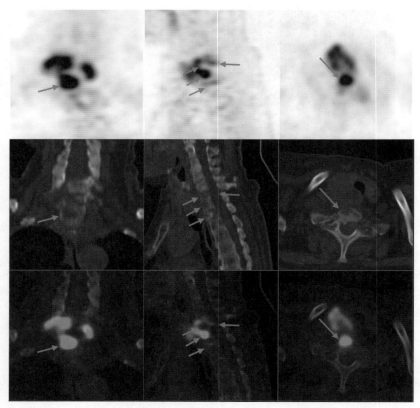

图 2-63　C6-T1 椎体骨质破坏并软组织影，最大径为 32 mm×28 mm，凸入局部脊髓腔，呈放射性浓聚，SUV_{max} 值约为 27.5。

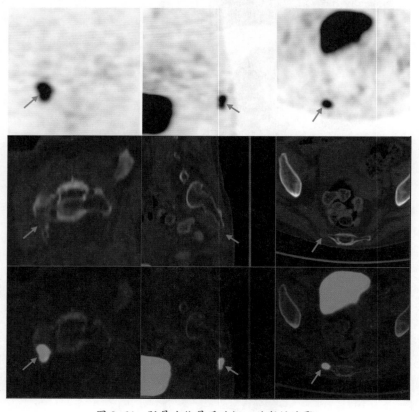

图 2-64　骶骨右份骨质破坏，放射性浓聚。

（四）影像解读

患者 PET/CT 主要表现为：①甲状腺右叶下后部高代谢不规则肿块，FDG 代谢活跃，与右颈融合肿大淋巴结分界不清，部分凸入气管及食管颈段，气管受压变窄。②双侧锁骨上窝、纵隔见多发增大淋巴结影，代谢活跃。③双肺内见多发实性小结节，部分见放射性浓聚；④多处骨见局部骨质破坏及软组织形成，局部累及同层面椎管，呈高代谢。综合以上影像特征，该患者考虑为甲状腺癌并淋巴结、肺、骨转移。

（五）最终诊断

（右颈淋巴结）穿刺病理：浸润性癌，甲状腺来源。IHC：CK（+），CK7（+），CK20（–），CDX–2（–），TTF–1（+），GATA–3（–），SYN（–），NapsinA（–），TG（–），ER（+），PR（–），Ki–67（+，10%）。

（六）鉴别诊断

（1）淋巴瘤：颈部无痛性淋巴结肿大为常见症状，PET/CT 见颈部肿大淋巴结，可相互融合，代谢活跃，偶见坏死，可见全身其他部位淋巴结肿大。肿大淋巴结常挤压局部器官，增强 CT 呈血管漂浮征。可浸润骨髓、肝脾等器官。

（2）结核病：好发于上肺尖段及下叶背段，肺部结节形态多样，局部代谢活跃，可伴纵隔、肺门淋巴结肿大。骨结核好发于腰椎，伴椎旁冷脓肿形成。病灶内常见钙化。患者常有低热、盗汗、消瘦等症状。

（七）病例讨论教学要点

甲状腺癌是最常见的甲状腺恶性肿瘤，女性发病较男性多，青壮年多见。甲状腺癌约占全身恶性肿瘤的 1%，包括乳头状癌、滤泡状癌、未分化癌和髓样癌四种病理类型，其中乳头状癌最常见，预后较好。早期一般无症状，分化型甲状腺癌到晚期，或是恶性程度较高的甲状腺癌，也可出现颈部淋巴结转移或全身转移。本病例为老年患者，以右颈肿块为主诉；其 PET/CT 呈现较为典型的甲状腺癌特征，如甲状腺叶不规律肿块，侵犯周围组织如气管、食管，伴颈部、纵隔淋巴结肿大，代谢活跃，以及骨质破坏并代谢活跃。穿刺病例考虑甲状腺浸润性癌。判断为甲状腺癌并淋巴结、肺、骨转移。但仍需排查其他疾病可能，如结核病，可通过询问患者病史，以及痰涂片、痰培养或血清结核抗体检测等方法，进一步排查。

参考文献

［1］中华医学会核医学分会. ¹³¹I 治疗分化型甲状腺癌指南（2014 版）［J］. 中华核医学与分子影像杂志，2014，34（4）：264–278.

（广州医科大学肿瘤医院　陈希敏　张汝森）

▶ 病例二

（一）简要病史

现病史：女，35 岁，于 2021 年在当地医院确诊甲状腺乳头状癌，行"甲状腺全切术 + 中央区淋巴结清扫"，后口服 ¹³¹I 进行内照射治疗，1 周前复查发现右上纵隔淋巴结，门诊以"甲状腺癌综合治疗后"收治入院。自起病以来，精神状况良好，睡眠及食欲状况一般，大小便及体重无明显变化。

既往史：否认高血压、冠心病、糖尿病等病史。

个人史：无特殊。

家族史：母亲曾患有白血病。余无特殊。

（二）实验室检查

血常规、生化指标基本正常。甲状腺功能：促甲状腺激素（TSH）：＞ 100.0 μIU/mL，FT3：0.48 pg/mL，FT4：0.19 pg/mL，甲状腺球蛋白（TG）：59.1 ng/mL。

（三）其他影像学检查

^{131}I 全身显像：右上纵隔淋巴结影，碘摄取未见明显异常。

（四）PET/CT 影像特征

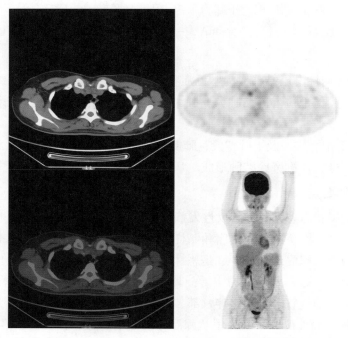

图 2-65　右上纵隔见肿大淋巴结影（2 处），较大者为 11 mm×80 mm，边界清晰，见 FDG 异常浓聚，SUV$_{max}$ 值约为 3.6。

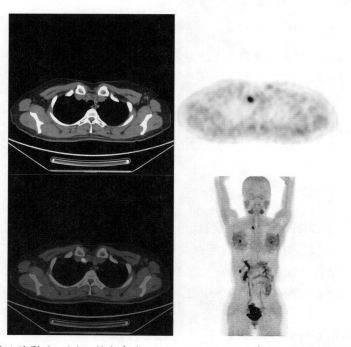

图 2-66　右上纵隔见肿大淋巴结影（2 处），较大者为 11 mm×8 mm，边界清晰，见 FAPI 异常浓聚，SUV$_{max}$ 值约为 9.5。

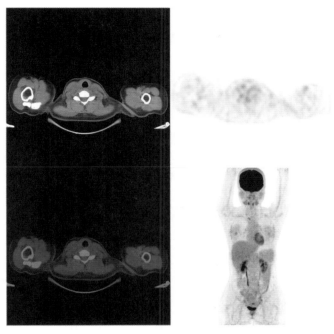

图 2-67 甲状腺双侧叶术后阙如，甲状腺床区未见异常密度影，未见 FDG 异常浓聚。

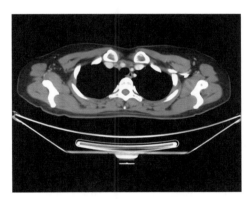

图 2-68 右上纵隔肿大淋巴结影（2 处），增强扫描呈明显强化，部分为不均匀强化。

（五）影像解读

患者 PET/CT 主要表现为：①右上纵隔肿大淋巴结影（2 处），增强扫描呈不均匀明显强化，FDG 代谢轻度活跃，FAPI 明显浓聚。②甲状腺癌术后改变，甲状腺床区未见异常密度影及异常代谢。综合以上影像特征，该患者考虑为甲状腺癌术后右上纵隔淋巴结转移。

（六）最终诊断

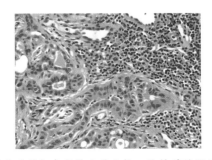

图 2-69 （右上纵隔淋巴结）查及淋巴结 7 枚，见转移性甲状腺乳头状癌（2/7）。

（七）鉴别诊断

淋巴结反映性增生：淋巴结短径常小于 5 mm，呈条状或椭圆形，可见淋巴门；增强扫描常呈均匀强化。

（八）病例讨论教学要点

甲状腺癌是颈部常见恶性肿瘤之一，易发生淋巴结转移，一般在原发灶同侧沿淋巴引流路径逐站转移。颈部Ⅵ区为最常见的转移区域，Ⅰ、Ⅱ、Ⅴ区较少见。颈部淋巴网丰富，以多区转移为主。淋巴结转移在 CT 上主要表现为类圆形或形态欠规则，纵横比小于 1.0；部分转移淋巴结内可表现有囊性变、细小沙粒样钙化等。同时，来源于分化型甲状腺癌（Differentiated Thyroid Carcinoma，DTC）的病灶保留了正常甲状腺组织的功能，能够从体液中摄取碘以及合成甲状腺球蛋白（TG）。因此通常需要借助 ^{131}I 全身扫描及相关血清指标来对 DTC 患者进行综合评估。本病例为青年女性患者，既往甲状腺乳头状癌综合治疗后，在停用优甲乐状态下测得甲状腺球蛋白大于 10 ng/mL；^{131}I 全身扫描可见纵隔两枚淋巴结，尽管未见碘摄取，仍高度怀疑其存在淋巴结转移。

PET/CT 上表现为病灶处显像剂异常浓聚，增强扫描呈不均匀强化。结合病史及相关指标，不难判断为淋巴结转移。$^{18}F-FDG$ 是目前最为常用的正电子显像剂，对大部分恶性肿瘤及其转移病灶有着较好的显像效果。而在该患者的淋巴结病灶中并未显示出明显的摄取，仍需排除良性病变可能，如淋巴结反映性增生。新型显像剂 $^{18}F-FAPI$ 以肿瘤相关成纤维细胞（CAFs）为作用靶点，能对肿瘤病变进行有效显示。在该病例中表现为 $^{18}F-FAPI$ PET/CT 上病灶最大标准化摄取值（SUV_{max}）明显高于 $^{18}F-FDG$ PET/CT。

参考文献

［1］王阳，罗全勇，陆汉魁．分化型甲状腺癌颈部淋巴结转移的临床影像学诊断［J］．中华核医学杂志，2008（4）：280-283．

［2］AGATE L，BIANCHI F，GIORGETTI A，et al．Detection of metastases from differentiated thyroid cancer by different imaging techniques（neck ultrasound，computed tomography and $^{18}F-FDG$ positron emission tomography）in patients with negative post-therapeutic ^{131}I whole-body scan and detectable serum thyroglobulin levels［J］．J Endocrinol Invest，2014，37（10）：967-972．

［3］HAMSON E J，KEANE F M，THOLEN S，et al．Understanding fibroblast activation protein（FAP）：substrates，activities，expression and targeting for cancer therapy［J］．Proteomics Clin Appl，2014，8（5-6）：454-463．

（广州医科大学肿瘤医院　陈希敏　张汝森）

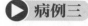 **病例三**

（一）简要病史

现病史：男，58 岁，因"发现甲状腺结节"于 5 年前在当地医院行手术治疗（具体不详）。出院后规律服用优甲乐治疗。3 个月前患者复查胸部 CT 示"双肺多发转移瘤；胸骨骨质破坏"。遂行"甲状腺残叶切除＋喉全切术＋右侧颈部淋巴结清扫术"，术后病理：（甲状腺右残叶及喉肿物、右侧颈内静脉下段肿物、右侧颈总动脉壁表面肿物）甲状腺乳头状癌，经典型，突破甲状腺被膜，累及横纹肌、甲状软骨、环状软骨，未累及声门区，未见明确脉管癌栓及神经束侵犯。（左颈Ⅱ区、右颈Ⅱ～Ⅴ区）可见癌转移（3/32）。免疫组化：BRAF（－）。1 个月前复查发现甲状腺球蛋白升高，门诊以"甲状腺癌治疗后"收治入院。自起病以来，精神、睡眠、饮食状况良好，大小便及体重无明显变化。

既往史：否认高血压、冠心病、糖尿病等病史；否认外伤史、手术史、输血史；否认食物、药物过敏史；预防接种史不详。

个人史：无特殊。

家族史：无特殊。

（二）实验室检查

甲状腺功能：促甲状腺激素（TSH）：50.568 μIU/mL；甲状腺球蛋白（TG）：1658.0 ng/mL。

（三）其他影像学检查

[131]I 全身显像：双肺多发结节，部分代谢增高；肝 S5 结节，代谢增高；右侧髂腰肌结节，代谢增高；左侧大腿后侧肌间结节，代谢增高；胸骨柄骨质破坏，代谢增高。

（四）PET/CT 影像特征

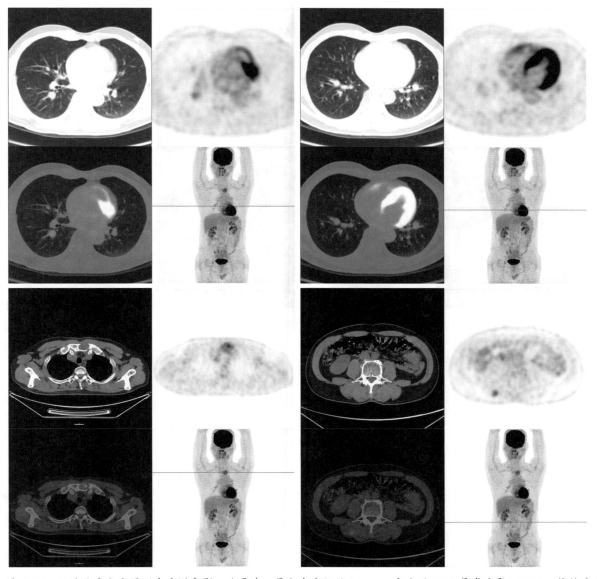

图 2-70 双肺见多发类圆形密度增高影，边界清，最大者直径约 14 mm，部分见 FDG 异常浓聚，SUV$_{max}$ 值约为 3.0；右侧髂腰肋肌（约平第 4 腰椎水平）见一稍低密度结节影，边界尚清，大小约 15 mm×11 mm，见 FDG 异常浓聚，SUV$_{max}$ 值约为 3.5；胸骨柄见溶骨性骨质破坏并软组织影形成，范围约 32 mm×22 mm，见 FDG 异常浓聚，SUV$_{max}$ 值约为 4.7。

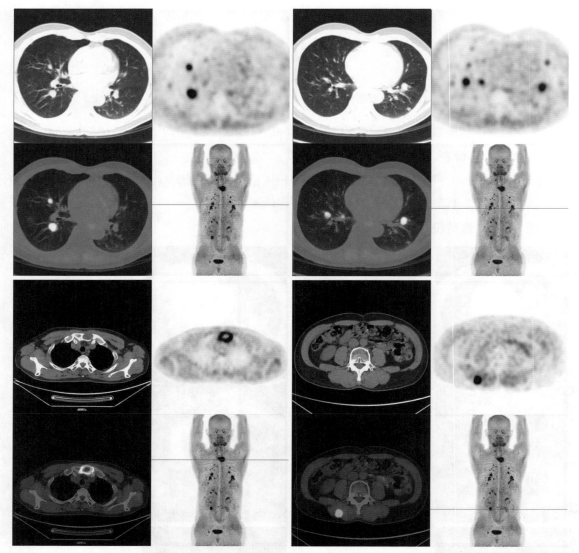

图 2-71　双肺见多发类圆形结节影，见 FAPI 异常浓聚，SUV_{max} 值约为 17.9；右侧髂腰肋肌（约平第 4 腰椎水平）结节影，见 FAPI 异常浓聚，SUV_{max} 值约为 19.0；胸骨柄见溶骨性骨质破坏并软组织影形成，见 FAPI 异常浓聚，SUV_{max} 值约为 17.0。

（五）影像解读

患者 PET/CT 主要表现为：①全身多发病灶，广泛分布于肺、骨、肌肉等组织器官，表现为典型的转移性病变。②病变在 ^{18}F-FDG 及 ^{18}F-FAPI PET/CT 检查中对两种显像剂的摄取呈现出较大差异。^{18}F-FDG 在大部分病灶上为轻度甚至未见浓聚，而 ^{18}F-FAPI 明显浓聚。

（六）最终诊断

碘难治性甲状腺乳头状癌伴全身多发转移。

（七）鉴别诊断

诊断明确，无须鉴别。

（八）病例讨论教学要点

分化型甲状腺癌预后普遍较好，但在接受治疗后仍有一定风险发生局部复发及转移。这些患者中约 2/3 因肿瘤细胞丧失从外周血液摄取碘的能力而发展为碘难治性甲状腺癌，为疾病的诊治带来巨大挑战。

PET/CT 表现为全身多组织器官多发病变，影像学表现较为典型，结合病史不难诊断为甲状腺癌多发转移。值得注意的是两种显像剂的显像效果在该例患者中存在差异。^{18}F 标记的氟代脱氧葡萄糖（FDG）是目前最为常用的正电子显像剂，对大部分恶性肿瘤（如肺癌、淋巴瘤等）及其转移病灶有着较好的亲和力，而在某些肿瘤（胃肠道肿瘤、肝细胞肝癌、颅脑肿瘤等）中存在不足。新型显像剂成纤维细胞活化蛋白抑制剂（FAPI）因其作用于肿瘤相关成纤维细胞，在正常组织中较少浓聚，避免了人体组织背景对病灶显示的干扰。有研究表明，CAFs 与甲状腺癌细胞之间的相互作用促进了肿瘤的进展，使得 ^{18}F-FAPI 在甲状腺癌患者中有更为显著的优势。

参考文献

［1］DURANTE C，HADDY N，BAUDIN E，et al. Long-term outcome of 444 patients with distant metastases from papillary and follicular thyroid carcinoma: benefits and limits of radioiodine therapy［J］. J Clin Endocrinol Metab，2006，91（8）：2892-2899.

［2］FOZZATTI L，CHENG SY. Tumor cells and cancer-associated fibroblasts: a synergistic crosstalk to promote thyroid cancer［J］. Endocrinol Metab（Seoul, Korea），2020，35（4）：673-680.

（广州医科大学肿瘤医院　陈希敏　张汝森）

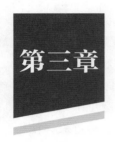

第三章

呼吸系统疾病

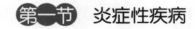

第一节 炎症性疾病

一 肺脓肿（Pulmonary Abscess）

▶ **病例一**

（一）简要病史

现病史：男，57岁，20余天前无明显诱因出现右侧胸壁疼痛，为钝痛，无放射，无咳嗽、咳痰，无胸闷、气促，夜间可安睡。至当地医院就诊，当地医院 CT 考虑右下肺肿块。门诊以"肺肿物性质待查"收治入院。自发病以来，患者精神状态良好，体力情况良好，食欲食量良好，睡眠情况良好，体重无明显变化，大小便正常。

既往史：无特殊。

个人史：吸烟30年，平均20支/日。

家族史：父亲患肺癌，已故。

（二）实验室检查

白细胞计数：$15.16 \times 10^9/L$ ↑（参考值 $4 \times 10^9 \sim 10 \times 10^9/L$），中性粒细胞计数：$12.27 \times 10^9/L$ ↑（参考值 $1.80 \times 10^9 \sim 6.30 \times 10^9/L$），中性粒细胞百分比：81% ↑（参考值 40%～75%），单核细胞计数：$0.9 \times 10^9/L$ ↑（参考值 $0.10 \times 10^9 \sim 0.60 \times 10^9/L$），血生化基本正常，肺肿瘤相关标志物为阴性。

（三）PET/CT 影像特征

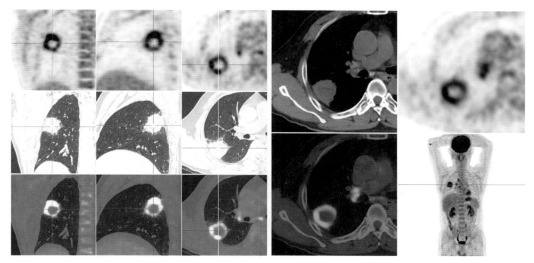

图 3–1　右肺上叶后段见一类圆形肿块影，呈分叶状，内见更低密度影，边缘稍模糊，周围见磨玻璃密度影，大小为 34 mm×34 mm×40 mm，见 FDG 不均匀异常浓聚，SUV_{max} 值为 12.3。

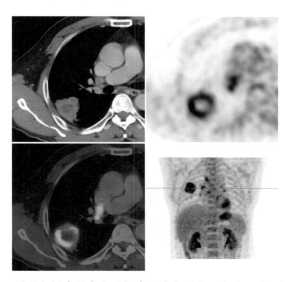

图 3–2　增强扫描实性成分呈轻度不均匀强化，内见无强化坏死区。

（四）影像解读

患者 PET/CT 主要表现为：①肺部高代谢类圆形肿块，FDG 代谢环形增高，内见液化坏死区，增强扫描实性成分中度强化。②病灶边缘模糊，周围见磨玻璃密度影。

（五）最终诊断

（右上肺肿物）肺组织中见多量中性白细胞，脓肿形成，未见恶性病变。

（六）鉴别诊断

（1）周围型肺癌：以软组织肿块为主，可合并坏死、空洞，常浸润性生长，有典型的影像学特征，有支气管气相、分叶毛刺、血管集束等征象。

（2）结核球：好发于上肺尖后段与下叶背段，边缘多光滑，部分呈浅分叶；密度较高，部分可见环形或点状钙化，病灶周围可见散在卫星灶；部分较大肿块可见坏死空洞形成。

（七）病例讨论教学要点

肺脓肿是由于多种病因所引起的肺组织化脓性病变。多发生于壮年，男性多于女性。早期为化脓性炎症，继而坏死形成脓肿，表现为高热、咳嗽、咳大量脓臭痰等症状。本病例为中老年男性患者，以胸痛为主要症状，其 PET/CT 呈现较为典型的肺脓肿特征[1]，如内部坏死、周围炎性渗出改变等；再结合患者以中性粒细胞为主的 WBC 计数升高，初步可以考虑肺脓肿可能；但仍需与其他疾病鉴别，如肺癌，常以刺激性咳嗽、痰中带血主诉就诊，再结合其肺肿瘤标志物、有无分叶毛刺等肺癌征象、有无合并转移，可以进一步明确诊断。

参考文献

［1］卢光明.临床 CT 鉴别诊断学［M］.南京：江苏科学技术出版社，2011.

（广州医科大学肿瘤医院　李伟　张汝森）

▶ 病例二

（一）简要病史

现病史：女，53 岁，约 3 个月前无明显诱因出现咳嗽，伴有咳白痰、发热症状，无胸闷、气促，无胸痛、呼吸困难。于当地医院就诊，行胸部 CT 平扫提示左下肺肿物，考虑炎性病变可能，予抗感染治疗后病灶无明显变化。自起病以来，患者精神食纳好，大小便正常，睡眠可，体重近期无明显变化。

既往史：无特殊。

个人史：无特殊。

家族史：无特殊。

（二）实验室检查

血常规：白细胞计数：10.40×10^9/L ↑（参考值 $4 \times 10^9 \sim 10 \times 10^9$/L），中性粒细胞百分比：84.4% ↑（参考值 40%～75%），中性粒细胞计数：8.8×10^9/L ↑（参考值 $1.8 \times 10^9 \sim 6.3 \times 10^9$/L）。

肿瘤指标：β–hCG、NSE、CEA、AFP、CA125、CA153、CA199、CA724、CYFRA21–1、SCC、HE4 均正常。

（三）PET/CT 影像特征

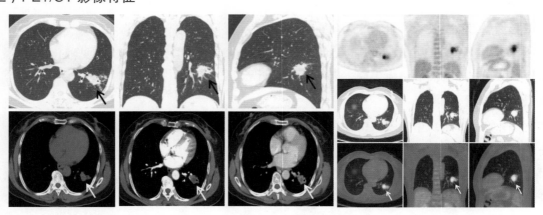

图 3-3　左下肺前内基底段软组织密度肿块，大小约为 33 mm×21 mm×26 mm，形态不规则，密度不均匀，增强扫描不均匀强化（CT 值约 23/59/82HU），内可见低密度无强化区，放射性摄取增高，SUV_{max} 值约为 10.8；左下肺前内基底段支气管分支闭塞，病灶周围可见散在结节、条片影，边界不清，呈放射性摄取轻度增高，SUV_{max} 值约为 2.5。

（四）影像解读

患者 PET/CT 主要表现为：①左下肺前内基底段软组织密度肿块，边缘毛糙，密度不均匀，病灶周围散在多发结节、条片影，边界不清。②增强扫描病灶边缘实性成分呈明显强化，中央为无强化液化、坏死区。③FDG 代谢不均匀增高。综合以上影像特征，该患者考虑为感染性病变（肺脓肿）。

（五）最终诊断

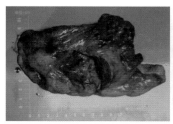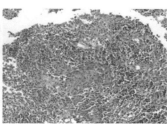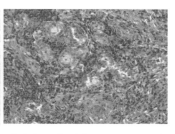

图 3-4 （左下肺）送检肺组织内可见个别扩张的支气管，管腔内见炎性渗出物，管壁部分区上皮脱落，炎性肉芽组织增生，脓肿灶形成，邻近肺组织肺泡上皮立方化生，肺泡腔内巨噬细胞渗出，间质纤维组织增生伴炎症细胞浸润；结合特殊染色结果符合肺脓肿。

（六）鉴别诊断

（1）大叶性肺炎：按肺叶分布，而肺脓肿形成空洞之前可跨叶分布，增强可显示中央相对低密度和强化明显的脓肿壁。

（2）肺结核：好发于上叶尖后段、下叶背段；病灶体积较小，壁薄，壁内光滑，边缘多较光滑，少数可见浅分叶；密度较高且较均匀，可见干酪样坏死，内可见散在斑点状钙化；同侧和（或）对侧肺内可见结核卫星灶；增强扫描常呈不均匀强化或不强化。

（3）肺癌：多数边缘为分叶征，脐凹整或脐样切迹，边缘可见多发毛刺影，密度前均匀，可发生液化、坏死形成空洞，肺空洞多为偏心性厚壁空洞，洞壁厚薄不均，内壁凹陷不平，并可见壁结节形成。

（4）炎性肌纤维母细胞瘤：病灶单发多见，右下肺多于其他肺叶，常位于肺周边表浅部位，边缘清晰，部分病例可见粗长毛刺及棘状凸起，病灶内密度可不均匀，部分见小圆形或椭圆形液性密度坏死影，少数病例可见空洞影及点状钙化影，个别病例呈多囊或蜂窝状；增强扫描强化较均匀，呈明显强化。

（七）病例讨论教学要点

肺脓肿是肺组织遭受以厌氧菌为主的多种病原菌侵犯，发生炎症、坏死、液化，最终形成局限性脓液积聚的脓腔。病变较小或位于肺脏的深部，可无异常体征。病变较大，脓肿周围有大量炎症。在影像上若脓肿内脓液未排出，表现为圆形块影，但可见内有小空洞，真正呈实块的不多，易被误认为肿瘤。本病例为中老年患者，以咳嗽、咳痰、发热为主要症状；实验室检查提示血象炎性指标升高，肿瘤指标正常；其 PET/CT 表现为软组织密度肿块，边缘毛糙，密度不均匀，病灶周围散在多发结节、条片影，增强扫描病灶边缘实性成分呈明显强化，中央为无强化液化、坏死区，FDG 代谢环形增高，影像学表现为较为典型的肺脓肿征象；但仍需排查其他疾病可能，因此需结合患者临床表现、实验室检查等，进一步排查。

（广州医科大学附属第一医院　　柯渺　　王欣璐）

二 肺结核（Pulmonary Tuberculosis）

▶ **病例一**

（一）简要病史

现病史：女，70 岁，1 周前体检查胸部 CT 示：左上肺占位性病变。自起病以来，患者无发热、咳嗽、咳痰、胸闷、气促，无头晕、视物模糊、黄疸、皮肤瘀斑，无四肢麻痹、乏力等症状，精神及睡眠状况良好，食欲一般，大小便及体重无明显变化。

既往史：既往有"类风湿关节炎"病史 5 年余，口服艾瑞昔布、羟氯喹控制病情，病情控制可，无明显不适。余无特殊。

个人史：无特殊。

家族史：无特殊。

（二）实验室检查

血常规：白细胞计数：6.7×10^9/L（参考值 $4 \times 10^9 \sim 10 \times 10^9$/L）；肺相关肿瘤指标：血清 CEA：1.05 ng/mL（参考值 $0 \sim 5.0$ ng/mL），SCC：0.32 ng/mL（参考值 $0 \sim 2.7$ ng/mL），NSE：9.25 ng/mL（参考值 $0 \sim 16.3$ ng/mL），CYFRA21：11.86 ng/mL ↑（参考值 $0 \sim 3.3$ ng/mL）。

（三）PET/CT 影像特征

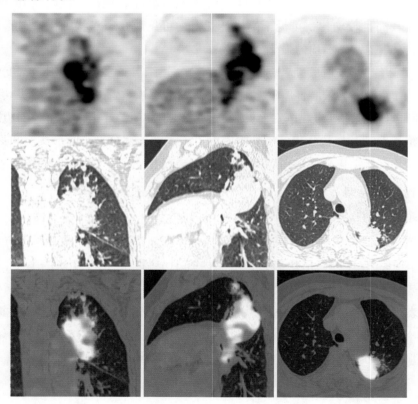

图 3-5　左肺上叶尖后段见不规则软组织密度肿块影，呈放射性浓聚，SUV_{max} 值约为 12.0，较大层面范围约 35 mm × 33 mm。左肺上叶尖后段另见散在斑片状、结节状影，呈放射性浓聚，SUV_{max} 值约为 3.8。

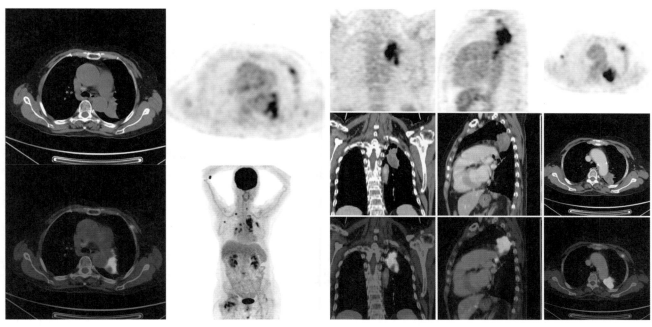

图 3-6　左肺上叶尖后段见不规则软组织密度肿块影，呈放射性浓聚，SUV_{max} 值约为 12.0，较大层面范围约 35 mm×33 mm；增强扫描病灶呈不均匀环形强化，实性成分呈轻度强化，内见低密度坏死区。纵隔 4R 见一肿大淋巴结影，呈放射性浓聚，SUV_{max} 值约为 6.0，较大层面范围约 13 mm×8 mm，内可见结节状致密影。左侧胸膜局部增厚，呈放射性浓聚，SUV_{max} 值约为 6.6，较大层面范围约 35 mm×33 mm。

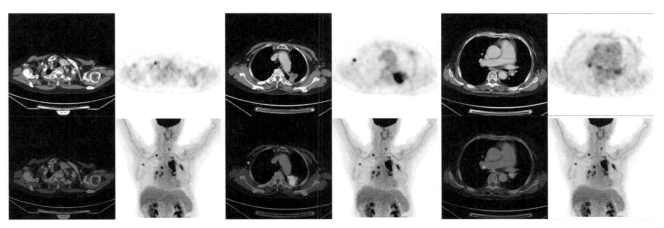

图 3-7　右侧锁骨上窝、右侧腋窝、纵隔 7 组及双肺门见数个肿大淋巴结影，呈放射性浓聚，SUV_{max} 值约为 7.8，较大层面范围约 15 mm×13 mm，内可见结节状致密影；增强扫描病灶呈不均匀强化，实性成分呈轻度强化，内见低密度坏死区。

（四）影像解读

患者 PET/CT 主要表现为：①肺部高代谢不规则肿块，FDG 代谢活跃，病灶内密度欠均匀，呈环形强化，内见低密度坏死区；余左肺上叶见多发斑片状、结节状影，部分 FDG 代谢活跃。②右侧锁骨上窝，右侧腋窝，纵隔 4R、7 组及双肺门多发高代谢肿大淋巴结，内见结节状致密影，密度欠均匀，另内见低密度坏死区。③左侧胸膜增厚，FDG 代谢活跃。综合以上影像特征，该患者考虑为继发性肺结核并淋巴结、胸膜结核。

（五）最终诊断

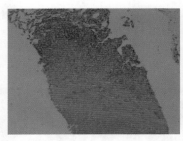

图 3-8 （左上肺肿块穿刺活检）镜下可见大片状干酪样坏死、类上皮细胞及郎罕氏多核巨细胞，病变符合炎性肉芽肿性改变，考虑肺结核。

（六）鉴别诊断

（1）肺癌：典型者可见分叶征、毛刺征、胸膜凹陷征、支气管截断征等恶性征象，发生支气管截断者可合并阻塞性肺炎和（或）阻塞性肺不张；发生淋巴结转移者多伴有引流区域淋巴结肿大；部分可合并远处转移。

（2）肺炎性假瘤：炎性假瘤为肺实质性增生性瘤样病变。常位于胸膜下，多发边界清楚，可见桃尖样凸出及部分边缘平直状如刀切。为良性肿瘤，无淋巴结及远处转移。

（七）病例讨论教学要点

结核病是由结核分枝杆菌引起的慢性传染病，可侵及许多脏器，以肺部结核感染最为常见。病灶出现干酪样病变吸收和周边纤维膜包裹或干酪空洞阻塞性愈合可形成结核球，内有钙化灶，可液化坏死形成空洞，结核球有时容易被误诊为肿瘤。

本病例为中年患者，体检发现肺肿块，其 PET/CT 呈现较为典型的继发性肺结核特征[1-4]，如病灶位于左肺上叶尖后段，为肺结核好发部位，FDG 代谢明显增高；增强扫描病灶为边缘强化、不均匀强化或分隔状强化，并多发局限低密度区；部分右侧锁骨上窝、右侧腋窝、纵隔及双肺门肿大淋巴结内见低密度坏死及钙化；再结合患者肺相关肿瘤指标均为阴性，不难判断为继发性肺结核并淋巴结、胸膜结核。但仍需排查其他疾病可能，如肺癌，典型者可见分叶征、毛刺征、胸膜凹陷征、支气管截断征等恶性征象，肺相关肿瘤指标多升高，另外可通过支气管镜、胸部穿刺等检查进一步确诊。

参考文献

［1］李铁一. 肺结核的影像诊断［J］. 中华放射学杂志，2000，34（9）：581-582.

［2］李亚军，李祖贵，高硕，等. 肺结核瘤 ^{18}F-FDG PET/CT 误诊肺癌一例［J］. 中华核医学杂志，2006，26（3）：187.

［3］李铁一，冀景玲，葛立. 35 例肺结核的 CT 误诊分析［J］. 中华放射学杂志，2000，34（9）：588-590.

［4］卢笛，刘建井，尹国涛，等. 结核病的 ^{18}F-FDG PET/CT 诊断辨析［J］. 国际放射医学核医学杂志，2019，43（3）：291-295.

（广州医科大学肿瘤医院　彭浩　张汝森）

▶ **病例二**

（一）简要病史

现病史：男，61岁，3年前体检胸部CT发现肺部结节，无咳嗽、咳痰，无发热、寒战等症状，无特殊处理，定期随访复查。半月前于外院复查提示结节较前增大。自起病以来，患者无咳嗽、咳痰、咯血、胸闷、气促等症状，精神及睡眠状况良好，食欲可，大小便正常，体重无明显变化。

既往史：无特殊。

个人史：无特殊。

家族史：无特殊。

（二）实验室检查

非小细胞肺癌相关抗原：3.84 ng/mL ↑（参考值 0～3.3 ng/mL），血常规、生化指标等正常。

（三）PET/CT影像特征

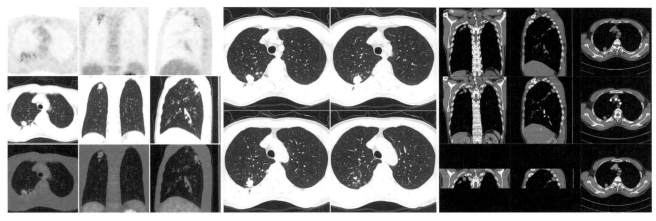

图3-9　右上肺后段胸膜下见一实性结节，放射性摄取不均匀增高，SUV_{max}值约为9.2，大小约为20 mm×18 mm。病灶边界欠清，边缘可见分叶，密度欠均匀，增强扫描呈轻度强化，增强前后CT值分别约67HU、74HU、80HU，病灶周围见散在实性小结节。

（四）影像解读

患者PET/CT主要表现为：①右上肺后段实性结节，糖代谢增高，边界欠清，密度不均匀，伴周围多发"卫星灶"形成，增强扫描呈轻度强化；余肺内尚见多发实性小结节，未见异常放射性摄取增高。②右肺门及纵隔高代谢肿大淋巴结。综合以上影像特征，该患者考虑为结核的可能性大。

（五）最终诊断

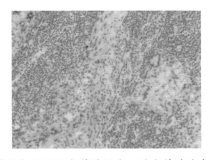

图3-10　（右上肺肿物）坏死性肉芽肿性炎，结合特殊染色结果，考虑为结核。

（六）鉴别诊断

（1）肺癌：周围型肺癌一般呈球形，边缘常见毛刺、分叶，内部可见空泡征及支气管充气征，也可见偏心性空洞，内壁见壁结节，邻近胸膜可见胸膜凹陷，增强一般呈轻中度强化。肺门、纵隔常见肿大淋巴结。

（2）错构瘤：瘤体内有斑点状或"爆米花状"钙化，部分具有脂肪密度；多数边缘清晰、光滑，少许可有轻度凹凸不平或不规则；为良性肿瘤，无淋巴结及远处转移。

（3）类癌：是一种神经类分泌肿瘤，占所有肺肿瘤的1%～2%，多呈低度恶性。肺类癌可分为中央型和周围型，以中央型多见，多发生于主支气管、叶支气管和段支气管内。中央型类癌早期位于支气管腔内，与支气管壁广基底相连，随着肿瘤的生长，可向壁外生长累及肺实质，常见支气管阻塞表现。周围型类癌为肺内孤立型肺结节，圆形或类圆形，边缘光整，可见分叶，增强多呈较明显强化。

（七）病例讨论教学要点

本病例为老年患者，体检偶然发现肺结节；其PET/CT呈现较为典型的结核特征[1]，如肺内软组织密度结节，形态类似球形，边缘毛糙，周围伴散在卫星灶，增强扫描轻度强化；同时肺内多发结节，伴淋巴结肿大，代谢活跃；再结合患者无咳嗽、咳痰等肺部症状，不难判断为结核球。但仍需排查其他疾病可能，如周围型肺癌，另外可询问患者病史，以及利用痰涂片、痰培养或血清结核抗体检测等方法，进一步排查。

参考文献

［1］马大庆. 周围型肺癌的CT诊断［J］. 中华全科医师杂志，2011（1）：69-70.

（广州医科大学附属第一医院　张岩　王欣璐）

三　肺真菌感染（Fungal Infection of Lung）

▶ 病例一

（一）简要病史

现病史：男，49岁，约1个月前因体检发现右下肺阴影，无咳嗽、咳痰、咯血、胸痛、气促等不适，无发热，无恶心呕吐，外院胸片提示右下肺感染，其间未做任何处理，1个月后于外院行胸部CT提示双肺多发结片影伴部分小空洞形成，性质待定。自患者起病以来，精神、胃纳、睡眠可，大小便正常，体重无明显变化。

既往史：无特殊。

个人史：吸烟10余年，30支/日。

家族史：无特殊。

（二）实验室检查

肿瘤指标：NSE：17.90 ng/mL↑（参考值0～16.3 ng/mL），CEA：3.34 ng/mL（参考值0～5.0 ng/mL），CA125：7.17 U/mL（参考值0～35 U/mL），CA153：15.90 U/mL（参考值0～25 U/mL），非小C肺癌相关抗原：3.59 ng/mL↑（参考值0～3.3 ng/mL）。真菌1-3-B-D葡聚糖定量G试验：136.63 pg/mL↑（参考值<100 pg/mL）。血常规、生化指标基本正常。

（三）PET/CT 影像特征

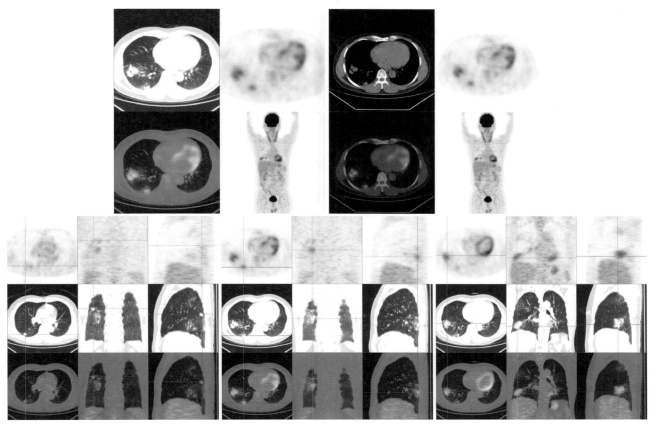

图 3-11 右肺见多发斑片状、结节状稍高密度影，边界欠清晰，较大者位于右下肺前基底段，大小约为 39 mm×32 mm，部分病灶内见囊状透亮影，以右下肺为著，PET 示放射性摄取不均匀增高，SUV_{max} 值约为 5.9。

（四）影像解读

患者 PET/CT 主要表现为：右肺多发斑片状、结节状稍高密度影，边界欠清晰，形态欠规则，其内密度不均匀，部分病灶可见小空洞形成，部分结节呈簇状分布，FDG 代谢不均匀增高。

（五）最终诊断

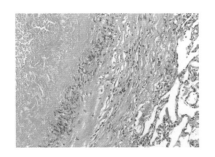

图 3-12 （右肺）送检肺组织中可见最大径约 6 mm 及 4 mm 的结节两枚，镜下均为纤维组织包裹的坏死灶，周围可见少量类上皮细胞，特殊染色示坏死灶内孢子样物，组织改变为肺隐球菌病。特殊染色（2#、4#）：PAS（+），六胺银（+），AB（-），抗酸（-）。

（六）鉴别诊断

（1）肺癌：一般为单发软组织结节 / 肿块，可出现空洞，多为偏心性空洞，内缘可见壁结节，外缘不规则，并可见分叶、毛刺、棘状凸起等征象，其内可见支气管狭窄、截断。

（2）转移瘤：一般有恶性肿瘤病史，双肺多发转移瘤多表现为多发类圆形软组织结节，边界清晰，转移瘤血行播散，病灶随机分布。

（3）肺结核：多发生于上叶尖后段及下叶背段，一般结节较小，沿支气管血管束分布，常合并空洞、钙化等，或表现为较大结节伴卫星病灶；此外，结核患者常有低热、盗汗等较为典型的临床表现。

（4）大叶性肺炎：常累及整个肺叶，呈楔形大片状实变影，强化较为明显，其内支气管走行光滑、正常，胸膜下肺组织多弥漫受累，临床上患者可有高热、白细胞升高等表现，一般抗感染治疗后病灶吸收较快，而肺隐球菌病患者的临床表现多不典型或较轻微，白细胞不高或仅轻度升高。

（5）炎性肌纤维母细胞瘤：多发或单发，形态不规则，可有粗长毛刺，边缘可见形似"桃尖"征的尖角样改变，病灶一侧边缘垂直于胸膜面呈"平直"征改变。

（七）病例讨论教学要点

肺部真菌感染是由真菌感染引起的支气管—肺部疾病，包括原发性和继发性肺部真菌感染。肺部真菌感染是由不同病原体引起的过敏、化脓性炎症反应或形成慢性肉芽肿。本病例为中年患者，主诉为体检发现右下肺阴影，无明显免疫功能受损，PET/CT 表现为右肺多发软组织密度结节及斑片灶，FDG 代谢不均匀增高，临床上需要与多种疾病鉴别，最终通过病理诊断为肺隐球菌病。结节肿块型肺隐球菌病影像表现为：病灶一般多发、大小不等，主要累及肺野外带并多呈簇状分布，与胸膜宽基底相连，部分可伴不规则空洞形成。[1] FDG 代谢表现变化多样，且非特异性[2]，因此需要结合患者临床指标进行鉴别诊断。此外，本例患者部分肿瘤指标轻度升高，说明感染性病变患者肿瘤指标也可能升高，需与肺癌鉴别，最终诊断需要病理活检。

参考文献

［1］梁春晓，陶阳，郑伊能，等．不同类型肺隐球菌病的 CT 征象分析及文献复习［J］．临床放射学杂志，2019，38（8）：1404-1408.

［2］陈冬河，赵葵，陈峰，等．肺隐球菌病 ^{18}F-FDG PET/CT 表现及应用价值探讨［J］．临床放射学杂志，2019，38（1）：82-87.

（广州医科大学附属第一医院　钟凯翔　王欣璐）

▶ 病例二

（一）简要病史

现病史：男，43 岁，3 个月前于东莞常安医院体检发现右肺下叶后基底段结节，直径 5 mm～6 mm，无咳嗽、咳痰，无胸闷、气促、胸痛，无贫血，无双下肢水肿，外院未行特殊治疗。患者于 4 天前复查胸部 CT 示：右肺下叶后基底段结节较前明显增大（16 mm×11 mm），恶性结节待排，建议必要时穿刺活检。近 1 个月余患者出现刺激性干咳，余无特殊。未行特殊治疗。自发病以来，患者精神状态良好，体力及睡眠情况良好，食欲食量良好，体重无明显改变，大小便正常。

既往史：否认肝炎、结核、传染病史，否认高血压、糖尿病史，否认手术、外伤史，否认输血史，否认食物、药物过敏史，预防接种史不详。

个人史：无特殊。

家族史：其父 3 年前患有肺癌，余无特殊。

（二）实验室检查

肺肿瘤相关标志物、血常规、生化指标基本正常。

（三）其他影像学检查

支气管镜：所见支气管未见明显新生物。

（四）PET/CT 影像特征

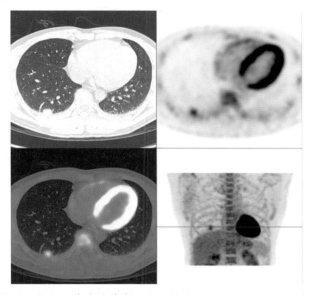

图 3-13　右肺下叶后基底段见一软组织密度结节影，大小约为 17 mm×11 mm，呈浅分叶状，紧贴邻近胸膜，呈放射性浓聚，SUV_{max} 值为 5.0。病灶以宽基底与胸膜相连，邻近胸膜增厚，病灶局部凸起深入胸膜，呈"栽桩征"；病灶总体张力不大，边缘见"平直征"。

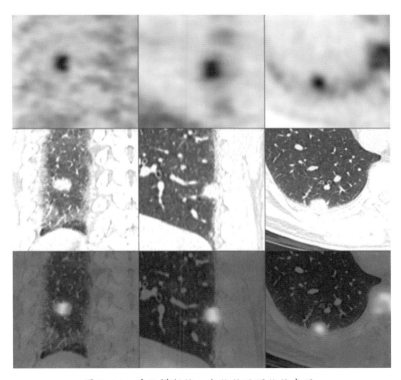

图 3-14　病灶横断位、矢状位及冠状位表现。

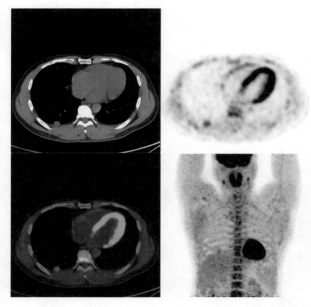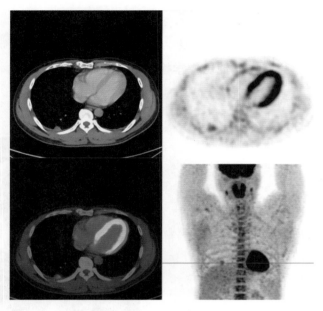

图 3-15　病灶纵隔窗密度较均匀，未见明确坏死区。　　　　图 3-16　增强扫描呈轻中度均匀强化。

（五）影像解读

患者 PET/CT 主要表现为：①右肺下叶后基底段见一软组织密度结节影，大小约为 17 mm×11 mm，呈浅分叶状，紧贴邻近胸膜，呈放射性浓聚，SUV_{max} 值为 5.0，增强扫描呈轻中度均匀强化。②病灶以宽基底与胸膜相连，邻近胸膜增厚，病灶局部凸起深入胸膜，呈"栽桩征"；病灶总体张力不大，边缘见"平直征"。

（六）最终诊断

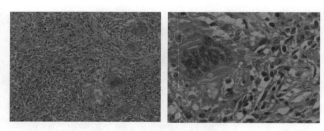

图 3-17　右下肺组织一块，大小 55 mm×20 mm×10 mm，已切开，切面可见一灰褐色肿物，大小约 10 mm×10 mm×10 mm，质软，界限清。病变符合隐球菌病，肉芽肿型。

（七）鉴别诊断

（1）肺结核：多发生于上叶尖后段及下叶背段，一般结节较小，沿支气管血管束分布，常合并空洞、钙化等，或表现为较大结节伴卫星病灶；此外，结核患者常有低热、盗汗等较为典型的临床表现。

（2）肺癌：一般单发，空洞多为偏心性空洞，内缘可见壁结节，外缘不规则，并可见分叶、毛刺、棘状突凸等征象。

（八）病例讨论教学要点

肺隐球菌病（Pulmonary Cryptococcosis，PC）是由于感染新型隐球菌引起的一种肺部真菌病。该病好发于免疫低下人群，但也常见于免疫正常人群。以往研究发现免疫低下及正常者均可感染隐球菌，免疫低下者更常见，而近年研究中免疫正常人群发病率呈上升趋势，甚至较免疫异常人群更多见。

CT 主要表现为以下三种类型：结节肿块型（最多见）、片团实变型、混合型。病灶密度较高，一般为多发、大小不等，总体多呈聚集性分布，于肺野中外带、双肺下叶多见，部分病灶融合。病灶早期渗出多表现为晕征，晚期更易表现为毛刺征。结节或肿块内可出现空洞，其主要位于病灶中心区，形态多不规则，壁厚不均匀，内缘凹凸不平，部分空洞内可见残留坏死物。免疫异常与免疫正常者在病变分布及类型方面的差异不明显。SUV_{max} 值一定程度上可以反映隐球菌感染的严重程度，高代谢提示疾病处于急性期，容易扩散，低代谢提示疾病处于慢性期，炎症机化，PET/CT 在 PC 的治疗和评估中具有一定的价值。结节肿块型 PC 患者 PET/CT 显像的 SUV_{max} 值与直径呈正相关。

本病例为中年男性，无明显不适。其 PET/CT 表现为软组织密度结节影，以宽基底与胸膜相连，邻近胸膜增厚，病灶局部凸起深入胸膜，呈"栽桩征"；病灶总体张力不大，边缘见"平直征"，FDG 代谢增高，增强扫描呈轻中度均匀强化。但仍需排查其他疾病可能，如结核、周围型肺癌。结核多发生于上叶尖后段及下叶背段，常合并空洞、钙化、卫星灶等，另外可询问患者病史，以及利用痰涂片、痰培养或血清结核抗体检测等方法进一步排查；周围型肺癌常伴有同侧肺门、纵隔淋巴结转移，另外可询问患者吸烟史，以及血清肿瘤相关指标，进一步排查。[1-4]

参考文献

［1］ SONG K D，LEE K S，CHUNG M P，et al.Pulmonary cryptococcosis：imaging findings in 23 non-AIDS patients［J］．Korean J Radiol，2010，11（4）：407-416.

［2］ NAGELSCHNEIDER A A，BROSKI S M，HOLLAND W P，et al.The flip-flop fungus sign：an FDG PET/CT sign of benignity［J］．Am J Nucl MedMol Imaging，2017，7（5）：212-217.

［3］ WANG S Y，CHEN G，LUO D L，et al. ^{18}F-FDG PET/CT and contrast-enhanced CT findings of pulmonary cryptococcosis［J］．Eur J Radiol，2017，89：140-148.

（广州医科大学肿瘤医院　李淑仪　张汝森）

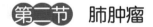

第二节　肺肿瘤

一　肺癌（Carcinoma of the Lungs）

▶ **病例一**

（一）简要病史

现病史：女，62 岁，于 3 周前外院体检行胸部 X 线检查提示：左上肺肿物，建议 CT 检查。外院行胸部 CT 检查提示：左上肺尖后段不规则肿物，大小约为 41 mm×29 mm，不排除恶性肿瘤可能。自起病以来，患者无畏寒、发热，无咳嗽、咳痰，无胸闷、气促，无咳血，无午后潮热，无乏力盗汗。

既往史：2015 年行甲状腺及乳腺手术，自诉为良性。

个人史：无特殊。

家族史：无特殊。

（二）实验室检查

血清 SCC：0.87 ng/mL（参考值 0～2.7ng/mL）；CEA：11.61 ng/mL ↑（0～5 ng/mL）；NSE：16.47 ng/mL ↑（参考值 0～16.3 ng/mL）；细胞角蛋白 19 片段测定：2.13 ng/mL（参考值 0～3.3 ng/mL）；胃泌素释放肽前体：8.1 ng/mL（参考值 0～69.2 ng/mL）。血常规、生化指标均正常。

（三）PET/CT 影像特征

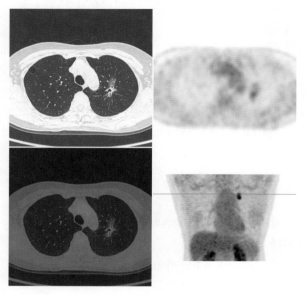

图 3-18　左肺上叶尖段见一亚实性密度肿块影，边缘见多发长短毛刺并牵拉邻近胸膜，大小约为 46 mm×16 mm×42 mm，实性成分见 FDG 异常浓聚，SUV_max 值约为 8.1。

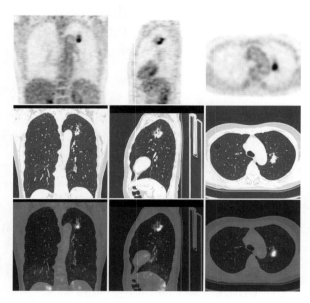

图 3-19　冠状位、矢状位、横断位示病灶对左侧斜裂胸膜牵拉明显。

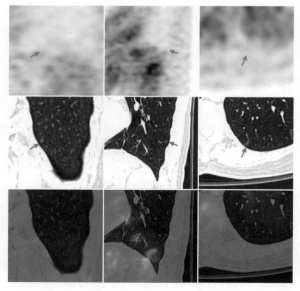

图 3-20　左肺下叶后基底段见磨玻璃密度结节影，病灶与邻近血管关系密切，大小约为 5 mm×5 mm，未见 FDG 异常浓聚。

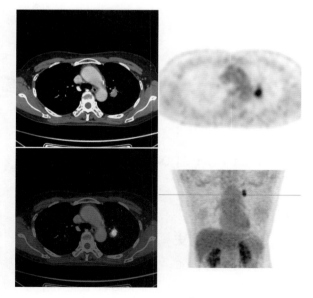

图 3-21　增强扫描呈中度强化。

（四）影像解读

患者 PET/CT 主要表现为：①左肺尖高代谢不规则亚实性肿块，FDG 代谢活跃，内可见支气管气象，肿块中心为实性成分，周边为磨玻璃密度影，边缘可见长短毛刺、对斜裂胸膜的牵拉等典型恶性特征。②左肺下叶后基底段磨玻璃密度结节，边界尚清，但临近血管有分支血管穿行于该磨玻璃密度结节，提示血供丰富，有一定的恶性征象。

（五）最终诊断

左肺上叶尖段肿块：腺癌Ⅰ～Ⅱ级，管壁浸润型，累及脉管。

左肺下叶后基底段结节：腺癌，考虑原位癌。

（六）鉴别诊断

（1）结核球：是一种干酪性病变被纤维组织所包围而成的球形病变，也可因空洞的引流致支气管阻塞，其内被干酪样物质所填充；好发于上叶尖后段与下叶背段；边缘多较光滑，少数可见浅分叶；密度较高且较均匀，部分可见环形或散在斑点状钙化；此外，病灶周围可见散在卫星病灶。

（2）支扩并感染：支气管扩张，管壁增厚，扩张的支气管走行柔软，伴随感染时，周围可见斑片状模糊影，但不会出现毛刺。

（七）病例讨论教学要点

肺癌是起源于肺部支气管黏膜或腺体的恶性肿瘤，肺癌的临床表现比较复杂，最常见为由于肺内肿块在局部生长时刺激、阻塞、浸润和压迫组织所引起的症状。本病例为老年患者，其 PET/CT 呈现较为典型的原发性肺癌特征，如支气管气象、毛刺，不难判断为原发性肺癌。但仍需排查其他疾病可能，如结核球，结核球为继发性肺结核的一种表现，肺内往往存在新老结核病灶，且常有钙化，另外可询问患者病史，以及利用痰涂片、痰培养或血清结核抗体检测等方法进一步排查。

参考文献

[1] MURAKAMI S, SAITO H, KARINO F, et al. ^{18}F-fluorodeoxyglucose uptake on positron emission tomography in mucinous adenocarcinoma [J]. European journal of radiology, 2013, 82 (11): e721-e725.

[2] WASON J V, NAGARAJAN A. Image processing techniques for analyzing CT scan images towards the early detection of lung cancer [J]. Bioinformation, 2019, 15 (8): 596-599.

[3] HE Y Q, GONG H L, DENG Y F, et al. Diagnostic efficacy of PET and PET/CT for recurrent lung cancer: a meta-analysis [J]. Acta radiologica, 2014, 55 (3): 309-317.

[4] 黄立萍，张勇，徐朱烽，等. 周围型肺癌肺内炎性肿块患者影像学特点及 CT 诊断鉴别分析 [J]. 中国 CT 和 MRI 杂志，2022，20 (4): 58-61.

（广州医科大学肿瘤医院　李伟　张汝森）

▶ 病例二

（一）简要病史

现病史：男，38 岁，发现肺部占位 2 周，伴咳嗽 8 天，加重。患者半月前活动时出现右胸痛，外院胸部 CT 示：考虑右下肺门区恶性占位性病变（伴纵膈淋巴结转移？），建议结合临床相关检查及进行 CT 增强。自发病以来，患者右胸痛，偶有干咳，无痰，精神状态良好，体力情况良好，食欲食量良好，睡眠情况良好，体重无明显变化，大小便正常。

既往史：无特殊。

个人史：吸烟二十余年，5～10支/天，已戒半月，无饮酒史。

家族史：母亲因胃癌故去，父亲健在，兄弟姐妹健在。

（二）实验室检查

血清 SCC：2.18 ng/mL（参考值 0～2.7 ng/mL）；CEA：2.26 ng/mL（参考值 0～5 ng/mL）；NSE：136 ng/mL↑（参考值 0～16.3 ng/mL）；细胞角蛋白 19 片段测定：2.83 ng/mL（参考值 0～3.3 ng/mL）；胃泌素释放肽前体：1761 ng/mL↑（参考值 0～69.2 ng/mL）。

血常规、生化指标均正常。

（三）PET/CT 影像特征

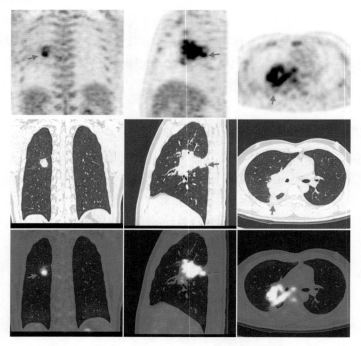

图 3-22　冠状位、矢状位、横断位示右肺下叶背段见一实性结节影，边缘见多发毛刺影，病灶紧贴右侧斜裂胸膜并牵拉邻近胸膜，大小约为 25 mm×17 mm，见 FDG 异常浓聚，SUV$_{max}$ 值约为 19.2。右肺门多发肿大淋巴结，见 FDG 异常浓聚，SUV$_{max}$ 值约为 20.4，病灶包绕右肺门。

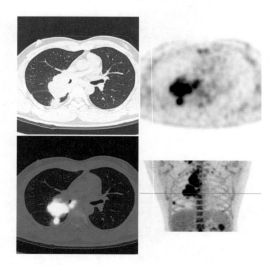

图 3-23　右肺下叶背段结节牵拉右侧斜裂胸膜，右肺门肿大淋巴结，右侧主支气管变窄。

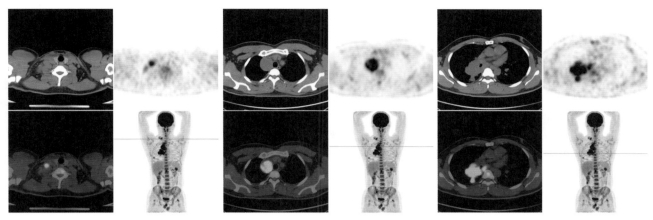

图 3-24　双侧锁骨上窝、纵隔及双肺门区见多发淋巴结影，部分相互融合，与上腔静脉分界欠清，最大值约为 61 mm×41 mm，见 FDG 异常浓聚，SUV_{max} 值约为 12.9。

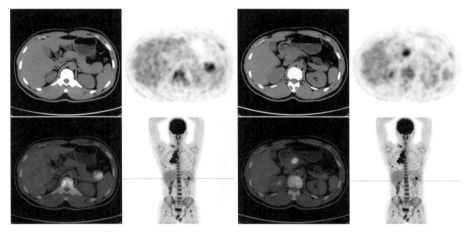

图 3-25　胰体、胰尾各见一低密度肿块，大者约 26 mm×23 mm，见 FDG 异常浓聚，SUV_{max} 值约为 6.1。

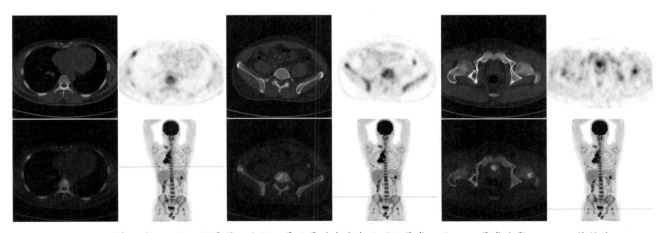

图 3-26　右侧第 5 前肋、右侧髂骨翼、左侧股骨头骨质密度未见明显异常，见 FDG 异常浓聚，SUV_{max} 值约为 7.6。

（四）影像解读

患者 PET/CT 主要表现为：①右肺下叶背段实性结节影，FDG 代谢活跃，边缘见多发毛刺影，病灶紧贴右侧斜裂胸膜并牵拉邻近胸膜。②双侧锁骨上窝、纵隔及双肺门区多发高代谢肿大淋巴结。③胰腺 2 处高代谢低密度肿块影，3 处骨高代谢灶。综合以上影像特征，该患者考虑为右肺原发性肺癌伴淋巴结、胰腺、骨转移。

（五）最终诊断

纤维支气管镜病理示：小细胞癌。

（六）鉴别诊断

（1）结核球：为一种干酪性病变被纤维组织所包围而成的球形病变，也可因空洞的引流致支气管阻塞，其内被干酪样物质所填充；好发于上叶尖后段与下叶背段；边缘多较光滑，少数可见浅分叶；密度较高且较均匀，部分可见环形或散在斑点状钙化；此外，病灶周围可见散在卫星病灶。

（2）错构瘤：瘤体内有斑点状或爆米花状钙化，部分具有脂肪密度；多数边缘清楚、光滑，少许可有轻度凹凸不平或不规则；为良性肿瘤，无淋巴结及远处转移。

（七）病例讨论教学要点

肺癌是起源于肺部支气管黏膜或腺体的恶性肿瘤，肺癌根据病理分类可分为非小细胞肺癌和小细胞肺癌两大类。其中小细胞癌是一类起源于支气管黏膜或腺体的肺癌，恶性程度较高且进展快，大多确诊时已发生多处转移。本病例为青年患者，右胸痛伴咳嗽加重为主要症状；其 PET/CT 呈现较为典型的原发性肺癌特征，如支气管气象、分叶征，伴淋巴结肿大，代谢活跃，以及胰腺、骨质代谢活跃，不难判断为原发性肺癌并淋巴结、胰腺、骨转移。但仍需排查其他疾病可能，如结核球，结核球为继发性肺结核的一种表现，也好发于青年，但肺内往往存在新老结核病灶，且常有钙化，可询问患者病史，以及利用痰涂片、痰培养或血清结核抗体检测等方法进一步排查。

参考文献

［1］WASON J V, NAGARAJAN A. Image processing techniques for analyzing CT scan images towards the early detection of lung cancer［J］. Bioinformation, 2019, 15（8）: 596–599.

［2］HE Y Q, GONG H L, DENG Y F, et al. Diagnostic efficacy of PET and PET/CT for recurrent lung cancer: a meta–analysis［J］. Acta radiologica, 2014, 55（3）: 309–317.

［3］廖燕庭，赖海辉，黄明志，等. 小细胞肺癌的 CT 影像特征及相关研究［J］. 现代医用影像学，2022, 31（5）: 803–806.

（广州医科大学肿瘤医院　李伟　张汝森）

▶ 病例三

（一）简要病史

现病史：男，55 岁，体检发现右上纵隔阴影 1 个月余；1 个月前患者于外院体检发现右上纵隔阴影，患者自诉无明显异常，无发热、呛咳、胸闷胸痛、声音嘶哑等不适；外院胸片示：右上纵隔增宽，见椭圆形阴影，大小约为 71 mm×40 mm，建议 CT 平扫＋增强进一步检查。外院胸部 CT＋增强＋三维重建示：右上肺后段见团块状影，大小约为 29 mm×27 mm，密度不均，边缘欠清，增强病灶中度不均匀强化，诊断为：考虑右上肺癌并纵隔肺门淋巴结转移，建议活检明确诊断；右上肺及左上肺结节影（转移灶？）建议随访观察，左下肺阴影，考虑感染灶。

既往史：无特殊。

个人史：吸烟 30 余年，20 支／日，现已戒烟 1 个月余。

家族史：无特殊。

（二）实验室检查

血清 SCC：1.13 ng/mL（参考值 0～2.7 ng/mL）；CEA：2.97 ng/mL（参考值 0～5 ng/mL）；NSE：16.62 ng/mL ↑（参考值 0～16.3 ng/mL）；细胞角蛋白 19 片段测定：4.35 ng/mL ↑（参考值 0～3.3 ng/mL）；胃泌素释放肽前体：43.6 ng/mL（参考值 0～69.2 ng/mL）。血常规淋巴细胞总数：3.51×10^9 ↑（参考值 $1.1 \times 10^9 \sim 3.2 \times 10^9/L$）；嗜酸性细胞总数：$0.6 \times 10^9/L$ ↑（参考值 $0.02 \times 10^9 \sim 0.52 \times 10^9/L$）。生化指标正常。

（三）PET/CT 影像特征

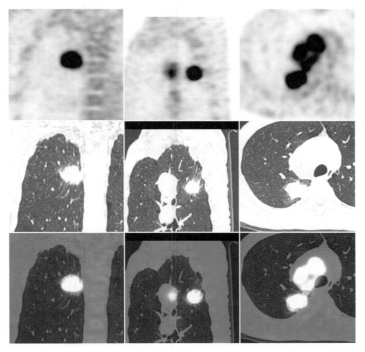

图 3-27　冠状位、矢状位、横断位示右肺上叶后段肿块，大小约为 31 mm × 27 mm × 30 mm，肿块见毛刺，右侧斜裂胸膜牵拉明显，见 FDG 异常浓聚，SUV_{max} 值约为 19.2。

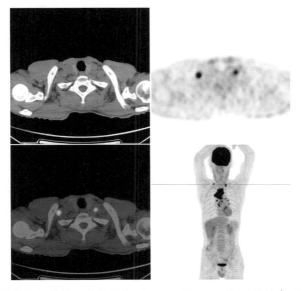

图 3-28　双侧锁骨上窝见肿大淋巴结，大者约为 15 mm × 12 mm，见 FDG 异常浓聚，SUV_{max} 值约为 10.1。

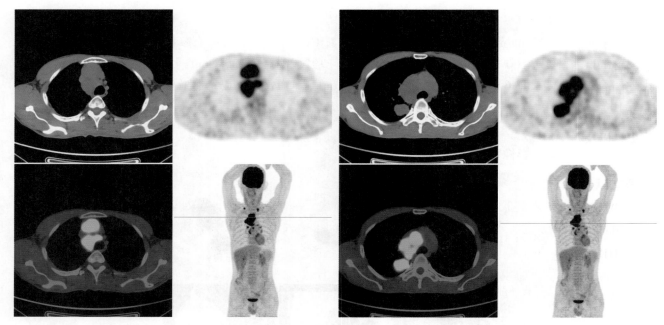

图 3-29　右肺门、纵隔多发肿大淋巴结，见 FDG 异常浓聚，SUV$_{max}$ 值约为 12.9，最大者约为 61 mm×41 mm。

（四）影像解读

患者 PET/CT 主要表现为：①右肺上叶后段高代谢实性肿块，FDG 代谢活跃，边缘可见长短毛刺、对斜裂胸膜的牵拉等典型恶性特征。②双侧锁骨上窝、右肺门、纵隔肿大淋巴结，代谢活跃。

（五）最终诊断

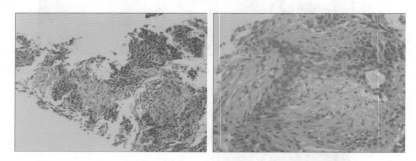

图 3-30　右肺上叶肿物：异型的鳞状上皮，首先考虑非小细胞癌，符合鳞癌。免疫组化：CK5/6（+），P40（+），P63（+），Syn（−），PD-L1（22C3）（TPS 约 80%），P53（+），Ki-67（约 60%），CK（+），TTF-1（−），PD-L1（22C3）Neg（−），C-MET（+），CD56（−）。

（六）鉴别诊断

（1）结核球：为一种干酪性病变被纤维组织所包围而成的球形病变，也可因空洞的引流致支气管阻塞，其内被干酪样物质所填充；好发于上叶尖后段与下叶背段；边缘多较光滑，少数可见浅分叶；密度较高且较均匀，部分可见环形或散在斑点状钙化；此外，病灶周围可见散在卫星病灶。

（2）错构瘤：瘤体内有斑点状或爆米花状钙化，部分具有脂肪密度；多数边缘清楚、光滑，少许可有轻度凹凸不平或不规则；为良性肿瘤，无淋巴结及远处转移。

（七）病例讨论教学要点

小细胞肺癌早期可无症状，诊断时最常表现为乏力、咳嗽、气短、疼痛、咯血等症状。本病例为老年患者，无明显临床症状，体检发现；其PET/CT呈现较为典型的原发性肺癌特征，如毛刺征及胸膜牵拉征，同时伴淋巴结肿大，代谢活跃，诊断为原发性肺癌并淋巴结转移。但仍需排查其他疾病可能，如结核球，结核球为继发性肺结核的一种表现，肺内往往存在新老结核病灶，且常有钙化，另外可询问患者病史，以及利用痰涂片、痰培养或血清结核抗体检测等方法，进一步排查。

参考文献

［1］WASON J V, NAGARAJAN A．Image processing techniques for analyzing CT scan images towards the early detection of lung cancer［J］．Bioinformation，2019，15（8）：596-599.

［2］HE Y Q, GONG H L, DENG Y F, et al．Diagnostic efficacy of PET and PET/CT for recurrent lung cancer: a meta-analysis［J］．Acta radiologica，2014，55（3）：309-317.

［3］黄立萍，张勇，徐朱烽，等．周围型肺癌肺内炎性肿块患者影像学特点及CT诊断鉴别分析［J］．中国CT和MRI杂志，2022，20（4）：58-61.

［4］方家杨，梁长宇，陶俊利，等．基于临床、影像组学和计算机视觉特征鉴别肺鳞癌和腺癌［J］．中国医学影像学杂志，2022，30（7）：691-696，702.

（广州医科大学肿瘤医院　李伟　张汝森）

▶ 病例四

（一）简要病史

现病史：男，80岁，2年前体检发现右上肺结节，无咳嗽、咳痰，无发热、寒战，无心悸、胸痛等症状。半月前复查胸部CT示：右上肺病灶较前增大，考虑肺癌可能性大，建议活检。自起病以来，患者无发热、咳嗽、咳痰、胸闷、气促，无头晕、视物模糊、黄疸、皮肤瘀斑，无四肢麻痹、乏力等症状，精神及睡眠状况良好，食欲可，大小便及体重无明显变化。

既往史：无特殊。

个人史：无特殊。

家族史：无特殊。

（二）实验室检查

血清CEA：15.60 ng/mL↑（参考值0～5.0 ng/mL）；CA125：17.20 U/mL（参考值0～35.00 U/mL），CA153：10.30 U/mL（参考值0～25.00 U/mL），NSE：12.50 ng/mL（参考值0～16.3 ng/mL），非小细胞肺癌相关抗原：3.91 ng/mL↑（参考值0～3.3 ng/mL）。血常规、生化指标基本正常。

（三）PET/CT 影像特征

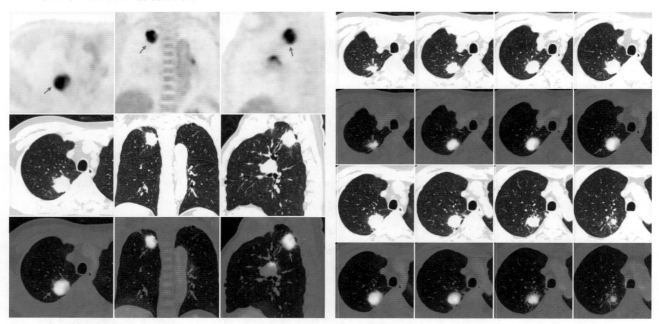

图 3-31　右肺上叶尖段见一块状放射性摄取增高灶，大小约为 30 mm×27 mm×34 mm，SUV_{max} 值约为 12.8，CT 示相应部位见一软组织密度影，边缘见分叶及毛刺，邻近胸膜牵拉。

（四）影像解读

患者 PET/CT 主要表现为：右肺上叶尖段软组织肿块，FDG 代谢明显活跃，伴边缘毛刺及分叶等恶性病变特征，符合周围型肺癌特征。

（五）最终诊断

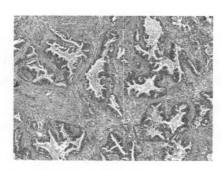

图 3-32　（右上肺）肺浸润性腺癌，复杂腺体结构（约占 40%）、微乳头状（约占 10%）、乳头状（约占 20%）、腺泡状（约占 35%）、贴壁状（约占 5%）生长；参照《WHO 胸部肿瘤分类（第 5 版）》中肺浸润性腺癌组织学分级为 3 级（低分化腺癌）。

（六）鉴别诊断

（1）结核球：为一种干酪性病变被纤维组织所包围而成的球形病变，也可因空洞的引流致支气管阻塞，其内被干酪样物质所填充；好发于上叶尖后段与下叶背段；边缘多较光滑，少数可见浅分叶；密度较高且较均匀，部分可见环形或散在斑点状钙化；此外，病灶周围可见散在卫星病灶。

（2）炎性肌纤维母细胞瘤（既往称为炎性假瘤）：多呈类圆形或不规则形病灶，多数边缘较为光整，可见磨玻璃影，局部胸膜增厚，分叶征及空洞征少见，纵隔内肿大淋巴结少见。[1]

（七）病例讨论教学要点

低分化肺腺癌属于非小细胞肺癌的一种，病灶快速生长为较大肿块，晚期预后较差。本病例为老年男性患者，以体检发现右上肺结节为主要症状；其 PET/CT 呈现较为典型的周围型肺癌特征[2]，如毛刺征、分叶征、胸膜牵拉等征象，病灶代谢活跃；再结合患者血清 CEA 水平增高，不难判断为周围型肺癌。但仍需排查其他疾病可能，如结核球，结核球为继发性肺结核的一种表现，肺内往往存在新老结核病灶，且常有钙化，可询问患者病史，以及利用痰涂片、痰培养或血清结核抗体检测等方法进一步排查。

参考文献

［1］吴春燕，何川东，陈正国，等. 肺炎性假瘤、周围型肺癌的 CT 影像学特征及其鉴别诊断［J］. 中国 CT 和 MRI 杂志，2022，20（4）：51–52，68.

［2］马大庆. 周围型肺癌的 CT 诊断［J］. 中华全科医师杂志，2011，10（1）：69–70.

（广州医科大学附属第一医院　张梓奇　王欣璐）

二　炎性肌纤维母细胞瘤（Inflammatory Myofibroblastic Tumor）

▶ **病例一**

（一）简要病史

现病史：男，5 岁，于 2 周前无明显诱因出现咳嗽，阵发性连声咳嗽为主，有痰，难咳出，无明显规律性，伴有气喘，无发绀，无发热，考虑诊断"支气管肺炎"在当地医院治疗，行胸部 X 线检查提示右肺门片状阴影，遂予"头孢曲松"静滴抗感染、止咳化痰、雾化平喘等对症支持治疗，患儿无呼吸费力，无发热，一周前复查胸部 CT 提示肺部肿瘤可能，建议转广医附一院进一步治疗，门诊医师拟"肺部肿瘤"收治入院。自起病以来，精神状态良好、胃纳良好、睡眠良好、大小便正常，体重无变化。

既往史：无特殊。

个人史：无特殊。

家族史：无特殊。

（二）实验室检查

血清 CA199：47.9 U/mL ↑（参考值 0～27 U/mL）；NSE：35.60 ng/mL ↑（参考值 0～16.3 ng/mL）；CA125：35.10 U/mL ↑（参考值 0～35 U/mL）；ESR：33 mm/h ↑（参考值 0～15 mm/h）。血常规、生化指标基本正常。

（三）PET/CT 影像特征

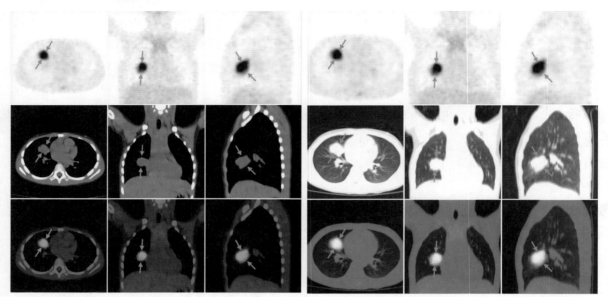

图 3-33　右中肺内侧段见一软组织密度影，可见放射性摄取明显增高，SUV_{max} 值约为 10.4，边界清晰，大小约为 22 mm × 20 mm × 25 mm，密度尚均匀，平扫 CT 值约 28HU，周围见少许条片状密度增高影，相应支气管闭塞。

（四）影像解读

患者 PET/CT 主要表现为：①肺部高代谢软组织结节，FDG 代谢活跃，病灶密度均匀，边界清晰，较光滑，靠近胸膜生长，边缘呈刀切样改变（平直征），伴远端少许阻塞性炎症；余肺野未见明显实质性占位病变或放射性异常浓聚灶。②双侧肺门及纵隔未见高代谢肿大淋巴结。③全身其余部位未见异常软组织或放射性浓聚灶。

（五）最终诊断

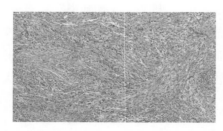

图 3-34　（右中肺叶）送检肺组织见一最大径约 25 mm 的结节，镜下见肿瘤细胞呈梭形，部分区细胞排列较疏松，可见个别瘤巨细胞，核分裂像不多见，背景可见较多浆细胞、淋巴细胞及散在嗜酸性粒细胞，组织改变结合免疫组化诊断为低度恶性的间叶源性肿瘤，符合炎性肌纤维母细胞瘤。免疫组化结果：CK（−），Vimt（＋），β–Catenin（−），SMA（＋），ALK-L（＋），Calponin（少量＋），Desmin（少量＋），TTF-1（−），CK（−），EMA（−），S-100（−），Ki-67（＋，约 5%）。

（六）鉴别诊断

（1）肺癌：肺癌的分叶、毛刺较为明显，病灶累及邻近胸膜时，对胸膜有牵拉作用，病灶内可发生坏死，^{18}F-FDG 摄取较高。

（2）结核球：肺结核好发于双肺上叶的尖后段及下叶背段，且有午后低热、夜间盗汗等典型结核中毒症状，结核球为继发性肺结核的一种表现，多表现为边缘光滑，可见卫星灶及钙化，当结核处于活动期时病灶 ^{18}F-FDG 摄取较高。

（七）病例讨论教学要点

炎性肌纤维母细胞瘤是一种间叶来源肿瘤，其发病率低，可发生于任何年龄，但以儿童和青少年相对多见[1]；可发生于全身任何组织脏器，但以肺脏相对多见。本病例为幼儿，以阵发性连声咳嗽，伴气喘为主要症状；其 PET/CT 呈现较为典型的炎性肌纤维母细胞瘤的特征[2]，如病灶表现为边界清晰的类圆形肿块，密度均匀，靠近胸膜生长，病灶边缘呈刀切样改变（平直征），FDG 摄取较高。"平直征"及"桃尖征"（肿物邻近胸膜增厚粘连，出现类似胸膜粘连的尖角状表现，与肿块结合起来酷似桃子的尖）为炎性肌纤维母细胞瘤的特征，但仍需排查其他疾病可能，如周围型肺癌，但肺癌的分叶及毛刺较为明显，而炎性肌纤维母细胞瘤边缘则较光滑。

参考文献

［1］汪凤华，梁建华，曾嘉航，等. 小儿肺部炎性肌纤维母细胞瘤的临床特征及诊治方法［J］. 中华肿瘤杂志，2017，39（4）：299–302.

［2］梅鹰，丁重阳. 肺炎性肌纤维母细胞瘤 ^{18}F–FDG PET/CT 表现及临床分析［J］. 肿瘤研究与临床，2018，30（5）：332–335.

（广州医科大学附属第一医院　方琪　王欣璐）

▶ 病例二

（一）简要病史

现病史：男，47 岁，约 2 个月前开始反复咳嗽咳痰、痰中带血，无发热、寒战，无心悸、胸痛等症状。一周前于外院查胸部 CT 示：左肺下叶后基底段胸膜下见大小为 30 mm×20 mm 的结节影，呈浅分叶状，粗短毛刺，宽基底与胸膜相连。自起病以来，患者无发热、胸闷、气促，无头晕、视物模糊、黄疸、皮肤瘀斑，无四肢麻痹、乏力等症状，精神及睡眠状况良好，食欲一般，大小便及体重无明显变化。

既往史：无特殊。

个人史：无特殊。

家族史：无特殊。

（二）实验室检查

肺肿瘤相关标记物阴性，血常规、生化指标基本正常。

（三）PET/CT 影像特征

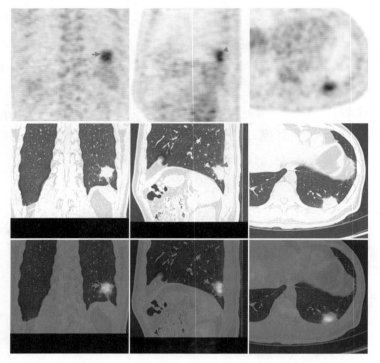

图 3-35　左肺下叶后基底段胸膜下见不规则软组织密度结节影，呈放射性浓聚，SUV_{max} 值约为 5.2，较大层面范围约为 32 mm×19 mm。病灶宽基底与胸膜相连，并邻近胸膜增厚，病灶边缘可见浅分叶征、桃尖征（箭头）、平直征（三角形）。

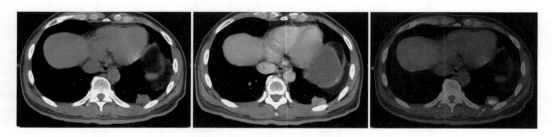

图 3-36　增强 CT 呈中度不均匀强化。

（四）影像解读

患者 PET/CT 主要表现为：①左肺下叶后基底段胸膜下不规则结节，FDG 代谢活跃。②病灶宽基底与胸膜相连，并邻近胸膜增厚，病灶边缘可见浅分叶征、桃尖征、平直征等肺炎性假瘤特异性征象。

（五）最终诊断

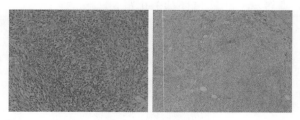

图 3-37　（左下肺肿物）肺组织中见多量淋巴细胞、浆细胞、中性白细胞、组织细胞及少量嗜酸性白细胞浸润，支气管上皮、肺泡上皮增生，肺泡腔内见组织细胞聚集，间质纤维组织增生，局部纤维组织瘤样增生，局灶黏液变性，血管增生，血管壁增厚、玻璃样变，局灶出血、坏死，病变符合炎性假瘤。免疫组化：EMA 上皮（+），CD68（+++），SMA（+），ALK（-），Ki-67（+，3%）。

（六）鉴别诊断

（1）结核球：为一种干酪性病变被纤维组织所包围而成的球形病变，也可因空洞的引流致支气管阻塞，其内被干酪样物质所填充；好发于上叶尖后段及下叶背段；边缘多较光滑，少数可见浅分叶；密度较高且较均匀，增强常呈轻度或不强化，部分可见环形或散在斑点状钙化，多有胸膜增厚，常伴胸腔积液；此外，病灶周围可见散在卫星病灶。炎性假瘤钙化、卫星病灶少见，增强多呈中度以上强化，与结核球不同。

（2）周围型肺癌：多呈深分叶状，可见胸膜凹陷，且多为局限性，边缘多为细短毛刺，增强 CT 扫描强化呈快进快出，可有淋巴结及远处转移。而肺炎性假瘤呈浅分叶、粗短毛刺多见，当临近胸膜增厚时胸膜外脂肪间隙不受侵犯，这对本病的诊断有一定帮助；增强程度较周围型肺癌显著，峰值提前。

（七）病例讨论教学要点

肺炎性假瘤是一类肺部良性病变，肺实质内各类非特异性慢性炎性病变迁延而形成瘤样病变，属于一种炎性肌纤维母细胞瘤，主要是由肺内慢性炎症产生的肉芽肿被机化及纤维结缔组织增生而形成，并不是真正意义上的肿瘤。虽然该病属于良性病变，但仍然有向肉瘤转变的可能。

本病例为中年患者，以反复咳嗽咳痰、痰中带血为主要症状；其 PET/CT 表现为不规则软组织密度结节影，FDG 代谢活跃，宽基底与胸膜相连，CT 上可见浅分叶征、桃尖征、平直征等肺炎性假瘤特异性征象，增强可见中度强化。

但仍需排查其他疾病可能，如结核球、周围型肺癌。结核球为继发性肺结核的一种表现，肺内往往存在新老结核病灶，且常有钙化；可询问患者病史，以及利用痰涂片、痰培养或血清结核抗体检测等方法进一步排查。周围型肺癌常伴有同侧肺门、纵隔淋巴结转移，另外可询问患者吸烟史，以及进一步检查血清肿瘤相关指标。

参考文献

［1］AGRONS G A，ROSADO-DE-CHRISTENSON M L，KIREJCZYK W M，et al. Pulmonary inflammatory pseudotumor：radiologic features［J］. Radiology，1998，206（2）：511-518.

［2］KIM J H，CHO J H，PARK M K，et al. Pulmonary inflammatory pseudotumor-a report of 28 cases［J］. Korean J Intern Med，2002，17（4）：252-258.

［3］LIAO X Y，BOJANOWSKI C M，YEN A，et al. Inflammatory pseudotumor mimicking chronic pulmonary embolism or pulmonary artery sarcoma：report of five cases［J］. Pulm Circ，2021，12（1）：e12004.

［4］龚欢，郭瑞，彭睿，等. 肺部炎性假瘤影像学诊断与鉴别诊断［J］. 兵团医学，2020，18（2）：20-21.

（广州医科大学附属肿瘤医院　张林启　江淑琴　张汝森）

三　肺错构瘤（Pulmonary Hamartoma）

（一）简要病史

现病史：男，79 岁，体检发现右肺结节 1 月余，未予治疗。自起病以来，患者无发热、咳嗽、咳痰、胸闷、气促，无头晕、视物模糊、黄疸、皮肤瘀斑，无四肢麻痹、乏力等症状，精神及睡眠状况良好，食欲一般，大小便及体重无明显变化。

既往史：5 年前行冠脉支架置入术。余无特殊。

个人史：无特殊。

家族史：无特殊。

（二）实验室检查

血常规：白细胞计数：$13.26 \times 10^9/L$ ↑（参考值 $4.0 \times 10^9 \sim 10.0 \times 10^9/L$），肺肿瘤三项（CEA、CA125、CA153）阴性，生化指标正常。

（三）其他影像学检查

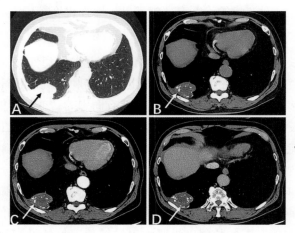

图 3-38　胸部 CT 平扫（A、B）及增强（C、D）：右肺下叶后基底段浅分叶不均匀密度肿块，大小约为 56 mm × 49 mm × 48 mm，边界清晰，内见多发点状、结节状高密度影及小片状低密度影，宽基底与邻近胸膜相连，增强扫描未见明显强化。

（四）PET/CT 影像特征

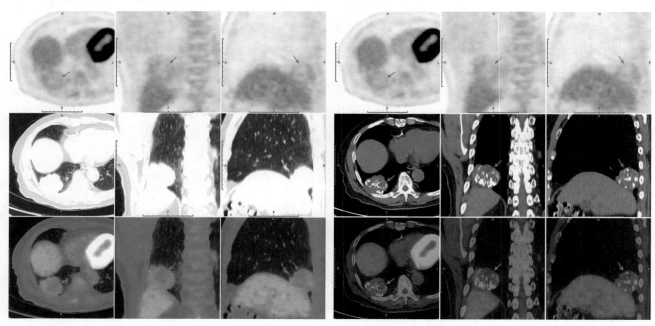

图 3-39　右肺下叶后基底段浅分叶不均匀密度肿块，大小约为 56 mm × 49 mm × 48 mm，边界清晰，内见多发点状、结节状高密度影及小片状低密度影，宽基底与邻近胸膜相连，呈轻度放射性浓聚，SUV_{max} 值约为 3.2。

（五）影像解读

患者 PET/CT 主要表现为：①肺部不均匀密度肿块，内可见多发斑点状及"爆米花样"钙化，边界清晰。②CT 增强表现为无明显强化。③该病灶 FDG 代谢轻度活跃。综合表现更倾向于良性病变（错构瘤）。

（六）最终诊断

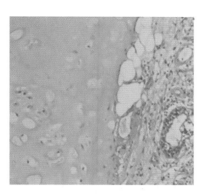

图 3-40 （右下肺肿物）肺错构瘤。

（七）鉴别诊断

（1）肺硬化性肺泡细胞瘤：胸膜下、肺实质内孤立性结节或肿块，边缘光整，密度均匀，偶见钙化，CT 增强呈明显均匀或不均匀强化。

（2）周围型肺癌：多见短细毛刺、分叶征、近肺门侧血管连接征及细支气管征，多无钙化，较大肿块可有偏心空洞，增强扫描多有强化，FDG 代谢不同程度增高。

（3）结核球：为一种干酪性病变被纤维组织所包围而成的球形病变，也可因空洞的引流致支气管阻塞，其内被干酪样物质所填充；好发于上叶尖后段与下叶背段；边缘多较光滑，少数可见浅分叶；密度较高且较均匀，部分可见环形或散在斑点状钙化；此外，病灶周围可见散在卫星病灶。

（八）病例讨论教学要点

肺错构瘤是肺部最常见的良性肿瘤之一，是正常肺组织因发育异常导致肺正常组织的不正常组合所构成的瘤样畸形。肺错构瘤好发年龄为 30～60 岁，男性稍多于女性，多发生在胸膜下肺表浅部位，呈球形、椭圆形，有完整的包膜，质硬，易与周围肺组织分开。肺错构瘤生长缓慢且多位于肺的外周，一般无症状，多在胸部 X 线检查时发现。本病例为老年患者，体检发现右肺肿块，临床无明显症状，实验室检查提示肺肿瘤指标均为阴性；其 PET/CT 呈现较为典型的肺错构瘤征象[1]，如"爆米花样"钙化，增强扫描强化不明显，FDG 代谢轻度活跃，这对于错构瘤的诊断较为明确。但仍需排查其他疾病可能，如结核球，结核球亦常见有钙化，但其为继发性肺结核的一种表现，肺内往往存在新老结核病灶；可询问患者病史，以及利用痰涂片、痰培养或血清结核抗体检测等方法进一步排查。

参考文献

[1]刘瑛，吴宁，郑荣，等. 肺错构瘤的正电子发射计算机体层摄影 –CT 表现 [J]. 中华放射学杂志，2013，47（6）：513-516.

（广州医科大学附属第一医院 吕杰 王欣璐）

四 肺转移瘤（Lung Metastases）

▶ 病例一

（一）简要病史

现病史：男，56 岁，2014 年在当地医院确诊直肠癌，行"直肠癌根治术＋腹腔热灌注治疗"，后化疗 4 个疗程，2 周前复查发现右肺上叶结节，门诊以"直肠癌综合治疗后"收治入院。患者自起病以来，精神及睡眠状况良好，食欲一般，大小便及体重无明显变化。

既往史：既往高血压病史，具体不详，自服降压药控制。余无特殊。

个人史：无特殊。

家族史：无特殊。

（二）实验室检查

肿瘤标志物（CEA、CA199、CA724、CA242、SCC、CYFRA21-1、NSE）阴性，血常规、生化指标基本正常。

（三）其他影像学检查

胸部 X 线：右上肺可疑结节，建议进一步检查。

（四）PET/CT 影像特征

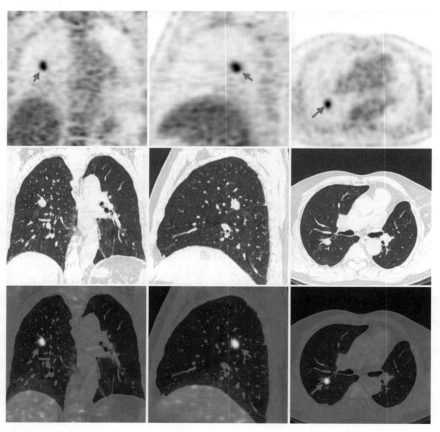

图 3-41　右肺上叶见一密度增高结节影，呈分叶状，大小为 10 mm×9 mm，边界清晰，见 FDG 异常浓聚，SUV_{max} 值约为 7.0。

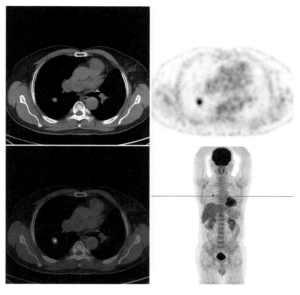

图 3-42 右肺上叶见一软组织密度结节影，大小为 10 mm×9 mm，内见斑片状钙化，边界清晰，见 FDG 异常浓聚，SUV$_{max}$ 值约为 7.0。

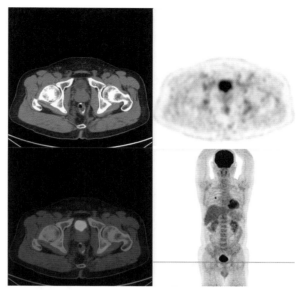

图 3-43 直肠术区吻合口见致密缝线影，吻合口管壁未见明显增厚，未见 FDG 异常浓聚。

（五）影像解读

患者 PET/CT 主要表现为：①右肺上叶一分叶状结节，内可见斑片状钙化，FDG 代谢活跃。②直肠癌术后改变，吻合口管壁未见增厚及异常代谢。综合以上影像特征，该患者考虑为直肠癌术后右肺上叶转移瘤。

（六）最终诊断

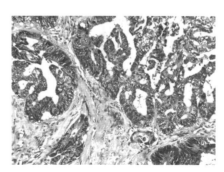

图 3-44 （右上肺）肺泡组织间可见腺癌浸润，结合临床及免疫组化结果，考虑转移性肠腺癌。免疫组化结果：CA20（+），SATB2（+），Villin（+），CDX-2（+），Ki-67（+，约 40%）。

（七）鉴别诊断

（1）肺癌：常见分叶、毛刺、胸膜牵拉征等征象；少见钙化。

（2）结核球：好发于上叶尖后段与下叶背段；病灶周围可见散在卫星病灶。

（3）错构瘤：瘤体内有斑点状或爆米花状钙化，部分具有脂肪密度；为良性肿瘤，FDG 代谢不高或轻度增高。

（八）病例讨论教学要点

肺转移瘤是指原发于其他部位的恶性肿瘤经血液或淋巴液转移到肺脏组织，多来自乳腺、骨骼、消化道和泌尿生殖系统。肺转移瘤多为两肺多发性实性结节病灶，大小不一，密度均匀。本病例为老年患者，既往直肠癌术后化疗后；其 PET/CT 呈现较为典型的肠癌肺转移瘤特征[1]，肺转移灶边缘出现分叶征常见于腺癌；肺转移瘤出现钙化常见于消化系统腺癌；再结合患者既往直肠癌病史，不难判断为肺转移瘤。但仍需排查其他疾病可能，如肺癌和结核球，肺癌边缘常见分叶且钙化少见；结核球为继发性肺结核的一种表现，肺内往往存在新老结核病灶。

参考文献

［1］马大庆．周围型肺癌的 CT 诊断［J］．中华全科医师杂志，2011，10（1）：69–70.

（广州医科大学肿瘤医院　江淑琴　张汝森）

▶ 病例二

（一）简要病史

现病史：女，63 岁，胸闷干咳 4 个月余，未行治疗，为查明原因，2022 年 5 月在外院行胸部 CT 平扫示双肺多发大小为 5～10 mm 的结节。自起病以来，无咳嗽咳痰，无胸闷气短。今为进一步进行肺结节查因收治入院，患者精神、睡眠可，体重无明显减轻。

既往史：2021 年 12 月 28 日行直肠癌手术，术后病理 T2N0M0，直肠癌 I 期。2022 年 4 月行造瘘回纳术，术后恢复情况好，大便正常。高血压病史 10 年，规律服药，血压控制良好。

个人史：无特殊。

家族史：无特殊。

（二）实验室检查

肺肿瘤三项：癌胚抗原 12.10 ng/mL ↑（参考值 0～5.0 ng/mL），CA125、CA153 正常，血常规、生化指标正常。

（三）PET/CT 影像特征

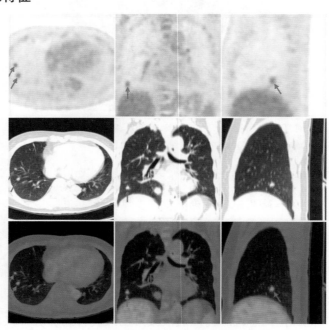

图 3-45　双肺散在多发类圆形实性结节影，最大者位于右肺下叶，大小约为 9 mm×10 mm，边缘尚清，密度均匀，放射性摄取增高，SUV_{max} 值约为 7.1。

（四）影像解读

患者 PET/CT 主要表现为：双肺散在多发类圆形实性结节，边界尚清，密度均匀，FDG 代谢增高。直肠癌术区未见肿瘤复发征象。

（五）最终诊断

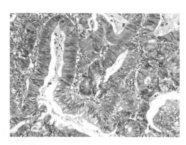

图 3-46 （右肺下叶结节）送检肺组织中见一最大径约 6 mm 的结节，镜下为浸润性腺癌，结合病史及免疫组化结果，符合肠腺癌肺转移。

（六）鉴别诊断

（1）结核球：好发于上叶尖后段与下叶背段；边缘多较光滑，少数可见浅分叶；密度较高且较均匀，部分可见环形或散在斑点状钙化；此外，病灶周围可见散在卫星病灶，结核处于活动期时，可见 FDG 代谢增高。

（2）错构瘤：瘤体内有斑点状或爆米花状钙化，部分具有脂肪密度；多数边缘清晰、光滑，少许可有轻度凹凸不平或不规则；良性肿瘤，无淋巴结及远处转移。

（七）病例讨论教学要点

本病例为老年女性，以胸闷、干咳为主要症状；其 PET/CT 呈现较为典型的肺转移瘤征象[1]，如双肺多发结节，边缘清楚的呈类圆形或轻度分叶的软组织肿块；再结合患者的临床病史及 CEA 升高，不难判断为直肠癌肺转移瘤。但仍需排查其他疾病可能，如结核球，结核球为继发性肺结核的一种表现，肺内往往存在新老结核病灶，且常见有钙化；可询问患者病史，以及利用痰涂片、痰培养或血清结核抗体检测等方法进一步排查。

参考文献

［1］吴怡玫，李鸳，李洁，等. 肺转移瘤 CT 表现［J］. 岭南急诊医学杂志，2022，27（2）：152-156.

（广州医科大学附属第一医院　徐思然　王欣璐）

五　肺淋巴瘤（Pulmonary Lymphoma）

（一）简要病史

现病史：男，77 岁，2 个月前无明显诱因出现咳嗽，咯白痰，伴右侧季肋区刺痛，呈阵发性，每次持续 2～3 天，无发烧及其他不适，外院 CT 示右肺中叶实变，内见充气支气管影，其余双肺未见明确异常密度阴影。自起病以来，患者无发热、胸闷、气促，无头晕、视物模糊、黄疸、皮肤瘀斑，无四肢麻痹、乏力等症状，精神及睡眠状况良好，食欲一般，大小便及体重无明显变化。

入院查体：慢性病容，全身浅表淋巴结无肿大，胸骨无压痛，未触及肝脾。

既往史：皮肤瘙痒多年，于当地医院治疗，具体描述不清；外院心脏超声提示"粘液瘤"病史，余无特殊。

家族史：无特殊。

（二）实验室检查

免疫功能 7 项示 IgM：6.07 g/L ↑（参考值 0.4～2.3 g/L），其余各项免疫功能指标大致正常，ANA 阴性，ds–DNA 抗体阴性，β–MG：2922 ug/L ↑（参考值 1010～1730 ug/L）；BCA、超敏 C 反应蛋白及降钙素原均正常，AFP、CA125、CA242、CEA、NSE、T–PSA、F–PSA 均为阴性。

（三）PET/CT 影像特征

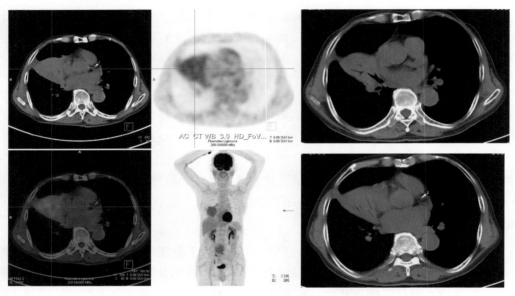

图 3–47　右肺病变影像特征：右肺中叶大片实变影、边缘光整，较大层面范围约为 73 mm×54 mm，其内可见支气管充气征，局部胸膜增厚；PET 示右肺病灶团状异常放射性分布浓聚，SUV$_{max}$ 值约为 4.3。

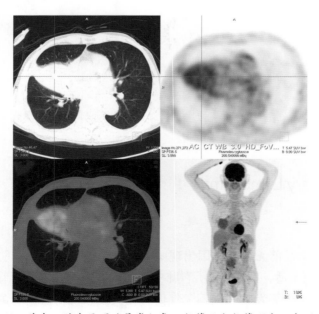

图 3–48　其余双肺未见明确异常征象，气管及支气管形态、走形正常。

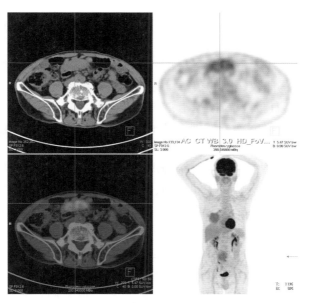

图 3-49 中下腹部肠系膜间隙另见一团状放射性分布浓聚影,SUV$_{max}$ 值约为 4.5;CT 扫描定位于中下腹腔肠系膜间隙(约 L4-S1 水平)可见多发团块状软组织密度影,呈融合状,较大者范围约为 60 mm × 30 mm。

(四)影像解读

患者 PET/CT 主要表现为:①右肺中叶大片实变影、边缘光整,较大层面范围约为 73 mm × 54 mm,其内可见支气管充气征,局部胸膜增厚,FDG 可见弥漫性代谢活跃,SUV$_{max}$ 值约为 4.3,其余双肺野未见明确异常密度灶及异常放射性分布浓聚。②中下腹腔肠系膜间隙(约 L4-S1 水平)可见多发团块状软组织密度影,呈融合状,较大者范围约为 60 mm × 30 mm,FDG 代谢活跃,SUV$_{max}$ 值约为 4.5。综合以上影像特征,肺内病灶及肠系膜间隙病灶综合考虑为淋巴瘤病变。

(五)最终诊断

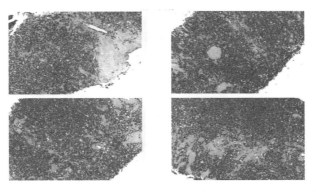

图 3-50 (右肺)镜下纤维组织内见淋巴样细胞片状增生,细胞体积小,核略不规则,散在少量中心母样细胞,结合免疫组化,符合 B 细胞来源淋巴瘤,考虑为黏膜相关淋巴组织结外边缘区 B 细胞淋巴瘤(MALT 淋巴瘤)。免疫组化:CK(上皮 +);CD3、CD5、CD43(小淋巴细胞 +);CD20(弱 +);CD79a(+);BCL-2(+,95%);CD23(-);CD10(-);Bcl-6(-);CyclinD1(-);Kappa(+)略大于 Lambda(+);Ki-67(+,约 10%)。

(六)鉴别诊断

肺炎性实变/大、小叶性肺炎:肺炎性实变或大、小叶性肺炎通常有明显诱因,急性起病,临床症状明显,起病后白细胞、超敏 C 反应蛋白及降钙素原通常有不同程度升高,如治疗不及时进展迅速,通常无伴支气管扩张,有效抗炎治疗吸收通常较快。

（七）病例讨论教学要点

肺淋巴瘤主要侵犯肺间质和支气管黏膜下组织，表现为肺实质或支气管的淋巴组织异常增生，多为惰性，B 细胞型占 80%～90%，病变呈浸润性发展，可侵犯支气管壁，但更倾向于侵犯管壁外的肺间质，因而支气管管腔通常仍保持通畅或仅轻度的狭窄。支气管黏膜下淋巴瘤侵犯可形成管腔内的结节状凸起，或环绕支气管壁生长造成局限或广泛的支气管管腔变窄甚至管腔完全阻塞，并发肺的实变和不张。侵犯肺泡间隔时，先使肺间隔增厚，随着病变发展，肺泡腔逐渐变小以致完全闭塞。侵犯胸膜时表现为胸膜的增厚、斑块或结节，并趋向分散而非聚集。

肺淋巴瘤影像学表现与肺炎、原发性肺癌或肺转移瘤相似，确诊依赖于病理。CT 表现主要分为 5 型：①结节、肿块型，②肺炎、肺泡型，③间质型，④粟粒型，⑤混合型。其中肺炎、肺泡型，表现为沿肺段或肺叶分布的斑片状渗出、实变，病变内可见典型支气管充气征，类似大叶性肺炎表现，病灶内密度较低，实变阴影内偶可见空洞，抗炎治疗无效，血管不丰富，增强呈轻—中度强化，少部分可明显强化，支气管充气征是肺淋巴瘤的特征性影像表现。

本例肺淋巴瘤为典型肺炎、肺泡型，表现为沿肺段或肺叶分布的实变，病变内可见典型支气管充气征，类似大叶性肺炎表现，易被误诊为肺炎症实变，病灶内密度较低，支气管充气征是该型肺淋巴瘤的特征性影像表现。本例患者还合并肠系膜间隙增大淋巴结并 FDG 高代谢，代谢活性与右肺病灶近似，且腹盆腔其余脏器均未见明确占位病变，根据一元论观点，应考虑为淋巴瘤病变。肺淋巴瘤影像表现多样，无特异性，误诊率高。常需和肺内其他常见或少见疾病鉴别，如大、小叶性肺炎 / 肺结核、韦格纳肉芽肿、肺炎型细支气管肺泡癌、结节病、肺转移瘤、真菌感染、特发性间质性肺炎等，最终大多需要经过病理学检查才可明确。

参考文献

［1］雷强，李新春，万齐，等. 肺黏膜相关淋巴组织淋巴瘤的 CT、PET/CT 表现及预后随访［J］. 中国临床医学影像杂志，2018，29（9）：620-623，639.

［2］陈淮，曾庆思，伍筱梅，等. 肺黏膜相关淋巴组织淋巴瘤的 CT 及 PET/CT 表现［J］. 临床放射学杂志，2015，34（4）：548-551.

［3］韦艳静，邓东，谭小妹. 肺淋巴瘤多层螺旋 CT 表现与病理对照观察［J］. 实用放射学杂志，2018，34（12）：1860-1862.

（佛山市第一人民医院　王颖　冯彦林）

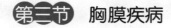

第三节　胸膜疾病

一　恶性胸膜间皮瘤（Malignant Pleural Mesothelioma）

▶ **病例一**

（一）简要病史

现病史：女，72 岁，约 4 个月前无明显诱因出现胸痛，以右侧胸痛为主，无他处放射，伴气促，无咳嗽、咳痰，无发热、盗汗，无腹泻腹痛，至外院就诊，住院期间行胸部 CT 示右肺局限性包裹性液气胸，右肺下叶局部不张。外院给予胸腔置管引流放液，积液呈淡红色，胸腔积液引流后复查胸部 CT 示液气胸较前明显吸收，予拔除引流管出院。患者 1 个月前因胸痛症状再次加重，遂再次住院就诊。自患病以来，患者饮食睡眠欠佳，体重无明显变化。

既往史：既往患有胃溃疡，慢性胃炎病史。

个人史：无特殊。

家族史：无特殊。

（二）实验室检查

肿瘤指标：神经元特异性烯醇化酶：20.07 ng/mL ↑（参考值 0～16.30 ng/mL），癌胚抗原：1.76 ng/mL（参考值 0～5.00 ng/mL），鳞状上皮细胞癌抗原：1.1U/mL（参考值 0～1.50 U/mL）。血常规、生化指标基本正常。

（三）PET/CT 影像特征

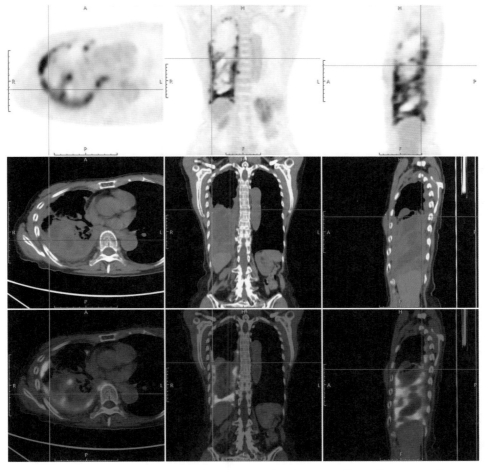

图 3-51　右侧胸膜（包括叶间裂胸膜）广泛弥漫增厚，可见弥漫多发条状、结节状放射性明显浓聚，SUV$_{max}$ 值约为 10.5。

（四）影像解读

患者 PET/CT 主要表现为：右侧胸膜（包括叶间裂胸膜）广泛弥漫增厚，FDG 代谢明显活跃，呈弥漫多发条状、结节状放射性明显浓聚。综合以上影像特征，结合病理，该患者考虑为恶性胸膜间皮瘤。

（五）最终诊断

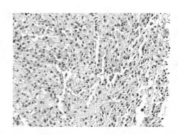

图 3-52 （胸膜穿刺组织）组织改变为恶性间皮瘤，上皮样型，形态结合临床及免疫组化结果，符合恶性间皮瘤，CK 7、MC 及 WT1（+），Calretinin（部分细胞+），Desmin（-），P63（个别细胞+），Ki-67（约 50%）。

（六）鉴别诊断

（1）胸膜转移瘤：常伴原发性恶性肿瘤病史；可表现为胸膜孤立性或多发性肿块，胸膜不规则增厚，增强扫描肿块强化，常合并胸腔积液水且胸腔积液水增长较快；常合并肋骨破坏、肺内转移灶。

（2）结核性胸膜炎：以胸膜增厚、粘连为主要表现，胸膜增厚与粘连常同时存在。胸膜增厚表现为沿胸壁分布的带状软组织影，厚薄均匀，常呈局限性增厚。

（七）病例讨论教学要点

弥漫性恶性胸膜间皮瘤（也称恶性间皮瘤）是指原发于胸膜、侵袭性高的恶性肿瘤。男性患者多于女性患者（男女比例 1∶2），大多数患者在 40～70 岁之间。恶性胸膜间皮瘤是胸膜原发肿瘤中最多见的类型，肿瘤结节可向四方伸延连续成片，累及膈肌、肋间肌、纵隔结构、心包及对侧胸膜。本病例为老年患者，以胸痛、气促为主要症状；其 PET/CT 呈现较为典型的恶性胸膜间皮瘤特征[1]，胸膜广泛弥漫增厚，放射性明显浓聚，患者肿瘤指标基本为阴性，不难判断为恶性胸膜间皮瘤。但仍需排查其他疾病可能，如胸膜转移瘤，恶性胸膜间皮瘤和胸膜转移瘤均可表现为胸膜孤立性或多发性肿块，胸膜不规则增厚，但胸膜转移瘤常伴有其他原发恶性肿瘤病史，前者单侧多见，患侧胸廓体积缩小伴纵隔固定，呈"冰冻"征，较少出现肺内转移及肋骨破坏。[2]另外可通过询问患者病史，以及检查胸腔积液生化等，以进一步排查。

参考文献

［1］谢晓洁.恶性胸膜间皮瘤临床、病理及影像学诊断［D］.昆明：昆明医科大学，2013.

［2］张晓莹，黄平，孙震，等.¹⁸F-FDG PET/CT 在恶性胸膜间皮瘤与胸膜转移性腺癌鉴别诊断中的价值［J］.肿瘤影像学，2017，26（6）：409-414.

（广州医科大学附属第一医院　何泳杰　王欣璐）

▶ 病例二

（一）简要病史

现病史：女，47 岁，因胸闷伴活动后气促 10 日入院，无发热、盗汗，无咳嗽、咳痰等症状。外院行胸部 CT 示右侧胸腔大量积液，右前胸壁见软组织占位。外院行胸腔积液引流术后引流大量淡黄色胸腔积液。现为进一步诊治而收治入院。

既往史：无特殊。

个人史：无特殊。

家族史：无特殊。

（二）实验室检查

血常规、生化、炎症指标未见明显异常。血清肿瘤标记物 CEA 、SCC、CYFRA21-1 未见异常，胸腔积液 ADA 未见增高。PPD 试验阴性。

（三）PET/CT 影像特征

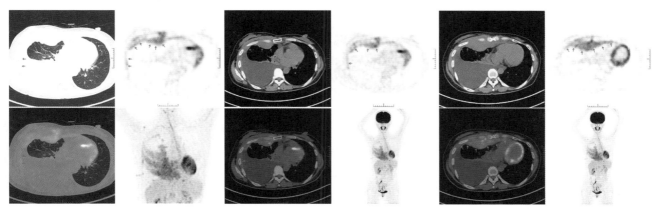

图 3-53　右侧前胸膜见大块状异常浓聚影，范围约为 12.5 cm×3.8 cm×17.5 cm，放射性摄取增高，SUV_{max} 值约为 7.6，SUV_{avg} 值约为 3.9，该病灶侵犯相邻前胸壁（病灶主要沿肋间肌肉浸润，也侵及相邻肋骨），同时向胸骨后生长，向左侧和向下延伸并侵及相邻心包与膈肌。右侧胸腔见大量液体密度影，纵隔受压向左偏移。

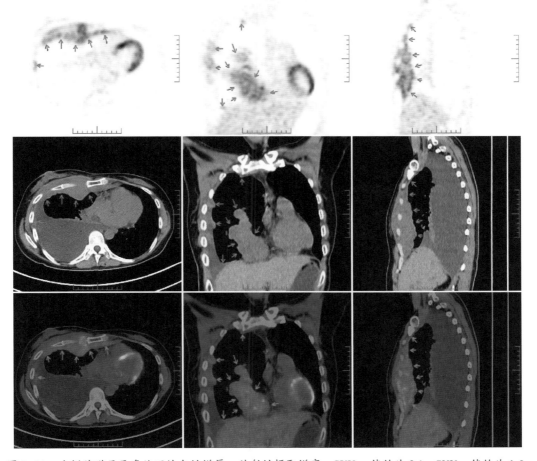

图 3-54　右侧胸膜另见多处不均匀性增厚，放射性摄取增高，SUV_{max} 值约为 2.1，SUV_{avg} 值约为 1.6。

（四）影像解读

患者 PET/CT 主要表现为：①右侧前胸膜见大块状占位伴糖代谢增高，该病变侵犯相邻前胸壁（病灶主要沿肋间肌肉浸润，也侵及相邻肋骨），同时向胸骨后生长，向左侧和向下延伸并侵及相邻心包与膈肌。②右侧胸膜另见多处不均匀性增厚，伴糖代谢增高。③右侧胸腔大量积液。

（五）最终诊断

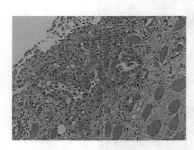

图 3-55　（右胸壁占位穿刺）（右胸壁肿物）符合恶性间皮瘤，浸润肌肉组织。

（六）鉴别诊断

（1）胸膜转移瘤：影像表现与胸膜间皮瘤相似，胸膜广泛不规则或结节状增厚，常伴胸腔积液且积液增长快，但较少见患侧胸腔容积缩小及纵隔固定征象，增强后胸膜转移瘤多明显强化，^{18}F-FDG 代谢常明显增高。一般胸膜转移瘤有原发灶，再结合临床及肿瘤标记物升高等可资鉴别。

（2）化脓性胸膜炎：出现大量化脓性渗出的胸腔积液，有长期感染病史，可出现"胸膜分裂征"，即胸腔积液邻近脏壁层胸膜增厚，胸膜外组织出现炎性水肿，临近肺组织受压致密度增高并明显强化，^{18}F-FDG 代谢也常明显增高。化脓性胸膜炎的胸膜增厚一般相对较均匀，厚度小于间皮瘤所致胸膜增厚。此类患者常有发热、外周血白细胞计数明显增高、降钙素原明显增高等，抽取胸腔积液后经化验检查常可确诊。

（七）病例讨论教学要点

弥漫性恶性胸膜间皮瘤（也称恶性间皮瘤）是指原发于胸膜、侵袭性高的恶性肿瘤。病灶通常局部侵袭胸膜腔及周围结构，临床表现与侵袭行为有关，典型临床表现包括胸痛、呼吸困难、咳嗽、体重减轻、疲乏，偶伴发热和夜间盗汗等。本病例为中年女性患者，以胸闷伴活动后气促为主要症状；右侧前胸膜见高代谢肿块，并侵犯相邻前胸壁、心包和膈肌，右侧胸膜另见多处不均匀性增厚，伴糖代谢增高，右侧胸腔大量积液，结合患者病史及影像学检查，需考虑为胸膜间皮瘤。但仍需排查其他疾病的可能，如肺癌伴胸膜转移。胸膜间皮瘤与肺癌伴胸膜转移的重要鉴别点包括：胸膜间皮瘤的发病率非常低，我国的发病率小于百万分之一，但肺癌伴胸膜转移发病率相对较高；胸膜间皮瘤患者可有石棉接触史；胸膜间皮瘤的肿瘤标记物很少增高；肺癌伴胸膜转移常常能找到肺内原发灶；胸膜间皮瘤可侵犯周围胸壁组织；胸膜间皮瘤少见血行转移（包括肺内转移）；叶间胸膜上见分布密集的小结节，这种征象多见于肺癌伴胸膜转移，但少见于胸膜间皮瘤；肺腺癌的转移，很少伴有叶间胸膜的单发大结节、大肿块样的转移；胸膜的环周增厚在胸膜间皮瘤中更为常见；心包受累高度提示胸膜间皮瘤；胸膜钙化和胸膜斑更多见于胸膜间皮瘤；胸膜间皮瘤常引起患侧肺容积的缩小。但当部分病例较难鉴别时，需结合病理检查。

（南方医科大学南方医院　谢飞　吴湖炳）

二 胸膜转移瘤 (Pleural Metastatic Tumor)

▶ 病例一

(一) 简要病史

现病史：男，60 岁，1 个月前无明确诱因出现咳嗽、咳痰，咳嗽非刺激性，咳少许白色黏痰，易咳出，晨起时明显，起初未予重视。4 天前出现气促，活动后明显，无畏寒发热、无咯血盗汗、无恶心呕吐、无腹痛腹胀、无四肢关节疼痛等不适，为进一步治疗收治入院。本次发病以来，患者精神、胃纳、睡眠尚可，大小便正常，近期体重未监测。

既往史：无特殊。

个人史：吸烟 30 年，10 支 / 日。

家族史：无特殊。

(二) 实验室检查

神经元特异性烯醇化酶：21.00 ng/mL ↑（参考值 0～16.3 ng/mL），非小细胞肺癌相关抗原：12.70 ng/mL ↑（参考值 0～3.3 ng/mL），癌胚抗原：1.59 ng/mL（参考值 0～5.0 ng/mL），血常规、生化指标基本正常。

(三) PET/CT 影像特征

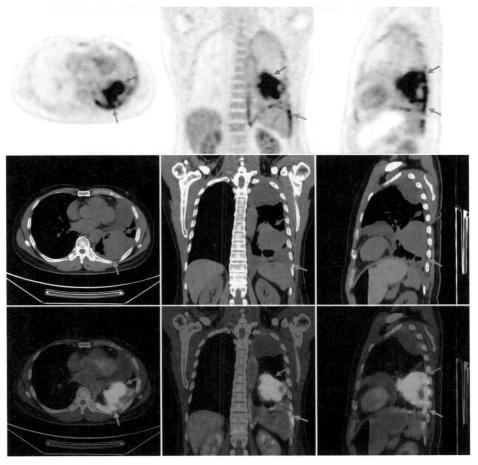

图 3-56　左下肺见一高代谢软组织肿块，大小约为 5.8 cm×7.0 cm×7.8 cm，SUV_{max} 值约为 16.5（红色箭头示）。左侧胸膜不均匀增厚，放射性摄取增高，SUV_{max} 值约为 4.8（绿色箭头示）。

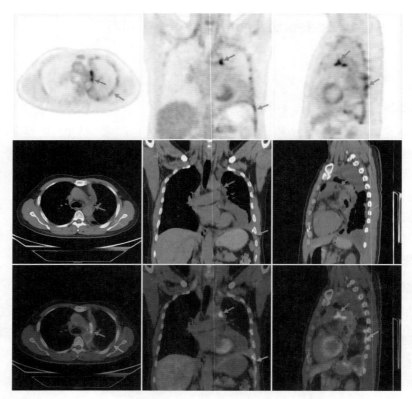

图 3-57 纵隔见多发高代谢增大淋巴结，大者短径约为 1.1cm，SUV_{max} 值约为 11.3（红色箭头示）；左上胸膜不均匀增厚，放射性摄取轻度增高，SUV_{max} 值约为 3.5（绿色箭头示）。

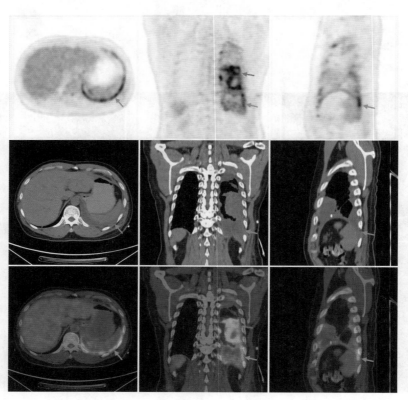

图 3-58 左下肺见一高代谢软组织肿块，大小约为 5.8cm×7.0cm×7.8cm，SUV_{max} 值约为 16.5（红色箭头示）；左侧胸膜不均匀增厚，代谢活跃（绿色箭头示）；左侧胸腔少量积液。

（四）影像解读

患者 PET/CT 主要表现为：①左下肺高代谢软组织肿块且与左侧肺门淋巴结分界欠清。②左侧肺门及纵隔多发高代谢增大淋巴结。③左侧胸膜不均匀增厚并见多发结节影，代谢活跃，左侧胸腔少量积液。综合以上特征，该患者考虑为左下肺原发性肺癌并淋巴结、左侧胸膜转移。

（五）最终诊断

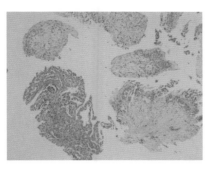

图 3-59 （左侧胸膜）肺腺癌。免疫组化结果：CK（＋），P40（－），P63（－），NapsinA（＋），TTF1（＋），CK7（＋），CK5/6（－）。

（六）鉴别诊断

（1）胸膜间皮瘤：①石棉接触史，普遍认为石棉是间皮瘤最常见的相关因素。②胸膜增厚为本病的基本特征，良性胸膜间皮瘤为局限性胸膜增厚；恶性胸膜间皮瘤大多为弥散性胸膜增厚。③大多合并胸腔积液。④"冰冻"征，即患侧胸腔容积缩小及纵隔固定征象，肋间隙不因大量胸腔积液增宽，反而变窄，患侧胸腔缩小，常见于弥漫性胸膜增厚者。⑤增厚的胸膜一般有明显强化，形成较大肿块时可出现囊变、坏死，增强扫描则呈不均匀强化。

（2）孤立性纤维瘤：① CT 平扫密度表现具有多样性，大小、体积差异较大，通常表现为胸腔内孤立性肿物，呈等或者混杂密度；②增强扫描：体积较小的肿瘤一般可呈轻、中度或者明显强化，而体积较大的肿瘤可出现特征性"地图样"强化。

（3）神经鞘瘤：①常位于脊杜旁，沿肋间隙生长。②良性神经鞘瘤界限较清楚，圆形或卵圆形，边缘光滑锐利，与周围结构分界清晰；恶性神经鞘瘤一般体积较大，轮廓不规则，与周围结构之间脂肪间隙消失，并可破坏邻近骨质。③肿瘤生长于椎管内外，呈"哑铃"形。

（七）病例讨论教学要点

胸膜转移瘤是指非原发于胸膜的恶性肿瘤引起胸膜的种植或转移病灶。许多恶性肿瘤均可以通过直接侵犯、血行转移、淋巴转移等侵袭胸膜，主要来源是肺癌（36%），其次为乳腺癌、淋巴瘤、卵巢癌及胃癌等。胸膜转移瘤早期可表现为胸痛，胸腔积液较多时可引起胸闷、咳嗽、呼吸困难等。本病例为 60 岁男性患者，以咳嗽、咳痰、气促为主要症状。其 PET/CT 提示左下肺高代谢软组织肿块，左侧肺门、纵隔多发增大淋巴结，左侧胸膜不均匀增厚并胸腔积液，结合血清神经元特异性烯醇化酶及非小细胞肺癌相关抗原水平增高，可诊断为左下肺原发性肺癌并淋巴结、左侧胸膜转移。胸膜转移瘤患者一般存在原发病灶，如原发病灶不明，可通过增强扫描、询问有无"冰冻"征及石棉接触史等进行鉴别，也可通过胸膜活检进一步明确诊断。

（广州医科大学附属第一医院　周彦翔　王欣璐）

▶ **病例二**

（一）简要病史

现病史：女，52岁，胸部刺痛感半年，无发热、盗汗，无咳嗽、咳痰等症状，未予以重视。半月余前无明显诱因出现右下肢乏力。遂于外院查头颅增强 MRI 示：双侧额叶多发结节，考虑为转移瘤可能；胸部增强 CT 示：右肺下叶占位，双肺另见多发小结节，右侧胸膜多发结节状及条块状占位，右侧少量胸腔积液；全身骨扫描未见明显异常。为进一步诊治收入院。

既往史：无特殊。

个人史：无特殊。

家族史：无特殊。

（二）实验室检查

血清 CEA：3.16 ng/mL（参考值 0～5.0 ng/mL），SCC：1.50 ng/mL（参考值 0～2.7 ng/mL），CYFRA21-1：2.11 ng/mL（参考值 0～3.3 ng/mL），血常规、生化指标基本正常。

（三）PET/CT 影像特征

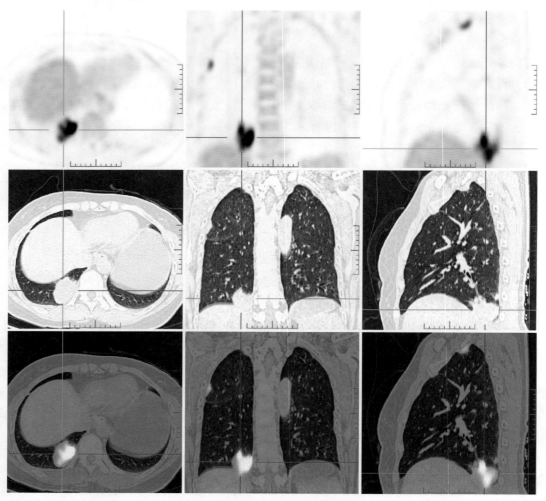

图 3-60　右肺下叶后基底段见 1 个团块状软组织密度影，边界尚清，大小约为 3.9 cm×2.7 cm×2.4 cm，PET 于相应部位见异常浓聚影，SUV$_{max}$ 值约为 19.4，SUV$_{avg}$ 值约为 10.9，该病灶累及邻近背侧胸膜及膈胸膜。

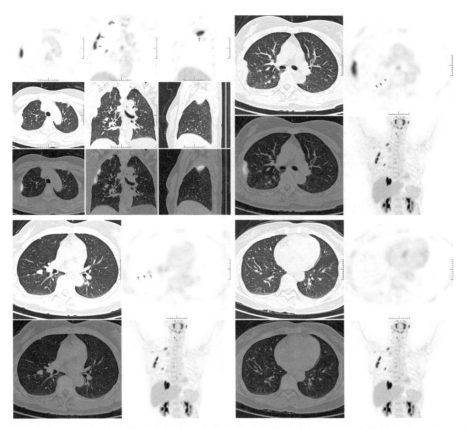

图 3-61 右侧胸膜（包括右侧叶间裂胸膜）见多发条块状及结节状病灶，最大者范围约为 1.5 cm×3.5 cm，PET 于相应部位见异常浓聚影，SUV$_{max}$ 值约为 9.4，SUV$_{avg}$ 值约为 6.0。

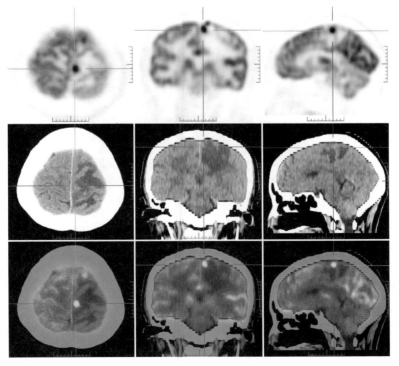

图 3-62 颅内左侧额顶叶见多个结节状异常浓聚影，较大者范围为 1.2 cm×1.2 cm，PET 于相应部位见异常浓聚影，SUV$_{max}$ 值约为 19.8，SUV$_{avg}$ 值约为 12.2，病灶周围及左侧半卵圆中心见大片状低密度影。

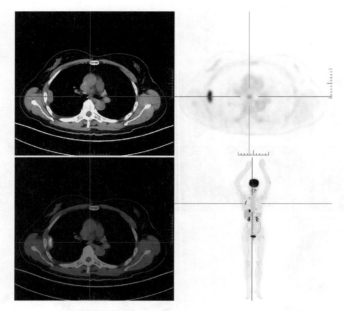

图 3-63　纵隔内（7 组）见 1 个淋巴结稍增大，大小为 0.7 cm×0.6 cm，PET 于相应部位见轻度异常浓聚影，SUV_{max} 值约为 3.8，SUV_{avg} 值约为 3.1。

（四）影像解读

患者 PET/CT 主要表现为：①右肺下叶后基底段见 1 个团块状高代谢病灶，该病灶累及邻近背侧胸膜及膈胸膜。②纵隔内（7 组）见 1 个稍增大淋巴结，代谢增高。③右侧胸膜（包括右侧叶间裂胸膜）见多发条块状及结节状病灶，代谢增高。④颅内左侧额顶叶见高代谢结节，周围见大片水肿区。综合以上影像特征，该患者考虑为原发性肺癌并右侧胸膜、脑转移，纵隔淋巴结可疑转移。

（五）最终诊断

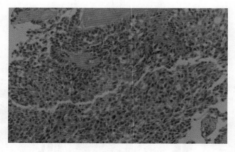

图 3-64　（右肺下叶占位穿刺）（肺穿刺组织）符合浸润性肺腺癌。

（六）鉴别诊断

（1）胸膜间皮瘤：①胸膜增厚：可为局限性胸膜增厚或弥散性胸膜增厚。倾向于单侧侵犯，少数可为双侧侵犯。胸膜增厚可表现为椭圆形、驼峰状、结节状、波浪状和环状，厚度≥1 cm，对本病的诊断有特征性意义。部分病例可见叶间裂胸膜增厚，出现结节状肿块或叶间裂积液。增厚的胸膜一般有明显强化，^{18}F-FDG 代谢增高，形成较大肿块时可出现囊变、坏死，增强扫描则呈不均匀强化。胸膜间皮瘤与石棉接触史有关，可出现胸膜斑、胸膜钙化。肋骨可见骨质破坏，为恶性胸膜间皮瘤的特征性表现。②胸腔积液：多合并胸腔积液，少数患者可侵犯心包致心包积液。③纵隔固定伴患侧胸腔体积缩小：纵隔固定是由于肿瘤浸润纵隔结构所致，即"冰冻征"。由于胸膜广泛增厚，肋间隙不因大量胸腔积液增宽，反而变窄，患侧胸腔缩小，常见于弥漫性胸膜增厚者。

（2）化脓性胸膜炎（脓胸）：出现大量化脓性渗出的胸腔积液，有长期感染病史，可出现"胸膜分裂征"，即胸腔积液邻近脏壁层胸膜增厚，胸膜外组织出现炎性水肿，邻近肺组织受压致密度增高并明显强化；脓胸的胸膜增厚一般相对较均匀，厚度小于胸膜间皮瘤所致胸膜增厚。抽取胸腔积液后经化验检查可确诊。

（七）病例讨论教学要点

胸膜转移瘤是指非原发于胸膜的恶性肿瘤引起胸膜的种植或转移病灶，主要来源是肺癌胸膜转移（36%），胸膜转移瘤早期可表现为胸痛。PET/CT 一般可显示高代谢的原发病灶。本病例为中年女性患者，以胸部刺痛感为主要症状；其 PET/CT 呈现较为典型的右肺肺内肿块，并见右侧胸膜（包括右侧叶间裂胸膜）增厚、结节及肿块形成，纵隔内淋巴结稍增大，颅内占位，并糖代谢增高。结合患者病史及影像学检查，不难判断为原发性肺癌并淋巴结、胸膜、脑转移。但仍需排查其他疾病可能，如胸膜间皮瘤。胸膜间皮瘤是一种来源于胸膜或其他部位间皮细胞的罕见肿瘤，其中来源于胸膜的约占 81%，其他部位包括腹膜、心包和睾丸鞘膜等，其特征表现为胸膜增厚可伴肋骨骨质破坏、纵隔固定伴患侧胸腔体积缩小，部分病例表现难以与胸膜转移瘤相鉴别，需结合病理检查，进一步排查。

（南方医科大学南方医院　谢飞　吴湖炳）

第四节　纵隔疾病

一　纵隔畸胎瘤（Mediastinal Teratoma）

（一）简要病史

现病史：女，49 岁，2 周余前因阵发性胸部刺痛行胸部 CT 检查发现纵隔肿物，无咳嗽、咳痰，无咯血、血丝痰，无呼吸困难，无胸闷、气促，无心悸，无吞咽困难等不适，未行治疗。自起病以来，患者精神、睡眠、食欲可，大小便正常，体重无明显减轻。

既往史：2 年前行子宫肌瘤剔除术。余无特殊。

个人史：无特殊。

家族史：无特殊。

（二）实验室检查

肺肿瘤三项（CEA、CA125、CA153）、血常规、生化指标正常。

（三）PET/CT 影像特征

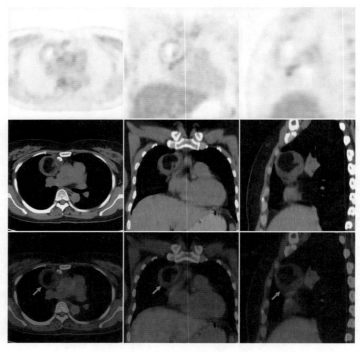

图 3-65　右前纵隔见一混杂密度肿块，边缘放射性摄取轻度增高，SUV$_{max}$ 值约为 3.3，大小约为 5.5 cm×5.2 cm×5.4 cm，中央见脂肪密度影，CT 值约为 –120HU，边缘见结节状高密度影，与邻近心脏、大血管分界尚清。

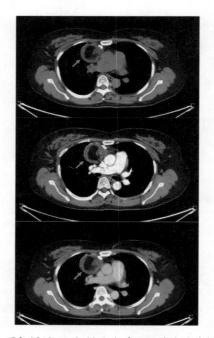

图 3-66　同机增强 CT 扫描见右前纵隔肿块边缘轻度强化。

（四）影像解读

患者 PET/CT 主要表现为：前纵隔混杂密度肿块，FDG 边缘代谢轻度活跃，内见脂肪密度及钙化 / 骨样组织，增强 CT 扫描示边缘轻度强化。综合以上影像特征，该患者考虑为纵隔畸胎瘤。

（五）最终诊断

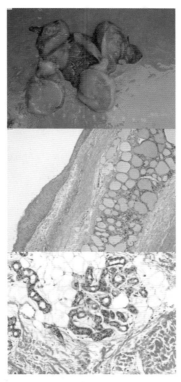

图 3-67　（右前纵隔肿物）送检物镜下见皮肤附属器、甲状腺及软骨组织等，形态符合成熟型囊性畸胎瘤。

（六）鉴别诊断

（1）囊性胸腺瘤：发病年龄较纵隔畸胎瘤相对较晚，多见于前纵隔的中上部，囊壁较薄，分隔不明显，极少见到脂肪密度。FDG 代谢不高。

（2）精原细胞瘤：好发人群为年轻男性（20～40 岁），属于恶性生殖细胞肿瘤。7%～10% 伴有血清人绒毛膜促性腺激素轻度升高。CT 表现为密度不均匀，极少含脂肪和钙化成分。FDG 代谢明显增高。

（3）前纵隔淋巴瘤：分为原发性纵隔淋巴瘤与继发性纵隔淋巴瘤。以 20～30 岁多见。CT 表现为肿块体积一般较大，包绕大血管向两侧生长，可出现多个淋巴结融合趋势，很少出现钙化与脂肪成分，部分内见低密度坏死。FDG 代谢明显增高。

（七）病例讨论教学要点

纵隔畸胎瘤来源于全能性胚胎细胞，临床上分为良性肿瘤和恶性肿瘤两种类型。纵隔畸胎瘤多发生在前纵隔，周围为蜂窝组织，生长缓慢，可达很大体积。在没有引起压迫症状前，多无自觉症状，出现的症状主要有胸痛、咳嗽和呼吸困难。本病例为中年患者，主要症状为阵发性胸痛；PET/CT 呈现为典型的纵隔成熟型畸胎瘤特征，如含有脂肪并伴有钙化，FDG 代谢轻度活跃，不难判断为纵隔畸胎瘤。

参考文献

［1］卢光明.临床 CT 鉴别诊断学［M］.南京：江苏科学技术出版社，2011.

（广州医科大学附属第一医院　侯鹏　王欣璐）

二 胸腺瘤（Thymoma）

▶ **病例一**

（一）简要病史

现病史：男，70 岁，体检发现右前纵隔占位。自起病以来，患者无胸闷胸痛，无咳嗽咳痰、无发热寒战等症状。精神及睡眠状况良好，食欲一般，大小便及体重无明显变化。

既往史：无特殊。

个人史：无特殊。

家族史：无特殊。

（二）实验室检查

血常规、血清肿瘤标记物、生化指标基本正常。

（三）PET/CT 影像特征

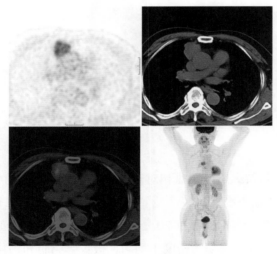

图 3-68 右前纵隔内偏右侧见一软组织肿块，呈分叶状，密度尚均匀，内见散点状钙化，大小约 3.5 cm×3.4cm，平均 CT 值 45HU，FDG 摄取增高，SUV_{max} 值约为 6.9。

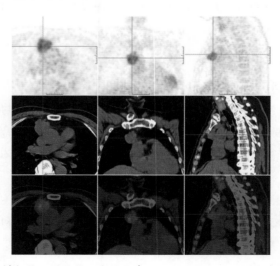

图 3-69 病灶横断位、冠状位、矢状位在 PET、CT 及 PET/CT 融合图像上的显示。

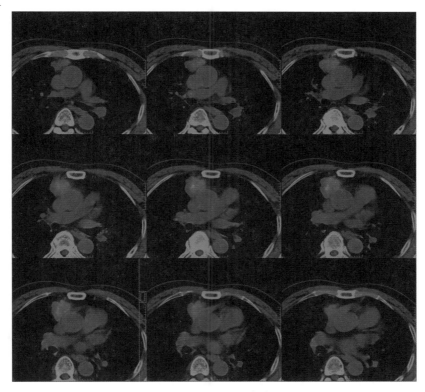

图 3-70　病灶 PET/CT 融合图像在连续层面的显示。

（四）影像解读

患者 PET/CT 主要表现为：右前纵隔内偏右侧见一软组织肿块，呈分叶状，密度尚均匀，内见散点状钙化，FDG 摄取轻中度增高，病灶周围脂肪间隙清晰，对周围组织无侵犯表现。结合以上影像特征及患者发病年龄，该患者考虑为胸腺瘤。

（五）最终诊断

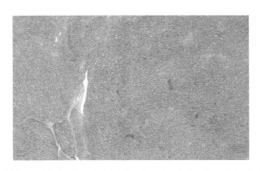

图 3-71　（纵隔）胸腺瘤（AB 型）：P63（+），CK19（+），CD3（+），CD20（部分+），CD5（+），CD117（-），PAX-8（-），CgA（-），Syn（-），TDT（+）。

（六）鉴别诊断

（1）胸腺癌：多位于前上纵隔偏中心位置，好发于中老年。前纵隔形态为不规则软组织肿块，坏死较胸腺瘤明显，边缘模糊，常伴微钙化，可有胸膜转移，常出现血管侵犯，FDG 代谢明显增高。

（2）淋巴瘤：多位于前纵隔，中心性生长，好发于 30 岁以下人群，原发于胸腺的淋巴瘤常表现为纵隔较大的肿块，直径可大于 10cm，一般只见于经典霍奇金淋巴瘤、弥漫大 B 细胞淋巴瘤（容易坏死，边界清晰）和前驱 T 细胞淋巴瘤。PET/CT 上常见前上纵隔巨大软组织肿块，形态不规则，边界不清晰，与周围组织分界不清，可伴有锁骨区或颈部淋巴结肿大，FDG 代谢增高，全身图像上可伴有脾大，脾脏及骨髓的 FDG 代谢增高。

（3）畸胎瘤：占纵隔生殖源性肿瘤的 60%～70%，包括成熟型、未成熟型和恶性畸胎瘤。可发生于任何年龄，以小儿和青年人最多。病变小时可无明显症状，增大或继发感染恶变时，可产生相应症状。成熟型畸胎瘤成分多样，为边界清楚、分叶、不对称的，含脂肪、液体、软组织和钙化的肿块。恶性畸胎瘤为结节状边界不清的实性软组织肿块，含脂少，可囊变，有较厚的强化包膜，可见出血和坏死。良性畸胎瘤的 FDG 代谢可呈轻度增高，恶性畸胎瘤 FDG 代谢明显增高。

（4）精原细胞瘤：男性年轻人多见，10%～30% 患者的 HCG 值轻度或中度增高（成人 <100，儿童 <25），表现为体积较大的边缘清晰的密度均匀肿块，伴少量低密度区，常侵犯胸膜、心包，包埋纵隔大血管，少数伴肺转移，钙化罕见，淋巴结转移少见。

（5）神经内分泌肿瘤：是非常少见的胸腺原发恶性肿瘤，多伴有明显激素水平异常综合征，其生物学行为具有侵袭性。可发生于任何年龄，男女发病比例为 3 : 1，约 $\frac{1}{3}$ 患者无明显临床症状，部分患者因肿瘤占位效应或侵犯纵隔及其他胸腔结构而出现相应症状和体征。病理类型有典型类癌、不典型类癌、大细胞癌和小细胞癌，以不典型类癌最常见。胸腺类癌位于前上纵隔胸腺区域，供血较丰富，肿块小时密度较均匀，较大时可出现囊变、坏死而密度不均。呈球形或分叶状肿块，边缘光滑，或模糊浸润，30%～50% 的肿瘤侵犯邻近结构，PET 上病变呈不均匀高 FDG 摄取。

（七）病例讨论教学要点

胸腺瘤是由胸腺上皮细胞或淋巴细胞分化而来，多见于前纵隔。肉眼所见的胸腺瘤一般呈圆形或卵圆形，体积大小不一。较小的胸腺瘤多无症状，生长肿大后可出现胸痛、胸闷、咳嗽及前胸部不适等症状。本病例患者为老年男性，无明显临床症状，在体检中发现肿瘤，其 PET/CT 呈较为典型的胸腺瘤特征，如病灶位于前上纵隔，偏心性分叶状肿块，密度尚均匀，边界光整，周围脂肪间隙清晰，FDG 表现为轻中度的代谢增高，实验室检查如血常规、血清肿瘤标记物无明显异常，可判断为胸腺瘤，但仍需与前上纵隔的其他好发疾病相鉴别，如胸腺癌。胸腺癌形态显著不规则，坏死较胸腺瘤明显，范围广，边缘模糊，纵隔血管常受侵犯，FDG 代谢也较胸腺瘤明显增高。[1]

参考文献

［1］姜丽娇，陈春雨，关湘萍，等. ^{18}F-FDG PET/CT 在鉴别胸腺上皮肿瘤组织学分型中的应用［J］. 中华临床医师杂志，2019，13（4）：259-265.

（浙江大学医学院附属第一医院　林丽莉　赵葵　苏新辉）

▶ 病例二

（一）简要病史

现病史：男，47 岁，1 个月前无明显诱因出现恶心、呕吐，伴发热（体温最高达 38.5℃）、反酸，无咳嗽、咳痰、呼吸困难，无腹泻、二便障碍、肢体无力等不适。外院就诊行头颅 CT 未见明显异常，胸部 CT 平扫示右上肺门、纵隔旁混杂密度大肿块（纵隔来源？胸膜来源？右上肺来源肿瘤？）；查脑脊液自身免疫性脑炎抗体检测 11 项：抗 NMDAR 抗体阳性（1 : 10），查血副肿瘤综合征 14 项：抗 Titin 抗体阳性。15 天前突发四肢抽搐，意识消失，持续 10 秒，予镇静、抗癫痫等对症支持治疗后再无发作；当地医院考虑为"副肿瘤相关性边缘叶脑炎"，予以大剂量丙球冲击（20g，5天）、大剂量激素（甲强龙1g，5天；500mg，2天）等治疗，患者病情仍有加重。1天前患者就诊于我院急诊，查头部+胸部CT平扫示：①左侧顶颞枕叶多发脑出血，周围脑组织水肿低密度影；邻近脑沟内少量积血，考虑蛛网膜下腔出血；以上出血性脑梗死待排。②脑桥偏左侧腔隙性脑梗死可能；左侧内囊及基底节区扩大V-R间隙。③右前纵隔内巨大占位性病变，病变凸向右肺，考虑肿瘤性病变并瘤内出血；纵隔内数个稍大淋巴结。自发病以来，患者精神状态较差，体力情况一般，食欲食量较差，睡眠情况较差，体重近1月减少5kg，留置肛袋、尿管。

既往史：无特殊。

个人史：无特殊。

家族史：无特殊。

（二）实验室检查

脑脊液自身免疫性脑炎抗体检测11项：抗NMDAR抗体阳性（1：10）；血副肿瘤综合征14项：抗Titin抗体阳性。

（三）PET/CT影像特征

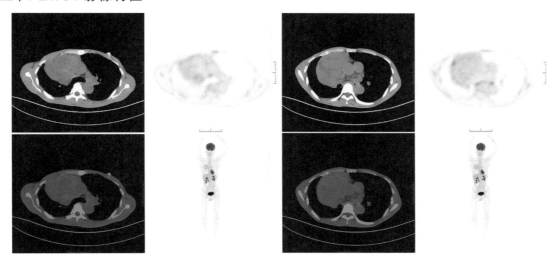

图3-72　右前中纵隔见巨大稍低密度肿块，大小为11.1cm×8.8cm×9.7cm，见不均匀放射性轻度浓聚，SUV$_{max}$值约为3.7，SUV$_{avg}$值约为1.8，病灶内见少量低密度及高密度影，呈放射性缺损，病灶压迫上腔静脉及右肺上叶；纵隔内（2R、2L、4R、4L、7、8组）及双侧肺门多发淋巴结影，最大者为0.7cm×1.2cm，见异常放射性浓聚，SUV$_{max}$值约为4.2，SUV$_{avg}$值约为2.5。

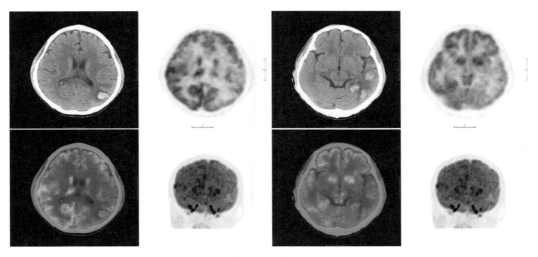

图3-73　左侧顶叶、颞叶、枕叶见多发高密度及液性密度影，未见异常放射性浓聚。

（四）影像解读

患者 PET/CT 主要表现为：①右前中纵隔见 1 个巨大稍低密度肿块，代谢不均匀轻度增高，病灶内可见少许出血、钙化及坏死，该病灶压迫上腔静脉及右肺上叶；②纵隔内（2R、2L、4R、4L、7、8 组）及双侧肺门多发淋巴结影，代谢轻度增高；③左侧顶叶、颞叶、枕叶见多发高密度及液性密度影，代谢未见增高。综合以上影像特征，该患者考虑为胸腺瘤，纵隔多发淋巴结炎性增生，颅内脑出血伴周围脑水肿。

（五）最终诊断

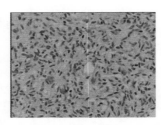

图 3-74 活检病理 HE 染色：（胸腺）增生的纤维组织间见排列紧密的梭形细胞，细胞核圆形或卵圆形，胞浆淡染，间质见增生的小血管，局部见类上皮细胞团，细胞温和未见明显异型，核分裂像难见。免疫组化：CD34（血管+），STAT-6（-），CK（+），CK19（+），CK5/6（+），P63（+），CD117（-），CD5（散在 T 细胞+），Ki-67（+，约 50%）。

病理诊断及建议：（胸腺）上皮源性肿瘤，考虑 A 型胸腺瘤。

（六）鉴别诊断

（1）良性畸胎瘤：即成熟型畸胎瘤，好发于前上纵隔靠近胸腺/胸腺组织内；多数病灶边界清楚，密度不均（可表现为软组织密度，部分病灶可出现脂肪密度影、钙化灶、牙齿等），病灶 ^{18}F-FDG 代谢常未见增高；无淋巴结及远处转移。

（2）胸腺囊肿：多发生在 10 岁以内，也可发生在 11～30 岁；该疾病常好发于沿着胸腺咽管形成的部位，也可发生于前纵隔；CT 表现为单房性薄壁囊肿含澄清液体，或多房性厚壁囊肿含混浊液体或凝胶状物质，少数病灶可见囊壁钙化，病灶 ^{18}F-FDG 代谢未见增高；良性病变，无淋巴结及远处转移。

（3）恶性淋巴瘤：一般位于血管前或气管旁；当淋巴瘤呈单发肿块位于血管前间隙时需要重点与胸腺瘤鉴别。多数淋巴瘤为双侧性，浸润范围常超出前纵隔；病灶边缘呈凹凸不平的分叶状，密度均匀或不均（有时可见坏死、出血）；淋巴瘤常在纵隔内呈弥漫浸润生长，侵犯纵隔间隙与周围解剖结构，融合成片。病灶 ^{18}F-FDG 代谢往往明显增高。

（七）病例讨论教学要点

胸腺瘤是由胸腺上皮细胞或淋巴细胞分化而来，可以并发重症肌无力。本病例为中年患者，主要症状为恶心、呕吐、发热、发酸，无明显重症肌无力相关症状，结合 CT 征象该症状考虑为颅内出血所致；该患者 PET/CT 示右前中纵隔巨大稍低密度肿块，病灶边缘较清楚，病灶内可见少许出血、钙化及坏死，病灶代谢不均匀性轻度增高；周围无侵犯且无淋巴结转移和远处转移。结合该病灶的部位、CT 密度改变（软组织密度影，5%～25% 出现周边线条样钙化）及代谢程度[1]，首先考虑为非侵袭性胸腺瘤；但仍需与良性畸胎瘤、恶性淋巴瘤等相鉴别。良性畸胎瘤常可见脂肪、钙化等多种成分混杂；恶性淋巴瘤的代谢程度更高，且其弥漫浸润生长及融合成片的表现常见；以上可作为鉴别诊断点。

参考文献

［1］TERZI A，BERTOLACCINI L，RIZZARDI G，et al.Usefulness of ^{18}F-FDG PET/CT in the pre-treatment evaluation of thymic epithelial neoplasms［J］. Lung Cancer，2011，74（2）：239-243.

（南方医科大学南方医院　傅丽兰　吴湖炳）

▶病例三

（一）简要病史

现病史：男，38岁，1月前体检行胸部CT示前上纵隔见一团块状软组织肿块，边界清楚，大小约为7.0 cm×4.0 cm×7.2 cm，考虑为胸腺瘤；无胸闷、胸痛，无四肢乏力、眼肌下垂等。自发病以来，患者精神状态一般，体力情况一般，食欲食量一般，睡眠情况一般，体重无明显变化，大小便正常。

既往史：无特殊。

个人史：吸烟20余年，20支/天；余无特殊。

家族史：无特殊。

（二）实验室检查

血常规、肝肾功未见明显异常。

（三）PET/CT影像特征

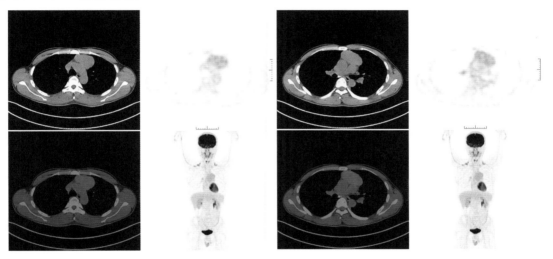

图3-75　左前上纵隔见1个软组织肿块，大小为7.1cm×4.0cm×7.0cm，PET于相应部位见轻度异常浓聚影，SUV_{max}值约为3.6，SUV_{avg}值约为2.4。

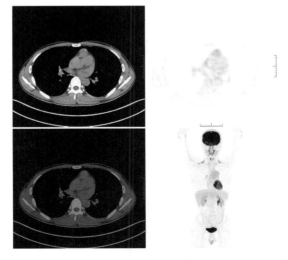

图3-76　右肺门及纵隔内（1R、4L、7组）见多发淋巴结影，部分伴钙化，最大者为1.0cm×0.9cm，PET于相应部位见异常浓聚影，SUV_{max}值约为3.4，SUV_{avg}值约为2.1。

（四）影像解读

患者 PET/CT 主要表现为：①左前上纵隔软组织肿块，代谢轻度增高；②右肺门及纵隔内（1R、4L、7 组）多发淋巴，部分淋巴结钙化。综合以上影像特征，该患者考虑为胸腺瘤，纵隔多发淋巴结炎性增生伴钙化。

（五）最终诊断

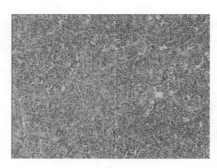

图 3-77　活检病理 HE 染色：（纵隔肿物）组织内见瘤细胞呈分叶状、结节状或者巢片状分布，瘤细胞呈多边形或梭形的上皮样细胞，核圆形、卵圆形或梭形，染色淡，大部分核仁不明显；局部见片状长梭形细胞增生，核梭形，核仁不明显，其间见大量淋巴细胞浸润。免疫组化：CK（＋），EMA（局部部分 ＋），CK5/6（＋），CK19（＋），CD3（T 细胞 ＋），CD5（T 细胞 ＋），CD20（部分 ＋），CD99（＋），TdT（未成熟 T 细胞 ＋），CD117（－），Ki-67（＋，90%）。

病理诊断及建议：（纵隔肿物）符合 AB 型胸腺瘤（A 型占 10%，B2 型占 90%）。

（六）鉴别诊断

（1）良性畸胎瘤：即成熟型畸胎瘤，好发于前上纵隔靠近胸腺／胸腺组织内；多数病灶边界清楚，密度不均（可表现为软组织密度，部分病灶可出现脂肪密度影、钙化灶、牙齿等）；无淋巴结及远处转移。^{18}F-FDG 代谢往往未见增高。

（2）胸腺囊肿：多发生在 10 岁以内，也可发生在 11～30 岁；该疾病常好发于沿着胸腺咽管形成的部位，也可发生于前纵隔；CT 表现为单房性薄壁囊肿含澄清液体，或多房性厚壁囊肿含混浊液体或凝胶状物质，少数病灶可见囊壁钙化，^{18}F-FDG 代谢不高。为良性病变，无淋巴结及远处转移。

（3）侵袭性胸腺瘤：为恶性胸腺瘤，其病灶密度多不均匀，病灶边缘不清，可侵犯纵隔内脂肪及血管；可出现淋巴结转移；可沿胸膜扩散浸润生长，也可沿主动脉扩散到后纵隔；病灶多表现为 ^{18}F-FDG 代谢增高。

（4）恶性淋巴瘤：一般位于血管前或气管旁；当淋巴瘤呈单发肿块位于血管前间隙时需要重点与胸腺瘤鉴别。多数淋巴瘤为双侧性，浸润范围常超出前纵隔；病灶边缘呈凹凸不平的分叶状，密度均匀或不均（有时可见坏死、出血）；淋巴瘤常在纵隔内呈弥漫浸润生长，侵犯纵隔间隙与周围解剖结构，融合成片。病灶 ^{18}F-FDG 代谢常明显增高。

（七）病例讨论教学要点

胸腺瘤是由胸腺上皮细胞或淋巴细胞分化而来，根据胸腺瘤病理成分不同分为 A 型、B 型、AB 型、C 型。其中 AB 型为混合型胸腺瘤，可含有梭形细胞、上皮细胞、鳞状细胞、髓样细胞、淋巴细胞等。AB 型胸腺瘤在临床上相对常见，一般为良性病变。本病例为青年男性，无症状，为常规体检行胸部 CT 检查时发现左前上纵隔占位。其 PET/CT 示左前上纵隔见软组织肿块（密度均匀），代谢轻度增高，病灶边缘光滑，该病灶未向周围软组织浸润且无淋巴结转移和远处转移。结合该病灶的部位、CT 密度及代谢程度[1-2]，首先考虑为非侵袭性胸腺瘤；但仍需与良性畸胎瘤、侵袭性胸腺瘤等相鉴别。良性畸胎瘤常可见脂肪、钙化等多种成分混杂；侵袭性胸腺瘤表现为侵犯邻近纵隔脂肪，其 ^{18}F-FDG 代谢程度明显高于非侵袭性胸腺瘤；以上可作为鉴别诊断点。

参考文献

[1] TERZI A，BERTOLACCINI L，RIZZARDI G，et al.Usefulness of ^{18}F–FDG PET/CT in the pre–treatment evaluation of thymic epithelial neoplasms[J]. Lung Cancer, 2011, 74 (2): 239–243.

[2] SUNG Y M，LEE K S，KIM B T，et al. ^{18}F–FDG PET/CT of thymic epithelial tumors: usefulness for distinguishing and staging tumor subgroups[J]. J Nucl Med, 2006, 47 (10): 1628–1634.

（南方医科大学南方医院　傅丽兰　吴湖炳）

三 胸腺癌（Thymic Carcinoma）

（一）简要病史

现病史：男，69 岁，胸骨后、背部疼痛，伴两侧胸部绞痛 1 个月余，无畏寒发热、咳嗽咳痰、吞咽困难、四肢乏力、胸闷心悸等症状。半月前于外院查胸部 CT 示：右前上纵隔多发结节状团块影，考虑侵袭性胸腺瘤或淋巴瘤；右下肺小结节影，考虑转移瘤或淋巴瘤肺内浸润。查肺癌相关抗原二项示：CYFRA21-1 9.60 ng/mL（参考值 0～3.3 ng/mL）。自起病以来，患者精神状态一般，体力情况一般，食欲食量一般，睡眠情况一般，大小便及体重无明显变化。

既往史：无特殊。

个人史：有吸烟史，40 支 / 天，未戒烟，余无特殊。

家族史：无特殊。

（二）实验室检查

血清 MYO：135.80 ng/mL ↑（参考值 28.0～72.0 ng/mL），肿瘤标记物未查，其余血常规、生化指标基本正常。

（三）其他影像学检查

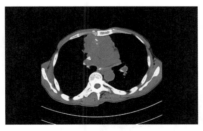

图 3-78　胸部增强 CT 示前中上纵隔见不规则软组织肿块，边界不清楚，呈分叶状，大小约为 91 mm×60 mm×98 mm，密度不均匀，内部可见斑片状低密度影及斑点状高密度钙化。

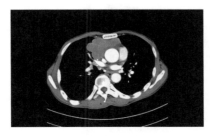

图 3-79　增强扫描时纵隔肿物呈中度均匀强化。

（四）PET/CT 影像特征

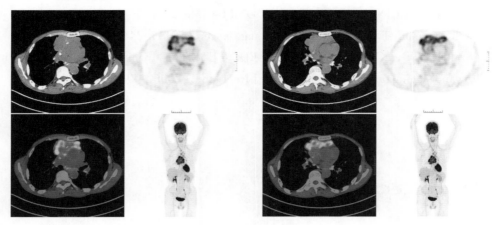

图 3-80 前中上纵隔见 1 个不规则软组织密度影，大小为 73 mm×60 mm×93 mm，PET 于相应部位见不均匀性异常浓聚影，SUV_{max} 值约为 13.5，SUV_{avg} 值约为 7.0，病灶与相邻大血管界限不清楚，内见多发结节样高密度影及不规则片状放射性缺损区。

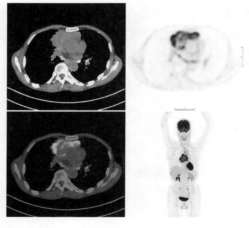

图 3-81 纵隔（2R、4L、4R、5、7 组）及双肺门多发淋巴结增大，最大者为 18mm×15mm，PET 于相应部位见异常浓聚影，SUV_{max} 值约为 6.8，SUV_{avg} 值约为 4.1，大部分淋巴结内见多发结节样高密度影。

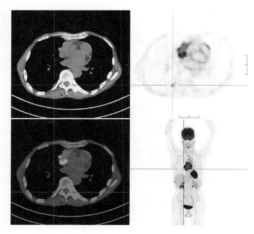

图 3-82 右侧胸膜（包括膈胸膜）见多发结节样增厚，PET 于相应部位见异常浓聚影，SUV_{max} 值约为 4.0，SUV_{avg} 值约为 2.1。

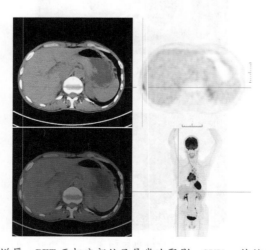

图 3-83 右侧胸膜局限性增厚，PET 于相应部位见异常浓聚影，SUV_{max} 值约为 5.4，SUV_{avg} 值约为 2.9。

（五）影像解读

患者 PET/CT 主要表现为：①前上纵隔不规则块状高代谢病灶，内伴多发钙化及坏死，病灶与相邻大血管界限欠清楚；纵隔（2R、4L、4R、5、7 组）及双肺门多发淋巴结增大，代谢增高，内伴多发钙化。②右侧胸膜（包括膈胸膜）见多发结节样增厚，代谢轻中度增高。综合以上影像特征，该患者考虑为纵隔恶性肿瘤（胸腺癌可能）并右侧胸膜多发转移，不排除纵隔多发淋巴结转移可能。

（六）最终诊断

（纵隔肿物）组织内瘤组织呈弥漫片状分布伴微囊形成，瘤细胞为卵圆形或梭形的上皮样细胞，核卵圆形或梭形，染色淡，核仁少见，核分裂像偶见，散在小淋巴细胞浸润。免疫组化结果：CD3（T 细胞 +），CD5（部分细胞 +），CD20（B 细胞 +），P40（+），CD117（+），TdT（ - ），Ki-67（+，30%）。镜下形态结合免疫组化符合胸腺癌（非角化性鳞状细胞癌）。

（七）鉴别诊断

（1）侵袭性胸腺瘤：前纵隔常见的恶性肿瘤，起源于未退化的胸腺组织。肿瘤早期常无明显临床表现，当肿瘤逐渐长大压迫周围组织或结构时，才出现相应症状，常合并副瘤综合征。可表现为分叶状、密度不均匀的软组织肿块，肿块内部常见低密度坏死、囊变灶，常呈浸润性生长，包绕纵隔内血管，^{18}F-FDG 代谢常明显增高。侵及胸膜、心包者可表现为胸腔积液、心包积液。

（2）淋巴瘤：纵隔内恶性肿瘤，起源于淋巴结或结外淋巴组织。早期常无症状，仅触及浅表淋巴结增大。中晚期常出现发热、疲劳、消瘦等全身症状。肿大的淋巴结密度较均匀，可融合成团块；肿瘤较大时中心可发生坏死，但很少出现钙化。病灶可侵及胸膜、心包及肺组织，表现为胸腔积液、胸膜结节、心包积液、肺内浸润病灶等。^{18}F-FDG 代谢常明显增高。

（3）纵隔型肺癌：属于肺癌的特殊类型，多发生在叶支气管、支气管、肺段相关支气管部位。纵隔型肺癌的起病很隐匿，常常以干咳、内分泌异常、咳痰、声嘶等为主要临床表现，常常与其他肺部疾病相混淆，早期的临床症状不明显且不典型。可表现为前上纵隔胸腺区不规则的软组织肿块，边缘不清楚，但纵隔型肺癌常有支气管壁增厚，远端有阻塞性肺炎或肺不张表现，肿块有毛刺、分叶及棘状凸起，常有肺门淋巴结转移。^{18}F-FDG 代谢常明显增高。

（八）病例讨论教学要点

胸腺癌是一种原发于胸腺上皮的少见且恶性程度较高的纵隔肿瘤，发病率远低于胸腺瘤，最常见的组织类型是鳞状细胞癌和未分化癌。胸腺癌多见于成年男性，平均发病年龄 50 岁，其中基底细胞样癌多见于中老年男性。大多数患者表现为胸痛或胸部不适，若肿瘤较大，可出现上腔静脉阻塞表现。本病例为老年患者，以胸骨后、背部疼痛，伴两侧胸部绞痛为主要症状；其 PET/CT 呈现较为典型的胸腺癌特征。如肿瘤体积相对较大，边缘不规则，包绕相邻大血管，代谢活跃，存在胸膜侵犯，可诊断为胸腺癌并周围胸膜侵犯。此类患者淋巴结转移相对不是很多，但易出现胸膜侵犯。诊断该病时需排查其他疾病，如侵袭性胸腺瘤，侵袭性胸腺瘤是纵隔内常见的恶性肿瘤，病灶可侵袭相邻大血管、胸膜及心包等，引起相应的临床表现，经常合并副瘤综合征，可结合相应的实验室检查进一步排查。

（南方医科大学南方医院　李洪生　吴湖炳）

四 纵隔淋巴瘤（Mediastinal Lymphoma）

▶ **病例一**

（一）简要病史

现病史：男，19 岁，1 周前出现胸痛，为胸骨左缘第 4～5 肋软骨端明显，偶有咳嗽，咳嗽及深呼吸时疼痛加重，无发热，外院行 CT 检查提示纵隔肿物。门诊拟"纵隔肿物性质待查"收治入院。自起病以来，患者无发热、咳嗽、咳痰，无头晕、视物模糊、黄疸、皮肤瘀斑、四肢麻痹、乏力等症状，精神及睡眠状况良好，食欲一般，大小便及体重无明显变化。

既往史：无特殊。

个人史：无特殊。

家族史：无特殊。

（二）实验室检查

CA125：56.50 U/mL ↑（参考值 0～35.00 U/mL），CA153：20.30 U/mL（参考值 0～25.00 U/mL），人绒毛膜促性腺激素、甲胎蛋白、癌胚抗原阴性，血常规、生化指标基本正常。

（三）PET/CT 影像特征

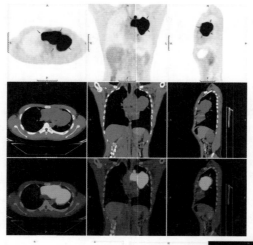

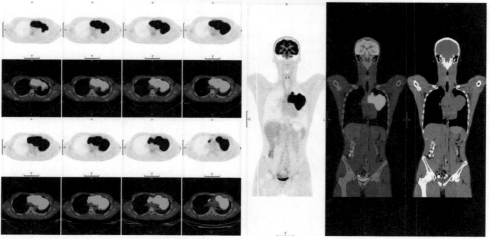

图 3-84　前纵隔见一巨大团块状放射性摄取明显增高灶，大小约为 74 mm×148 mm×76 mm，SUV$_{max}$ 值约为 30.3，CT 于相应部位见团块状肿块影，密度欠均匀，向左压迫左上肺，向右累及右上心包，邻近纵隔血管受推压改变。

（四）影像解读

患者 PET/CT 主要表现为：①前纵隔见一巨大团块状放射性摄取明显增高灶，大小约为 74 mm × 148 mm × 76 mm，SUV_{max} 值约为 30.3，CT 于相应部位见团块状肿块影，密度欠均匀，向左压迫左上肺，向右累及右上心包，邻近纵隔血管受推压。②全身其余部位未见其他原发恶性肿瘤征象。

（五）最终诊断

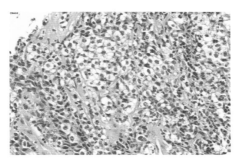

图 3-85　（前纵隔肿物）穿刺物见肿瘤细胞弥漫分布，部分被纤维组织分隔成巢团状，细胞体积中等偏大，部分胞浆透亮，核圆形及卵圆形，可见核分裂象，肿瘤累及肺组织。结合免疫组化结果，组织改变为非霍奇金淋巴瘤，B 细胞源性，类型符合原发纵隔大 B 细胞淋巴瘤。免疫组化：CD20（+），CD79a（+），PAX-5（+），CD30（+），CD23（+），CK（−），CD3（−），CD5（−），CD21（−），CD15（−），CyclinD1（−），MUM1（部分 +），CD10（−），BCL-2（+），BCL-6（+），SALL4（−），Ki-67（+，约 60%），TDT（−），C-myc（+，约 20%），P53（+，约 60%）。原位杂交：EBER（−）。

（六）鉴别诊断

（1）胸腺瘤：胸腺瘤好发年龄在 40 岁以上。胸腺瘤位于前上纵隔，而霍奇金淋巴瘤也常见于前纵隔，部位不是特异性的诊断依据。胸腺瘤多表现为纵隔区密度均匀的肿块，有些伴低密度囊变和坏死区，增强扫描胸腺瘤一般表现为均匀强化。有文献认为根据胸腺瘤病理类型的不同，它们在 ^{18}F-FDG PET/CT 上的摄取表现也不同，根据 WHO 病理分型，将胸腺瘤分为低危组（A、AB 和 B1 型）和高危组（B2、B3 型）、胸腺癌组（C 型），胸腺癌组的 SUV_{max} 值明显高于低危组和高危组，而低危组和高危组的 SUV_{max} 值无明显差别，也有研究者认为高危组的 SUV_{max} 值明显高于低危组。[1]

（2）生殖类肿瘤：成熟型畸胎瘤有其典型 CT 表现，鉴别较为容易，而恶性生殖类肿瘤鉴别较困难，精原细胞瘤、原发性精原细胞瘤患者几乎全为男性，发病年龄以 30～40 岁常见。卵黄囊瘤多发生于儿童及青年群体，常发生于性腺，原发于纵隔者较为罕见，且多在前纵隔。

（七）病例讨论教学要点

纵隔淋巴瘤是指原发于纵隔组织的一类恶性淋巴瘤，呈浸润性生长，生长速度快，常形成纵隔巨大肿块，早期可无症状，随着肿块增大常伴有胸腔积液、气道阻塞以及上腔静脉综合征，表现为咳嗽、呼吸困难、上腔静脉阻塞症状等。本病例为青年患者，以胸痛为主要症状；其 PET/CT 呈现为前纵隔巨大团块影，密度欠均匀，向左压迫左上肺，向右累及右上心包，糖代谢明显增高，增强扫描呈不均匀强化，邻近纵隔血管受推压，为典型的淋巴瘤特征[1]；患者肿瘤指标无明显增高，全身 PET/CT 未见其他部位原发恶性肿瘤，可排除其他肿瘤经淋巴结转移。但仍需排查是否有其他纵隔原发肿瘤可能，如胸腺瘤，两者都好发于前纵隔，胸腺瘤多为密度均匀肿块，增强扫描呈均匀强化，根据胸腺瘤病理类型的不同，糖代谢增高程度也不同，另外可根据患者年龄是否大于 40 岁，是否有肌无力等临床表现来鉴别。

参考文献

［1］FUKUMOTO K, TANIGUCHI T, ISHIKAWA Y, et al. The utility of ^{18}F–fluorodeoxyglucose positron emission tomography–computed tomography in thymic epithelial tumours［J］. Eur J Cardiothorac Surg, 2012, 42（6）: e152–e156.

［2］PARK S Y, CHO A, BAE M K, et al. Value of ^{18}F–FDG PET/CT for predicting the world health organization malignant grade of thymic epithelial tumors: focused in volume–dependent parameters［J］. Clin Nucl Med, 2016, 41（1）: 15–20.

［3］严洪珍. 纵隔影像学解剖与纵隔肿块诊断［J］. 中华放射学杂志, 2001, 35（5）: 341–342.

（广州医科大学附属第一医院　梁思浩　王欣璐）

▶ 病例二

（一）简要病史

现病史：男，49岁，10天前无明显诱因出现颈部肿胀，伴头面部水肿，无咳嗽、咳痰、呼吸困难、心悸，无发热、畏寒。就诊于外院，胸部CT平扫示前上纵隔肿块影，大小约94mm×60mm，考虑恶性肿瘤可能性大；颈部彩超提示左侧颈内静脉可见血栓形成。予以利尿、补钾等对症支持治疗后症状无明显改善。自发病以来，患者精神状态一般，体力情况一般，食欲食量一般，睡眠情况一般，体重近2个月下降7kg，大小便正常。

既往史：无特殊。

个人史：无特殊。

家族史：无特殊。

（二）实验室检查

血清乳酸脱氢酶（LDH）：677 U/L ↑（参考值120～250 U/L），C反应蛋白（CRP）：16.73 mg/L ↑（参考值0～6 mg/L）。血常规、肝肾功指标未见明显异常。

（三）PET/CT影像特征

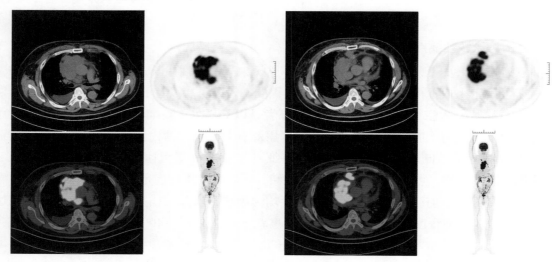

图3-86　前纵隔见1个不规则形块状软组织密度影，大小为8.0 cm×5.6 cm×12.7 cm，该病灶由多个结节及肿块融合而成，PET于相应部位见异常浓聚影，SUV$_{max}$值约为18.3，SUV$_{avg}$值约为10.8，该病灶部分包绕相邻上腔静脉、升主动脉及右肺动脉，侵犯相邻心包。

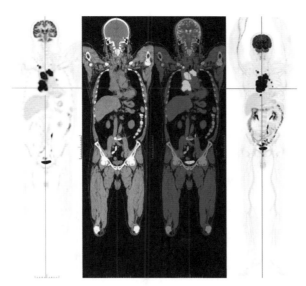

图 3-87 上腔静脉管腔内见条状异常浓聚影，SUV$_{max}$ 值约为 14.9，SUV$_{avg}$ 值约为 11.9，CT 于相应部位见软组织密度影。

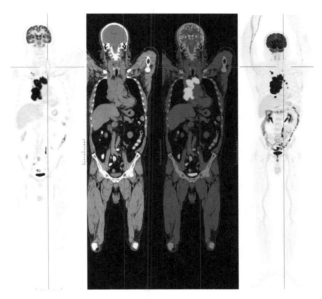

图 3-88 左侧颈内静脉见条状稍低密度影，PET 于相应部位未见异常浓聚影。

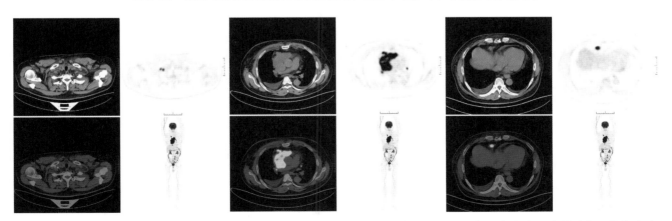

图 3-89 双侧锁骨上窝、双肺门及纵隔内（2R、3A、4R、6、7 组）、右侧心膈角见多发淋巴结影增大，最大者为 3.1 cm × 2.4 cm，PET 于相应部位见异常浓聚影，SUV$_{max}$ 值约为 18.3，SUV$_{avg}$ 值约为 14.1。

（四）影像解读

患者 PET/CT 主要表现为：①前纵隔见不规则形块状高代谢病灶，该病灶由多个结节及肿块融合而成，部分包绕相邻上腔静脉、升主动脉及右肺动脉，侵犯相邻心包；②上腔静脉管腔内见条状高代谢病灶；③双侧锁骨上窝、双肺门及纵隔内（2R、3A、4R、6、7 组）、右侧心膈角见多发淋巴结增大，代谢增高；④左侧颈内静脉条状稍低密度影，代谢未见增高。综合以上影像特征，该患者考虑为前纵隔淋巴瘤伴多发淋巴结侵犯，上腔静脉管腔内肿瘤侵犯，左侧颈内静脉血栓形成。

（五）最终诊断

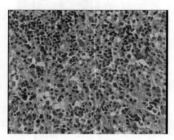

图 3-90　活检病理 HE 染色：（颈部淋巴结）组织内见灶状细胞胞体大，胞浆淡红染或透亮，核大圆形、卵圆形，核膜清楚、染色质粗颗粒状，核仁明显，其间见散在少量小淋巴细胞。免疫组化：CK（异型细胞核旁点 +），SALL4（−），Oct-4（−），CD117（−），PLAP（−），CD30（异型细胞膜 +），CD3（T 细胞 +），CD5（T 细胞 +），CD20（弥漫 +），CD79α（异型细胞 +），PAX-5（异型细胞 +），CD21（FDC+），CD23（FDC+），CD10（−），ALK（−），AFP（−），HCG（−），CK5/6（异型细胞少量 +），P63（异型细胞 +），Ki-67（+，热点区约 50%）；原位杂交：EBER（−）。

病理诊断及建议：（颈部淋巴结）淋巴组织中灶状异型细胞浸润，结合免疫表型符合弥漫大 B 细胞淋巴瘤。

（六）鉴别诊断

（1）侵袭性胸腺瘤：为恶性胸腺瘤，其病灶密度多不均匀，病灶边缘不清，可侵犯纵隔内脂肪及血管；可出现淋巴结转移；可沿胸膜扩散浸润生长，也可沿主动脉扩散到后纵隔；病灶多表现为 ^{18}F-FDG 代谢增高。多为中老年患者。

（2）胸腺类癌：原发性胸腺内分泌肿瘤在所有前纵隔肿瘤中占不到 5%；好发于中老年男性，恶性程度高，预后差；常出现坏死或液化，常出现周围组织的侵犯和远处转移（如淋巴结、皮肤、骨骼、肾上腺等）。

（七）病例讨论教学要点

弥漫大 B 细胞淋巴瘤是非霍奇金淋巴瘤中最常见的类型，几乎占所有病例的 1/3。纵隔大 B 细胞淋巴瘤是由中心滤泡细胞、T 淋巴母细胞、B 淋巴母细胞等不同类型的细胞组成。多发生于 20～40 岁，中位年龄约 35 岁，女性发病率较男性多 2 倍。主要临床表现为前上纵隔肿物局部侵犯。由于纵隔肿物的压迫和侵犯，可引起咳嗽、胸痛和呼吸困难等症状。本病例为中年男性，以头面部及颈部肿胀为主要症状；其 PET/CT 表现为比较典型的纵隔淋巴瘤特征，前纵隔见不规则形块状高代谢病灶，该病灶在纵隔内浸润生长侵犯相邻血管并在上腔静脉管腔内形成高代谢癌栓；此外，该患者出现双侧锁骨上窝、双肺门、纵隔内及右侧心膈角多处淋巴结明显增大伴代谢增高；再结合该患者 LDH 水平升高，不难诊断为纵隔淋巴瘤伴上腔静脉管腔内肿瘤侵犯、全身多处淋巴结累及。该病灶需进一步与其他纵隔恶性肿瘤（如侵袭性胸腺瘤、纵隔型肺癌等）相鉴别，可进一步完善肿瘤标记物（尤其是 CEA）等相关检查。

（南方医科大学南方医院　傅丽兰　吴湖炳）

五　神经源性肿瘤（Neurogenic Tumour）

（一）简要病史

现病史：男，15岁，20余天前因戴口罩后胸闷遂行胸部X线检查发现后纵隔肿物，无咳嗽、咳痰，无胸痛、胸闷，无心慌气促，无乏力。一周前至外院进一步行胸部CT及MR检查，考虑神经源性肿瘤可能。起病以来患者精神食纳好，大小便正常，睡眠可，体重近期无明显变化。

既往史：无特殊。

个人史：无特殊。

家族史：无特殊。

（二）实验室检查

神经元特异性烯醇化酶：22.36 ng/mL↑（参考值0～16.3 ng/mL），癌胚抗原、甲胎蛋白、CA125、CA153、CA199、CA724、非小C肺癌等相关抗原阴性，血常规、生化指标基本正常。

（三）PET/CT影像特征

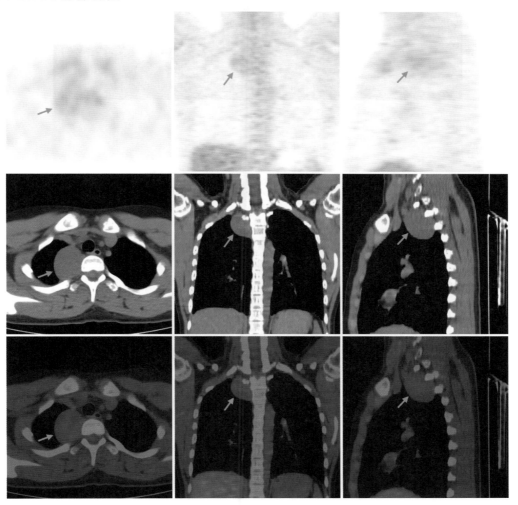

图3-91　右后纵隔（脊柱旁）见一类圆形软组织肿块影，紧贴邻近胸椎，边界清楚，密度均匀，CT值约为32HU，较大者大小约为51 mm×39 mm×52 mm，放射性摄取轻度浓聚，SUV$_{max}$值约为2.3。

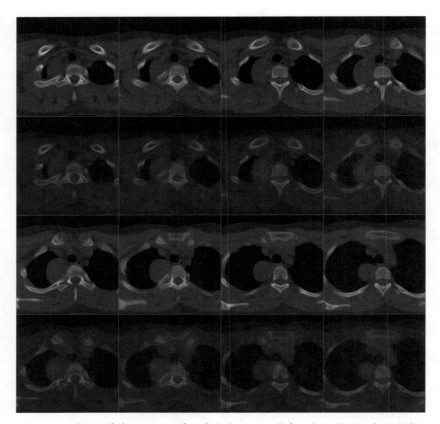

图 3-92　横断位骨窗示邻近肋骨及脊柱未见明显异常，相邻椎间孔未见增宽。

（四）影像解读

患者 PET/CT 主要表现为：右后纵隔（脊柱旁）软组织影，边界清楚，FDG 代谢轻微增高，与脊柱关系密切，邻近骨质未见破坏。综合以上影像特征，该患者考虑为良性病灶（神经源性肿瘤）。

（五）最终诊断

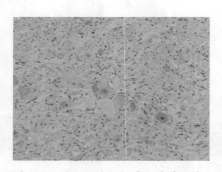

图 3-93　（纵隔肿物）节细胞神经瘤。

（六）鉴别诊断

（1）神经母细胞瘤：生物学上表现为恶性，发病年龄较小（患者多为儿童及婴幼儿），多伴有出血、坏死、囊变，形态不规则，早期强化明显，多有淋巴结转移及远处转移。[1-2]

（2）其他神经源性肿瘤（神经鞘瘤）：神经鞘瘤是后纵隔最常见的神经源性肿瘤，好发于中青年（30～50岁），临床症状多不明显，CT 扫描呈边界清楚的类圆形低密度肿块，易出现坏死、囊变，钙化少见，强化一般比较明显。[3]

（七）病例讨论教学要点

神经源性肿瘤包括神经纤维瘤、节细胞神经瘤和神经鞘瘤，都是比较常见的肿瘤，可以发生于任何年龄，以青年人的发病率最高。纵隔神经纤维瘤是纵隔内一种常见的肿瘤，多数起源于肋间神经根部、脊神经出椎管之处。本病例为青少年患者，以胸闷为主要症状；其PET/CT呈现较为典型的神经源性肿瘤特征，如后纵隔（脊柱旁）见一类圆形肿块，边界清楚，密度均匀，与周围肌肉密度相似，椎间孔未受累，代谢轻度增高，结合年龄及发生位置不难判断为神经源性肿瘤（节细胞神经瘤）。但仍需排查其他疾病可能，如其他神经源性肿瘤，神经鞘瘤以中青少年发病率最高，且神经鞘瘤易发生囊变、坏死。

参考文献

［1］赵东利，隋燕霞，李康，等．纵隔神经来源肿瘤44例临床病理分析［J］．诊断病理学杂志，2015，22（8）：452–455.

［2］杨君，诸一吕．后纵隔不同病理类型神经源性肿瘤的CT诊断［J］．现代实用医学，2011，23（8）：871–872.

［3］严琳，吴征平，王小果．纵隔神经源性肿瘤MRI平扫及强化特征分析［J］．中国临床研究，2019，32（1）：27–30.

（广州医科大学附属第一医院　李友财　王欣璐）

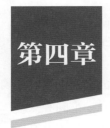

第四章

乳腺肿瘤

一 乳腺癌（Breast Cancer）

▶ 病例一

（一）简要病史

现病史：女，54 岁，发现右腋下肿块 3 年余，右上肢水肿 1 个月余。患者 3 年前于当地体检发现右腋下肿块，当时无胸闷压痛，无局部皮肤隆起、凹陷，无红肿、破溃，无发热寒战等症状。当地医师建议随访复查，未予重视，1 个月前劳作后右上肢水肿，当地超声示：右乳低回声结节，BI-RADS4C 类，右侧腋窝腺体边缘近腋前线低回声肿块，BI-RADS5 类。自发病以来，患者无乳头凹陷、溢液，无皮肤红肿、破溃，无酒窝征及橘皮样改变，无发热寒战。右乳外上象限扪及直径约 1.5 cm 的肿块，质地硬，边界不清，无压痛，右侧腋下扪及巨大肿块，直径约 8 cm，质硬，活动度差，与侧胸壁固定，不可推动，界欠清。右上臂肿胀明显，右上臂围约 33 cm，左上臂围约 28 cm。精神及睡眠状况良好，食欲一般，大小便及体重无明显变化。

既往史：15 年前因胆结石行胆囊切除手术。

个人史：无特殊。

家族史：无特殊。

（二）实验室检查

血清 CA125：40.2 U/mL ↑（参考值 0～35.0 U/mL），CA153：129.7 U/mL ↑（0～25.0 U/mL），其余未见异常。血常规、生化指标基本正常。

（三）其他影像学检查

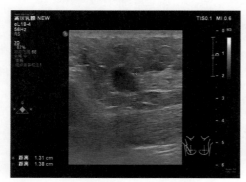

图 4-1 右乳 10 点钟方向探及一枚低回声结节，大小约 1.3 cm×1.4 cm，边界不清，形态不规则，呈毛刺状。

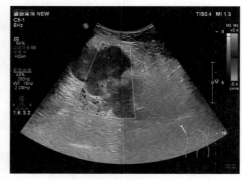

图 4-2 右侧腋窝探及一枚低回声团，大小约 8.9 cm×7.2 cm×11.4 cm，边界不清，形态不规则，呈毛刺状。

（四）PET/CT 影像特征

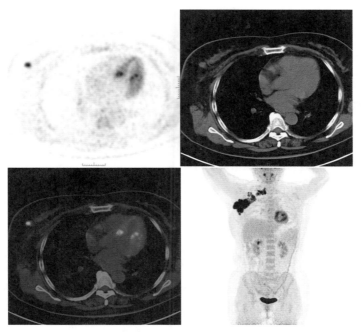

图 4-3　右侧乳腺外上象限内见软组织密度结节影，大小约 1.1 cm×0.9 cm，放射性摄取增高，SUV_{max} 值约为 10.8。

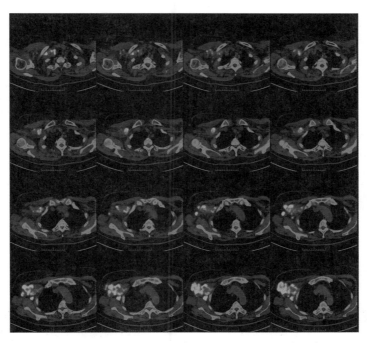

图 4-4　右侧锁骨区、右侧胸大小肌深面、右侧腋下见多发增大淋巴结影，部分相互融合，局部与相邻右前壁肌群分界不清，放射性摄取增高，大者约 5.9 cm×3.9 cm×4.1 cm，SUV_{max} 值约为 15.4。

（五）影像解读

患者 PET/CT 主要表现为：①右侧乳腺软组织密度结节影，FDG 代谢增高；②右侧锁骨区、右侧胸大小肌深面、右侧腋下见多发增大淋巴结影，部分相互融合，局部与相邻右前壁肌群分界不清，放射性摄取增高。综合以上影像学特征及实验室检查，该患者为原发性乳腺癌伴多发淋巴结转移。

（六）最终诊断

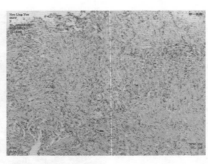

图 4-5 （右乳穿刺标本）乳腺浸润性癌（WHO Ⅲ级）；（右腋窝淋巴结穿刺）查见癌转移。免疫组化：Her2（1+），ER（++，40%），AR（++，60%），Ki-67（+，20%），CK5/6（-），P63（-），E-cadherin（+），P120（膜+），GATA-3（+），SOX10（-），CK（pan）（+）。

（七）鉴别诊断

（1）乳腺纤维瘤：最常见的乳腺良性肿瘤。多见于年轻女性，一般表现为无痛性肿块，少数可轻度疼痛，为阵发、偶发或月经时激发。多表现为圆形或类圆形肿块，边缘光滑锐利，密度类似正常乳腺腺体，一般无明显 FDG 的摄取。

（2）乳腺淋巴瘤：分为原发乳腺淋巴瘤和继发乳腺淋巴瘤。前者罕见，多为生长迅速的无痛性肿块，影像学表现缺乏特异性。[1]可表现为乳腺内单发或多发的肿块，边界清楚，坏死及钙化少见，多不累及邻近皮肤，弥漫性的乳腺淋巴瘤则可见坏死，边界不清，累及邻近皮肤并伴同侧淋巴结肿大。继发乳腺淋巴瘤较为常见，即在淋巴瘤基础上继发的乳腺浸润，可见全身性或区域性的淋巴结肿大伴 FDG 代谢增高，乳腺内多发结节样软组织肿块，FDG 代谢异常增高。

（八）病例讨论教学要点

乳腺癌是来源于乳腺小叶上皮细胞或导管上皮细胞的恶性肿瘤，是女性最常见的恶性肿瘤之一，常见于 40～60 岁女性，绝经期前后的妇女发病率较高。疾病早期常表现为乳房肿块、乳头溢液、腋窝淋巴结肿大等症状，晚期常发生骨转移及远处转移。本病例患者为中老年女性，发现右侧腋下淋巴结肿块 3 年余，右上肢水肿 1 个月余。其 PET/CT 表现为右侧乳腺单发软组织肿块，伴右侧锁骨区、右侧胸大小肌深面、右侧腋下见多发增大淋巴结影，部分相互融合，FDG 代谢增高，结合患者症状及肿瘤标志物 CA125 及 CA153 增高，不难判断患者为原发性乳腺癌伴右侧锁骨区、腋下淋巴结转移；但仍需排查患者是否有其他疾病可能，如淋巴瘤，淋巴瘤常见为乳腺继发性的淋巴瘤，结合全身其他区域是否仍有肿大的淋巴结，是否有发热，是否有肝脾肿大，是否有实验室检查异常，如血常规、血乳酸脱氢酶是否有异常等进行判断。

参考文献

[1] 周硕，林美福，陈文新，等. ^{18}F-FDG PET/CT 对原发性乳腺淋巴瘤和乳腺癌的鉴别诊断 [J]. 福建医科大学学报，2021，55（6）：550-555.

（浙江大学医学院附属第一医院　林丽莉　赵葵　苏新辉）

▶ 病例二

（一）简要病史

现病史：女，52岁。患者于6年前体检发现右乳肿物，如花生米大小，当时无伴疼痛，无乳头溢液，乳腺肿物呈进行性增大，一直未予治疗，至今如网球大小。1个月前开始出现乳头溃烂，伴流出血性液体。患者未行任何检查或治疗。自起病以来，患者精神、睡眠尚可，食欲食量正常，体重无明显变化，大小便未见异常。

既往史：无特殊。

个人史：无特殊。

家族史：无特殊。

专科体格检查：右侧乳腺可及一处肿物覆盖全乳腺，大小约9.0 cm×9.0 cm×8.0 cm，质硬，边界欠清，活动度差，无压痛，右侧乳头及右侧乳腺皮肤溃烂，无橘皮样征，无酒窝征，无皮下静脉曲张。右侧腋窝可及多发肿大淋巴结，较大者直径约2.5 cm，质中，活动度欠佳。

（二）实验室检查

CA125：193.90 U/mL ↑（参考值0～35 U/mL），CA153：221.10 U/mL ↑（参考值0～25 U/mL），癌胚抗原阴性，血常规、生化指标基本正常。

（三）其他影像学检查

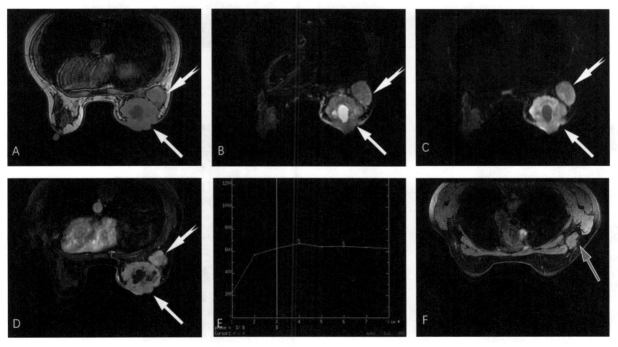

图4-6　右侧乳腺体积增大、变形，右侧乳头后方见巨大软组织肿块影，分叶状，边界欠光整，范围约为6.9 cm×5.8 cm；右侧乳腺外上象限另可见类似性质异常信号肿块，大小约为4.2 cm×3.6 cm。T1WI呈稍低信号（A），T2WI呈稍高信号（B），DWI呈弥散受限稍高信号（C），Gd-DTPA动态增强扫描该病灶呈结节状明显强化（D），边界不光整，见少许短小毛刺状凸起，其时间—强化程度（信号）曲线呈"快进平台"型（E），病灶中央见大片状无强化坏死区，病灶累及右侧乳房皮肤及乳头。右侧腋窝见多发肿大淋巴结，较大者约为2.7 cm×2.1 cm（F）。

（四）PET/CT影像特征

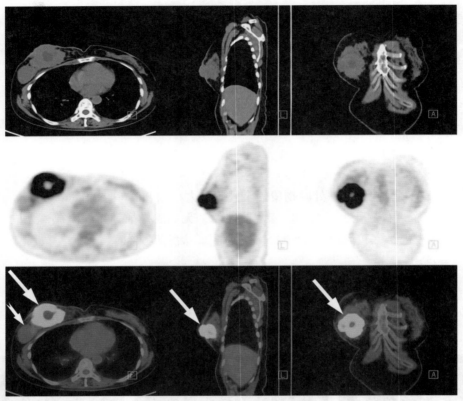

图4-7　右侧乳腺中央区见不规则软组织密度肿块影，呈放射性浓聚，SUV_{max}值约为14.7，较大层面范围约为7.8 cm×6.1 cm。病灶呈分叶状，累及右侧乳头及邻近皮肤，右侧乳腺皮肤增厚，另外病灶内部可见坏死。右侧乳腺外象限见软组织密度肿块，呈放射性浓聚，SUV_{max}值约为4.5，较大层面范围约为4.0 cm×3.3 cm，边界清。

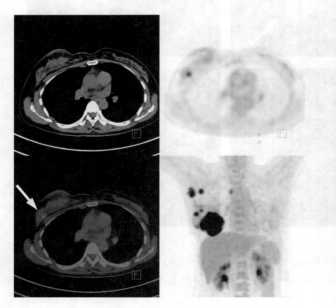

图4-8　右侧乳腺外上象限可见软组织密度结节，呈放射性浓聚，SUV_{max}值约为6.7，较大层面范围约为1.5 cm×0.9 cm。

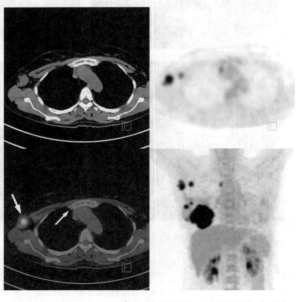

图4-9　右侧腋窝及前上纵隔（上腔静脉前方）见多发增大淋巴结，呈放射性浓聚，右侧腋窝较大淋巴结SUV_{max}值约为9.7，大小约为2.0 cm×1.9 cm。

（五）影像解读

患者 PET/CT 主要表现为：①右侧乳腺多发不规则软组织密度肿块及结节，^{18}F-FDG 代谢活跃，病灶可见分叶、短小毛刺。②右侧乳腺中央区病灶累及右侧乳头及邻近皮肤，右侧乳腺皮肤增厚。③右侧腋窝及前上纵隔多发肿大淋巴结，^{18}F-FDG 代谢活跃。综合以上影像特征，该患者考虑为右侧乳腺癌并乳腺内多发转移、右侧腋窝及前上纵隔淋巴结转移。

（六）最终诊断

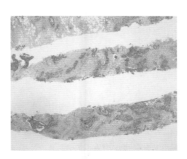

图 4-10　（右侧乳腺）穿刺组织，镜下在乳腺组织内见异型细胞呈巢片状生长，细胞胞浆丰富、略嗜酸，部分细胞异型明显，核分裂象易见。结合免疫组化结果，符合浸润性导管癌，Ⅱ级，其间可见中级别导管原位癌。免疫组化：ER（98%，强 +），PR（95%，强 - 中 +），Her-2（乳腺）（2+），Ki-67（+，约 30%），P40（-，示肌上皮缺失），E-cadherin（+）。

（七）鉴别诊断

（1）乳腺纤维腺瘤：最常见的乳腺良性肿瘤，发病年龄低，多发生于 20～25 岁年轻女性，肿块为类圆形，边界整齐无毛刺，部分肿瘤边缘或中心可有粗大钙化，无皮肤增厚及乳头内陷，^{18}F-FDG 代谢程度明显低于乳腺癌。

（2）乳腺叶状肿瘤：是较为少见的乳腺肿瘤，占所有原发性乳腺肿瘤的 0.3%～1%，发病年龄平均为 40～50 岁。乳腺叶状肿瘤生物学行为多变，分为良性、交界性、恶性。叶状肿瘤生长较快、体积较大，呈分叶状，表面欠规则，一般表现为边界清晰，交界性与恶性叶状肿瘤可向周围浸润生长，范围较大时，可表现为局部边界模糊不清。[1]

（3）乳腺肉瘤：是发生于乳腺间叶组织的恶性肿瘤，临床比较少见，约占乳腺恶性肿瘤的 0.5%～3%，其发病年龄较乳腺癌早，多发生于 30～40 岁的妇女，肿瘤生长较快，虽然瘤体巨大，但很少侵犯皮肤和胸肌，主要发生血行转移，很少发生淋巴结转移。[2]

（八）病例讨论教学要点

中晚期乳腺癌是指乳腺局部肿瘤无法在局部通过手术根治，乳房内肿块边界不清楚、按压有疼痛感、活动度差，常已经向远端的淋巴结，以及其他器官转移（以肺、胸膜、骨骼、肝脏以及脑转移为主）。本病例为中老年女性患者，体检发现右侧乳腺无痛性肿物，肿物逐渐增大，并出现乳头溃烂，其 PET/CT 呈现较为典型的原发性乳腺癌特征，乳腺中央区病灶呈分叶状，边缘可见短小毛刺凸起，累及乳头、皮肤，另外乳腺皮肤局部增厚；同时右侧乳腺内多发类似性质结节或肿块伴 ^{18}F-FDG 代谢活跃，符合乳腺内转移特征；右侧腋窝、前上纵隔淋巴结肿大，^{18}F-FDG 代谢活跃，符合淋巴结转移特征。但是诊断时需与乳腺纤维腺瘤、乳腺叶状肿瘤及乳腺肉瘤等鉴别，根据患者病史、影像学特点，并结合患者 CA125 及 CA153 水平增高，不难诊断为原发性乳腺癌并乳腺内转移、淋巴结转移。

参考文献

［1］罗冉，赵亚娥，汪登斌，等．乳腺良恶性叶状肿瘤 MRI 表现及病理特征分析［J］．磁共振成像，2014，5（4）：253-258．

［2］魏守礼．乳腺肉瘤：附 27 例报告［J］．中华肿瘤杂志，1983，5（1）：44．

［3］孔祥泉，杨秀萍，查云飞．肿瘤影像与病理诊断［M］．北京：人民卫生出版社，2009．

（佛山市第一人民医院　鲁胜男　冯彦林）

▶ 病例三

（一）简要病史

现病史：女，42 岁，2 个月余前无明显诱因出现右侧肋骨、骨盆持续性疼痛，伴月经不规律，月经频发；同时诉左侧乳房胀痛，伴左上肢肿胀，未予以重视，未行进一步诊治。1 周前于外院查腹部 CT 示：右侧多发肋骨，腰、骶椎体及附件，骨盆和双侧股骨头多发骨质破坏，考虑恶性肿瘤性病变（多发性骨髓瘤？）建议进一步检查；右侧附件软组织密度肿块，性质待定；左侧附件囊性病变，考虑囊肿可能。自起病以来，患者无发热，无头晕、头痛，无咳嗽、咳痰，无胸闷、胸痛等症状，胃纳可，精神状态一般，睡眠良好，大小便及体重无明显变化。

既往史：5 年前行肛周脓肿一次性根治术；1 月前出现夜尿增多至 3～4 次。余无特殊。

个人史：无特殊。

家族史：无特殊。

（二）实验室检查

血清 CEA：27.14 ng/mL ↑（0～5 ng/mL），CA125：267.60 U/mL ↑（参考值 0～35 U/mL），CA199：37.68 U/mL ↑（参考值 0～27 U/mL），HE4：176.10 pmol/L ↑（参考值 0～140 pmol/L），罗马指数（绝经前）：65.86 % ↑（参考值 0～11.4%），罗马指数（绝经后）：79.89 % ↑（参考值 0%～29.9%），AFP 阴性，生化、血常规基本正常。

（三）其他影像学检查

彩超检查示：①子宫未见明显异常；②右侧附件实性肿块、左侧附件囊实性肿块，考虑卵巢来源肿瘤，建议进一步检查；③盆腔积液；④左侧乳房外上象限低回声，符合 BI-RADS 4c 级；⑤左侧腋窝淋巴结肿大，考虑转移性；⑥右侧腋窝未见肿大淋巴结。

（四）PET/CT 影像特征

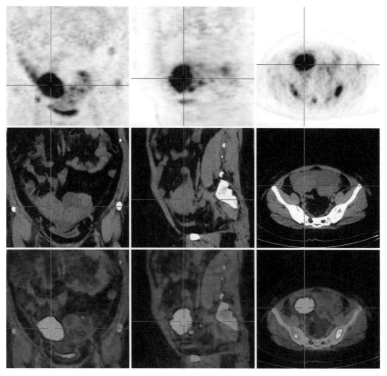

图 4-11　右侧附件区见糖代谢异常增高的不规则软组织密度肿块影，SUV~max~ 值约为 10.6，最大层面大小约为 63 mm×51 mm，病灶边缘可见分叶征，密度欠均匀。

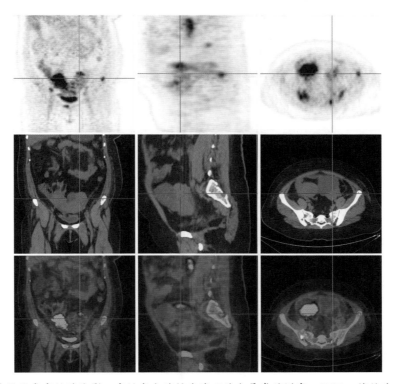

图 4-12　左侧附件区见囊实性肿块影，实性成分伴糖代谢不均匀异常稍增高，SUV~max~ 值约为 3.7，最大层面大小约为 86 mm×70 mm，囊性成分内未见分隔，囊壁未见增厚。

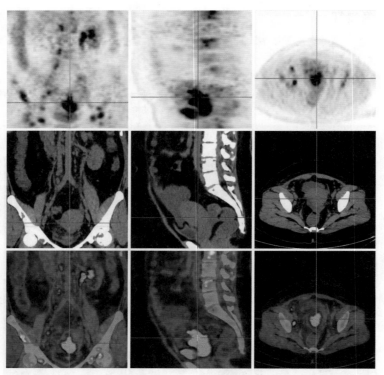

图 4-13　子宫体中下段及子宫颈见糖代谢异常增高灶，局部密度欠均匀，SUV_{max} 约为 13.8，子宫体病变最大层面范围约为 49 mm×39 mm。

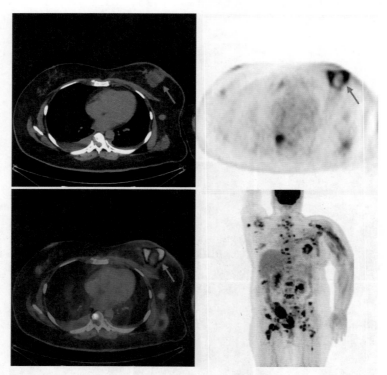

图 4-14　左侧乳腺上象限内见糖代谢不均匀异常增高的软组织肿块，SUV_{max} 值约为 9.5，最大层面大小约为 45 mm×42 mm，病灶边缘呈分叶状，内伴低密度坏死区，局部乳头凹陷，邻近皮肤不均匀增厚。

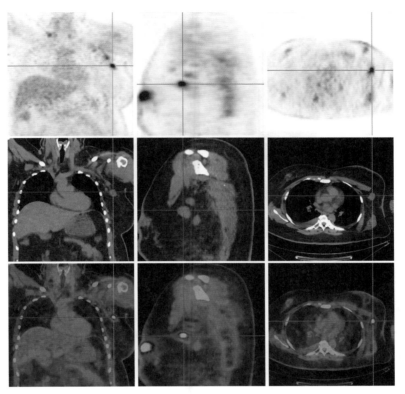

图 4-15 左侧腋窝见多发糖代谢异常增高的大小不等的淋巴结，SUV_{max} 值约为 8.5，大者大小约为 28 mm × 18 mm。

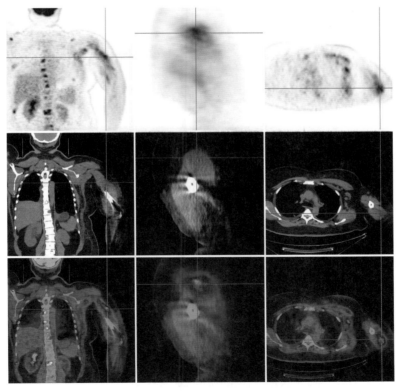

图 4-16 左侧背阔肌、左侧胸大肌、左侧肱三头肌条片状糖代谢不均匀且呈异常增高，SUV_{max} 值约为 6.1，相应肌肉密度尚均匀。

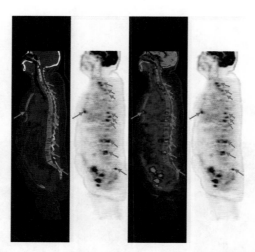

图 4-17　全身多处骨（包括颅骨、胸骨、双侧肩胛骨、多发颈胸腰骶椎体及部分附件、骨盆多处、双侧多处肋骨、双侧股骨上段、左侧肱骨上段）呈溶骨性骨质破坏伴糖代谢异常增高，SUV_{max} 值约为 8.5。

（五）影像解读

患者 PET/CT 主要表现为：①右侧附件区糖代谢异常增高的不规则实性肿块，左侧附件区糖代谢不均匀异常稍增高的囊实性肿块。②子宫体及子宫颈糖代谢异常增高灶。③左侧乳腺上象限糖代谢异常增高的软组织肿块，呈分叶状，内伴坏死区；左侧腋窝多发糖代谢异常增高的大小不等淋巴结。④左侧背阔肌、左侧胸大肌、左侧肱三头肌条片状糖代谢不均匀异常增高。⑤全身多处骨呈溶骨性骨质破坏伴糖代谢异常增高。综合以上影像特征，该患者考虑为原发性乳腺癌并淋巴结、子宫、双侧卵巢、肌肉、骨转移。

（六）最终诊断

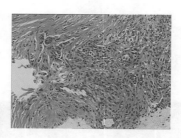

图 4-18　（左乳）镜检主要为增生玻变纤维组织，局灶组织边缘见少许浸润性癌，免疫组化：ER（强阳性，阳性率约 95%），PR（中等阳性，阳性率约 5%），HER2（0），AR（+）、Ki-67（阳性率 85%），P120（膜 +），P63（少许 +），CK5/6（−）。

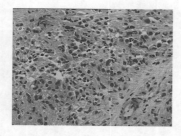

图 4-19　（卵巢）镜检纤维组织内见瘤细胞条索状或实性片状排列，细胞胞浆丰富红染，胞核大而深染。病变符合癌，免疫组化：ER（中等至强阳性，阳性率约 95%），PR（中等至强阳性，阳性率约 65%），HER2（1+），GATA3（+），MMaglobin（局灶 +），P16 强弱不等阳性，WT1（−），P53 呈野生型蛋白表达模式，PAX8（弱 +），Ki-67（阳性率约 70%）。结合 HE 形态及免疫组化结果，符合乳腺癌转移来源。患者最终诊断为原发性乳腺癌并淋巴结、子宫、双侧卵巢、肌肉、骨转移。

（七）鉴别诊断

（1）卵巢癌：是卵巢最常见的恶性肿瘤，表现为迅速生长的腹部肿块，常合并压迫症状，多有血性腹水，并有消瘦、贫血、乏力等表现。实验室检查显示 CA125 和 CEA 明显升高。卵巢癌主要为浆液性囊腺癌和黏液性囊腺癌，其中浆液性囊腺癌最为多见，以囊实性为主，囊壁厚薄不均，并有明显呈软组织密度的实体部分，增强检查肿瘤的间隔、囊壁和实体部分发生显著强化。卵巢癌易发生局部侵犯、腹膜腔转移和淋巴结转移，腹膜腔转移时可见大网膜弥漫性增厚，密度不均匀增高，形如饼状。多数肿瘤合并有大量腹水。

（2）宫颈癌：多为鳞状上皮癌，约占 90%。接触性出血是宫颈癌早期的主要症状，晚期则发生不规则阴道出血和白带增多。肿瘤侵犯盆腔神经可引起剧烈疼痛，侵犯膀胱和直肠则发生血尿与便血。妇科检查可见宫颈糜烂及菜花或结节状肿物。增强检查肿瘤呈不规则强化，当肿瘤较大时，可见宫颈不规则增大。当发生宫旁软组织侵犯时，宫旁间隙模糊，可累及下段输尿管，造成肾积水；累及膀胱或直肠时，膀胱或直肠旁脂肪间隙消失，膀胱或直肠壁不规则增厚。

（八）病例讨论教学要点

本病例为中年女性患者，以全身骨痛、月经不规律为主要症状，进一步询问患者病史，诉左侧乳房胀痛，左侧乳房扪及肿物 5 个月余，肿物大小与月经周期无明显关系，左侧乳头无异常溢液，未予重视，同时伴左上肢肿胀；其 PET/CT 表现为左侧乳腺软组织肿块，伴左侧腋窝及全身多处淋巴结肿大、代谢增高，以及全身多处溶骨性骨质破坏并代谢异常增高；同时还发现双侧附件肿块、子宫体及宫颈代谢增高灶。实验室检查提示 CEA、CA125、CA199、HE4、罗马指数均升高。

本病例乳腺病变影像特征：PET/CT 影像表现为左侧乳腺糖代谢不均匀异常增高的软组织肿块，呈分叶征，密度不均，内伴低密度坏死区，邻近乳头牵拉、皮肤增厚，同时伴左侧腋窝淋巴结肿大，影像特点比较符合原发性乳腺癌的表现。本例患者乳腺、子宫、卵巢均有病灶，乳腺原发性肿瘤的影像征象比较典型。

卵巢病变影像特征：本例患者右侧附件区为实性肿块，左侧附件区为囊实性肿块，囊内未见分隔，囊壁未见明显增厚，两侧的肿块均较大且不规则；盆腔内可见少量积液；腹膜未见弥漫性增厚，亦未见明确腹水征象。

结合患者的病史、血清学检查及 PET/CT 影像表现，考虑原发性乳腺癌伴淋巴结、子宫、卵巢、骨、肌肉转移，最后经穿刺病理证实为乳腺癌多发转移。

参考文献

［1］WANG R，ZHU Y，LIU X，et al. The clinicophathological features and suivival outcomes of patients with different metastatic sitses in stage Ⅳ breast cancer［J］. BMC Cancer, 2019, 19（1）：1091.

［2］BOGLIOLO S，MOROTTI M，VALENZANO MENADA M，et al. Breast cancer with synchronous massive metastasis in the uterine cervix：a casereport and review of the literature［J］. Arch Gynecol Obstet, 2010, 281（4）：769-773.

［3］MAZUR M T，HSUEH S，GERSELL D J. Metastases to the female genitaltract：analysis of 325 cases［J］. Cancer, 1984, 53（9）：1978-1984.

［4］白人驹. 医学影像诊断学［M］. 4 版. 北京：人民卫生出版社，2019：529-531.

（江门市中心医院核医学科　段晓蓓　黄斌豪）

二　乳腺纤维瘤（Fibroadenoma of Breast）

（一）简要病史

现病史：女，32 岁，1 个月余前无明显诱因突然出现右下肢麻木，有脚踩棉花感，偶有蚁走感，以脚底为主，予以甲钴胺、维生素及营养神经等药物治疗后，症状可缓解。肌电图提示：右下肢神经源性损害（L4-S1），予以药物处理后，症状未见明显缓解。自起病以来，患者精神、睡眠及饮食一般，大小便正常，近期体重无明显变化。

既往史：既往体健；余无特殊。

个人史：无特殊。

家族史：无特殊。

（二）实验室检查

CA125：47.2 U/mL↑（参考值：0～35 U/mL），CA199：68.4 U/mL↑（参考值：0～27 U/mL），垂体泌乳素：694.89 mIU/L↑（参考值：绝经前女性 108.8～557.1 mIU/L）；血常规、生化指标基本正常。

（三）其他影像学检查

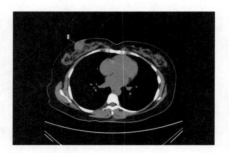

图 4-20　胸部 CT：右乳晕外侧深部可见直径约 24 mm 结节影，边界清楚。

（四）PET/CT 影像特征

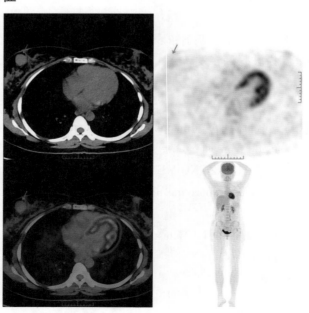

图 4-21　右侧乳腺外上象限见一类圆形结节影，约为 20 mm×24 mm，可见轻度放射性浓聚，SUV$_{max}$ 值约为 2.4。病灶与周围组织分界清楚。

（五）影像解读

患者 PET/CT 主要表现为：①全身未见明确肿瘤征象；未见明显肿大淋巴结。②右侧乳腺外上象限类圆形软组织密度结节，边缘清楚，密度均匀，与周围组织分界清楚，FDG 代谢轻度活跃。综合以上影像特征，该患者考虑为乳腺良性肿瘤。

（六）最终诊断

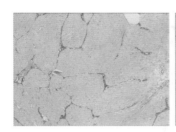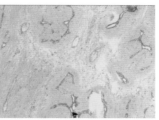

图 4-22 （右侧乳腺肿物）考虑可能为乳腺纤维瘤。

（七）鉴别诊断

乳腺癌：PET/CT 在乳腺癌诊断中具有较高的特异性和灵敏度[1]，常在图像中表现为乳腺单侧肿物或结节，具备 CT 中恶性肿瘤的征象，如边缘欠光整，侵犯周围组织以及淋巴结等，在增强扫描中呈较高强化，PET 中表现为 FDG 高代谢改变。

（八）病例讨论教学要点

乳腺纤维瘤是由腺上皮和纤维组织两种成分混合组成的良性肿瘤，好发于青年女性，与患者体内性激素水平失衡有关。乳腺纤维瘤好发于乳房外上象限，呈圆形或卵圆形，临床多见 1～3cm，生长缓慢，妊娠或哺乳期时可急骤生长。少数纤维瘤可恶变成纤维肉瘤或乳腺癌。乳腺纤维瘤在 PET/CT 影像上需要与乳腺癌鉴别。本病例为年轻女性，临床表现以及实验室检查中未见明显恶性肿瘤特征，同时影像学中以单发乳腺肿物为主要表现，同时肿物表现以良性征象为主，并无病灶外侵犯征象。与乳腺癌作鉴别时，恶性肿瘤在 PET/CT 中的高代谢为主要鉴别点，但快速生长的纤维瘤也可能表现为高代谢[2]，需要同时结合 CT 影像学特点进行鉴别。同时利用特殊显像剂时，乳腺纤维腺瘤也可以表现出特色的放射性浓聚[3]，可以作为特征性的鉴别点。

参考文献

[1]黄喆慜，管一晖，赵军，等. PET/CT 在乳腺癌中的应用 [J]. 中国医学计算机成像杂志，2007，13（5）：366-370.

[2] MAKIS W, CIARALLO A, HICKESON M, et al. Rapidly growing complex fibroadenoma with surrounding ductal hyperplasia mimics breast malignancy on serial F-18 FDG PET/CT imaging [J]. Clinical Nuclear Medicine, 2011, 36（7）：576-579.

[3] PAPADAKIS G Z, MILLO C, SADOWSKI S M, et al. Breast fibroadenoma with increased activity on 68Ga-DOTATATE PET/CT [J]. Clinical Nuclear Medicine, 2017, 42（2）：145-146.

（中山大学附属第三医院　伍清宇　谢良骏　程木华）

第五章

消化系统疾病

第一节 胃肠道疾病

一 食管癌（Esophageal Carcinoma）

▶ **病例一**

（一）简要病史

现病史：女，78 岁，进食有哽咽感 1 年余，近期加重，外院胃镜发现食管肿物，距门齿 32～40cm。肿瘤指标：鳞状细胞癌抗原 4.2ng/mL，余无特殊。

既往史：40 余年前行甲状腺结节手术，良性。高血压数年。

个人史：吸烟史 10 余年，20 支 / 日。

家族史：无特殊。

（二）实验室检查

血常规、生化基本正常。

（三）PET/CT 及 PET/MR 影像特征

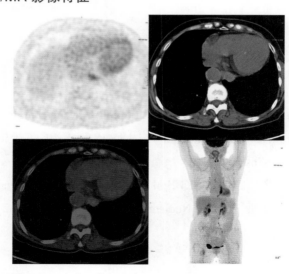

图 5-1　PET/CT：食管中下段管壁环形增厚，管腔狭窄，累及长径约为 4.6 cm，放射性摄取增高，SUV_{max} 值约为 5.7。

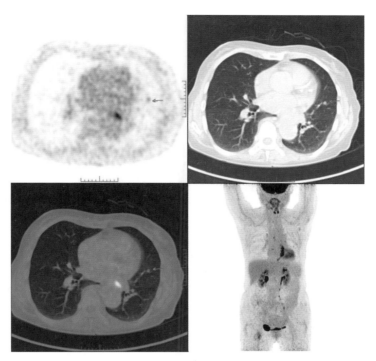

图 5-2 左肺上叶后段小结节灶，放射性摄取增高，SUV$_{max}$ 值约为 4.2。

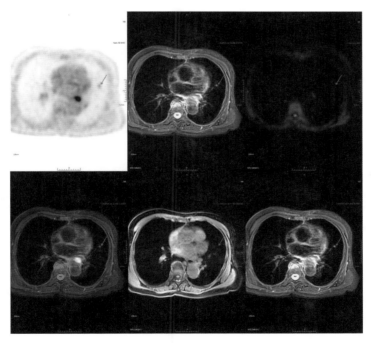

图 5-3 PET/MR：食管中下段管壁环形增厚，局部累及外膜，呈等 T1 稍长 T2 信号影，DWI 信号增高，ADC 值降低，放射性摄取增高，SUV$_{max}$ 值约为 5.7。左肺上叶后段小结节灶，放射性摄取增高，SUV$_{max}$ 值约为 4.2。

（四）影像解读

患者 PET/CT 及 PET/MR 主要表现为：①食管中下段管壁环形增厚及信号异常，管腔狭窄，局部累及外膜，弥散受限，FDG 代谢活跃。②左肺上叶后段小结节灶，放射性摄取增高。综合以上影像特征，该患者考虑为原发食管癌，伴左肺上叶转移。

（五）最终诊断

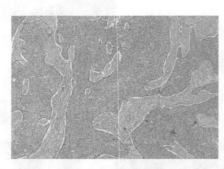

图 5-4　食管癌根治切除标本病理：①主要诊断：（食管癌根治切除标本）溃疡型中分化鳞状细胞癌伴淋巴结转移性癌。②肿瘤大小：5 cm×3 cm×1 cm。③浸润深度：外膜。④脉管瘤栓及神经侵犯：有脉管瘤栓；有神经侵犯。⑤切缘：送检食管上切缘：黏膜下层见癌组织；自检食管切缘：阴性；胃切缘：阴性；环周切缘：阴性。⑥周围食管黏膜情况：黏膜慢性炎。⑦淋巴结转移情况：总数：7/25；自检食管旁淋巴结 4/7 枚，胃周淋巴结 2/6 枚，送检 C202 淋巴结 0/2 枚，C205 淋巴结 0/1 枚，C206 淋巴结 1/1 枚，C207 淋巴结 0/1 枚，C209 淋巴结 0/3 枚，肝总动脉旁淋巴结 0/2 枚，胃左动脉旁淋巴结 0/2 枚见癌转移。⑧PTNM 分期：（AJCC 第 8 版）pT3N3Mx；免疫组化结果：余杭免疫：MSH2（+），MSH6（+），MLH1（+），PMS2（+），Her2-G（0）。

（六）鉴别诊断

（1）慢性食管炎：时间长了会慢慢地形成增生，食管局部狭窄也会引起吞咽困难。从症状上很难鉴别，需要胃镜取病理明确诊断。

（2）食管结核：症状不典型，出现午后低热、盗汗等症状，时间长了结核形成瘢痕，也会引起吞咽困难，临床很难鉴别，结核特征进展比较慢，常见于中青年。通过结核试验阳性或者 T-sport 抗体阳性，可以初步鉴别诊断。要想明确鉴别诊断，需进行胃镜检查、X 射线检查、消化道钡餐造影，关键还是取活检明确诊断。

（3）食管外压性疾病的改变：比如纵隔肿瘤压迫食管引起吞咽困难，通过胸部的 CT、X 射线能发现，是外压性的纵隔肿瘤压迫到食管，引起食管的狭窄。

（七）病例讨论教学要点

食管癌是指起源于食管鳞状上皮或柱状上皮组织的恶性肿瘤，是最常见的消化道肿瘤之一，发病年龄多在 30 岁以上，60～64 岁发病率最高，男性多于女性。食管癌的典型症状为进行性咽下困难、持续胸痛或背痛提示癌可能侵犯食管外组织。本病例为老年患者，以进食哽咽为主要症状，其 PET/CT 及 PET/MR 呈现较为典型的食管癌特征，食管中下段管壁环形增厚，管腔狭窄，放射性摄取增高，不难判断为原发性食管癌并肺转移；但仍需排查其他疾病可能，如慢性食管炎、食管结核、食管外压性疾病。

参考文献

［1］杨欢，孙宛怡，王建炳，等. 中国食管癌病因学、筛查及早期诊断研究进展［J］. 肿瘤防治研究，2022（7）：169-175.

（浙江大学医学院附属第一医院　刘侃峰　赵葵　苏新辉）

▶ **病例二**

（一）简要病史

现病史：男，66 岁，因上腹部不适 2 个月余，进食后哽咽 1 个月余就诊。患者无发热、乏力等症状，精神及睡眠状况良好，食欲一般，大小便及体重无明显变化。胃镜：食管距门齿约为 28～33cm，左后壁可见溃疡状新生物，侵及管腔近半周。咬检病理：鳞状细胞癌。治疗前行 ^{18}F-FDG PET/CT 检查全面评估。

个人史：无特殊。

家族史：无特殊。

（二）实验室检查

血常规、尿常规、生化全项基本正常。

（三）其他影像学检查

CT 示食管胸中段管壁增厚，管腔狭窄，最厚处约为 1.7 cm，增强扫描可见强化，内密度不均匀，符合食管癌表现。

（四）PET/CT 影像特征

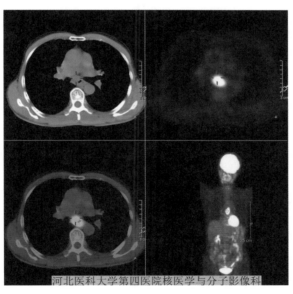

图 5-5　胸中段食管壁增厚，管腔狭窄，较厚处约为 1.7 cm，矢状面长约为 4.6 cm，PET 见异常葡萄糖高代谢，SUV_{max} 值约为 14.7；全身其他部位无异常葡萄糖代谢增高灶。

（五）影像解读

患者 PET/CT 主要表现为：胸中段食管壁增厚，管腔狭窄，FDG 代谢活跃，具有食管恶性病变特征；全身其他部位无异常 FDG 代谢增高灶。

（六）最终诊断

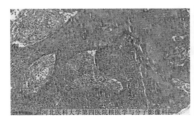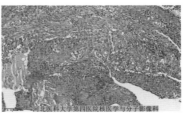

图 5-6　食管咬检病理：鳞状细胞癌。

（七）鉴别诊断

（1）食管良性肿瘤：比较少见，最常见的是食管平滑肌瘤，好发于食管中下段，多位于食管黏膜下，圆形或椭圆形，黏膜面完整、光滑，通常不破坏瘤周脂肪，增强扫描为均匀低或中度强化，^{18}F-FDG PET/CT 上多无异常 FDG 摄取。而食管癌多表现为局限性食管壁增厚伴异常 FDG 摄取。

（2）食管炎性狭窄：PET 多表现为条形轻度 FDG 摄取，而非局限性摄取，CT 相应部位食管壁均匀性稍增厚，且病变较长，而非局限性，临床上多有误服腐蚀药物或食管反流病史。

（八）病例讨论教学要点

食管癌是常见的上消化道恶性肿瘤，多为鳞癌，其次为腺癌、腺鳞癌。以胸中段食管癌最多见，下段次之，上段较少。进行性吞咽困难是中晚期食管癌的典型表现。[1]CT 表现为食管壁环周增厚或偏心性增厚形成凸向腔内的肿物，周围脂肪组织受侵后边界不清或脂肪带消失，PET 显像可见病灶代谢异常增高。

本病例为老年患者，因上腹不适、进食后哽咽就诊，胃镜已确诊食管鳞癌，治疗前为进一步明确病变性质、范围、有无转移而行 ^{18}F-FDG PET/CT 检查。PET/CT 呈现较为典型的食管癌表现，如病变位于食管癌最常见部位胸中段，CT 表现为局限性食管壁增厚，管腔狭窄，^{18}F-FDG PET 表现为局限性异常葡萄糖高代谢。但需排查其他疾病可能，如食管良性肿瘤，最常见的是食管平滑瘤，该病变多位于食管中下段，圆形或椭圆形，表面光滑，通常不破坏瘤周脂肪，PET 一般无异常葡萄糖高代谢，以此可进行排查。关于食管炎性狭窄，^{18}F-FDG PET/CT 多表现为条形轻度 FDG 摄取，而非局限性摄取，CT 相应部位食管壁均匀性稍增厚，且病变较长，临床上多有误服腐蚀性药物或食管反流病史，据此可进行排查。

参考文献

［1］李辉. 食管癌［J］. 外科学，2018，8（9）：273-278.

（河北医科大学第四医院　刘亚丽　赵新明）

二 贲门癌（Carcinoma of Gastric Cardia）

（一）简要病史

现病史：男，56 岁，主因进食哽咽 1 个月就诊。患者无烧心、反酸、腹痛，无呕血、黑便等症状，精神及睡眠状况良好，食欲一般，大小便及体重无明显变化。胃镜示：食管前壁见一溃疡状新生物，向下延伸至贲门近，胃底大弯侧，基底溃烂不整，周边黏膜翻卷隆起，咬检病理：腺癌。治疗前行 ^{18}F-FDG PET/CT 检查全面评估。

既往史：无特殊。

个人史：无特殊。

家族史：无特殊。

（二）实验室检查

肿瘤标记物：CEA：12.20 ng/mL ↑（参考值 0～5 ng/mL），CA50、CA242、CA199、CA724 均正常。血常规：白细胞计数：13.84×10^9/L ↑（参考值 3.5×10^9～9.5×10^{9}L），中性粒细胞百分比：85.82% ↑（参考值 40%～70%），红细胞：2.77×10^{12}/L ↓（参考值 4×10^{12}～5.5×10^{12}/L），血红蛋白：83.5 g/L ↓（参考值 120～160 g/L）。

（三）其他影像学检查

CT 示食管下段及贲门壁增厚，周围脂肪间隙模糊，胃小弯侧可见多发肿大淋巴结。

（四）PET/CT 影像特征

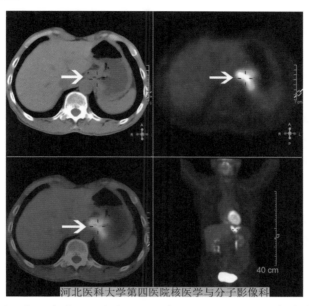

图 5-7 贲门、胃底部胃壁及相邻食管下段管壁明显增厚，PET 见不均匀异常葡萄糖高代谢，较大层面范围约为 5.0 cm×3.3 cm，SUV_{max} 值约为 9.1。

（五）影像解读

患者 PET/CT 主要表现为：贲门、胃底部胃壁及相邻食管下段管壁明显增厚，FDG 代谢活跃，具有贲门恶性病变特征；胃小弯侧见多个淋巴结，部分肿大，FDG 代谢增高，具有转移淋巴结特征；全身其他部位无异常 FDG 代谢增高灶。

（六）最终诊断

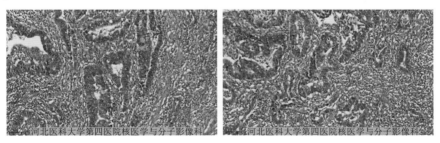

图 5-8 胃镜咬检病理：腺癌，考虑贲门胃底癌侵及食管。

（七）鉴别诊断

（1）胃淋巴瘤：是结外淋巴瘤中最常见的，表现为胃壁增厚伴异常 FDG 摄取，但通常胃壁增厚范围较胃癌更大，黏膜溃疡少见；淋巴结受累部位也较胃癌更多，若出现肾门以下腹膜后淋巴结肿大，淋巴瘤的可能性更大。另外淋巴瘤 CT 增强扫描多为轻中度均匀性强化，较胃癌强化程度低。常有乳酸脱氢酶水平升高，而肿瘤标记物多正常。[18]F-FDG PET/CT 全身检查可以同时评价原发灶、淋巴结及远处转移灶情况，有利于病变的全面评估及精准诊断。

（2）胃间质瘤：是具有恶性潜能的肿瘤，CT 扫描多为类圆形软组织密度影，向腔外或腔内生长，邻近胃壁侧边界不清，内可见出血、坏死或囊变，增强 CT 表现为不均匀强化，强化程度一般低于胃癌。易发生血行转移和种植转移，转移至肝、肺或腹膜，淋巴结转移少见，^{18}F-FDG PET/CT 上表现为程度不等的不均匀异常 FDG 摄取，摄取程度一般较胃癌低。

（八）病例讨论教学要点

贲门癌是指食管和胃交界线下约 2 cm 范围内的腺癌。男性患者多于女性，一般发生在 30～50 岁，临床症状隐匿，早期不易被发现，随病情进展可出现吞咽困难、呕吐、上腹部疼痛、呕血等症状。CT 表现为贲门部位胃壁不规则增厚及胃底不规则肿块，周围脂肪间隙消失，增强扫描可见明显不均匀强化，PET 见异常葡萄糖高代谢；出现淋巴结转移可表现为淋巴结增大，伴异常葡萄糖高代谢；肝、肾上腺、肺等远处转移灶亦表现为异常葡萄糖高代谢。

本病例为老年患者，主因进食哽咽感就诊，胃镜已确诊贲门腺癌，治疗前为进一步明确病变性质、范围、有无远处转移而行 ^{18}F-FDG PET/CT 检查。^{18}F-FDG PET/CT 呈现较为典型的贲门癌表现，如 CT 表现为贲门及相邻胃底、食管壁增厚，PET 表现为相应部位异常葡萄糖高代谢；另外胃小弯侧可见增大淋巴结，PET 伴轻度异常葡萄糖高代谢，具有淋巴结转移征象。但该病变还需排查其他疾病可能，如淋巴瘤，胃淋巴瘤是结外淋巴瘤中最常见的，^{18}F-FDG PET/CT 表现为胃壁增厚，伴异常葡萄糖高代谢，但通常葡萄糖代谢程度较胃癌更高，胃壁受累范围更广，黏膜溃疡少见，中等程度均匀强化；淋巴结侵犯区域更广，若出现肾门以下腹膜后淋巴结受侵，淋巴瘤可能性更大[2]，确诊需进行组织病理学检查。胃间质瘤：消化道最常见的间叶源性肿瘤，具有恶性潜能，CT 表现为类圆形软组织密度影，向腔外或腔内生长，内可见出血、坏死或囊变，增强 CT 表现为不均匀强化，强化程度一般低于胃癌。易发生血行转移和种植转移，转移至肝、肺或腹膜，淋巴结转移少见，^{18}F-FDG PET/CT 上表现为不同程度的 FDG 摄取，与病灶的生物学活性相关[3]，据此可进行排查，最终确诊需进行组织病理学检查。

参考文献

[1] 刘玉村. 胃癌及其他肿瘤 [J]. 外科学，2018，8（9）：345-354.

[2] 沈蕾，张茜，张禹，等. 多层螺旋 CT 在进展性胃癌及胃淋巴瘤中的鉴别诊断价值 [J]. 实用放射学杂志，2019，35（4）：572-575，597.

[3] 周文慧，孙逊，安锐. ^{18}F-FDG PET/CT 在胃肠间质瘤诊疗中的应用进展 [J]. 中华核医学与分子影像杂志，2018，38（3）：214-217.

（河北医科大学第四医院　刘亚丽　赵新明）

三 胃癌（Gastric Carcinoma）

▶ 病例一

（一）简要病史

现病史：男，56 岁，1 个多月前无明显诱因出现进食后上腹饱胀不适，伴有泛酸嗳气、腰背部酸胀，肩背部放射性疼痛。无吞咽哽噎感、无恶心呕吐、无胸闷气急、无腹泻黑便、无尿频尿急、无畏寒发热、无皮肤发黄。患者自发病以来，神志清，精神疲软，食欲睡眠欠佳，大小便无殊，体重近来无减轻。

既往史：无特殊。

个人史：无特殊。

家族史：无特殊。

（二）实验室检查

血清肿瘤标记物 CA199：60.69 U/mL ↑（参考值 0～27.00 U/mL），血常规、生化指标基本正常。

（三）其他影像学检查

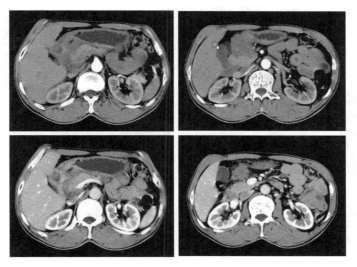

图 5-9　腹部增强 CT：胃窦部胃壁不规则增厚、形态固定，局部见软组织肿块影，增强后不均匀强化，平扫、增强及延迟期 CT 值分别为 35HU、40HU、49HU，浆膜面显示模糊，与胰头分界不清；胃周见小淋巴结。

（四）PET/CT 影像特征

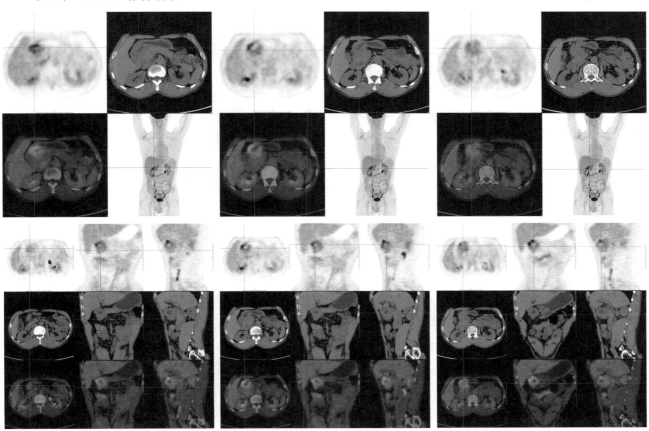

图 5-10　胃窦—幽门区胃壁明显不规则增厚，放射性分布明显浓聚，SUV_{max} 值约为 9.4。

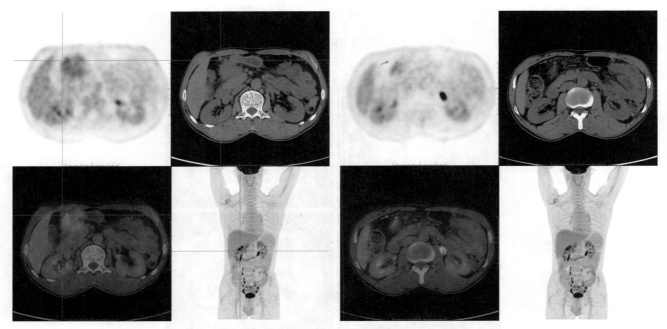

图 5-11 胃周多发小淋巴结，放射性摄取稍增高，SUV_{max} 约为 2.2。

（五）影像解读

胃窦 - 幽门区胃壁明显不规则增厚，浆膜面模糊，FDG 代谢活跃；胃周多发小淋巴结，代谢稍活跃。

（六）最终诊断

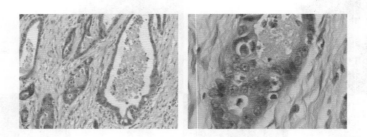

图 5-12 新辅助化疗后行胃癌根治术，术后病理：胃恶性肿瘤化疗后，胃窦小弯侧溃疡型（瘤体 3 cm×2.5 cm×1.5 cm）中 - 低分化腺癌伴退变、坏死及间质纤维组织增生、炎症细胞浸润（符合化疗后改变，治疗反应：2 级），浸润至浆膜外及胰腺组织，可见神经侵犯，转移或浸润至（胃大弯）1/5 只、（幽门下）0/1 只、（幽门上）1/1 只、（胃左）1/3 只、（脾动脉）1/2 只、（8/9/12/13 组）3/3 只淋巴结。免疫组化：Her2（1+），E-cad（+），Ki-67（+，约 70%），hMLH1（+），hMSH2（+），hMSH6（+），PMS2（+）。

（七）鉴别诊断

（1）胃淋巴瘤：原发性胃淋巴瘤起源于胃黏膜固有层或黏膜下层的淋巴组织，沿着淋巴组织生长蔓延[1]，侵犯范围较广泛，常常可累及多个部位。由于淋巴细胞不破坏正常的胃组织，胃壁仍然保持柔软度和扩张度，胃壁有增厚，一般不会引起梗阻。增强 CT 扫描胃淋巴瘤呈轻中度强化，部分病例可见血管漂浮征。

（2）胃间质瘤：胃间质瘤是一种起源于间叶组织、具有分化潜能的胃肠道肿瘤，肿瘤好发于胃体，其次是贲门和胃窦部，多呈膨胀性生长，可向腔外、腔内或腔内外混合性生长，大多数呈圆形或类圆形，良性病变边缘较清晰，强化较均匀，邻近结构呈受压改变，恶性病变与邻近结构分界不清。

（八）病例讨论教学要点

胃癌是起源于胃黏膜上皮的恶性肿瘤，好发年龄在 50 岁以上，男女发病率之比为 2∶1。绝大多数胃癌属于腺癌，早期无明显症状，或出现上腹不适、嗳气等非特异性症状。本病例为中年患者，以进食后上腹饱胀不适、泛酸嗳气为主要症状；其 PET/CT 示胃壁明显不规则增厚，浆膜面模糊，FDG 代谢活跃，胃周多发淋巴结转移。CT 增强扫描呈不均匀强化，同时患者 CA199 增高；以上不难判断为胃癌。值得注意的是，胃癌 FDG 摄取与病理分型密切相关，印戒细胞癌和黏液性腺癌 FDG 摄取较低[2]，因此对于此种分型胃癌的影像诊断仍主要依靠增强 CT。另外，胃癌原发灶大小和深度亦影响病变检出，病变过小或过于表浅，可能表现为假阴性。[3]

参考文献

［1］RAMONI A，STROBL E M，TIECHL J，et al. Conservative management of abnormally invasive placenta：four case reports［J］. Acta Obstet Gynecol Scand，2013，92（4）：468-471.

［2］KIM H W，WON K S，SONG B，et al. Correlation of primary tumor FDG uptake with histopathologic features of advanced gastric cancer［J］. Nucl Med Mol Imaging，2015，49（2）：135-142.

［3］NAMIKAWA T，OKABAYSHI T，NOGAMI M，et al. Assessment of（18）F-fluorodeoxyglucose positron emission tomography combined with computed tomography in the preoperative management of patients with gastric cancer［J］. Int J Clin Oncol，2014，19（4）：649-655.

（浙江省肿瘤医院　宋金龄　李林法）

▶ 病例二

（一）简要病史

现病史：男，63 岁，下咽不适 4 个月，加重 1 周。无其他不适。一周前于外院查胸部 CT 示：贲门及胃体小弯侧胃壁增厚，不规则；两肺肺气肿；两肺上叶钙化灶。自起病以来，患者无发热、咳嗽、咳痰、胸闷、气促，无头晕、视物模糊、黄疸、皮肤瘀斑，无四肢麻痹、乏力等症状，精神及睡眠状况良好，食欲一般，大小便及体重无明显变化。

既往史：高血压病史 8 年，血压最高 150/90mmHg，未服用药物治疗。脑梗死病史 5 年，未留有后遗症。否认肝炎、结核等传染病史，无外伤史，无手术史。

个人史：无特殊。

家族史：无特殊。

（二）实验室检查

血清 AFP：84.14ng/L ↑（参考值 0～7.0 ng/L），CA199：37.62 U/mL ↑（参考值 0～27 U/mL），CA724：32.02 U/mL ↑（参考值 0～6.9 U/mL），血常规、生化指标基本正常。

（三）其他影像学检查

（1）上消化道碘海醇双对比造影示：贲门及胃体小弯侧黏膜破坏中断，可见不规则充盈缺损，管壁僵硬，管腔狭窄，造影剂通过受阻。十二指肠球规则，球后各段表现正常。考虑为贲门胃体癌。

（2）CT 平扫示：贲门小弯壁增厚，符合贲门胃体癌；胃小弯侧小淋巴结；肺气肿、肺大疱；左肺下叶条索；两肺上叶钙化灶。

（四）PET/CT 影像特征

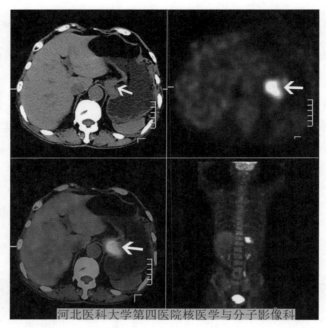

图 5-13　CT 示胃充盈可，贲门及胃体小弯侧胃壁不均匀明显增厚，凹凸不平，局部可见不规则软组织肿块形成，PET 可见异常放射性浓聚，横断面大小约为 4.2 cm×3.2 cm，SUV_{max} 值约为 14.8。

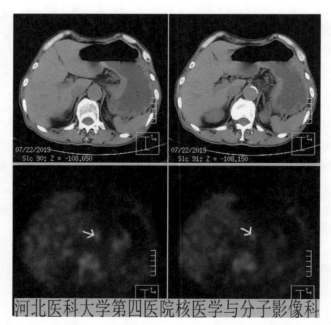

图 5-14　CT 示胃充盈可，贲门及胃小弯侧胃壁不均匀性增厚，PET 可见异常放射性浓聚，较大横断面大小约为 4.2 cm×3.2 cm，SUV_{max} 值约为 14.8。

（五）影像解读

　　患者 PET/CT 主要表现为：①贲门及胃体小弯侧胃壁明显增厚，相应部位 FDG 代谢活跃，典型胃癌 PET/CT 图像。②胃小弯侧可见小淋巴结，PET 图像上可见异常葡萄糖高代谢；该转移淋巴结位于胃癌引流区域内。综合以上影像特征，该患者考虑为贲门胃体癌伴胃小弯侧淋巴结转移。

（六）最终诊断

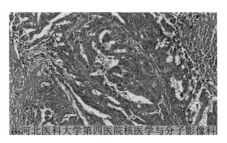

图 5-15　患者行部分食管及胃切除术。病理示：贲门胃体小弯侧可见一大小约为 5 cm × 3.5 cm × 1.2 cm 的溃疡型肿物，切面灰白质脆。瘤床处腺癌Ⅱ级（Lauren 肠型）侵及网膜，未见脉管瘤栓及神经受侵。上下残（−）。淋巴结：胃左 LN1/6，贲门 LN0/4，食管旁 0/2，下肺韧带 0/2，腹主动脉旁 LN0/2 转移。

（七）鉴别诊断

（1）胃淋巴瘤：多沿胃壁呈纵行生长，表现为胃壁弥漫性增厚，很少形成腔内肿块造成胃腔狭窄，PET 图像上病灶葡萄糖代谢程度一般比胃癌高。可伴有多部位淋巴结受侵及其他脏器受侵。

（2）胃溃疡：从黏膜开始并侵及黏膜下层，常深达肌层，溃疡口可见炎性病变及水肿。胃溃疡多发生在胃小弯。很少形成腔内软组织肿块，一般无葡萄糖的高代谢，伴有局部炎性病变时可有 FDG 的轻度摄取。临床通过胃镜检查对胃溃疡的诊断并不困难。

（3）胃间质瘤：起源于胃间叶组织，为具有潜在恶性倾向的侵袭性肿瘤。胃间质瘤多表现为圆形或类圆形软组织肿块，可向腔内或腔外生长，多数以腔外为主。病灶外形多较规整，葡萄糖代谢情况依病灶侵袭程度不同而不尽相同。恶性胃间质瘤在 PET/CT 图像上可见高代谢病灶。临床确诊需通过活组织病理检查。

（八）病例讨论教学要点

本病例为老年患者，以下咽不适为主要症状；其 PET/CT 呈现较为典型的胃癌特征，如胃壁局限性明显增厚，凹凸不平以及软组织肿块，局部胃壁僵硬、胃腔狭窄及相应部位葡萄糖代谢活跃；可伴或不伴有局部淋巴结肿大，代谢活跃；再结合患者血清 CA199、CA724 水平增高，不难判断为贲门胃体癌伴胃小弯侧淋巴结转移。但仍需排查其他疾病可能，如胃淋巴瘤、胃良性溃疡、胃间质瘤等其他胃部病变。进行胃部病变 PET/CT 检查时，一般应口服阴性对比剂，如水等，尽量使胃充盈。PET/CT 可显示胃癌病灶的浸润程度，有无突破浆膜面，与邻近脏器组织的关系，胃周淋巴结的转移情况及有无远处转移，不仅可对胃病变进行定性而且 PET/CT 可进行准确分期。PET/CT 图像上胃癌原发灶和转移灶大多表现为高代谢，部分胃印戒细胞癌和黏液腺癌由于细胞内含有黏液成分，可表现为轻度葡萄糖高代谢或无 FDG 摄取，此时应结合 CT 情况、临床表现、肿瘤标记物等进行综合分析。

参考文献

［1］RAMONI A，STROBL E M，TIECHL J，et al. Conservative management of abnormally invasive placenta：four case reports［J］. Acta Obstet Gynecol Scand，2013，92（4）：468-471.

［2］KIM H W，WON K S，SONG B，et al. Correlation of primary tumor FDG uptake with histopathologic features of advanced gastric cancer［J］. Nucl Med Mol Imaging，2015，49（2）：135-142.

［3］NAMIKAWA T，OKABAYSHI T，NOGAMI M，et al. Assessment of（18）F-fluorodeoxyglucose positron emission tomography combined with computed tomography in the preoperative management of patients with gastric cancer［J］. Int J Clin Oncol，2014，19（4）：649-655.

［4］马大庆. 周围型肺癌的 CT 诊断［J］. 中华全科医师杂志，2011，10（1）：69-70.

［5］黄钢，李亚明. 核医学［M］. 北京：人民卫生出版社，2016.

（河北医科大学第四医院　张敬勉　赵新明）

四　胃淋巴瘤（Gastric Lymphoma）

▶ **病例一**

（一）简要病史

现病史：男，51 岁，2 个月前无明显诱因下出现胃胀，无腹痛腹泻，无发热盗汗，无恶心呕吐等症状。自起病以来，患者无发热、咳嗽、咳痰、胸闷、气促，无头晕、视物模糊、黄疸、皮肤瘀斑，无四肢麻痹、乏力等症状，精神及睡眠状况良好，食欲一般，大小便及体重无明显变化。

既往史：无特殊。

个人史：无特殊。

家族史：无特殊。

（二）实验室检查

血清肿瘤标记物阴性，血常规、生化指标基本正常。

（三）其他影像学检查

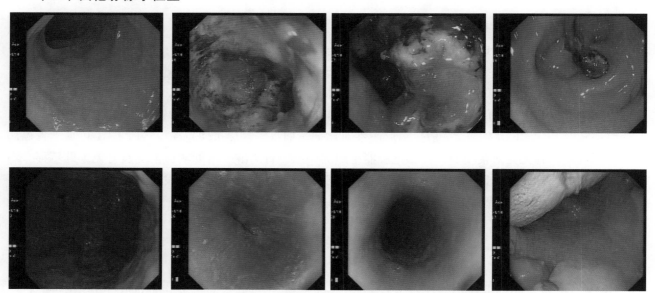

图 5-16　胃镜：胃窦部大弯及后壁见不规则肿块状隆起，表面充血糜烂，局部溃疡状，被污苔。

（四）PET/CT 影像特征

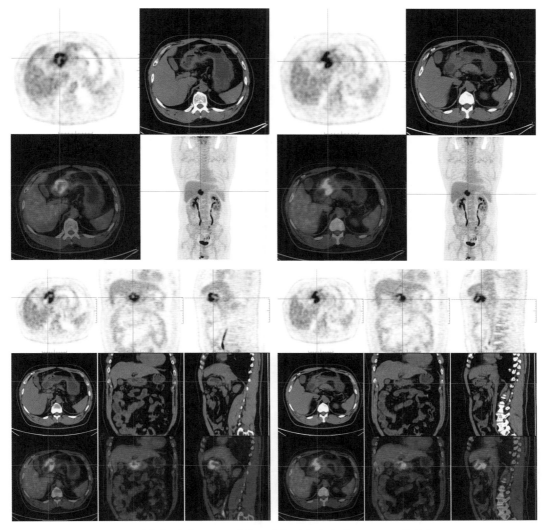

图 5-17 胃窦部胃壁不规则增厚，放射性分布浓聚，SUV$_{max}$ 值约为 17.2。

（五）影像解读

患者 PET/CT 主要表现为：①胃窦部胃壁不规则增厚，浆膜面尚清，FDG 代谢异常活跃，胃壁柔软，病变累及胃窦大弯侧及后壁，胃腔无梗阻。②胃周未见异常肿大及高代谢淋巴结。综合以上影像特征，该患者考虑为胃淋巴瘤。

（六）最终诊断

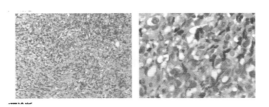

图 5-18 胃镜活检病理：（胃窦）黏膜内见少量异型淋巴样细胞伴挤压伤（结合免疫组化结果，符合 B 细胞性淋巴瘤，倾向弥漫大 B 细胞淋巴瘤）。免疫组化：CD3（−），CD20（+），CD79a（+），CD5（−），CD10（−），bcl-2（+，30%），bcl-6（+），CyclinD1（−），Mum-1（−），PAX5（+），c-Myc（+，20%），Ki-67（+，90%），EBER（−），CD21（+）。

（七）鉴别诊断

（1）胃癌：是起源于胃黏膜上皮或腺体上皮的恶性肿瘤，癌细胞向下浸润破坏正常胃壁组织，出现成纤维反应而引起胃壁僵硬进而胃腔狭窄，更容易出现局部的明显隆起，且主要凸向胃腔，一般波及范围不超过胃的一半[1]。原发性胃淋巴瘤起源于胃黏膜固有层或黏膜下层的淋巴组织，沿着淋巴组织生长蔓延，侵犯范围较广泛，常常可累及多个部位。淋巴细胞不破坏正常的胃组织，无成纤维反应，胃壁仍然保持柔软度和扩张度，胃壁有增厚，一般不会引起梗阻。[2]同时与胃原发淋巴瘤患者相比，胃癌患者的平均年龄更大，病灶更容易侵犯贲门，所以对于病灶累及贲门的老年患者，可首先考虑胃癌的可能。与胃原发淋巴瘤相比，胃癌患者的 SUV_{max} 值更小，弥漫大 B 细胞淋巴瘤作为胃淋巴瘤最常见病理亚型，属于侵袭性淋巴瘤，其 SUV_{max} 值最大，明显高于胃癌。[3]

（2）胃间质瘤：胃间质瘤是一种起源于间叶组织、具有分化潜能的胃肠道肿瘤，肿瘤好发于胃体，其次是贲门和胃窦部，多呈膨胀性生长，可向腔外、腔内或腔内外混合性生长，大多数呈圆形或类圆形，良性病变边缘较清晰，强化较均匀，邻近结构呈受压改变，恶性病变与邻近结构分界不清。

（八）病例讨论教学要点

胃淋巴瘤是指原发于胃部而起源于黏膜下层淋巴组织的恶性肿瘤，是常见的淋巴结外淋巴瘤。好发于青壮年男性。发病部位以胃窦部及幽门前区最多见，病灶可单发或多发。本病临床症状缺乏特异性，与胃癌相似。本病例为中年患者，以胃胀为主要症状；其 PET/CT 呈现为胃壁不规则增厚伴代谢明显增高，但胃壁仍然保持柔软度和扩张度，无明显梗阻表现。再结合患者血清肿瘤标记物无明显增高，不难判断为侵袭性胃原发淋巴瘤。但仍需排查其他疾病可能，如胃癌，胃癌恶性程度高，胃壁僵硬，另外可根据增强 CT、胃镜等方法鉴别。

参考文献

[1] 陈智慧，陈任政，司徒敏婷，等. 64 排螺旋 CT 在进展期胃癌与胃淋巴瘤的诊断及鉴别诊断的应用价值 [J]. 实用放射学杂志，2020，36（5）：756-758，803.
[2] RAMONI A，STROBL E M，TIECHL J，et al. Conservative management of abnormally invasive placenta: four case reports [J]. Acta Obstet Gynecol Scand，2013，92（4）：468-471.
[3] 胡斌，毛秋粉，王锦锋，等. ^{18}F-FDG PET / CT 显像对胃部恶性肿瘤的鉴别诊断价值 [J]. 重庆医学，2016，45（16）：2229-2232.

（浙江省肿瘤医院　宋金龄　李林法）

▶ **病例二**

（一）简要病史

现病史：女，50 岁，半月前无明显诱因出现上腹胀满不适，尤以进食后症状明显，无明显下咽不顺，无反酸烧心，无前胸后背疼，3 天前外院胃镜示：胃体上至胃底下至胃窦可见不规则凹陷性病变，质脆，触之易出血，周边黏膜不规则，病变部位胃腔狭小，内镜尚能通过。患者精神及睡眠状况良好，食欲一般，大小便及体重无明显变化。

既往史：既往体健，无高血压、糖尿病、冠心病病史。否认肝炎、结核等传染病史。

个人史：无特殊。

家族史：无特殊。

（二）实验室检查

血清 LDH：327 U/L ↑（参考值 120～250 U/L），CEA、CA199、CA724 阴性。血常规、肝肾功能基本正常。

（三）其他影像学检查

超声胃镜：胃体小弯前后壁见溃疡状新生物，破溃不整，胃腔僵硬挛缩，病变上界约至贲门齿线，下界近幽门，超声胃镜频率为 7.5MHZ 探查病变处胃壁正常层次消失，第 1～4 层呈不均匀低回声增厚，病变处见血流信号，第 5 层回声不均，局部消失，周围腹膜明显增厚，局部见结节状凸起，病变处肝胃间隙模糊，局部与胰腺分界不清，肝门部及胃周见不规则淋巴结影，较大直径约为 15.6 mm。

（四）PET/CT 影像特征

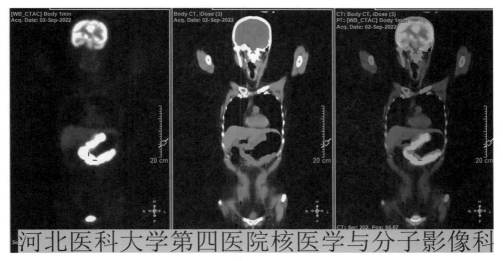

图 5-19　CT 示胃充盈可，贲门、胃体胃小弯侧、胃大弯侧、胃窦壁弥漫性不均匀性增厚，较厚处约为 3.0 cm，PET 见异常放射性浓聚，SUV_{max} 值约为 25.9。

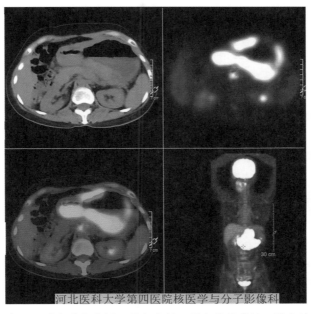

图 5-20　CT 示胃充盈可，贲门、胃体胃小弯侧、胃大弯侧、胃窦壁弥漫性不均匀性增厚，较厚处约为 3.0 cm，PET 见异常放射性浓聚，SUV_{max} 值为 25.9，病灶沿胃壁呈纵行生长。

（五）影像解读

患者 PET/CT 主要表现为：①贲门、胃体胃小弯侧、胃大弯侧、胃窦壁弥漫性不均匀性增厚，葡萄糖代谢活跃，FDG 摄取异常增高。②肝胃间及腹膜后多发淋巴结，部分肿大，PET 可见异常葡萄糖代谢增高。综合以上影像特征，该患者考虑为胃淋巴瘤伴多发淋巴结受侵。

（六）最终诊断

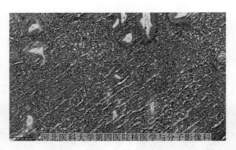

图 5-21　胃镜活检及免疫组化结果：AE1/AE3（上皮＋），CD3（散在＋），CD20（＋），Ki-67（阳性细胞数 70%），CD21（－），CD30（大细胞强弱不等＋），Bcl-2（＋），Bcl-6（＋），CD10（－），MUM1（＋），C-myc（20% 阳性），CD38（散在＋），CD5（－），CyclinD1（－）。考虑非霍奇金弥漫大 B 细胞淋巴瘤。

（七）鉴别诊断

胃癌：消化系统最常见的恶性肿瘤，男性发病多于女性。可发生在胃的任何部位，但最常见的为胃窦部，其次是胃体小弯侧及贲门部。PET/CT 显像主要表现为胃壁的增厚，凹凸不平或软组织肿块，可伴有胃壁僵硬，多造成胃腔的狭窄，相应部位葡萄糖代谢活跃。PET/CT 能判断病灶的浸润深度、与邻近脏器组织的关系、胃周淋巴结的转移情况及远处转移情况。胃淋巴瘤 FDG 摄取程度多较胃癌增高，病灶多沿胃壁呈纵行生长，可进行鉴别。

（八）病例讨论教学要点

本病例为老年患者，以上腹胀满不适为主要症状；其 PET/CT 呈现较为典型的胃淋巴瘤的征象[4]，如病灶沿胃壁呈纵行生长、胃壁弥漫性不均匀性增厚、胃腔未见明显狭窄，无明显外侵表现，病灶 FDG 代谢明显增高，SUV_{max} 值可达 10 以上甚至更高；此外，全身多处淋巴结肿大伴葡萄糖代谢明显增高，再结合患者血清 LDH 水平增高，不难判断为淋巴瘤。但仍需排查其他疾病可能，如胃癌伴周围淋巴结转移，该病多形成局部软组织肿块伴局部胃腔狭窄等，为其主要鉴别点。最终诊断依靠病理和免疫组化检查。

参考文献

［1］陈智慧，陈任政，司徒敏婷，等．64 排螺旋 CT 在进展期胃癌与胃淋巴瘤的诊断及鉴别诊断的应用价值［J］．实用放射学杂志，2020，36（5）：756-758，803.

［2］RAMONI A，STROBL E M，TIECHL J，et al．Conservative management of abnormally invasive placenta：four case reports［J］．Acta Obstet Gynecol Scand，2013，92（4）：468-471.

［3］胡斌，毛秋粉，王锦锋，等．^{18}F-FDG PET／CT 显像对胃部恶性肿瘤的鉴别诊断价值［J］．重庆医学，2016，45（16）：2229-2232.

［4］马大庆．周围型肺癌的 CT 诊断［J］．中华全科医师杂志，2011，10（1）：69-70.

（河北医科大学第四医院　张敬勉　赵新明）

五　胃间质瘤（Gastrointestinal Stromal Tumors）

▶ **病例一**

（一）简要病史

现病史：女，52岁，腹胀近半年，感乏力，无畏寒发热，无胸闷胸痛，无恶心呕吐，无呕血黑便，精神及睡眠状况良好，食欲一般，大小便及体重无明显变化。

既往史：高血压病史8年，现服药控制可。于当地住院时发现乙肝大三阳，未予抗病毒治疗。

个人史：无特殊。

家族史：无特殊。

（二）实验室检查

血清肿瘤标记物 CA724：7.10 U/mL（参考值 0～6.90 U/mL），血常规、生化指标基本正常。

（三）其他影像学检查

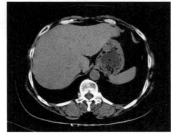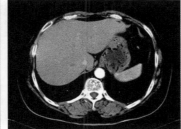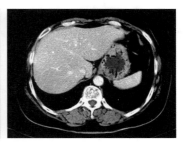

图 5-22　腹部增强 CT：胃体局部胃壁结节状增厚，直径约 1.6 cm，边界尚清，增强后中度均匀强化，平扫、动脉期及延迟期 CT 值分别为 36.9HU、42.2HU、74.4HU。

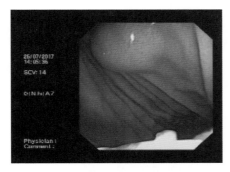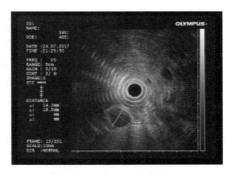
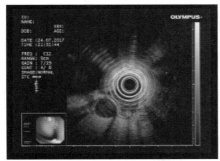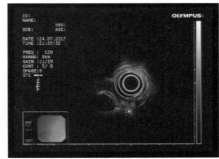

图 5-23　超声胃镜：胃体上段前壁见一 1.6 cm 大小低回声团块，呈类圆形，向腔内凸出，内部回声尚均匀，起源于固有肌层。

（四）PET/CT 影像特征

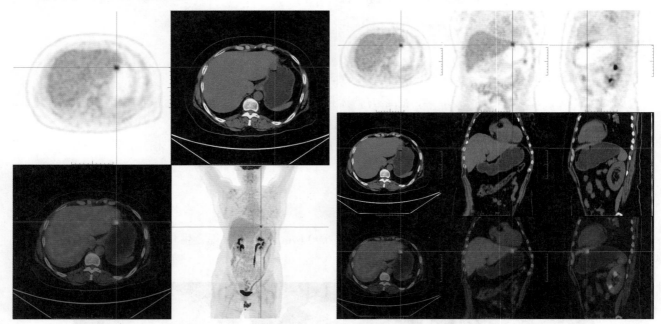

图 5-24　胃体部类圆形软组织密度结节，大小约为 2.0 cm×1.7 cm，伴放射性分布浓聚，SUV_{max} 值约为 8.9，局部凸入胃腔。

（五）影像解读

患者 PET/CT 主要表现为：胃体部类圆形软组织密度结节，边界清晰，密度均匀，局部凸入胃腔，FDG 代谢活跃。

（六）最终诊断

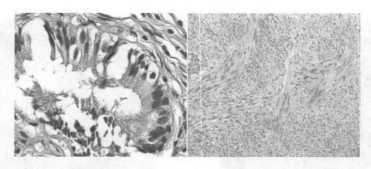

图 5-25　全麻下行腹腔镜下胃肠局部肿瘤切除术后病理：胃壁胃肠道间质瘤（瘤体大小为 2cm×1.7cm×1.5cm，核分裂 <5/50HPF，危险度分级：极低危）。免疫组化：S-100（+，约 10%），Ki-67（-），CD117/c-kit（+），DOG（+），Actin（-），Des（-），SMA（-），CD34（+）。

（七）鉴别诊断

（1）胃癌：一种起源于胃黏膜上皮或腺体上皮的恶性肿瘤，癌细胞向下浸润破坏正常胃壁组织，出现成纤维反应而引起胃壁僵硬进而胃腔狭窄，浆膜面及周围脂肪间隙也容易受侵，表现为浆膜面毛糙、周围脂肪间隙模糊或见结节状、条索状软组织密度影[1]；胃癌动脉期就有明显的强化，表现为带状强化影，厚度超过正常的胃黏膜，静脉期有大量的对比剂滞留在迂曲变形的肿瘤血管内，肿瘤的强化程度更加明显。[2]

（2）胃淋巴瘤：胃原发淋巴瘤起源于胃黏膜固有层或黏膜下层的淋巴组织，沿着淋巴组织生长蔓延[3]，侵犯范围较广泛，常常可累及多个部位。由于淋巴细胞不破坏正常的胃组织，胃壁仍然保持柔软度和扩张度，胃壁有增厚，一般不会引起梗阻。增强 CT 扫描胃淋巴瘤呈轻中度强化，部分病例可见血管漂浮征。

（八）病例讨论教学要点

胃间质瘤指原发于胃肠道 c-KIT（CD117，干细胞因子受体）染色阳性的梭形细胞或上皮样细胞的间叶源性肿瘤，发病率为 60%～70%。大体病理表现为肿瘤直径 2～20 cm 不等，境界清楚质硬肿块，发病男女之比为 2∶1，中老年人多见。常见临床症状有恶心、呕吐、上腹痛、贫血、肿块与上胃肠道出血等。本病例为中年患者，以腹胀为主要症状。其 PET/CT 呈现为胃体部类圆形软组织密度结节，边界清晰，密度均匀，局部凸入胃腔，FDG 代谢活跃；CT 增强扫描呈均匀强化；以上不难判断为胃间质瘤，且无明显侵袭性表现，考虑恶性程度较低。

参考文献

［1］陈智慧，陈任政，司徒敏婷，等. 64 排螺旋 CT 在进展期胃癌与胃淋巴瘤的诊断及鉴别诊断的应用价值［J］. 实用放射学杂志，2020，36（5）：756-758，803.

［2］LEE D H，KIM S H，JOO L，et al. CT Perfusion evaluation of gastric cancer：correlation with histologic type［J］. Eur Radiol，2018，28（2）：487-495.

［3］RAMONI A，STROBL E M，TIECHL J，et al. Conservative management of abnormally invasive placenta：four case reports［J］. Acta Obstet Gynecol Scand，2013，92（4）：468-471.

（浙江省肿瘤医院　宋金龄　李法林）

▶ 病例二

（一）简要病史

现病史：女，52 岁，半月前无明显诱因出现食欲减退，伴黑便、心慌、乏力，无反酸、烧心，无恶心、呕吐。8 天前 CT 示胃占位，两侧胸腔积液及心包积液。给予患者抑酸、保护胃黏膜等对症治疗后，症状未见明显好转。患者精神及睡眠状况良好，体重无明显变化。

既往史：既往无高血压、糖尿病、冠心病病史。否认肝炎、结核等传染病史。否认外伤史。20 年前因"痔疮"行"痔疮切除术"，7 天前因"贫血"在外院输血治疗。余无特殊。

个人史：无特殊。

家族史：无特殊。

（二）实验室检查

血清 CEA：8.64 ng/mL ↑（参考值 0～5.0 ng/mL），AFP：9.35 ng/mL ↑（参考值 0～8.1 ng/mL），血常规、生化指标基本正常。

（三）其他影像学检查

CT 示胃占位，两侧胸腔积液及心包积液。

（四）PET/CT 影像特征

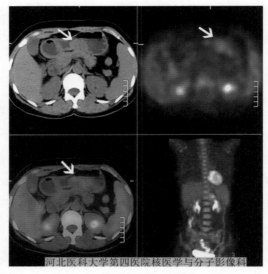

图 5-26　CT 示胃体小弯胃壁局限性增厚，呈不规则形团块状软组织密度影，凸向胃腔内，边缘欠光滑，内密度欠均匀，病灶较大横断层面大小约为 3.1 cm×2.3 cm，PET 相应部位可见轻度异常葡萄糖高代谢，SUV_{max} 值约为 2.1。

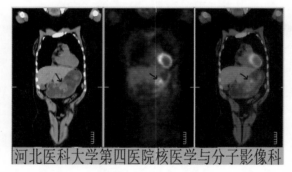

图 5-27　CT 示胃体小弯胃壁局限性增厚，呈不规则形团块状软组织密度影，凸向胃腔内，边缘欠光滑，内密度欠均匀，病灶较大横断层面大小约为 3.1 cm×2.3 cm，PET 相应部位可见轻度异常葡萄糖高代谢，SUV_{max} 值约为 2.1。

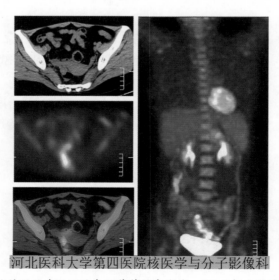

图 5-28　PET 示升结肠、乙状结肠及直肠可见条形葡萄糖高代谢，CT 示相应肠壁未见明显局限性增厚，为肠道生理性摄取。

（五）影像解读

患者 PET/CT 主要表现为：胃体小弯胃壁局限性增厚，呈不规则形团块状软组织密度影，凸向胃腔内，边缘欠光滑，内密度欠均匀，PET 相应部位可见轻度异常葡萄糖高代谢。综合以上影像特征，该患者考虑为胃间质瘤可能性大。

（六）最终诊断

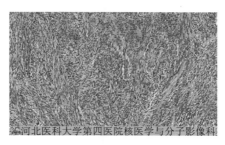

河北医科大学第四医院核医学与分子影像科

图 5-29　完善术前检查后，行胃小弯后壁肿物及部分胃壁楔形切除术。术后病理：胃组织为 9cm×5cm×3cm，黏膜下可见一大小为 4cm×3cm×2cm 的肿物，切面灰白质韧。免疫组化结果：CD34（＋），CD117（＋），DOG-1（＋），Des（－），Act（－），Ki-67（阳性指数 15%），S100（－），Vimt（＋），SDHB（＋）。考虑胃间质瘤（核分裂象约 10个 /50HPF）。两残（－）。

（七）鉴别诊断

（1）胃癌：起源于胃上皮，是消化系统最常见的恶性肿瘤。可发生在胃的任何部位，但最常见的是胃窦部，其次是胃体小弯及贲门部。PET/CT 上表现为胃壁局限性明显增厚，凹凸不平以及软组织肿块，局部胃壁僵硬、胃腔狭窄及相应部位葡萄糖代谢活跃；可伴或不伴有局部淋巴结肿大，代谢活跃。

（2）胃淋巴瘤：多沿胃壁呈纵行生长，很少造成胃腔狭窄；PET/CT 图像上 FDG 摄取程度多较高，SUV_{max} 值多在 10 以上，可进行鉴别。

（八）病例讨论教学要点

本病例为女患者，52 岁，半月前无明显诱因出现食欲减退，伴黑便、心慌、乏力，PET/CT 典型表现为胃壁增厚、肿块，可向腔内和腔外生长，多数以腔外为主。病灶外形多规整，黏膜面一般正常，无外侵表现。葡萄糖代谢情况依病灶侵袭程度不同而不尽相同。恶性胃间质瘤 PET/CT 图像上可见高代谢灶。主要是与胃癌、胃淋巴瘤相鉴别。临床确诊需通过活组织病理检查。

参考文献

［1］陈智慧，陈任政，司徒敏婷，等. 64 排螺旋 CT 在进展期胃癌与胃淋巴瘤的诊断及鉴别诊断的应用价值［J］. 实用放射学杂志，2020，36（5）：756-758，803.

［2］LEE D H，KIM S H，JOO L，et al. CT Perfusion evaluation of gastric cancer: correlation with histologic type［J］. Eur Radiol，2018，28（2）：487-495.

［3］RAMONI A，STROBL E M，TIECHL J，et al. Conservative management of abnormally invasive placenta: four case reports［J］. Acta Obstet Gynecol Scand，2013，92（4）：468-471.

［4］马大庆. 周围型肺癌的 CT 诊断［J］. 中华全科医师杂志，2011，10（1）：69-70.

（河北医科大学第四医院　张敬勉　赵新明）

六 结肠癌（Colon Cancer）

▶ **病例一**

（一）简要病史

现病史：男，60 岁，2 个月前体检发现肿瘤标记物升高（具体不详），外院肠镜提示结肠肿物。患者无恶心呕吐、无胸闷气急、无腹泻黑便、无尿频尿急、无畏寒发热、无皮肤发黄。神志清，精神疲软，食欲睡眠可，大小便无殊，体重近来无减轻。

既往史：无特殊。

个人史：无特殊。

家族史：无特殊。

（二）实验室检查

血清肿瘤标记物 CA724：9.07 U/mL ↑（参考值 0～6.90 U/mL），血常规、生化指标基本正常。

（三）其他影像学检查

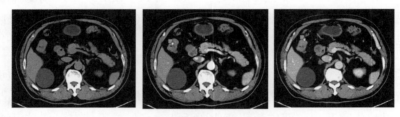

图 5-30　腹部增强 CT：右侧结肠肝曲管壁不规则增厚，增强后明显强化，平扫、增强及延迟显像 CT 值分别为 32.6HU、46.5HU、56.4HU，浆膜面尚清，病灶周围未见明显肿大淋巴结影。

（四）PET/CT 影像特征

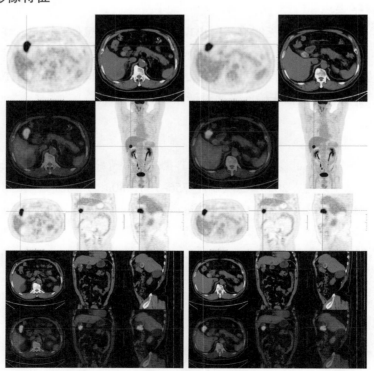

图 5-31　右半结肠肝曲局部见管壁增厚，管腔狭窄，浆膜面略毛糙，放射性摄取增高，SUV_{max} 值约为 36.9。

（五）影像解读

右半结肠肝曲局部见管壁增厚，管腔狭窄，FDG 代谢活跃。

（六）最终诊断

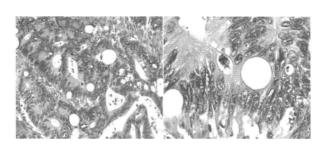

图 5-32　术后病理：①（近肝曲横）结肠盘状型（瘤体 3.5cm×3cm×1cm）中分化腺癌，浸润至浆膜纤维、脂肪组织。②23 只淋巴结慢性炎。③大网膜纤维、脂肪组织。备注：上、下切缘均阴性。片内未见明确脉管癌栓及神经侵犯。免疫组化单克隆抗体及癌基因检测：hMLH1（+），hMSH2（+），Her2（2+），PMS2（+），CDX-2（+），hMSH6（+）。

（七）鉴别诊断

（1）结肠淋巴瘤：结肠淋巴瘤来源于肠壁固有淋巴组织及黏膜下层的淋巴组织，沿着肠管的长轴生长，再向肠腔内侵犯，而结肠癌是发生在结肠黏膜上皮和腺体的恶性肿瘤，常向周边浸润性生长，两者不同的病理基础决定了其有不同的生物学行为和相应的影像学表现。淋巴瘤为乏血供肿瘤，以单一细胞堆积为主，常表现为密度较均一的肿块，增强扫描呈轻中度强化为主，而结肠癌血供丰富，肿块内可出现坏死的低密度区，强化程度较淋巴瘤明显。[1]结肠淋巴瘤可累及多个肠段，淋巴瘤由于肿瘤细胞不会破坏正常细胞，不会引起纤维结缔组织增生，故肠腔不会产生收缩性狭窄。[2]

（2）肠结核：肠结核发病较为隐匿，伴有多种并发症，可累及腹腔各器官。肠结核 CT 表现为肠壁增厚、水肿，腹腔中可见钙化灶[3]；多表现为分层增厚和中空淋巴结，提示肠壁充血、水肿。

（八）病例讨论教学要点

结肠癌是常见的发生于结肠部位的消化道恶性肿瘤，好发于直肠与乙状结肠交界处，病理上分为腺癌、黏液腺癌、未分化癌，以 40～50 岁年龄组发病率最高，男女发病率之比为 2～3：1。结肠癌可沿肠壁环行发展，沿肠管纵径上下蔓延或向肠壁深层浸润，除经淋巴管、血流转移和局部侵犯外，还可向腹腔内种植或沿缝线、切口面扩散转移。早期可以没有任何症状，中晚期可表现为腹胀、消化不良，而后出现排便习惯改变，腹痛，黏液便或黏血便。本病例为中年患者，无明显临床症状；其 PET/CT 示肠壁明显不规则增厚，FDG 代谢活跃。结肠癌典型影像学表现为：结肠壁不规则伴随结肠管腔内肿块，管壁增厚，管腔狭窄，平扫及增强病灶均密度均匀，结肠周围浸润并可见淋巴结转移影像，PET 提示代谢明显增高。[4]以上不难判断为结肠癌。但在临床实践中，结肠癌、原发性肠道淋巴瘤、克罗恩病及肠结核的临床表现、发病部位及 CT 检查结果可相似，应综合多种检查结果诊断，降低疾病误诊率和漏诊率。

参考文献

［1］王宇泽，李新春，胡剑锋，等．结肠淋巴瘤与结肠癌 CT 征象对比分析［J］．医学影像学杂志，
　　2020，30（2）：260-263.

［2］GHAI S，PATTISON J，GHAI S，et al. Primary gastrointestinal lymphoma：spectrum of imaging findings with pathologic correlation ［J］. Radiographics，2007，27（5）：1371-1388.

［3］朱庆强，王中秋，陈文新，等. 小肠克罗恩病、肠结核和原发性小肠淋巴瘤的临床、内镜及 CT 特征的鉴别分析 ［J］. 中华普通外科杂志，2013，28（4）：249-252.

［4］计一丁，徐东风. 低剂量 64 层螺旋 CT 成像在结肠癌鉴别诊断中的价值及影像学特点分析 ［J］. 中国实验诊断学，2017，21（11）：1933-1935.

（浙江省肿瘤医院　宋金龄　李法林）

▶ **病例二**

（一）简要病史

现病史：男，55 岁，半个月余前无明显诱因出现停止排气排便，腹部胀痛，伴恶心，偶有反酸、烧心，无呕吐。一周前于外院查腹部 CT 示：升结肠管壁增厚，增强扫描可见强化，周围脂肪间隙尚清晰。自起病以来，患者神志清楚，精神尚可，不能进食，睡眠正常，体力正常，小便正常。

既往史：高血压病史 3 年，口服硝苯地平缓释片，控制良好。余无特殊。

个人史：吸烟 30 余年。余无特殊。

家族史：母亲因乳腺癌已故。余无特殊。

（二）实验室检查

血清 CEA、CA199、CA724 阴性，血常规、生化指标基本正常。

（三）其他影像学检查

CT 示升结肠管壁增厚，增强扫描可见强化，周围脂肪间隙尚清晰。

（四）PET/CT 影像特征

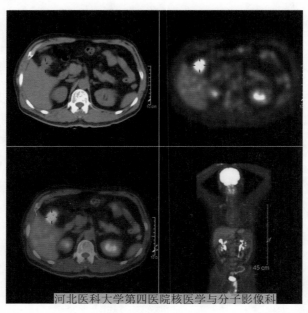

河北医科大学第四医院核医学与分子影像科

图 5-33　右上腹升结肠肠壁明显增厚，肠腔变窄，较厚处约为 3.0 cm，呈异常葡萄糖高代谢，SUV_{max} 值约为 12.1，较大层面范围约为 30 mm × 27 mm。

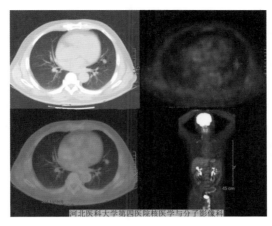

图 5-34 左肺上叶下舌段近斜裂胸膜处可见结节状软组织密度影，较大层面范围约为 15 mm×13 mm，呈异常葡萄糖高代谢，SUV_{max} 值约为 1.4。

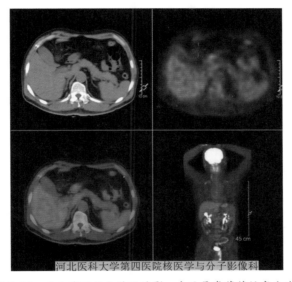

图 5-35 右上腹可见小淋巴结影，未见异常葡萄糖高代谢。

（五）影像解读

患者 PET/CT 主要表现为：①右上腹升结肠肠壁明显增厚，FDG 代谢活跃。②左肺上叶下舌段近斜裂胸膜处可见结节状软组织密度影，较大层面范围约为 15 mm×13 mm，呈异常葡萄糖高代谢，FDG 代谢活跃。③右上腹可见小淋巴结影，未见异常葡萄糖高代谢。该患者考虑为原发性结肠癌并肺、淋巴结转移。

（六）最终诊断

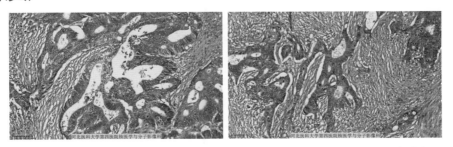

图 5-36 （结肠病变）溃疡型肿物，切面灰白，质脆。腺癌Ⅱ级侵及肠周脂肪组织。免疫组化结果：BRAF（-），MLH1（+），PMS2（+），MSH2（+），MSH6（+），HER2（0），pan-TRK（-）。

（七）鉴别诊断

（1）淋巴瘤：结肠原发淋巴瘤较罕见，多为继发性，常累及回盲部，单纯发生于升结肠者少见，影像学上可表现为局部肿块型和肠壁弥漫增厚型，以弥漫增厚为主，病变肠管仍具有一定柔软度和扩张性，很少发生肠梗阻。

（2）肠结核：多继发于肠外结核，原发性肠结核约占结核的 10% 以下；发病人群以中青年居多，女性略多于男性；好发于回盲部，常累及盲肠及末端回肠；往往回肠末段与盲肠同时受累，盲肠有挛缩向上征象。

（3）克罗恩病：原因未明的肉芽肿性炎症病变；单独侵犯结肠者比较少见，多在右侧结肠；腹痛伴发腹泻，呈间歇发作。

（八）病例讨论教学要点

结肠癌是消化道最常见的恶性肿瘤之一，发病年龄以 40～50 岁为高峰，男性多于女性，在病理上多为腺癌。临床表现随肿瘤的大小、所在部位和病理类型不同而有所不同。发生在左半结肠者容易引起肠梗阻，患者大都有顽固性便秘、腹胀、腹痛和粪便变细等症状。当肿瘤出现坏死和溃疡时，可有脓血和黏液样粪便。发生在右半结肠者，其主诉常为腹部肿块。此外，伴有乏力、消瘦、贫血和腹泻。^{18}F –FDG PET/CT 扫描是临床上结肠癌诊断和分期较常用的影像学方法，CT 可以根据结肠癌的不同病理分型而显示相应的影像征象，如结肠肠腔内软组织肿块影，其邻近肠壁无明显增厚，肠腔无狭窄；结肠肠壁明显增厚，肠腔狭窄；肠腔内软组织肿块，同时见邻近肠壁增厚，肠腔狭窄。PET 表现为异常葡萄糖高代谢；以上征象是 PET/CT 显像诊断结肠癌的重要依据。肖勇等作者的研究报告表明 ^{18}F–FDG PET/CT 对结肠癌诊断的准确率和敏感性分别为 79.4% 和 97.4%。[1]

本病例为中年患者，以腹部胀痛、停止排气排便为主要症状；CT 见升结肠呈短节段、环周性肠壁增厚，PET 呈葡萄糖代谢活跃；肠系膜见小淋巴结影，PET 未见葡萄糖代谢活跃。不难判断为原发性结肠癌并淋巴结、肺转移。但仍需排查其他疾病可能，如淋巴瘤。结肠原发淋巴瘤罕见，多为继发性，临床上有淋巴瘤病史，病变常累及回盲。

参考文献

[1] 肖勇, 孟威, 孙倩. ^{18}F–FDG PET/CT 显像在结肠癌诊断中的临床价值 [J]. 中外医疗, 2015 （22）: 183–185.

（河北医科大学第四医院　王颖晨　赵新明）

七　结肠淋巴瘤（Colon Lymphoma）

▶ 病例一

（一）简要病史

现病史：男，15 岁，2 个月余前出现右下腹痛，症状反复，可自行缓解。外院彩超提示：阑尾未见明确显示；右上腹（回盲部）局部肠壁增厚，蠕动减弱，位置相对固定；考虑急性阑尾炎。于外院全麻下行"腹腔镜腹腔探查 + 阑尾切除术"。术后病理：（阑尾）阑尾开口处腔内及黏膜固有层内见中等偏大细胞弥漫分布，可见核仁及核分裂，符合高侵袭性 B 细胞源性非霍奇金淋巴瘤，需鉴别 Burkitt 淋巴瘤与弥漫大 B 细胞淋巴瘤（生发中心亚型），倾向后者。

既往史：无特殊。

个人史：无特殊。

家族史：无特殊。

（二）实验室检查

血常规：白细胞计数：$10.48 \times 10^9/L$ ↑（参考值 $3.5 \times 10^9/L \sim 9.5 \times 10^9/L$），单核细胞绝对值：$0.70 \times 10^9/L$ ↑（参考值 $0.1 \times 10^9/L \sim 0.6 \times 10^9/L$），中性粒细胞绝对值：$7.85 \times 10^9/L$ ↑（参考值 $1.8 \times 10^9/L \sim 6.3 \times 10^9/L$）。C 反应蛋白：$93.47 \ mg/L$ ↑（参考值 $0 \sim 6 \ mg/L$）。

（三）PET/CT 影像特征

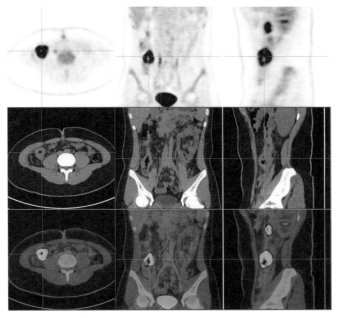

图 5-37　回盲部及升结肠肠壁不均匀增厚，呈放射性浓聚，SUV_{max} 值约为 13.6，肠壁最厚约为 18 mm，肠腔扩张，狭窄较轻。

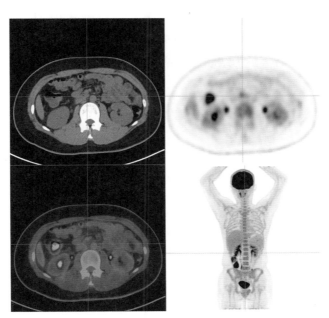

图 5-38　腹主动脉旁增大淋巴结，呈放射性较浓聚，SUV_{max} 值约为 3.9，大小约为 10 mm × 11 mm。

（四）影像解读

患者 PET/CT 主要表现为：回盲部及升结肠肠壁不均匀环形增厚，FDG 代谢活跃，肠腔扩张，狭窄较轻，结合患者年龄，首先考虑结肠淋巴瘤，但需与结肠癌、结肠结核及克罗恩病等相鉴别。另腹主动脉旁均可见增大淋巴结，FDG 代谢增高，需鉴别淋巴瘤浸润与炎性淋巴结。

（五）最终诊断

（阑尾）镜下：阑尾壁局部可见淋巴样细胞片状分布，细胞形态大小较一致，体积中等大小，胞浆稀少，核深染，核仁不明显，核分裂象易见；结合免疫组化结果，病变考虑为高侵袭性 B 细胞淋巴瘤。免疫组化结果：CD20（+），CD79a（+），Bcl-2（-），Bcl-6（+），CD10（+），c-Myc（80%+），CD3（-），CD45RO（-），CD21（-），CD23（-），CK（残留上皮+），CD30（-），SOX-10（-），CD99（-），CD34（-），TdT（-），MUM1（-），CD56（-），Ki-67（+，95%）。原位杂交结果：EBERs（少量弱+）。

（六）鉴别诊断

（1）结肠癌：本病例的影像学表现与结肠癌有部分重叠，易混淆诊断。结肠癌好发于乙状结肠、直肠，肠壁黏膜破坏明显，管壁增厚，腔内肿块多呈偏心性生长，分叶状或不规则形，FDG 代谢活跃；管腔狭窄较明显，当肿瘤较大时，常出现不规则狭窄及肠梗阻。但结肠癌多见于中老年患者，本病例年龄为 15 岁，结肠癌可能性较小。另本病例病变范围较广，却未出现明显管腔狭窄，也可以作为鉴别要点。但淋巴瘤与结肠癌鉴别有时确有困难，确诊需依靠病理。

（2）克罗恩病：克罗恩病临床上以青壮年男性居多，一般慢性起病，多以慢性腹痛、腹泻为首发症状，且病程较长；本病例为 15 岁少年，急性起病、病程短、可作为鉴别点。克罗恩病以小肠和结肠均受累多见，好发于回肠末段与邻近结肠，FDG 代谢活跃，与淋巴瘤有重叠。但克罗恩病，CT 扫描示肠壁不规则增厚（增厚程度多明显低于恶性肿瘤），可显示鹅卵石征、管腔单发或多发性狭窄、裂隙状溃疡、瘘管形成等；病变呈节段性、跳跃式分布；均与淋巴瘤及结肠癌不同。

（七）病例讨论教学要点

结肠淋巴瘤是指原发于结肠的结外型淋巴瘤和继发性淋巴瘤，前者多位于回盲部，后者以乙状结肠为主。本病发病率低，男性多于女性。主要有腹痛、腹泻、血便、黏液便等症状。本病例为青少年患者，以腹痛为主要症状；其 PET/CT 呈现较为典型的结肠侵袭性 B 细胞淋巴瘤特征。淋巴瘤起源于固有层，沿着肠壁轴向生长，因此肠腔狭窄常不明显，本病例升结肠肠壁环形增厚明显，但肠腔狭窄程度较轻，无肠梗阻，FDG 代谢明显增高，患者年龄为结肠癌罕见年龄，不难判断为结肠淋巴瘤。

（中山大学附属肿瘤医院　陈涛　樊卫）

▶ 病例二

（一）简要病史

现病史：女，65 岁，5 个月前无明显诱因出现腹痛，伴间断低热，最高达 37.6℃，无恶心、呕吐、便血。外院 CT 示回肠末端及盲肠肠管增厚。自起病以来，患者体重下降约 14kg，有盗汗。患者神志清楚，精神尚可，进流食，睡眠正常，体力正常，小便正常，间断腹泻。

既往史：高血压病史 3 年，口服硝苯地平缓释片，控制良好。余无特殊。

个人史：无特殊。

家族史：无特殊。

（二）实验室检查

血清 γ – 谷氨酰转肽酶：233.6 U/L ↑（参考值 7～45 U/L），血淋巴细胞百分比：55.90% ↑（参考值 20%～50%），单核细胞百分比：15.30% ↑（参考值 3%～10%），血红蛋白：88.0g/L ↓（参考值 115～150 g/L），红细胞计数：3.21×10^{12}/L ↓（参考值 3.8×10^{12}～5.1×10^{12}/L）。

（三）其他影像学检查

CT 示回盲部软组织影稍增多。

（四）PET/CT 影像特征

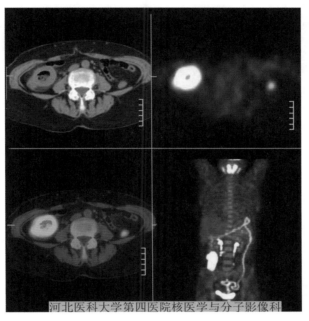

图 5-39 回肠末端、盲肠及升结肠起始部肠壁明显增厚，呈异常葡萄糖高代谢，SUV$_{max}$ 值约为 16.7，较大层面大小约为 58 mm×44 mm。

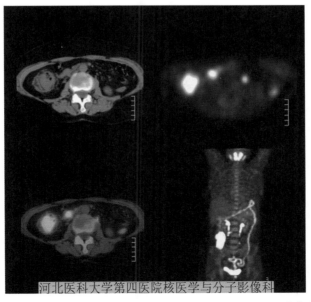

图 3-40 升结肠旁及腹膜后腹主动脉前方（腰 3 椎体层面）可见淋巴结影，呈异常葡萄糖高代谢，较大淋巴结大小约为 14 mm×12 mm，SUV$_{max}$ 值约为 7.2。

（五）影像解读

患者 PET/CT 主要表现为：①回肠末端、盲肠及升结肠起始部肠壁明显增厚，FDG 代谢活跃。②升结肠旁及腹膜后腹主动脉前方（腰 3 椎体层面）可见淋巴结影，FDG 代谢活跃。该患者考虑为淋巴瘤肠道（回肠末端、盲肠及升结肠）、腹腔及腹膜后淋巴结侵犯。

（六）最终诊断

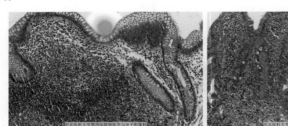

图 5-41　结肠镜：盲肠黏膜充血水肿，可见充血糜烂局部稍膨隆；回肠末端可见多发充血糜烂，破溃，触及质稍硬出血。回肠末端免疫组化结果：CD3（-），CD5（-），CD20（+），Pax-5（+），Bcl-6（+），CD21（瘤细胞+），CD10（-），MUM-1（+），C-myc（约 30% 细胞弱+），CyclinD1（-），SOX11（-），Bcl-2（+/-），LMO2（+），Ki67（阳性指数约 70%）。回盲部非霍奇金弥漫大 B 细胞淋巴瘤，生发中心外起源。

（七）鉴别诊断

结肠癌是消化道常见恶性肿瘤，发病率居胃肠道肿瘤的第三位，其发病率逐年上升，并呈年轻化趋势，结肠癌与结肠淋巴瘤两者有相似的临床及 CT 表现，鉴别诊断较困难。王宇泽等研究发现根据两者不同的病理基础决定的相应的 CT 表现，从以下几方面区别结肠癌与结肠淋巴瘤：①结肠癌肠壁增厚程度小于淋巴瘤；②结肠癌血供丰富，肿块内可出现坏死的低密度区，强化程度较淋巴瘤明显；③结肠癌相对较局限，累及多节段肠管的情况较少见；④淋巴瘤由于肿瘤细胞不会破坏正常细胞，不会引起纤维结缔组织增生，故肠腔不会产生收缩性狭窄。[1]

（八）病例讨论教学要点

肠道原发淋巴瘤多见于成年人，男性发病略多于女性，平均发病年龄 50 岁左右，40～70 岁为发病高峰。结肠淋巴瘤来源于肠壁固有淋巴组织及黏膜下层的淋巴组织，沿着肠管的长轴生长，再向肠腔内侵犯，大部分为非霍奇金淋巴瘤，占结肠恶性肿瘤的 0.5%～2%，占肠道淋巴瘤的 13%。其临床表现缺乏特异性，主要取决于淋巴瘤的类型。如果肠淋巴瘤是一种惰性淋巴瘤，则患者仅有腹痛、肠梗阻、消瘦等临床症状，有时症状并不明显，病程发展比较缓慢。如果是恶性程度较高的淋巴瘤，比如伯基特淋巴瘤，则患者可出现腹腔巨大肿块伴有肠穿孔。如果患者肠淋巴瘤为免疫增生性肠病，通常表现为腹痛，慢性严重的有间歇性腹泻、消瘦等症状，腹泻常为脂肪泻，为蛋白丢失性肠病，直肠出血少见。

^{18}F-FDG PET/CT 表现：①局部肿块型表现为肠腔内息肉样肿块伴异常葡萄糖高代谢：位于盲肠者可引起肠套叠，同时多有末段回肠受累；位于直肠者可表现为直肠周围肿块，伴有乙状结肠的推压和狭窄。②弥漫型为最常见的表现，表现为多发的橡皮样肿块和肠壁的弥漫性增厚伴异常葡萄糖高代谢。③肿块周围的脂肪间隙多清晰。

本病例为老年患者，无明显诱因出现腹痛，伴间断低热为主要症状，CT 见回肠末端、盲肠及升结肠起始部肠壁明显增厚，FDG 代谢活跃；升结肠旁及腹膜后腹主动脉前方（腰 3 椎体层面）可见淋巴结影，FDG 代谢活跃。首先诊断为淋巴瘤肠道（回肠末端、盲肠及升结肠）、腹腔及腹膜后淋巴结侵犯。但仍需排查其他疾病可能，如结肠癌。对于病变范围较局限，伴有明显周围器官的侵犯时应首先考虑癌的可能性。

参考文献

［1］王宇泽，李新春，胡剑锋，等．结肠淋巴瘤与结肠癌CT征象对比分析［J］．医学影像学杂志，
　2020（2）：260-263.

（河北医科大学第四医院　王颖晨　赵新明）

八　直肠癌（Rectal Cancer）

▶ 病例一

（一）简要病史

现病史：女，48岁，1个月前无明显诱因出现脓血便，量少，2～3次/日，伴肛门下坠及里急后重，无恶心、呕吐、腹痛、腹泻等不适。自起病以来，患者神志清楚，精神尚可，饮食正常，睡眠正常，体力正常，小便正常。

既往史：无特殊。

个人史：无特殊。

家族史：无特殊。

（二）实验室检查

血清CEA：20.58 ng/mL ↑（参考值0～5.0 ng/mL），CA199、CA724阴性，铁蛋白：24.99 ng/mL（参考值7～323 ng/mL），β2- 微球蛋白、血常规、生化指标基本正常。

（三）其他影像学检查

CT示直肠壁局部增厚，增强扫描可见环形强化，直肠系膜及肠系膜下血管旁可见多发增大淋巴结。

（四）PET/CT影像特征

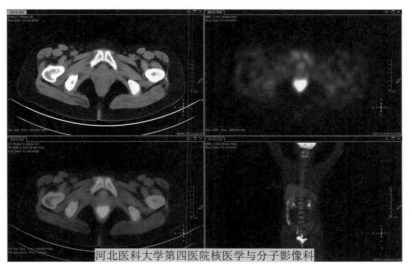

图5-42　直肠壁环形增厚，肠腔变窄，较厚处约为3.0 cm，呈异常葡萄糖高代谢，SUV_{max}值约为12.3，较大层面范围约为30 mm×27 mm。

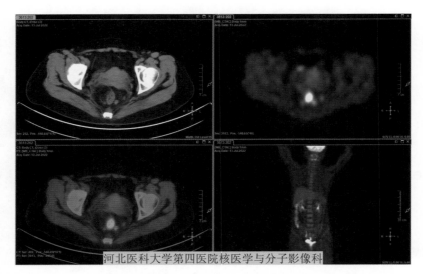

河北医科大学第四医院核医学与分子影像科

图 5-43 直肠周围可见多个淋巴结影，部分增大，部分淋巴结呈异常葡萄糖高代谢，较大淋巴结大小约为 20 mm × 18 mm，SUV_{max} 值约为 4.6。

（五）影像解读

患者 PET/CT 主要表现为：①直肠壁局限性环形增厚，肠腔变窄，FDG 代谢活跃。②直肠周围可见多个淋巴结影，部分增大，呈 FDG 代谢活跃。该患者考虑为直肠癌伴周围淋巴结转移。

（六）最终诊断

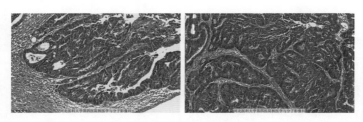

图 5-44 （直肠病变）溃疡型肿物，切面灰白质脆。腺癌 II 级侵及浅肌层。免疫组化结果：BRAF（-），MLH1（+），PMS2（+），MSH2（+），MSH6（+），HER2（1+），pan-TRK（-）。

（七）鉴别诊断

（1）淋巴瘤：直肠原发淋巴瘤罕见，多为继发，占直肠原发肿瘤的 0.1%。影像学上若病变范围较大，特别是周围软组织肿块明显，且无明显周围器官侵犯，应首先考虑淋巴瘤可能。

（2）直肠腺瘤：直肠腺瘤与直肠癌关系密切，目前认为至少 80% 的直肠癌是由直肠腺瘤演变而来，属癌前病变，影像学表现为局限于黏膜层，向腔内呈葡萄式或菜花样生长，而环壁增厚或对称性增厚少见。

（八）病例讨论教学要点

直肠癌是指长在齿状线至直肠乙状结肠交界处之间的癌，是消化道最常见的恶性肿瘤之一。直肠癌的发病率在消化道肿瘤中仅次于胃癌和食管癌，近年来其发病率和死亡率均呈上升趋势。[1] 主要组织类型为管状腺癌、黏液腺癌、乳头状腺癌、印戒细胞癌，以及比较少见的未分化癌、小细胞癌、腺鳞癌、鳞状细胞癌、类癌，90%～95% 为腺癌。大便潜血和肛门指诊对发现病灶有重要价值，直肠乙状结肠镜检查和钡灌肠能明确病变性质。

直肠癌 ^{18}F-FDG PET/CT 表现为：①肠壁增厚：直肠癌在肠壁内浸润易沿肠周径发展，沿长轴浸润少见，表现为局限性或环形肠壁增厚，肠腔变窄伴葡萄糖高代谢；②肿瘤浸润到直肠周围脂肪时，表现为肿块外缘不整或呈毛刺状、索条状伴葡萄糖高代谢；③肿瘤侵犯周围结构，如侵及坐骨直肠窝、肛提肌，表现为肿瘤延伸至这些结构，与其分界不清并伴葡萄糖高代谢；④淋巴结转移：当淋巴结大于1 cm 或肿瘤引流区内多个小淋巴结成簇状且伴葡萄糖高代谢时，应诊断为转移。^{18}F–FDG PET 在直肠癌原发、复发及转移的诊断中具有重要价值，特别是在直肠癌的分期治疗方案的选择方面。结合 MRI 和 CEA（癌胚抗原）检测可以提高诊断的准确性。同时，^{18}F–FDG PET 能更准确地评价直肠癌的疗效以及手术效果。

本病例为中年患者，以脓血便，伴肛门下坠及里急后重为主要症状；CT 呈直肠壁局限性环形增厚，肠腔变窄，PET 呈葡萄糖代谢活跃；直肠周围可见多个淋巴结影，部分增大，PET 部分淋巴结见葡萄糖代谢活跃；不难判断为原发性直肠癌并淋巴结转移。但仍需排查其他疾病可能，如淋巴瘤。直肠原发淋巴瘤较罕见，多为继发性，临床上有淋巴瘤病史，病变常累及回盲部，且病变范围较直肠癌更为广泛。

参考文献

［1］中华医学会放射学分会医学影像大数据与人工智能工作委员会，中华医学会放射学分会腹部学组，中华医学会放射学分会磁共振学组. 结直肠癌 CT 和 MRI 标注专家共识（2020）［J］. 中华放射学杂志，2021，55（2）：111–116.

（河北医科大学第四医院　王颖晨　赵新明）

▶ 病例二

（一）简要病史

现病史：女，64 岁，1 个月余前无明显诱因出现腹泻，每天排便 3～4 次，量正常，大便表面附带少量血，无肛门下坠感，无里急后重。查电子结肠镜提示：①直肠癌；②结肠多发息肉（已钳除）；③慢性结肠炎；④内痔。病理提示：直肠中分化管状腺癌。自起病以来，患者无头晕，无胸闷气促、心悸，无尿频、尿痛、血尿，无全身骨痛，无身目黄染，无双下肢浮肿，精神、睡眠可，胃纳可，小便如常。体重较前稍下降。

既往史：曾行双侧输卵管结扎术。

个人史：无特殊。

家族史：无特殊。

（二）实验室检查

血清 CEA：15.13 ng/mL ↑（参考值 0～5 ng/mL），AFP：2.62 ng/mL（参考值 0～7 ng/mL），CA199：0.60 U/mL（参考值 0～27 U/mL）。血常规、生化指标基本正常。

（三）其他影像学检查

MRI 检查示：①直肠中段占位，性质考虑为直肠癌，根据现有影像资料，分期为 T3bN2；②延迟期肝脏 S6、S7、S8 多个稍低信号结节，拟为良性病变可能性大，建议复查；③双肾多个小囊肿。

（四）PET/CT 影像特征

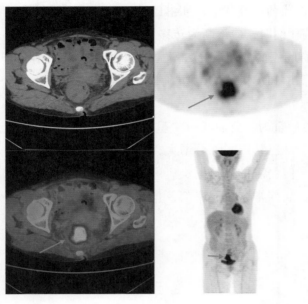

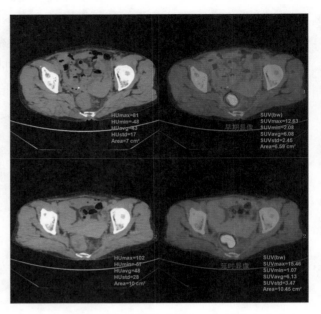

图 5-45　直肠中上段肠壁明显环形增厚伴糖代谢异常增高，肠腔狭窄，局部形成软组织肿块影，边界尚清，纵向长度约为 49 mm，密度不均匀，SUV$_{max}$ 值约为 12.6。

图 5-46　2 小时后延时显像，直肠中上段肿块糖代谢较前增高，SUV$_{max}$ 值约为 15.5，滞留指数为 23.0%。

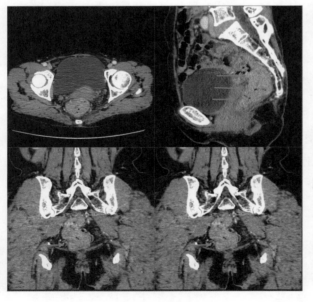

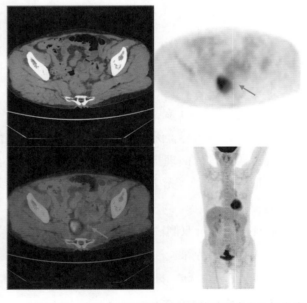

图 5-47　增强扫描直肠中上段肿块呈中度不均匀强化，肿块尚未突破浆膜，与邻近子宫、膀胱分界清楚。

图 5-48　直肠中上段肿块邻近肠系膜区多发无糖代谢异常增高的稍大淋巴结，较大者大小约为 13 mm×10 mm。

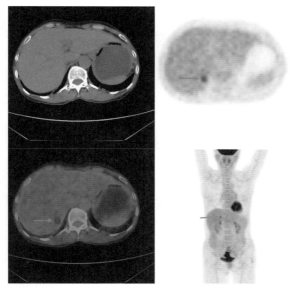

图 5-49　肝脏 S7 段见一糖代谢异常增高的稍低密度结节影，边界不清，最大层面大小约为 11 mm×6 mm，SUV_{max} 值约为 4.0。

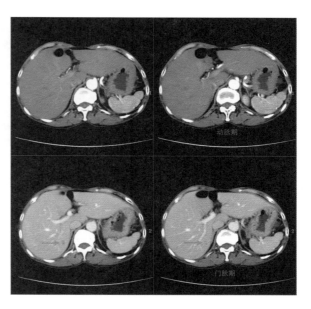

图 5-50　增强扫描肝脏 S7 段结节呈不均匀强化，动脉期结节强化程度稍高于周围肝组织，门脉期及延迟期强化程度低于周围肝组织。

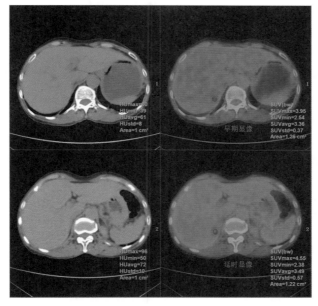

图 5-51　2 小时后延时显像，肝 S7 段结节糖代谢较前增高，SUV_{max} 值约为 4.6，滞留指数为 15.0%。

（五）影像解读

患者 PET/CT 主要表现为：①直肠中上段糖代谢异常增高的软组织肿块。②直肠中上段肿块周围肠系膜区多发无糖代谢异常增高的稍大淋巴结。③肝脏 S7 段糖代谢异常增高的稍低强化结节。综合以上影像特征，该患者考虑为原发性直肠癌并淋巴结、肝脏转移。

（六）最终诊断

患者接受新辅助治疗后复查 MR 提示：①直肠中段直肠癌，肿块范围较前缩小；②直肠筋膜内及双侧腹股沟多发肿大淋巴结，直肠筋膜内肿大淋巴结较前减少，余较前大致相仿；③原肝脏 S7 稍低强化影现未见明确显示。遂行腹腔镜下直肠癌 TaTME+ 回肠预防性造口术。

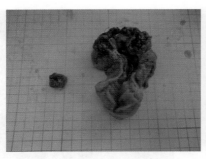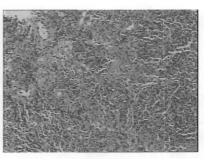

图 5-52　术后病理示（直肠）肠壁全层可见稀疏散在异型腺体，符合中分化管状腺癌，浸润肠壁全层，未突破浆膜；切缘情况：（－）；脉管及神经束受累情况：脉管（－），神经束（－）；淋巴结受累情况：0/20；免疫组化：MLH1（＋），PMS2（＋），MSH2（＋），MSH6（＋），HER2（0）。患者最终诊断为：原发性直肠中分化管状腺癌并淋巴结、肝脏转移（T3bN2M1，IVa 期）。

（七）鉴别诊断

（1）炎性肠病：炎性肠病是一组原因不明的慢性非特异性肠道炎性反应性疾病，主要包括溃疡性结肠炎和克罗恩病 2 个亚型。临床症状主要表现为大便带血、腹泻、腹痛和黏液脓血便，可有里急后重、发热、贫血、消瘦等全身症状。^{18}F-FDG PET 主要表现为肠壁节段性或连续性代谢增高，病灶浓聚程度高于周围正常组织，CT 于相应部位见肠壁增厚，可见黏膜下水肿，伴或不伴肠腔狭窄、肠管周围炎性渗出、肠系膜淋巴结增大、瘘管形成等。[1]

（2）肠结核：肠结核以回盲部多见，常见症状有腹痛、腹泻、发热，少数患者可有肠梗阻与腹腔感染症状。^{18}F-FDG PET 主要表现为局部肠壁增厚、条状高代谢灶、病灶呈"跳跃性分布"，常可见肠系膜淋巴结肿大，代谢增高。增殖型肠结核肠壁增厚变硬，可形成肿块，肠腔狭窄，与周围粘连；溃疡型肠结核可形成瘢痕狭窄、炎性息肉等继发改变。[2]

（3）结肠息肉或息肉综合征：结肠息肉或息肉综合征最常见的症状为便血，常为无痛性鲜红色血液覆盖于粪便表面，不与粪便混合，有时伴有腹痛与大便次数增多。良性息肉表现为肠壁内带蒂息肉，外形光滑；而息肉恶变则外形不光滑不规则，蒂变短形成一广基底肿块，息肉基底部肠壁形成凹陷切迹，提示癌组织浸润致肠壁收缩。[2]对于较大良性息肉仍存在不同程度的 ^{18}F-FDG 浓聚的征象。[3]

（4）肠淋巴瘤：肠淋巴瘤可发生于肠道的任何部位，常见病变部位为回盲部，临床主要表现为腹痛、便血、腹部包块、发热、体重下降等非特异性症状，可出现肠梗阻、穿孔等急腹症。^{18}F-FDG PET 可见肠淋巴瘤糖代谢明显增高，摄取程度高于肠癌，可表现为单发或多发病灶，多数沿肠管弥漫性浸润，部分肠腔瘤样扩张。[4]

（八）病例讨论教学要点

本病例为老年女性患者，以腹泻伴大便带血为主要症状。其 ^{18}F-FDG PET 表现为直肠中上段糖代谢异常增高的软组织肿块，周围肠系膜区多发无糖代谢异常增高的稍大淋巴结，肝脏 S7 段糖代谢异常增高的稍低强化结节，考虑为原发性直肠癌并淋巴结、肝脏转移。肠道软组织肿块需考虑与肠结核、炎性肠病、肠息肉、肠淋巴瘤等鉴别。

溃疡性结肠炎常发生于青壮年，以 20～40 岁多发，病变多累及左半结肠，常见症状为黏液脓血便及里急后重，PET/CT 上肠壁轻度增厚，常连续、对称和均匀，早期浆膜面光滑，增厚的黏膜面由于溃疡和炎性息肉而凹凸不平，增厚的肠壁可见"靶征"，提示黏膜下水肿，肠系膜和直肠周围间隙可出现脂肪浸润及纤维化[2]，^{18}F-FDG 摄取可增高[1]，综合患者的临床表现及影像特点，不考虑溃疡性结肠炎。克罗恩病亦好发于青壮年，好发部位为右半结肠[1]，亦不考虑。肠结核多数继发于肺结核，临床症状为腹痛、腹泻、发热、消瘦等，好发于回盲部，多为跳跃性分布，增殖型肠结核肠壁增厚变硬，可形成肿块，肠腔狭窄，与周围粘连；溃疡型肠结核可形成瘢痕狭窄、炎性息肉等继发改变。[2]综合患者的临床表现及影像特点，先不考虑肠结核。肠息肉临床症状主要是无痛性大便带鲜血，良性息肉表现为肠壁内带蒂息肉，外形光滑；而息肉恶变则外形不光滑不规则，蒂变短形成一广基底肿块，息肉基底部肠壁形成凹陷切迹提示癌组织浸润致肠壁收缩。[2]患者直肠肠壁增厚形成软组织肿块，与息肉形态可相鉴别，故不考虑为肠息肉。肠淋巴瘤糖代谢明显增高，摄取程度高于肠癌。[4]患者接受新辅助治疗后复查 MR，直肠软组织肿块范围较前缩小，直肠筋膜内肿大淋巴结较前减少，肝脏 S7 低强化结节未见明确显示，考虑肝转移灶治疗后肿瘤细胞活性受抑制。

本例患者符合原发性直肠癌并淋巴结、肝脏转移表现，分期 T3bN2M1，Ⅳ a 期。本病例的最终诊断，需要我们掌握炎性肠病、肠结核、肠道恶性肿瘤的临床特点及影像学表现，逐步分析，把握影像诊断思路，同时与临床病史及实验室检查紧密结合，最终得出相对准确的结论。

参考文献

[1] 邓燕云，王全师，吴湖炳，等. ^{18}F-FDG PET/CT 显像对炎性肠病的诊断价值 [J]. 中华核医学与分子影像杂志，2016，36（6）：507-511.

[2] 白人驹. 医学影像诊断学 [M]. 4 版. 北京：人民卫生出版社，2019：529-531.

[3] 刘欣，孟志华，张俊安，等. ^{18}F-FDG PET/CT 结肠空气造影在结肠病变中的诊断价值 [J]. 岭南现代临床外科，2012，12（6）：430-432.

[4] 关炜，王全师，吴湖炳，等. 原发性肠淋巴瘤的 ^{18}F-FDG PET/CT 影像学表现 [J]. 南方医科大学学报，2016，36（9）：1175-1180.

（江门市中心医院　周健彬　段晓蓓　黄斌豪）

九　肠结核（Enterophthisis）

（一）简要病史

现病史：男，71 岁，于 6 周前无明显诱因出现畏寒、发热，最高体温达 39.5℃，伴咳嗽，呈阵发性非刺激性咳嗽，夜间为甚，咳少量白色黏痰，能咳出，伴全身关节酸痛（腰椎较明显）、乏力、盗汗，逐渐出现高热不退，胸部 CT 提示双肺弥漫性多发间质性炎症，考虑感染性病变，予头孢哌酮钠舒巴坦钠（舒普深）、利奈唑胺葡萄糖注射液（天礼）、哌拉西林钠他唑巴坦钠（邦达）等抗感染治疗，好转后再次出现发热，最高温度 38.5℃，以夜间发热为主，伴心慌，无大汗淋漓，无寒战，无咳嗽、咳痰，无胸闷、气促，无呼吸困难，无头晕、头痛。自起病以来，有心慌，无胸闷、胸痛，无咯血、呼吸困难，无夜间阵发性呼吸困难，无恶心、呕吐，无腹痛、腹泻，无尿频、尿急、尿痛。精神、睡眠、食欲差，二便正常，近期体重增加 1 kg。

既往史：高血压病史 10 余年，口服降压药控制；鼻咽癌放化疗病史 10 余年。

个人史：无特殊。

家族史：无特殊。

（二）实验室检查

结核感染 T 细胞 A 抗原：168 个↑（参考值 0～6 个），结核感染 T 细胞 B 抗原：172 个↑（参考值 0～6 个），结核杆菌抗体（TB-Ab）：阴性，结核菌涂片检查（抗酸染色）：涂片未找到抗酸杆菌，血清降钙素原：0.32 ng/mL↑（参考值 0～0.05 ng/mL），神经元特异性烯醇化酶（NSE）：21.8 ng/mL↑（参考值 0～16.3 ng/mL）。

（三）其他影像学检查

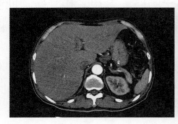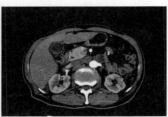

图 5-53　腹部增强 CT：胰头前下部、肝门区、腹膜后、腹盆腔多发淋巴结肿大，强化不明显。

（四）PET/CT 影像特征

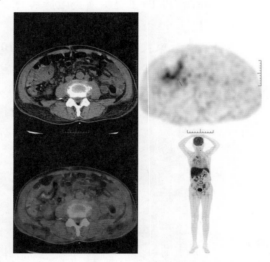

图 5-54　回肠远段局部肠壁明显增厚，最厚约为 9 mm，累及长度约为 46 mm，呈放射性浓聚，SUV_{max} 值约为 5.7，与临近升结肠粘连。

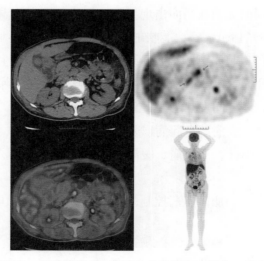

图 5-55　腹腔（肝胃间隙、肝门区、肠系膜区）、腹膜后多发肿大、增大、稍大淋巴结，大者约为 23 mm×18 mm，呈不同程度放射性浓聚，SUV_{max} 值约为 6.3。

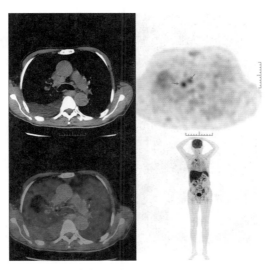

图 5-56 纵隔（血管前、双气管旁、隆突下、气管旁）、双肺门多发肿大、稍大淋巴结，放射性浓聚，SUV_{max} 值约为 5.8。

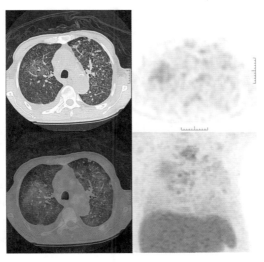

图 5-57 双肺可见弥漫性多发斑点状、结节状、斑片状稍高密度影、渗出影，边缘欠清，较大结节位于左肺上叶前段，大小约为 14 mm×9 mm，部分呈放射性浓聚，SUV_{max} 值约为 2.7。

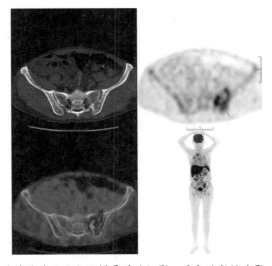

图 5-58 左侧骶髂关节关节面见虫蚀样骨质破坏影，局部放射性浓聚，SUV_{max} 值约为 6.4。

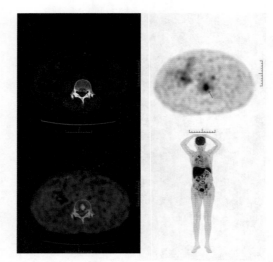

图 5-59 腰 4 椎体放射性浓聚灶，SUV_{max} 值约为 6.1，内可见斑片状稍低密度影。

（五）影像解读

患者 PET/CT 主要表现为：①回肠远段肠壁增厚伴代谢活跃。②双肺多发结节、斑片状影伴部分代谢活跃。③全身多发肿大淋巴结伴代谢活跃。④腰 4 椎体、骨盆骨、双侧胸锁关节、左侧骶髂关节代谢活跃，部分骨质破坏。综合以上影像特征，该患者全身病变为炎性病变可能，考虑结核可能性大。

（六）最终诊断

DNA- 病原微生物宏基因监测报告：①结核分枝杆菌 2 条；②白念珠菌；③人疱状病毒 5 型。

（七）鉴别诊断

（1）克罗恩病：普通 CT 和 PET/CT 鉴别肠结核以及克罗恩病都存在难点，这两种病均表现为肠壁形态的改变以及高代谢改变。受限于分辨率等，其他特征鉴别点往往难以判断，主要通过 CT 小肠造影中肠壁受累程度、肠壁增厚方式、病灶分布类型，以及腹膜增厚等[1]来鉴别诊断。

（2）淋巴瘤：肠结核多表现为回盲部肠壁结节状增厚，边缘模糊，放射性摄取增高，当淋巴瘤浸润肠壁并同时累及淋巴结时常难以鉴别，其中结核累及淋巴结与淋巴瘤累及淋巴结的表现形式有所不同，为主要鉴别点。

（八）病例讨论教学要点

肠结核是结核分枝杆菌（多为人型结核分枝杆菌）引起的肠道慢性特异性感染，好发于 40 岁以下青壮年，女性发病稍多于男性，表现为腹痛、发热、盗汗、排便习惯改变。本病例为老年男性患者，以无诱因的畏寒、发热为主要症状，临床中实验室检查并没有第一时间确诊结核感染。在 PET/CT 上呈现为回肠远段肠壁增厚伴代谢活跃，同时存在双肺、骨关节等多处代谢活跃灶，结合患者临床症状，符合结核累及全身多处器官感染。DNA 病原微生物诊断为结核感染。肺外结核以骨、淋巴结、浆膜腔及支气管内膜结核多见，其中以淋巴结结核、骨关节结核最常见[2]，PET/CT 的优势是能更早更全面发现全身感染灶，进一步指导临床诊治与预后。

参考文献

［1］GOYAL P, SHAH J, GUPTA S, et al. Imaging in discriminating intestinal tuberculosis and Crohn's disease: past, present and the future［J］. Expert review of gastroenterology & hepatology, 2019, 13（10）: 995-1007.

[2] 马威, 肖勇, 骆柘璜, 等. 肺外结核病 ^{18}F-FDG PET/CT 影像表现分析 [J]. 新发传染病电子杂志, 2017, 2 (4): 226-230.

（中山大学附属第三医院 伍清宇 谢良骏 程木华）

第二节 肝脏疾病

一 肝细胞癌（Hepatocellular Carcinoma）

▶ 病例一

（一）简要病史

现病史：男，67 岁，3 个月前无明显诱因出现全身浮肿，以双下肢及颜面部为主，伴四肢麻木，无胸闷、气促，无畏寒、发热等症状，行腹部 CT 提示肝左叶占位，门诊拟"肝占位"收治入院。自起病以来，患者精神、饮食可，睡眠可，大便正常，小便多，呈泡沫尿，近期体重无变化。

既往史：有高血压病史 3 年，降血压方案为呋塞米 1 片 qn+ 螺内酯 1 片 qd。有冠心病史 5 年。有糖尿病史 11 年。余无特殊。

传染病史：有肝炎传染病史，有乙肝小三阳 1 个月，肝硬化 1 个月。

个人史：无特殊。

家族史：无特殊。

（二）实验室检查

血清 AFP：36.1ng/mL ↑（参考值 0～7 ng/mL），CEA 6.54 ng/mL ↑（参考值 0～5 ng/mL），CA199：83.04 U/mL（参考值 0～27 U/mL），乙肝表面抗原定量（发光法）：2585.684 IU/mL ↑（参考值 0～0.05 IU/mL），乙肝 e 抗体定量（发光法）：11.952 PEIU/mL ↑（参考值 0～0.015 PEIU/mL），乙肝核心抗体定量（发光法）：140.002 PEIU/mL ↑（参考值 0～0.7 PEIU/mL），乙肝前 S1 抗原（发光法）：290.757 AU/mL ↑（参考值 0～6 AU/mL）。生化示总蛋白：43.3 g/L ↓（参考值 65.0～85.0 g/L），白蛋白：25.4 g/L ↓（参考值 40.0～55.0 g/L），球蛋白：25.4 g/L（参考值 20.0～40.0 g/L），谷氨酰转移酶：107 IU/L ↑（参考值 11～50 IU/L）。血常规正常。

（三）其他影像学检查

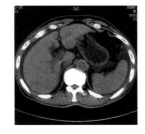

图 5-60 肝脏体积缩小、形态不规则，边缘欠光整，肝裂增宽，肝左外叶下段见一结节状稍低密度影，边界欠清，直径约为 16mm，CT 值约为 49HU。

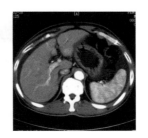

图 5-61 增强扫描动脉期结节呈明显欠均匀强化，CT 值约为 113HU。

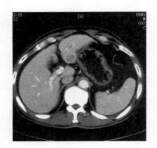 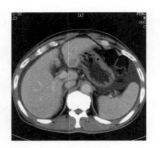

图 5-62　门静脉期结节强化程度明显下降，CT 值约为 81HU，呈"快进快出"强化方式。

图 5-63　延迟期结节强化程度进一步下降，CT 值约为 68HU。

（四）PET/CT 影像特征

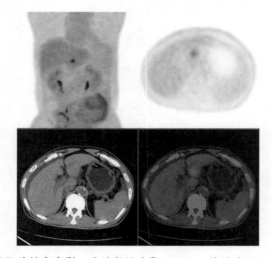

图 5-64　肝左外叶下段见结节状稍低密度影，呈放射性浓聚，SUV$_{max}$ 值约为 4.2，较大层面范围约为 14 mm × 16 mm。

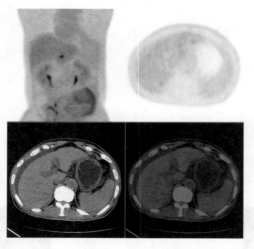

图 5-65　肝脏形态失常，边缘欠光整，肝裂增宽，脾脏体积增大，腹腔见积液。

（五）影像解读

患者 CT 主要表现为：肝硬化，肝左外叶占位，增强扫描呈"快进快出"强化方式。

PET/CT 主要表现为：①肝左外叶轻度高代谢结节影，FDG 代谢稍活跃。②肝硬化、腹水。综合以上影像特征，该患者考虑为原发性肝癌。

（六）最终诊断

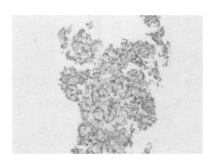

图 5-66　（左肝肿块）瘤组织见瘤细胞呈梁索状、片巢状排列，瘤细胞拥挤，排列紊乱，胞核浓染，核浆比大，结合免疫组化结果，病变符合肝细胞癌。免疫组化示：a1：Arg（＋），Hep-par-1（＋），CK19（－），CD34（血管＋），Glypican-3（＋），Ki-67（＋，约 30%），CDX-2（－）。a2：CD34（血管＋），P53（＋），Ki-67（＋，约 15%），Glypican-3（＋）。

（七）鉴别诊断

（1）肝转移瘤：常有原发肿瘤病史，特别是消化道肿瘤，CT 多表现为肝内多发、大小不等的圆形、类圆形低密度灶，中央常见更低密度坏死区，增强扫描后周边强化，中央多呈无强化的坏死区，形成典型的"牛眼征"。^{18}F-FDG PET/CT 多表现为高代谢。

（2）肝腺瘤：多见于口服避孕药女性，CT 平扫以等略低密度为主，增强扫描动脉期明显强化，门脉期强化减退，平衡期主要表现为等密度，部分病例延迟期出现强化，包膜强化，呈"环礁征"。^{18}F-FDG PET/CT 多表现为等或低代谢。

（八）病例讨论教学要点

原发性肝细胞癌是原发性肝癌中的一种，占原发性肝癌的 90%，原发性肝癌主要包括肝细胞癌、胆管细胞性肝癌和混合性肝癌。肝细胞癌从小结节开始发展，无症状期可持续数年，体积倍增时间在 1～19 个月。临床表现为肝区疼痛、乏力、消瘦、腹胀、黄疸等。本病例为老年患者，乙肝病史，合并肝硬化、腹水，以全身浮肿为主要症状。其 CT 平扫＋增强及 PET/CT 呈典型的原发性肝癌特征[1-2]，如"快进快出"的强化方式，代谢较活跃；再结合患者血清 AFP 水平增高，不难判断为原发性肝细胞癌。但仍需排查其他疾病可能，如肝腺瘤，CT 平扫以等略低密度为主，增强扫描动脉期明显强化，门脉期强化减退，平衡期主要表现为等密度，部分病例延迟期出现强化，且 ^{18}F-FDG PET/CT 多表现为代谢不活跃，另外可询问患者口服避孕药史以进一步排查。

参考文献

[1] 许莎莎，韩星敏. ^{18}F-FDG PET/CT 在肝细胞肝癌临床诊疗中的应用进展［J］. 肿瘤防治研究，2022（5）：384-389.

[2] 丁伟伟，郭玉林，牛建栋，等. 64 排 CT 对肝硬化背景下小肝癌的诊断价值［J］. 实用放射学杂志，2011（5）：1002-1671.

（江西省人民医院　漆婉玲　徐荣）

▶ **病例二**

（一）简要病史

现病史：男，39 岁，因 9 天前在当地医院体检发现 AFP 升高（612.40 ng/mL），随后行上腹部增强 MR 示肝右叶占位性病变，大小约为 47 mm×57 mm，门脉右分支见癌栓形成，现患者为进一步诊治就诊。

既往史：既往慢性乙型肝炎史 10 余年，口服抗病毒药控制；余无特殊。

个人史：无特殊。

家族史：无特殊。

（二）实验室检查

甲胎蛋白定量：845.3 ng/mL ↑（参考值 0～8.1 ng/mL），谷草转氨酶（AST）：45U/L ↑（参考值 13～40 U/L），谷丙转氨酶（ALT）：65U/L ↑（参考值 3～35 U/L）。

（三）其他影像学检查

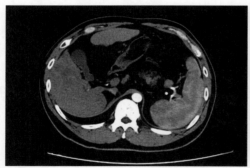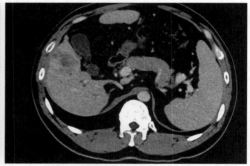

图 5-67　腹部增强 CT：肝 S5/8 可见团片状稍低密度肿块影，边界不清，大小约为 69 mm×48 mm，增强扫描动脉期病灶内见不均匀轻度强化，门脉期强化较前减退。

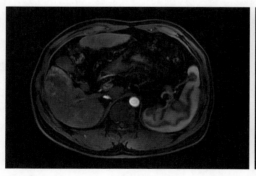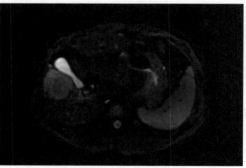

图 5-68　腹部增强 MRI：肝 S5/8 段可见团片状肿块影，大小约为 71 mm×41 mm，T2WI 呈稍高信号，T1WI 呈低信号影，DWI 呈高信号，增强扫描动脉期病灶内见不均匀明显强化。

（四）PET/CT 影像特征

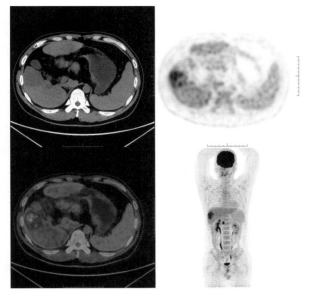

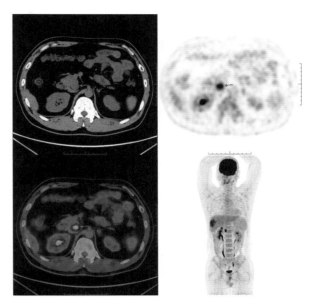

图 5-69 肝右叶 S5/8 见低密度肿块影，范围约为 69 mm×55 mm，边界清楚，可见放射性异常浓聚，SUV_{max} 值约为 7.5。

图 5-70 腹膜后（胰头后）见肿大淋巴结，大小约为 19 mm×15 mm，放射性浓聚，SUV_{max} 值约为 10.0。

（五）影像解读

患者 PET/CT 主要表现为：①肝右叶 S5/8 肿块，FDG 代谢活跃。②肝脏体积缩小，边缘呈波浪状改变，肝叶比例失调，肝裂增宽。③肝门区、腹膜后（胰头后）见数个肿大淋巴结，代谢活跃。综合以上影像特征，该患者考虑为肝脏恶性肿瘤（中低分化肝细胞癌可能），并腹膜后淋巴结转移瘤。

（六）最终诊断

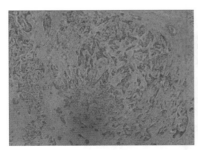

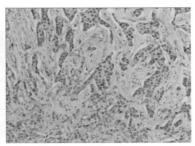

图 5-71 （右半肝癌）肿瘤排列呈巢团状或条索状浸润伴间质纤维组织增生，形态结合免疫组化结果，考虑低分化肝细胞肝癌，多处可见脉管内癌栓形成（>5 处），未见确切神经侵犯；癌周边肝组织呈结节性肝硬化改变；"肝切缘"未见癌。免疫组化结果：Hep（部分+），CK7（少量+），CK19（部分+），Glypican-3（+），Ki-67（+，约70%），CD34（显示毛细血管化），HBsAg（癌-，癌周部分+），GS（+），Arginase-1（部分+），CD10（-），CEA（-），CD117（-）。（胆管癌栓）送检血块内见少量异型上皮细胞团，考虑为癌栓。（胆囊）慢性胆囊炎，胆囊颈外膜纤维脂肪见癌浸润及脉管内癌栓形成。（肝门淋巴结① 1/1）查见转移癌。

（七）鉴别诊断

肝包虫病：肝包虫病可分为囊性肝包虫病和实性肝包虫病。囊性肝包虫病的 CT 影像学表现为肝内圆形、囊性、低密度影，主要表现为母囊覆盖子囊，即大囊覆盖小囊；而实性肝包虫病的 CT 影像学则表现为肝脏内的实性肿块，其特点是实性肿块内有较多的微小囊泡，实性肿块之间可观察到较多的颗粒状或无定形钙化，CT 表现为高密度影。

（八）病例讨论教学要点

本病例为中年患者，以体检发现 AFP 升高为主要临床特征；其 PET/CT 呈现肝右叶高代谢肿块，同时伴有肝门区、腹膜后淋巴结肿大并代谢活跃，结合肝硬化征象和临床 AFP 升高的特点，以及增强 CT 中典型的"快进快出"表现，诊断为原发性肝细胞癌，根据高代谢特点，考虑低分化型肝癌可能。

（中山大学附属第三医院　伍清宇　谢良骏　程木华）

▶ 病例三

（一）简要病史

现病史：男，21 岁，无明显诱因反复出现右上腹腹胀 1 个月余，餐后明显，可伴剑突下隐痛，餐后可自行缓解，无乏力、纳差，无畏寒、发热，无身目黄染，无咳嗽、咳痰，无胸闷、气促，无咯血、胸痛，无恶心、呕吐，无呕血、黑便，无腹泻、里急后重，无肛门停止排气排便，无尿频、尿急、尿痛，无肉眼血尿，无双下肢水肿。自起病以来，患者精神一般，厌食，大小便正常，睡眠一般，近期体重明显减轻（半月内体重下降约 10kg）。

既往史：既往肝炎史 10 余年，口服抗病毒药控制，余无特殊。

个人史：无特殊。

家族史：无特殊。

（二）实验室检查

甲胎蛋白定量：156.9ng/mL ↑（参考值 0～8.1 ng/mL），余无特殊。

（三）其他影像学检查

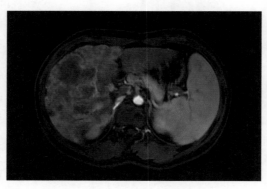

图 5-72　腹部增强 MRI：肝右叶可见巨块状异常信号影，边界不清，大小约为 121 mm×96 mm，信号不均，增强扫描动脉期呈不均匀性明显强化。

（四）PET/CT 影像特征

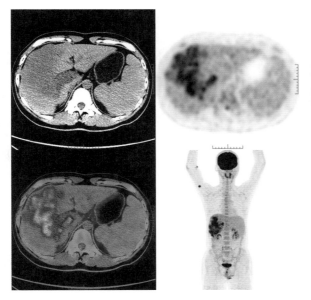

图 5-73　肝右叶可见巨大不规则低密度肿块，边界不清，最大截面范围约为 135 mm×94 mm，呈明显放射性浓聚，SUV_{max} 值约为 12.7。

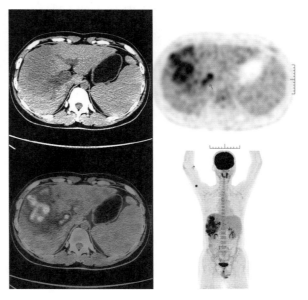

图 5-74　门脉显示不清，门静脉右支走形区明显增宽，其内可见条状放射性浓聚灶，SUV_{max} 值约为 7.8。

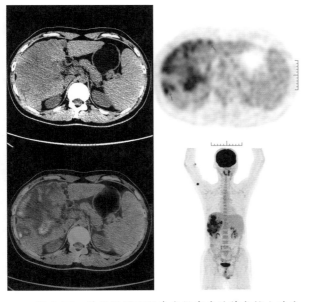

图 5-75　肿块周围可见多发低密度结节或较小肿块影，病灶均呈明显放射性浓聚，SUV_{max} 值约为 5.9。

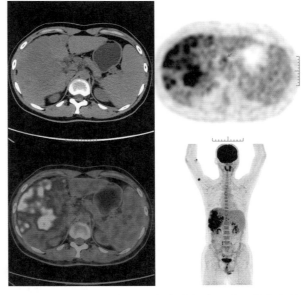

图 5-76　肝门部可见多发肿大淋巴结，最大径约为 19 mm，呈中度放射性浓聚，SUV_{max} 值约为 3.8。

（五）影像解读

　　患者 PET/CT 主要表现为：①肝右叶肿块，FDG 代谢活跃。②病灶周围多发子灶形成，代谢活跃。③门静脉右支内栓塞形成，局部代谢活跃。④肝门区见数个肿大淋巴结，代谢活跃。综合以上影像特征，考虑该患者为巨块型肝细胞癌并周围多发子灶形成，肝门部多发淋巴结转移瘤。

（六）最终诊断

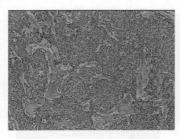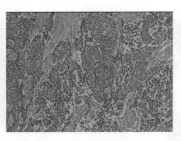

图 5-77 （病肝）肿物呈大小不等的结节状，其内由大小形态较一致的圆形细胞构成，细胞胞浆丰富淡染，核圆，呈片状或巢状分布，可见核分裂，伴灶性坏死，局部区域有腺样或菊形团样结构，间质血管不丰富，结合免疫组化结果，符合中分化肝细胞癌，可见较多卫星结节及大量脉管内瘤栓形成，肿瘤已浸润肝表面被膜，局灶已突破，肿物周边肝组织呈结节性肝硬化改变。免疫组化结果：Hep（-），PCEA（+），AFP（个别+），CK7（-），CK19（+），CK8（+），Gly-3（弱+），CD34（示毛细血管化），Ki-67（+，20%），HBsAg（癌组织-，周边肝组织+），CK（+），CEA（-），EMA（+），NSE（-）。

（七）鉴别诊断

胆管细胞癌：好发于肝左叶，多为单发，多发少见，多为主灶伴周围的卫星灶，CT 平扫低于肝实质，边界不清，没有包膜及假包膜，可有肝包膜回缩征，部分病灶内可见不规则/斑片状高密度，动脉期见明显不均匀环形强化，门脉期及延迟期可见延迟性强化，环形强化区域较前减低。

（八）病例讨论教学要点

本病例为青年男性患者，以无明显诱因反复出现右上腹腹胀为主要临床特征。其 PET/CT 见肝多段肿块，代谢活跃，合并病灶周围多发子灶以及门静脉癌栓，结合 AFP 升高及 MRI 图像增强表现，诊断为原发性肝细胞癌，考虑中 - 低分化型肝癌可能。

（中山大学附属第三医院　伍清宇　谢良骏　程木华）

▶ **病例四**

（一）简要病史

现病史：男，66 岁，无腹胀腹痛、食欲不振、乏力、厌油腻等不适。3 天前至外院行腹部超声提示：肝右叶占位性病变，性质待定。遂于外院行上腹部增强 CT，诊断为：①肝 S6 胆管细胞癌，并肝内多发转移，门脉癌栓；②右肾上腺肿物（转移瘤？腺瘤？）自发病以来，患者精神状态良好，体力情况良好，食欲食量一般，睡眠情况一般，体重明显减轻，半年下降 5kg，大小便正常。

既往史：患者 10 年前曾查出"小三阳"，未予处置。高血压病史 4 年余，最高血压 170/110 mmHg，服用氨氯地平降压，自诉血压控制可。糖尿病史，服用格列吡嗪、二甲双胍降糖，空腹血糖控制在 8 mmol/L。10 年前因右大腿外伤骨折行手术。余无特殊。

个人史：有吸烟史，吸烟 20 余年，1~2 支/天；有饮酒史，白酒 2~3 两天或啤酒 250 mL/天。余无特殊。

家族史：无特殊。

（二）实验室检查

血清 γ - 谷氨酰基转移酶（γ-GT）：160 U/L↑（参考值 10~60 U/L），岩藻糖苷酶（AFU）：45.8 U/L↑（参考值 5.0~40.0 U/L），前白蛋白（PA）：185 mg/L（参考值 200~430 U/L）。C 反应蛋白

（CRP）：9.14 mg/L ↑（参考值 0～6.00 mg/L），降钙素原（ProCT）：0.129 ng/mL ↑（参考值 0～0.050 ng/mL）。血糖：17.79 mmol/L ↑（参考值 4.10～5.90 mmol/L）。

乙肝两对半：乙型肝炎表面抗原测定（HBsAg）>250.000 IU/mL（参考值 0～0.050 IU/mL），乙型肝炎 e 抗体测定（HBeAb）>4.500PEIU/mL（参考值 0～0.150PEIU/mL），乙型肝炎核心抗体测定（HBcAb）>45.000 PEIU/mL（参考值 0～0.700 PEIU/mL），乙肝病毒定量（FQ-HBV）：1.10×10^2 IU/mL（参考值 <100 IU/mL）。

血清肿瘤标记物：CA199：69.15 U/mL ↑（参考值 0～27.00 U/mL），组织多肽特异性抗原（TPS）：341.71 U/mL ↑（参考值 0～80.00 U/mL）。

血常规、尿液检查基本正常。

（三）PET/CT 影像特征

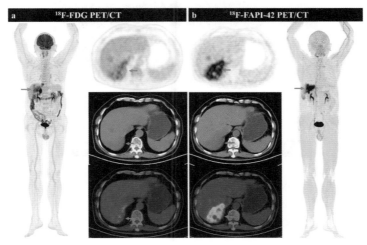

图 5-78　^{18}F-FDG PET 全身显像，MIP 图示肝脏内不均匀性放射性摄取增高，PET/CT 横断位示：肝右后叶下段见 1 个形态不规则的稍低密度肿块影，大小为 9.0 cm×5.6 cm×5.7 cm，呈不均匀性放射性浓聚，SUV_{max} 值约为 9.3，SUV_{avg} 值约为 5.3。^{18}F-FAPI-42 PET 全身显像，MIP 图示肝脏内大块状放射性摄取增高，PET/CT 横断位示：FAPI 放射性摄取明显增高，SUV_{max} 值约为 12.2，SUV_{avg} 值约为 7.7，病灶边缘欠清，部分累及邻近膈肌。

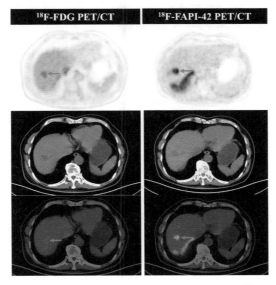

图 5-79　肝右前叶上段见 1 个结节样稍低密度影，大小为 2.0 cm×1.6 cm，^{18}F-FDG 呈轻中度放射性浓聚，SUV_{max} 值约为 5.1，SUV_{avg} 值约为 3.9，^{18}F-FAPI-42 摄取明显增高，SUV_{max} 值约为 10.2，SUV_{avg} 值约为 6.1。

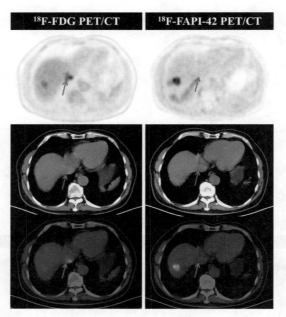

图 5-80　^{18}F-FDG 于下腔静脉见条片状放射性浓聚，SUV$_{max}$ 值约为 9.3，SUV$_{avg}$ 值约为 6.2，^{18}F-FAPI-42 摄取未见增高，CT 于相应部位见稍低密度影。

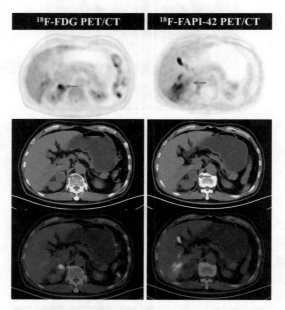

图 5-81　右侧肾上腺见 1 个稍低密度肿块影，大小约为 3.5 cm×2.9 cm，^{18}F-FDG 呈放射性浓聚，SUV$_{max}$ 值约为 14.5，SUV$_{avg}$ 值约为 9.0，病灶中央见放射性缺损区，^{18}F-FAPI-42 摄取未见增高。

（四）影像解读

患者 PET/CT 主要表现为：①肝右后叶下段 1 个不规则形肿块，FDG 代谢活跃，FAPI 摄取明显增高，病灶侵犯邻近膈肌，考虑为原发性肝癌。②肝右前叶上段见 1 个稍低密度结节，FDG 代谢活跃，FAPI 摄取明显增高，考虑肝内转移瘤。③下腔静脉见条状 FDG 代谢活跃灶，FAPI 摄取未见增高，考虑为静脉癌栓形成。④右侧肾上腺低密度结节，FDG 代谢活跃，FAPI 摄取未见增高，病灶内伴液化、坏死，多考虑为增生活跃的腺瘤。综合以上影像特征，并结合临床症状及相关实验室检查，该患者考虑为肝细胞癌并肝内转移，并下腔静脉癌栓形成。

（五）最终诊断

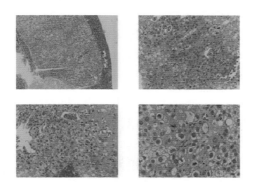

图 5-82　病理所见：送检（肝占位）组织见瘤细胞呈条索状或实性排列，瘤细胞排列紊乱，胞浆红染，核显著增大、深染，核分裂象可见。免疫组化（01#）：CD34（肝血窦毛细血管化），GPC-3（+），网状纤维染色（肝细胞板 >3 层），Ki-67（+，约 15%）。病理诊断：（肝占位）镜下形态结合免疫表型符合中低分化肝细胞癌。

（六）鉴别诊断

（1）肝内胆管细胞癌：起源于二级胆管分支及远肝内胆管上皮细胞的恶性肿瘤，一般存在胆管炎症、结石—长期刺激—胆管上皮不典型增生—胆管癌的演变过程，临床表现多为慢性腹痛、黄疸、消瘦等。CT 表现为多囊征、边缘分叶征、肝包膜回缩征、胆管包绕征等典型征象，多数 ^{18}F-FDG 代谢明显增高，少数表现为代谢轻度增高或无代谢增高。

（2）肝转移瘤：来自门静脉系统引流器官的恶性肿瘤，可在原发肿瘤基础上出现肝脏症状，CT 中可见多发圆形或类圆形低密度影，可表现为 ^{18}F-FDG 代谢增高，也可表现为无代谢增高。全身 ^{18}F-FDG PET/CT 常于腹腔内见肿瘤原发灶。

（3）肝海绵状血管瘤：由扩张的血窦组成，内衬内皮细胞，细胞之间为纤维组织间隔，CT 表现为单发或多发圆形、类圆形低密度影，病灶 ^{18}F-FDG 代谢常无增高。

（4）肝细胞腺瘤：有特定基因型、病理改变及生物学特征的一组异质性肿瘤。多见于口服避孕药的年轻女性，少数有破裂出血、恶变可能，多数病灶 ^{18}F-FDG 代谢无明显增高。

（5）肝脏局限性结节增生：良性肝细胞结节，动脉供血，含较多纤维基质，好发于中青年女性，无恶变倾向，无出血并发症，表现为 ^{18}F-FDG 代谢无增高。

（七）病例讨论教学要点

原发性肝癌指发生于肝细胞、肝内胆管上皮细胞的恶性肿瘤，主要包括肝细胞癌（HCC）、肝内胆管癌（ICC）和 HCC-ICC 混合型 3 种不同病理类型，其中 HCC 占 85%～90%。[1] 典型 HCC 的 CT 平扫通常表现为类圆形或结节状稍低密度肿块，合并坏死或出血时可表现为病灶内更低密度或高密度。高中分化 HCC ^{18}F-FDG 往往摄取较低，[18]F-FDG PET/CT 显像常为阴性，而中低分化肝细胞癌 ^{18}F-FDG PET/CT 显像常为阳性。[2]

成纤维细胞激活蛋白（Fibroblast Activation Protein，FAP）通常在各种上皮性肿瘤的基质成纤维细胞中普遍表达。[3-4] 最近的调查表明，与 ^{18}F-FDG 相比，[68]Ga 或 [18]F 标记的 FAP 抑制剂（FAPI）PET/CT 在肝脏和大脑中显示出相同甚至更好的肿瘤成像效果，且背景摄取量更低。[5-7] FAPI PET/CT 也被发现在检测肝脏恶性肿瘤方面具有很高的敏感性。[8-9]

本病例为老年男性患者，有明确的多年乙肝病史，肿瘤标记物 CA199 水平升高、短期内体重明显下降，从临床症状和检查来看肿瘤可能性较大，PET/CT 全身显像显示：对于肝脏内肿瘤 FAPI 摄取明显增高，^{18}F-FDG 摄取不均匀性轻中度增高，对于肝内转移灶的显示 FAPI 摄取程度较 ^{18}F-FDG 更明显，两种显像反映了肿瘤细胞的代谢程度和肿瘤基质成纤维细胞的表达，诊断肝癌伴肝内转移明确。但下腔静脉癌栓 ^{18}F-FDG 显像摄取明显增高，FAPI 并未摄取增高，这可能和静脉癌栓中无 FAPI 的表达有关。而对于右侧肾上腺的软组织肿块，FDG 代谢增高灶，不能明确其良恶性，FAPI 显像显示相应部位无摄取增高，考虑该病灶为良性，腺瘤可能性大。该病例提示，对于中低分化肝细胞癌和转移灶 FAPI 的摄取程度明显高于 ^{18}F-FDG，对于 ^{18}F-FDG 代谢不是明显增高的患者，可选择 FAPI PET/CT 显像来进行补充显像，而静脉癌栓 FAPI 摄取不高，不能完全取代 ^{18}F-FDG 显像，所以两种显像联合诊断对肝脏内隐匿性病灶和静脉癌栓的显示尤为重要。

参考文献

[1] VILLANUEVA A. Hepatocellular carcinoma [J]. N Engl J Med, 2019, 380 (15): 1450-1462.

[2] ARGAUD D, KIRBY T L, NEWGARD C B, et al. Stimulation of glucose-6-phosphatase gene expression by glucose and fructose-2, 6-bisphosphate [J]. J Biol Chem, 1997, 272 (19): 12854-12861.

[3] SCANLAN M J, RAJ B K, CALVO B, et al. Molecular cloning of fibroblast activation protein alpha, a member of the serine protease family selectively expressed in stromal fibroblasts of epithelial cancers [J]. Proc Natl Acad Sci U S A, 1994, 91 (12): 5657-5661.

[4] GARIN-CHESA P, OLD L J, RETTIG W J. Cell surface glycoprotein of reactive stromal fibroblasts as a potential antibody target in human epithelial cancers [J]. Proc Natl Acad Sci U S A, 1990, 87 (18): 7235-7239.

[5] GIESEL F L, KRATOCHWIL C, LINDNER T, et al. ^{68}Ga-FAPI PET/CT: biodistribution and preliminary dosimetry estimate of 2 DOTA-Containing FAP-Targeting agents in patients with various cancers [J]. J Nucl Med, 2019, 60 (3): 386-392.

[6] CHEN H, PANG Y, WU J, et al. Comparison of [^{68}Ga] Ga-DOTA-FAPI-04 and [^{18}F] FDG PET/CT for the diagnosis of primary and metastatic lesions in patients with various types of cancer [J]. Eur J Nucl Med Mol Imaging, 2020, 47 (8): 1820-1832.

[7] HU K, WANG L, WU H, et al. [^{18}F] FAPI-42 PET imaging in cancer patients: optimal acquisition time, biodistribution, and comparison with [^{68}Ga] Ga-FAPI-04 [J]. Eur J Nucl Med Mol Imaging, 2022, 49 (8): 2833-2843.

[8] WANG H, ZHU W, REN S, et al. ^{68}Ga-FAPI-04 versus ^{18}F-FDG PET/CT in the detection of hepatocellular carcinoma [J]. Front oncol, 2021 (11): 693-640.

[9] GUO W, PANG Y, YAO L, et al. Imaging fibroblast activation protein in liver cancer: a single-center post hoc retrospective analysis to compare [^{68}Ga] Ga-FAPI-04 PET/CT versus MRI and [^{18}F] -FDG PET/CT [J]. Eur J Nucl Med Mol Imaging, 2021, 48 (5): 1604-1617.

[10] CASTILLA-LIÈVRE M A, FRANCO D, GERVAIS P, et al. Diagnostic value of combining ^{11}C-choline and ^{18}F-FDG PET/CT in hepatocellular carcinoma [J]. Eur J Nucl Med Mol Imaging, 2016, 43 (5): 852-859.

（南方医科大学南方医院　董烨　吴湖炳）

病例五

（一）简要病史

现病史：男，54 岁，1 周前因右腰部隐痛不适至当地医院就诊，无腹痛、腹泻、黄疸、恶心、呕吐等，完善腹部彩超时发现肝占位，进一步增强 MR 检查示：肝右后叶异常团块影，考虑肝癌可能，AFP、CEA 正常，予对症治疗后出院。自发病以来，患者精神状态一般，体力情况良好，食欲食量良好，睡眠情况良好，体重无明显变化，大小便正常。

既往史：高血压病史 1 年，最高收缩压 150 mmHg 左右，规律服用倍他乐克 25mg BID，自述血压控制尚可。幼年时因外伤致右腕部以远截肢，具体不详。余无特殊。

个人史：吸烟多年，约 20 支 / 天；社交性饮酒。余无特殊。

家族史：无特殊。

（二）实验室检查

肿瘤标记物：AFP、CEA 未见异常。

（三）PET/CT 影像特征

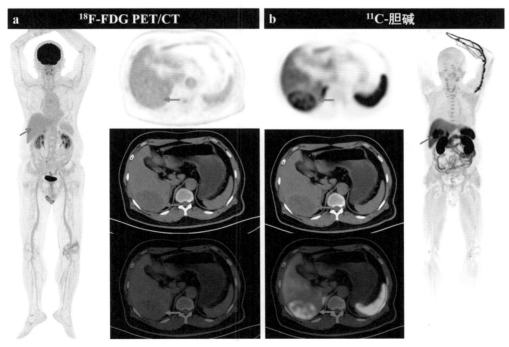

图 5-83　^{18}F-FDG PET 全身显像，MIP 图示肝脏内未见代谢增高，PET/CT 横断位示：肝右后叶下段见 1 个形态不规则的稍低密度肿块影，大小为 7.9cm×4.9cm×9.5cm，^{18}F-FDG 代谢未见增高。^{11}C- 胆碱 PET 显像，MIP 图示肝脏内大块状放射性摄取增高，PET/CT 横断位示：^{11}C- 胆碱于肝右后叶下段呈异常放射性浓聚，SUV_{max} 值约为 18.2，SUV_{avg} 值约为 9.2，病灶边缘清晰。

（四）影像解读

患者 PET/CT 主要表现为：肝右后叶下段低密度肿块，^{18}F-FDG 代谢与周围正常肝组织接近，^{11}C- 胆碱代谢明显增高。综合以上影像特征，高度怀疑为中高分化的肝细胞癌。

（五）最终诊断

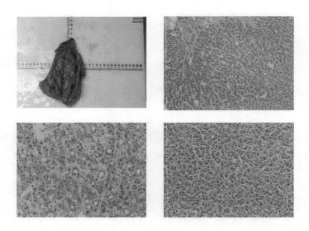

图 5-84　病理诊断：①（肝肿物）中分化肝细胞癌，肿瘤最大径约为 6.5 cm，未侵犯被膜；微血管侵犯 MVI 评级：M1 级（见 1 处脉管内癌栓，未见神经侵犯）。②自检肝切缘未见癌。③周围肝组织汇管区慢性炎伴中度脂肪变性。④慢性胆囊炎。

（六）鉴别诊断

（1）肝内胆管细胞癌：起源于二级胆管分支及远肝内胆管上皮细胞的恶性肿瘤，一般存在胆管炎症、结石—长期刺激—胆管上皮不典型增生—胆管癌的演变过程，临床表现多为慢性腹痛、黄疸、消瘦等。CT 表现为多囊征、边缘分叶征、肝包膜回缩征、胆管包绕征等典型征象，多数 ^{18}F-FDG 代谢明显增高，少数表现为代谢轻度增高或无代谢增高。

（2）肝转移瘤：来自门静脉系统引流器官的恶性肿瘤，可在原发肿瘤基础上出现肝脏症状，CT 表现可见多发圆形或类圆形低密度影，可表现为 ^{18}F-FDG 代谢增高，也可表现为无代谢增高。全身 ^{18}F-FDG PET/CT 常于腹腔内见肿瘤原发灶。

（3）肝海绵状血管瘤：由扩张的血窦组成，内衬内皮细胞，细胞之间为纤维组织间隔，CT 表现为单发或多发圆形、类圆形低密度影，病灶 ^{18}F-FDG 代谢常无增高。

（4）肝细胞腺瘤：有特定基因型、病理改变及生物学特征的一组异质性肿瘤。多见于口服避孕药的年轻女性，少数有破裂出血、恶变可能，多数病灶 ^{18}F-FDG 代谢无明显增高。

（5）肝脏局限性结节增生：良性肝细胞结节，动脉供血，含较多纤维基质，好发于中青年女性，无恶变倾向，无出血并发症，表现为 ^{18}F-FDG 代谢无增高。

（七）病例讨论教学要点

典型 HCC 的 CT 平扫通常表现为类圆形或结节状稍低密度肿块，合并坏死或出血时可表现为病灶内更低密度或高密度。高中分化 HCC ^{18}F-FDG 往往摄取较低，^{18}F-FDG PET/CT 显像常为阴性，而中低分化肝细胞癌 ^{18}F-FDG PET/CT 显像常为阳性。[2]

本病例为中年男性患者，无明显临床症状，在 ^{18}F-FDG PET/CT 全身显像中，CT 平扫表现为低密度肿块影，^{18}F-FDG 代谢未见增高，需高度怀疑中高分化肝细胞癌，但需与肝海绵状血管瘤、肝脏局限性结节增生等肝脏良性病变相鉴别。研究表明，在 HCC 患者中，^{11}C- 胆碱、^{18}F-FDG、联合 ^{11}C- 胆碱和 ^{18}F-FDG PET/CT 检测 HCC 的敏感性分别为 75 %、36 % 和 93%。[10]该患者进行 11C- 胆碱 PET/CT 显像进一步鉴别良恶性。本病例 ^{18}F-FDG 代谢未见增高，但 ^{11}C- 胆碱代谢明显增高，提示中高分化 HCC。术后病理证实为中分化 HCC。该病例显示对于 FDG 代谢不高的中高分化肝细胞癌，^{11}C- 胆碱显像对肿瘤定性有较大的帮助。

参考文献

[1] VILLANUEVA A. Hepatocellular carcinoma [J]. N Engl J Med, 2019, 380（15）：1450-1462.

[2] ARGAUD D, KIRBY T L, NEWGARD C B, et al. Stimulation of glucose-6-phosphatase gene expression by glucose and fructose-2, 6-bisphosphate [J]. J Biol Chem, 1997, 272（19）：12854-12861.

[3] SCANLAN M J, RAJ B K, CALVO B, et al. Molecular cloning of fibroblast activation protein alpha, a member of the serine protease family selectively expressed in stromal fibroblasts of epithelial cancers [J]. Proc Natl Acad Sci U S A, 1994, 91（12）：5657-5661.

[4] GARIN-CHESA P, OLD L J, RETTIG W J. Cell surface glycoprotein of reactive stromal fibroblasts as a potential antibody target in human epithelial cancers [J]. Proc Natl Acad Sci U S A, 1990, 87（18）：7235-7239.

[5] GIESEL F L, KRATOCHWIL C, LINDNER T, et al. ^{68}Ga-FAPI PET/CT：biodistribution and preliminary dosimetry estimate of 2 DOTA-Containing FAP-Targeting agents in patients with various cancers [J]. J Nucl Med, 2019, 60（3）：386-392.

[6] CHEN H, PANG Y, WU J, et al. Comparison of [^{68}Ga] Ga-DOTA-FAPI-04 and [^{18}F] FDG PET/CT for the diagnosis of primary and metastatic lesions in patients with various types of cancer [J]. Eur J Nucl Med Mol Imaging, 2020, 47（8）：1820-1832.

[7] HU K, WANG L, WU H, et al. [^{18}F] FAPI-42 PET imaging in cancer patients：optimal acquisition time, biodistribution, and comparison with [^{68}Ga] Ga-FAPI-04 [J]. Eur J Nucl Med Mol Imaging, 2022, 49（8）：2833-2843.

[8] WANG H, ZHU W, REN S, et al. ^{68}Ga-FAPI-04 versus ^{18}F-FDG PET/CT in the detection of hepatocellular carcinoma [J]. Front Oncol, 2021（11）：693640.

[9] GUO W, PANG Y, YAO L, et al. Imaging fibroblast activation protein in liver cancer：a single-center post hoc retrospective analysis to compare [^{68}Ga] Ga-FAPI-04 PET/CT versus MRI and [^{18}F] -FDG PET/CT [J]. Eur J Nucl Med Mol Imaging, 2021, 48（5）：1604-1617.

[10] CASTILLA-LIÈVRE M A, FRANCO D, GERVAIS P, et al. Diagnostic value of combining ^{11}C-choline and ^{18}F-FDG PET/CT in hepatocellular carcinoma [J]. Eur J Nucl Med Mol Imaging, 2016, 43（5）：852-859.

（南方医科大学南方医院　董烨　吴湖炳）

二　肝内胆管癌（Intrahepatic Cholangiocarcinoma）

▶ **病例一**

（一）简要病史

现病史：女，57 岁，1 天前无明显诱因感腹胀、腹痛，伴恶心、呕吐，无发热，无头晕、头痛，无胸痛、胸闷等不适。于当地医院就诊，行腹部 CT 提示肝右叶癌可能。急诊拟"肝癌？"收治入院。自起病以来，患者精神、食欲、睡眠欠佳，大小便正常，体重无明显变化。

既往史：有高血压病史 10 年，收缩压最高达 180 mmHg，未规律服药，未监测血压。2005 年行子宫全切术，2006年行甲状旁腺肿瘤切除术。余无特殊。

个人史：无特殊。

家族史：无特殊。

（二）实验室检查

血清AFP：4.5 ng/mL（参考值0～7 ng/mL），铁蛋白：1536 ng/mL↑（参考值7～323 ng/mL），CA199：103 U/mL↑（参考值0～27 U/mL），CA50：74 IU/mL↑（参考值0～25 IU/mL），总胆红素：85.8 μmol/L↑（参考值3.42～20.5 μmol/L），直接胆红素：64.1 μmol/L↑（参考值0～6.8 μmol/L），间接胆红素：21.7 μmol/L↑（参考值3.4～13.66 μmol/L），谷丙转氨酶：625 IU/L↑（参考值3～35 IU/L），谷草转氨酶：442 IU/L↑（参考值13～40 IU/L），血白细胞：11.00×10⁹/L↑（参考值3.5×10⁹～9.5×10⁹/L）。

（三）其他影像学检查

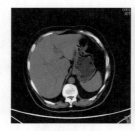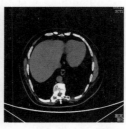

图5-85 肝右叶及尾状叶见一不规则稍低密度影，密度不均匀，无包膜，边界欠清，较大层面范围约为53 mm×55 mm，周围肝内胆管轻度扩张。另肝左叶见一结节状稍低密度影，较大层面大小约为28 mm×30 mm，边界欠清。

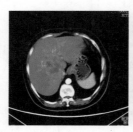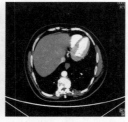

图5-86 增强扫描动脉期病灶边缘轻度强化，中央见无强化稍低密度影，呈"花环状强化"。

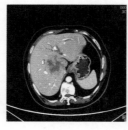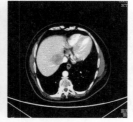

图5-87 静脉期病灶呈延迟强化。

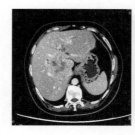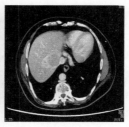

图5-88 平衡期强化程度进一步增高，强化范围进一步扩大，中央无强化稍低密度影范围缩小。

（四）PET/CT 影像特征

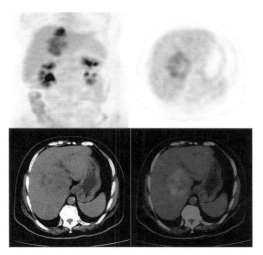

　　图 5-89　肝右叶及尾状叶见团块状软组织密度影，无包膜，边界欠清，呈不均匀放射性浓聚，SUV$_{max}$ 值约为 5.4，较大层面范围约为 43 mm×57 mm。邻近肝包膜欠光整。

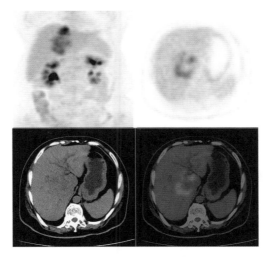

图 5-90　肝占位周围肝内胆管轻度扩张。

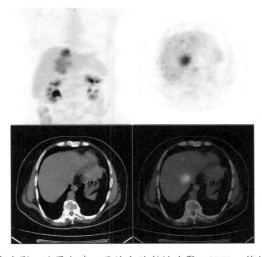

　　图 5-91　肝左内叶见结节状稍低密度影，边界欠清，呈均匀放射性浓聚，SUV$_{max}$ 值约为 9.0，大小约为 28 mm×29 mm。

（五）影像解读

患者 CT 主要表现为：①肝右叶及尾状叶不规则形占位，邻近包膜稍皱缩，周围肝内胆管扩张。②增强扫描呈病灶呈不均匀延迟强化。

PET/CT 主要表现为：①肝右叶及尾状叶不规则形肿块，不均匀高代谢，FDG 代谢活跃，以边缘为著，中央无明显代谢，邻近肝内胆管扩张。②肝左叶高代谢结节影，FDG 代谢活跃。综合以上影像特征，该患者考虑为肝内胆管癌并肝内转移。

（六）最终诊断

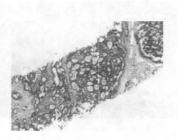

图 5-92 （肝组织活检）组织 2 条，镜下见瘤组织呈腺管状排列，异型性明显，形态学结合免疫组化符合腺癌，考虑肝内胆管癌。免疫组化标记示：CK7（+），CK19（+），Arg-1（-）。Gly-3（-），Her-par-1（-），Ki-67（+，25%）。

（七）鉴别诊断

（1）原发性肝癌：一般有肝炎、肝硬化病史，AFP 常为阳性。CT 平扫呈低密度，边界较清，增强扫描动脉期呈高密度，多见供血动脉，门静脉强化消退、呈低密度，表现为"快进快出"强化特点；^{18}F-FDG 摄取强度与分化程度相关，高分化肝细胞癌无明显摄取，中低分化肝细胞癌呈高摄取。

（2）肝脓肿：多有高热、白细胞升高、肝区疼痛等临床症状。多见于肝右叶，单发多见，也可多发。典型者 CT 呈类圆形低密度灶，中央为脓腔，可有分隔，密度均匀或不均匀，有时可见小气泡，环绕脓腔的脓肿壁通常较厚、均匀，急性期脓肿壁外可见环状水肿带。增强扫描呈"双环征"或"三环征"。急性期 ^{18}F-FDG 高摄取。

（八）病例讨论教学要点

肝内胆管癌（ICC）是指起源于二级胆管及其分支上皮的腺癌。ICC 约占肝脏原发恶性肿瘤的 10%～15%。ICC 的大体形态分为肿块型、管周浸润型和管内生长型三种类型。最为常见的为肿块型，占 ICC 的 60%～80%；管周浸润型占 15%～35%，可沿胆管系统和门静脉系统弥漫性浸润，从而导致胆管狭窄和周围胆管扩张。ICC 早期无明显临床症状，经常在肝功能异常时行影像学检查偶然发现肝脏肿块。本病例为中老年患者，以腹胀、腹痛为主要症状。其 CT 平扫＋增强及 PET/CT 呈现较为典型的肝内胆管癌特征[1]，如肿块呈延迟"花环状强化"，邻近肝包膜稍皱缩及周围肝内胆管扩张，同时邻近肝实质结节影，代谢活跃。再结合患者血清 CA199 水平增高，不难判断为肝内胆管癌并肝内转移。但仍需排查其他疾病可能，如原发性肝癌，往往合并肝硬化，增强扫描呈"快进快出"强化方式，高分化肝癌无明显代谢，中低分化肝癌代谢活跃。另外可询问患者病史，并通过血清 AFP 检测等方法进一步排查。

参考文献

［1］李艾梅，朱交志.原发肝内胆管细胞癌的影像学诊断进展［J］.东南国防医药，2019，21（5）：517-520.

（江西省人民医院　漆婉玲　徐荣）

▶ **病例二**

（一）简要病史

现病史：男，30岁，1个月余前无明显诱因开始出现上腹部疼痛，呈轻微胀痛，与体位及活动无关，休息后可自行缓解，偶有嗳气，无发热，无午后低热、盗汗，无咳嗽、咳痰，无呕血、黑便、身目黄染等不适。患者起病以来，精神、睡眠可，胃纳稍差，二便未见明显异常，近半年来体重下降4kg。

既往史：既往体健，无特殊。

个人史：无特殊。

家族史：无特殊。

（二）实验室检查

甲胎蛋白定量：2.4 ng/mL（参考值0～8.1 ng/mL），癌胚抗原：0.6 ng/mL（参考值：0～5.0 ng/mL），谷草转氨酶：82U/L↑（参考值13～40 U/L），谷丙转氨酶：119 U/L↑（参考值3～35 U/L），余无特殊。

（三）其他影像学检查

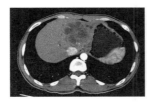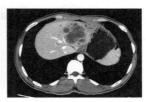

图5-93 腹部增强CT：肝S2、S3段可见团块状低密度影，边界不清，大小约为51 mm×54 mm，增强扫描动脉期可见强化，门脉期及延迟期进一步强化。

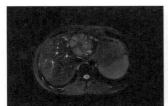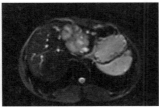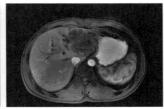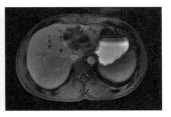

图5-94 腹部增强MRI：肝左叶见一肿块影，呈稍长T1稍长T2信号，DWI序列病灶边缘呈高信号，中央呈稍高信号，大小约为54 mm×53 mm，动态增强扫描病灶边缘可见环形强化，肝胆期病灶内部呈稍高信号，边缘呈低信号。

（四）PET/CT影像特征

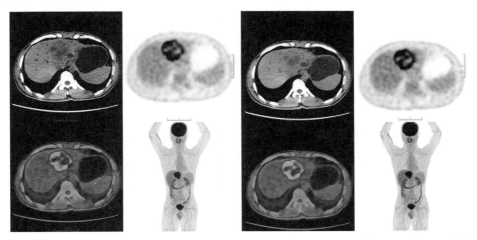

图5-95 肝左叶见一低密度肿块影，大小约为65 mm×58 mm，密度不均，放射性不均匀环形浓聚，SUV$_{max}$值约为

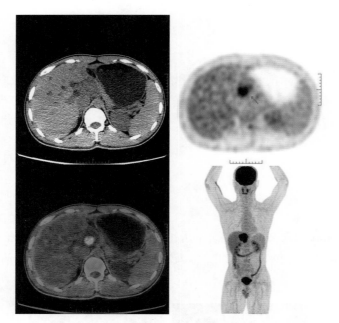

图 5-96　肝门区见多发肿大淋巴结影，大者约为 23 mm × 13 mm，密度不均，放射性浓聚，SUV_{max} 值约为 6.9。

（五）影像解读

患者 PET/CT 主要表现为：①肝左叶肿块，代谢活跃。②左肝管及肝总管受累，可疑侵犯门静脉主干、门静脉左支及肝左静脉；肝内胆管重度扩张。③肝门区淋巴结肿大，代谢活跃。④双肺数枚小结节，代谢未见异常。综合以上影像特征，该患者考虑为肝内胆管癌，累及左肝管及肝总管，肝门淋巴结转移瘤，肺内可疑转移瘤。

（六）最终诊断

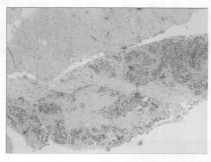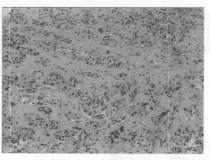

图 5-97　（肝穿刺活检物）送检穿刺组织，部分有挤压变性，增生纤维组织内见肿瘤细胞呈腺样、巢团状或条索状分布，细胞有异型性，可见核分裂，部分胞浆内似含黏液，结合免疫组化及临床，考虑中低分化肝内胆管癌，不排除局灶区域有肝细胞癌分化。免疫组化结果：Hep（少量 +），PCEA（+），CK7（+），CK19（+），Ki-67（+，70%），CD34（血管 +）。

（七）鉴别诊断

（1）肝细胞癌：CT 影像可表现为低密度的类圆形肿块，肿块可为单发性或弥漫多发性，内部密度不均匀，部分患者病灶周围可存在钙化，少数患者病灶密度与肝实质密度相当，表现不明显。若肝组织出现纤维化表现，可见肝组织边缘不平整，肝实质内存在多个结节。增强 CT 表现为"快进快出"征象，动脉期呈明显强化，门脉期及平衡期强化程度减低。PET/CT 中常表现为放射性浓聚或浓聚不明显低密度影，延迟扫描放射性浓聚程度增加。

（2）肝脓肿：脓肿在增强影像中常表现为环形强化或多层不同密度环影，中央呈囊样坏死区，病变周围可见充血水肿呈"晕征"，有时门脉期或延迟期网状强化，临床上有白细胞增高、发烧的特点。PET/CT中常表现为边缘放射性浓聚的团块影。

（八）病例讨论教学要点

本病例为中年患者，以上腹部疼痛为主要临床特征，实验室检查提示肝功能受损，AFP值不高，PET/CT呈肝左叶不均匀高代谢肿块，伴有肝内胆管重度扩张，伴有肝门区、腹膜后淋巴结肿大并代谢活跃，考虑恶性肿瘤并淋巴结转移。结合患者增强影像中各期持续强化的表现，考虑为肝内胆管癌可能性较大，需要与非典型肝癌相鉴别。

（中山大学附属第三医院　伍清宇　谢良骏　程木华）

▶ 病例三

（一）简要病史

现病史：男，64岁，1月前无明显诱因出现上腹部疼痛不适，当时自服抑酸护胃药等药物，腹痛症状稍有缓解。半月前再发上腹部疼痛不适，皮肤及巩膜出现黄染，纳差，无畏寒、发热，无恶心、呕吐、无呕血、黑便等。3天前于外院行腹部B超检查提示：肝门区胆管梗阻截断并肝内胆管扩张，考虑肿瘤性病变，并入院予以护肝、降酶、退黄等治疗。自发病以来，患者精神状态一般，体力情况一般，食欲食量一般，睡眠情况一般，体重无明显变化，大便白陶土样，小便色黄。

既往史：高血压病史10余年，最高血压160/110 mmHg，未规律服用降压药物；1年前行阑尾炎手术。余无特殊。

个人史：有吸烟史，20支/天。余无特殊。

家族史：无特殊。

（二）实验室检查

肿瘤标志物：癌胚抗原（CEA）：6.81 ng/mL ↑（参考值0～5.00 ng/mL），CA199：2084.09 U/mL ↑（参考值0～27.00 U/mL）；甲胎蛋白：AFP（－）。

肝功能：总蛋白（TP）55.5 g/L（参考值65.0～85.0 g/L），白蛋白（ALB）33.7 g/L（参考值40.0～55.0 g/L），总胆红素：225.1 μmol/L ↑（参考值0～26.0 μmol/L），直接胆红素：201.9 μmol/L ↑（参考值0～8.0 μmol/L），间接胆红素：23.2 μmol/L ↑（参考值0～18.0 μmol/L）。

凝血功能：血浆纤维蛋白原（Fbg C）：4.23 g/L（参考值1.80～3.50 g/L）。

乙肝两对半：乙型肝炎表面抗原测定（HBsAg）>250.000 IU/mL（参考值0～0.050 IU/mL），乙型肝炎e抗体测定（HBeAb）>3.478 PEIU/mL（参考值0～0.150 PEIU/mL），乙型肝炎核心抗体测定（HBcAb）>45.000 PEIU/mL（参考值0～0.700 PEIU/mL），乙肝病毒定量（FQ-HBV）：8.56×10² IU/mL（参考值<100 IU/mL）。

血常规、生化、尿液检查基本正常。

（三）PET/CT 影像特征

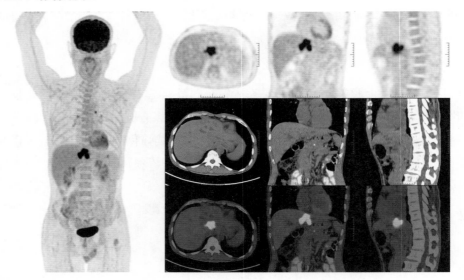

图 5-98　肝左叶近肝门区见 1 个不规则块状浓聚影，大小为 3.7 cm×2.6 cm×4.3 cm，SUV_{max} 值约为 24.0，SUV_{avg} 值约为 12.7，CT 相应部位见稍低密度占位性病变，病灶向肝内胆管浸润性生长，并致肝内胆管扩张。

（四）影像解读

患者 PET/CT 主要表现为：肝左叶近肝门区不规则形块状代谢活跃病灶，伴肝左叶肝内胆管明显扩张，病灶沿肝内胆管浸润性生长。综合以上影像特征，并结合患者上腹部疼痛、皮肤及巩膜黄染的临床症状，CEA 升高、CA199 升高、肝功能异常等，考虑为肝内胆管癌。

（五）最终诊断

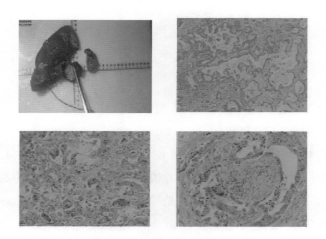

图 5-99　病理诊断：①（左半肝）中低分化肝内胆管癌，肿瘤最大径约为 4.5cm，见神经侵犯，未见脉管内癌栓。②冰冻送检（右胆管切缘）见腺癌组织；自检肝切缘局部距瘤组织甚近；另送（右肝切缘）未见癌残留。③（8LN、12LN）未见癌转移（0/1, 0/1）。④（胆囊）慢性胆囊炎，未见癌。

（六）鉴别诊断

（1）原发性肝细胞癌：原发性肝细胞癌远较肝内胆管癌常见，绝大多数的肝细胞癌病例有乙型肝炎 / 丙型肝炎的证据（90% 左右），以及有肝硬化表现（80% 左右），多数有 AFP 升高。CT 平扫绝大多数病灶为低密度，边界较清，病灶内出现钙化极为少见；增强扫描，特别是螺旋 CT 双期扫描具有特征性，在动脉期表现为高密度，而在门脉期则为低密度，增强曲线为"快进快出"。另外，较大的肝细胞癌多有门静脉癌栓形成，累及分支及主干，而肝内胆管癌多无肝炎病史和肝硬化表现，AFP 阴性，病灶多位于肝左叶，常较大，边界欠清，部分病灶内出现不规则钙化。^{18}F-FDG PET/CT 显像一般表现为摄取增高或与周围肝组织摄取程度相近，详见肝细胞癌病例。

（2）肝脓肿：临床上常有感染症状和体征，CT 可表现出"簇征"或"靶征"，但有时需依赖 B 超或 CT 引导下穿刺诊断，^{18}F-FDG PET/CT 显像于脓肿壁表现为摄取增高，中央坏死区可呈放射性缺损。患者常有发热、外周血白细胞计数增高、降钙素原增高等症状。

（3）肝转移性肿瘤：转移瘤患者常有原发肿瘤病史，特别是消化道肿瘤，常为多发。CT 表现为轮廓光整低密度肿块，中央常见更低密度坏死区域，增厚后周边强化表现出"牛眼征"。少数肝转移癌病灶内可出现钙化，其特点为钙化密度较低、范围大、位于病灶中央部分，周围有低密度肿瘤组织与正常肝组织相隔，同时在多个病灶内出现，与肝内胆管癌的多发点状高密度钙化形成明显对比，^{18}F-FDG PET/CT 显像病灶大多数可表现为摄取增高，同时腹部常可发现肿瘤原发灶。

（4）肝血管瘤：CT 平扫呈边界清楚的低密度病灶，增强 CT 为"早出晚归"型，早期病灶周边呈典型条片状斑点状明显增强，其增强处密度与腹主动脉大致相同，延迟后呈等密度充填。而肝内胆管癌平扫边缘不清，增强早期为边缘环形增强，延迟后病灶往往大部分未被充填。^{18}F-FDG PET/CT 显像表现为摄取程度与正常肝组织相近。

（七）病例讨论教学要点

ICC 是起源于肝内远端叶间胆管上的腺癌，又称周围型肝内胆管癌。为左右肝管汇合部以上的胆管上皮细胞癌变引起的恶性肿瘤，恶性程度高、症状较隐匿、预后较差。[1] ICC 的大体形态分为肿块型、管周浸润型和管内生长型三种类型。最为常见的为肿块型，占 ICC 的 60%～80%；管周浸润型占 15%～35%，可沿胆管系统和门静脉系统弥漫性浸润，从而导致胆管狭窄和周围胆管扩张；管内生长型占 8%～29%，多表现为乳头状、息肉状或颗粒状生长，沿胆管表浅蔓延。ICC 的组织学病理类型包括腺癌、腺鳞癌、鳞癌、黏液癌、印戒细胞癌等多种类型，大多数为不同分化程度的腺癌，可分为高、中、低分化。ICC 比较少见，占肝内原发肿瘤的 10%～15%。^{18}F-FDG PET/CT 可用于 ICC 的诊断。Kim 研究报道，PET/CT 诊断 ICC 的敏感度、特异度、准确度分别为 84.0%、79.3%、82.9%。[2]

典型的 ICC，FDG 摄取呈"花环状"或结节、团块状增高。另外 ICC 的灵敏度较高可能与肿瘤大小有关，ICC 被发现时一般体积比较大。但也有研究报道，胆道的良性狭窄、硬化性胆管炎、胆管腺瘤、肝脓肿、肝炎性肉芽肿、内镜检查等医源性创伤都会引起 PET/CT 诊断的假阳性，而较小的（直径小于 1cm）的 ICC 易漏诊，产生假阴性。[3]

本病例肿瘤病灶较大，FDG 代谢增高，结合临床病史，CEA、CA199 升高等，诊断为肝内胆管癌相对容易。

参考文献

［1］徐建国，曹治，林远清，等. 肝内胆管癌的螺旋 CT 表现及病理基础（附 20 例分析）［J］. 放射学实践，2006（8）：794-796.

［2］KIM J Y, KIM M H, JUNG J H, et al. Comparison of clinical findings between autoimmune pancreatitis with bile duct involvement and primary sclerosing cholangitis［J］. Korean J Gastroenterol, 2006, 48（2）：104-111.

［3］SEO S, DOI R, MACHIMOTO T, et al. Contribution of ^{18}F-fluorodeoxyglucose positron emission tomography to the diagnosis of early pancreatic carcinoma［J］. J Hepatobiliary Pancreat Surg, 2008, 15

（6）：634-639.

［4］CHEN H，PANG Y，WU J，et al. Comparison of ［^{68}Ga］Ga-DOTA-FAPI-04 and ［^{18}F］FDG PET/CT for the diagnosis of primary and metastatic lesions in patients with various types of cancer ［J］. Eur J Nucl Med Mol Imaging，2020，47（8）：1820-1832.

［5］LAN L，ZHANG S，XU T，et al. Prospective comparison of ^{68}Ga-FAPI versus ^{18}F-FDG PET/CT for tumor staging in biliary tract cancers ［J］. Radiology，2022，304（3）：648-657.

（南方医科大学南方医院　董烨　吴湖炳）

▶ 病例四

（一）简要病史

现病史：女，52岁，20余天前发现皮肤及巩膜黄染，瘙痒，伴纳差、腹泻、全身乏力。无发热、恶心呕吐等不适。自发病以来，患者精神状态一般，体力情况一般，食欲食量一般，睡眠情况一般，体重无明显变化，腹泻，小便正常。

既往史：既往慢性胃炎病史；自述对青霉素过敏。余无特殊。

个人史：无特殊。

家族史：无特殊。

（二）实验室检查

血清天门冬氨酸氨基转移酶（AST）：36 U/L↑（参考值13～35 U/L），总蛋白（TP）：57.3 g/L（参考值65.0～85.0 g/L），白蛋白（ALB）：34.4 g/L（参考值40.0～55.0 g/L），总胆红素：195.0 μmol/L↑（参考值4.0～23.9 μmol/L），直接胆红素：179.6 μmol/L↑（参考值0～6.8 μmol/L），间接胆红素：15.4 μmol/L（参考值0～18.0 μmol/L）。

血清肿瘤标记物：CA199：1649.87 U/mL（参考值0～27.00 U/mL），其余均正常。

（三）PET/CT 影像特征

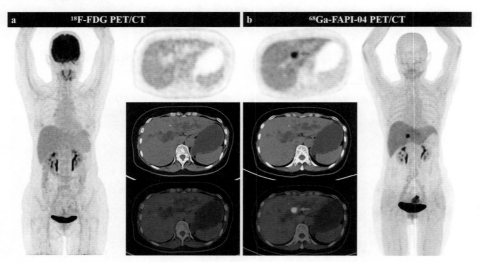

图5-100　^{18}F-FDG PET/CT全身显像未见明显异常浓聚影；^{68}Ga-FAPI-04 PET/CT MIP图示肝脏内块状放射性摄取增高，PET/CT横断位示：肝脏内（左右胆管汇合处）见结节样摄取明显增高，大小约为2.3 cm×2.5 cm，SUV$_{max}$值约为16.0，SUV$_{avg}$值约为9.2，CT见左右肝内胆管明显扩张。

（四）影像解读

^{68}Ga-FAPI-04 PET/CT 见肝脏内（左右胆管汇合处）摄取明显增高，呈结节样改变，伴左右肝内胆管明显扩张，^{18}F-FDG 代谢未见增高，结合患者临床症状和 CA199 指标明显增高，高度怀疑为肝内胆管癌。

（五）最终诊断

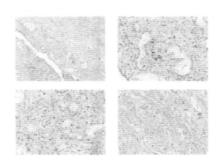

图 5-101　病理诊断：①（左半肝＋胆囊）高分化肝内胆管癌，肿瘤最大径约为 3.0 cm，未侵犯肝被膜，局部见神经侵犯，未见脉管内癌栓。②自检肝切缘、血管切缘、胆总管下切缘均未见癌残留。③送检（8LN、12LN、12aLN）淋巴结未见癌转移（0/5、0/1、0/1），（12bLN）为纤维脂肪组织，未见淋巴结，未见癌。④慢性胆囊炎伴结石，未见癌。

（六）鉴别诊断

（1）原发性肝细胞癌：原发性肝细胞癌远较肝内胆管癌常见，绝大多数的肝细胞癌病例都有乙型肝炎/丙型肝炎的证据（90% 左右），以及有肝硬化表现（80% 左右），多数有 AFP 升高。CT 平扫绝大多数病灶为低密度，边界较清，病灶内出现钙化极为少见；增强扫描，特别是螺旋 CT 双期扫描具有特征性，在动脉期表现为高密度，而在门脉期则为低密度，增强曲线为"快进快出"。另外，较大的肝细胞癌多有门静脉癌栓形成，累及分支及主干，而肝内胆管癌多无肝炎病史和肝硬化表现，AFP 阴性，病灶多位于肝左叶，常较大，边界欠清，部分病灶内出现不规则钙化。^{18}F-FDG PET/CT 显像一般表现为摄取增高或与周围肝组织摄取程度相近，详见肝细胞癌病例。

（2）肝脓肿：临床上常有感染症状和体征，CT 可表现出"簇征"或"靶征"，但有时需依赖 B 超或 CT 引导下穿刺诊断，^{18}F-FDG PET/CT 显像于脓肿壁表现为摄取增高，中央坏死区可呈放射性缺损。患者常有发热、外周血白细胞计数增高、降钙素原增高等症状。

（3）肝转移性肿瘤：转移瘤患者常有原发肿瘤病史，特别是消化道肿瘤，常为多发。CT 表现为肿块轮廓光整低密度肿块，中央常见更低密度坏死区域，增厚后周边强化表现出"牛眼征"。少数肝转移癌灶内可出现钙化，其特点为钙化密度较低、范围大、位于病灶中央部分，周围有低密度肿瘤组织与正常肝组织相隔，同时在多个病灶内出现，与肝内胆管癌的多发点状高密度钙化形成明显对比，^{18}F-FDG PET/CT 显像病灶大多数可表现为摄取增高，同时腹部常可发现肿瘤原发灶。

（4）肝血管瘤：CT 平扫呈边界清楚的低密度病灶，增强 CT 为"早出晚归"型，早期病灶周边呈典型条片状斑点状明显增强，其增强处密度与腹主动脉大致相同，延迟后呈等密度充填。而肝内胆管癌平扫边缘不清，增强早期为边缘环形增强，延迟后病灶往往大部分未被充填。^{18}F-FDG PET/CT 显像表现为摄取程度与正常肝组织相近。

（七）病例讨论教学要点

ICC 是起源于肝内远端叶间胆管上的腺癌，又称周围型肝内胆管癌。为左右肝管汇合部以上的胆管上皮细胞癌变引起的恶性肿瘤，恶性程度高、症状较隐匿、预后较差。

本病例中，全身 PET/CT 显像中 FDG 代谢未见增高，但因肿瘤标记物 CA199 明显增高，CT 显示肝内胆管明显扩张，应高度怀疑肝内胆管癌，但仅根据 ^{18}F-FDG PET/CT 无法诊断。据报道镓 68 标记的成纤维细胞活化素（Ga-FAPI）是一种用于肿瘤基质可视化的成像剂，是氟 18- 脱氧葡萄糖（^{18}F-FDG）的重要补充。[4] 在 Lan L 的研究中，对比了 ^{18}F-FDG PET/CT 和 ^{68}Ga-FAPI PET/CT 两种显像在肝内胆管癌中的检出率，结果提示对于原发肿瘤和结节型的肝内胆管癌，^{68}Ga-FAPI PET/CT 的检出率更高（100% vs.81%，98% vs.83%）。[5] 本例中，^{68}Ga-FAPI-04 PET/CT 中见病灶摄取明显增高，为肝内胆管癌的诊断提供了更充足的依据。该病例提示，在结合临床病史和实验室指标高度怀疑胆道系统恶性肿瘤，且 ^{18}F-FDG PET/CT 为阴性时，FAPI PET/CT 对进一步明确诊断有重要的帮助。

参考文献

［1］徐建国，曹治，林远清，等. 肝内胆管癌的螺旋 CT 表现及病理基础（附 20 例分析）［J］. 放射学实践，2006（8）：794-796.

［2］KIM J Y, KIM M H, JUNG J H, et al. Comparison of clinical findings between autoimmune pancreatitis with bile duct involvement and primary sclerosing cholangitis［J］. Korean J Gastroenterol，2006，48（2）：104-111.

［3］SEO S, DOI R, MACHIMOTO T, et al. Contribution of ^{18}F-fluorodeoxyglucose positron emission tomography to the diagnosis of early pancreatic carcinoma［J］. J Hepatobiliary Pancreat Surg，2008，15（6）：634-639.

［4］CHEN H, PANG Y, WU J, et al. Comparison of［^{68}Ga］Ga-DOTA-FAPI-04 and［^{18}F］FDG PET/CT for the diagnosis of primary and metastatic lesions in patients with various types of cancer［J］. Eur J Nucl Med Mol Imaging，2020，47（8）：1820-1832.

［5］LAN L, ZHANG S, XU T, et al. Prospective comparison of ^{68}Ga-FAPI versus ^{18}F-FDG PET/CT for tumor staging in biliary tract cancers［J］. Radiology，2022，304（3）：648-657.

（南方医科大学南方医院　董烨　吴湖炳）

三　肝转移瘤（Liver Metastases）

▶ **病例一**

（一）简要病史

现病史：女，71 岁，2 周前出现无明显诱因下便血，每日数次，每次约 200mL，颜色鲜红，不伴血尿、呕血、恶心、发热等症状。子宫、附件、盆腔超声检查示：肝右叶多发实性占位（考虑转移性 CA）。病程中患者精神状态可，睡眠饮食正常，近期未见体重下降。

既往史：40 年前因卵巢囊肿于当地县医院行卵巢囊肿切除术。余无特殊。

个人史：无特殊。

家族史：无特殊。

（二）实验室检查

血清 CEA：26.4 ng/mL ↑（参考值 0～5.0 ng/mL），CA199：76 U/mL ↑（参考值 0～27 U/mL），AFP、CA125 均阴性。血常规、生化指标基本正常。

（三）PET/CT 影像特征

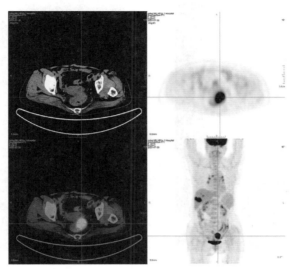

图 5-102 直肠上段见团块状软组织肿块影，边界欠清，SUV$_{max}$ 值约为 16.9。

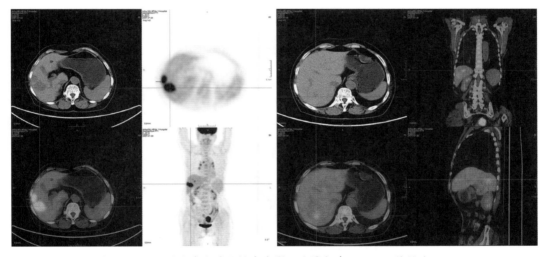

图 5-103 肝脏见多发片状低密度影，边界欠清，SUV$_{max}$ 值约为 8.2。

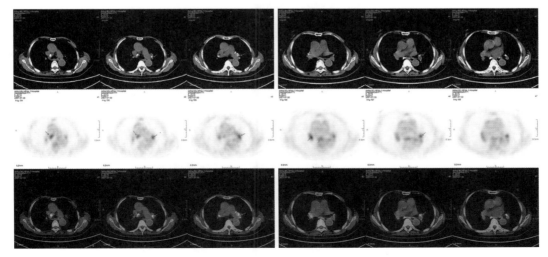

图 5-104 纵隔器官前腔静脉后、气管隆突下及双肺门见多发中小淋巴结影，部分伴钙化，SUV$_{max}$ 值约为 5.2。

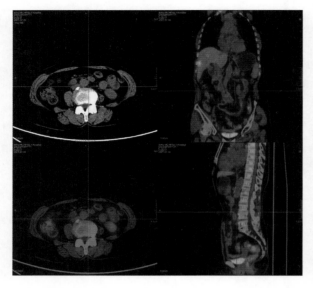 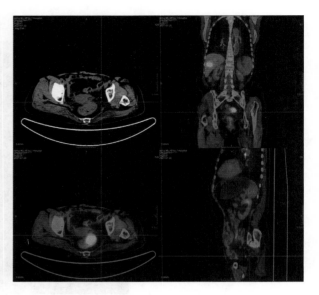

图 5-105　腹膜后见一小淋巴结影，SUV$_{max}$ 值约为 1.0。　　　　图 5-106　盆腔见一小淋巴结影，SUV$_{max}$ 值约为 1.7。

（四）影像解读

患者 PET/CT 主要表现为：①直肠上段团块状软组织肿块影，FDG 代谢异常增高；肝脏多发片状低密度影，FDG 代谢增高，考虑直肠癌伴肝脏多发转移。②腹膜后及盆腔多发小淋巴结影，FDG 代谢轻度增高，考虑转移可能。③纵隔及双肺门多发中小淋巴结影，部分伴钙化，FDG 代谢增高，考虑炎性病变可能性大。

（五）最终诊断

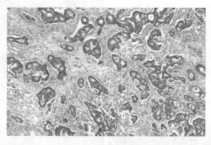

图 5-107　（直肠）浸润性中低分化腺癌，侵及浆膜下脂肪组织，局灶穿透浆膜下，大小为 4.5 cm×3.3 cm×1.5 cm，神经侵犯（＋），脉管癌栓（＋）；肛周检及淋巴结 17 枚，其中 5 枚见癌转移（5+/17）；免疫组化结果：MLH1（＋），MSH6（＋），PMS2（＋），BRAFV600E（－），提示：MMR 完整，无灭活基因，微卫星稳定。

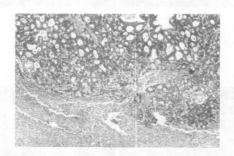

图 5-108　（右半肝）镜检组织学图像符合转移性腺癌。结直肠癌 AJCC 第 8 版 pTNM 分期：pT4aN2aM1。

（六）鉴别诊断

直肠癌一般需要与痔疮、直肠息肉、炎症性肠病等鉴别。本例为老年患者，近 2 周来便血，病灶位于直肠上段，呈局部软组织肿块，SUV_{max} 异常增高，无慢性反复发作病程，且 CEA 明显增高，故直肠癌诊断明确。另本例患者肝脏多发转移灶，需与肝脏多发脓肿、肝癌合并肝内多发转移等鉴别。患者血常规正常，无乙肝、丙肝病史，PET/CT 表现为肝实质多发大小不等片状稍低密度影，多分布于肝脏近包膜处，SUV_{max} 明显增高，结合 CEA 明显增高而 AFP 正常，故直肠癌多发肝转移能够解释肝脏病灶。

（七）病例讨论教学要点

肝脏是结直肠癌血行转移最主要的靶器官，20%～25% 的结直肠癌在原发灶确诊时已存在肝转移，在尸检中其比例高达 70%。[1] 本病例为老年患者，以便血为主要症状，其 PET/CT 见直肠上段软组织肿块，FDG 代谢明显增高，再结合患者血清 CEA 水平增高，不难判断为直肠癌。肝脏多发片状低密度影，FDG 代谢增高，结合血 AFP 水平正常，考虑肝脏多发转移，但仍需排除肝脏血管瘤、肝癌伴肝内转移，可以结合增强 CT 加以鉴别。

参考文献

［1］SCHIMA W，KULINNA C，LANGENBERGE R H，et al. Liver metastases of colorectal cancer：US，CT or MR？［J］. Cancer Imaging，2005（5）：S149–156.

（安徽医科大学第一附属医院 张丹 徐慧琴）

▶ 病例二

（一）简要病史

现病史：女，63 岁，1 个月余前无明显诱因出现双膝关节疼痛，气促 1 周，发现 CEA 升高 2 天。1 天前胸部 CT 示：双肺上叶及下叶多发实性细小结节；右肺中叶磨玻璃细小结节；肝脏多发结节及肿块影。自起病以来，患者无发热，无头晕、头痛，无咳嗽、咳痰，无胸痛等症状，胃纳可，精神状态一般，大小便正常，睡眠良好，体重无明显变化。

既往史：无特殊。

个人史：无特殊。

家族史：无特殊。

（二）实验室检查

血清 CEA：214.80 ng/mL ↑（0～5 ng/mL），CA199：11777.00 U/mL ↑（参考值 0～27 U/mL），AFP：4.21 ng/mL（参考值 0～7 ng/mL），生化、血常规正常。

（三）其他影像检查

胸部平扫 CT 检查示：①双肺上叶及下叶多发实性细小结节；②右肺中叶磨玻璃细小结节；③肝脏多发结节及肿块影，建议行腹部 SCT 增强进一步检查。

（四）PET/CT 影像特征

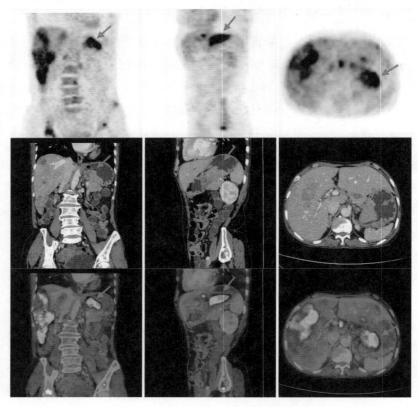

图 5-109　胃小弯胃壁见糖代谢异常增高的不规则软组织密度肿块，SUV_{max} 值约为 11.1，最大层面大小约为 51 mm×32 mm，病灶侵犯胃壁全层，增强后明显强化。

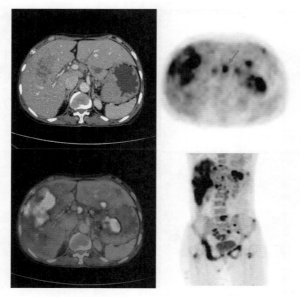

图 5-110　食管下段旁、肝胃间隙、肝门区、胰周、腹膜后腹主动脉旁见多发糖代谢异常增高的肿大淋巴结，SUV_{max} 值约为 6.3，大者大小约为 11 mm×16 mm。

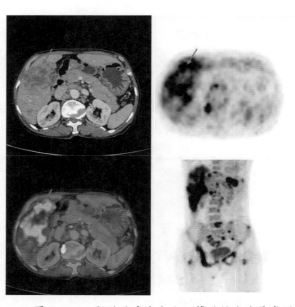

图 5-111　肝脏见多发大小不等的糖代谢异常增高的低密度结节、肿物，局部伴液化坏死，SUV_{max} 值约为 9.0，最大层面代谢范围约为 45 mm×31 mm，增强扫描结节边缘轻度强化，部分呈"牛眼征"改变。

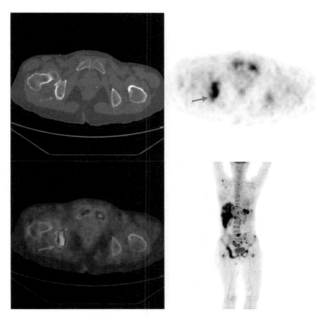

图 5-112 全身多处骨骼（包括胸骨体，胸 2、10，腰 1、3、5，骶骨，骨盆多处，右侧肱骨头，双侧股骨上段，右侧第 2 侧肋）糖代谢异常增高，部分病灶呈溶骨性骨质破坏，SUV_{max} 值约为 7.4。

（五）影像解读

患者 PET/CT 主要表现为：①胃小弯胃壁糖代谢异常增高的不规则肿块，病灶侵犯胃壁全层。②食管下段旁、肝胃间隙、肝门区、胰周、腹膜后腹主动脉旁多发糖代谢异常增高的肿大淋巴结。③肝脏多发大小不等的糖代谢异常增高的低密度结节、肿物，内伴坏死。④全身多处骨骼呈高代谢，部分伴溶骨性骨质破坏。⑤双肺散在多发实性小结节，未见糖代谢异常增高。综合以上影像特征，该患者考虑为原发性胃癌并淋巴结、肝脏、肺、骨转移。

（六）最终诊断

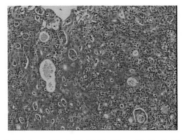

图 5-113 （胃底组织）黏膜内异型细胞增生，呈不规则腺样、筛状或巢索状分布，核大，核仁明显，核浆比高，符合恶性肿瘤，考虑为中低分化腺癌。HP（−）。患者最终诊断为：原发性胃癌并淋巴结、肝脏、肺、骨转移。

（七）鉴别诊断

（1）肝脓肿：由细菌、真菌或溶组织阿米巴原虫等多种微生物引起的肝脏化脓性病变，临床上多表现为右上腹腹胀、腹痛、寒战、发热、黄疸、皮肤瘙痒等，实验室检查示白细胞升高、中性粒细胞升高。病灶多位于肝右叶，可单发、多发，病理上分为化脓炎症期、脓肿形成早期及脓肿形成期，故不同病理期具有相应特征性影像学改变：如中央液化、坏死区，边缘强化呈双环征、三环征，病灶内有积气，增强后呈"肿块缩小征""延迟强化征"等 CT 典型肝脓肿表现。亦可出现不典型肝脓肿 CT 表现：如动脉期表现"一过性肝段强化"与门静脉期"蜂窝征""多囊征""簇状征"等。

（2）肝结核：由结核分枝杆菌引起的肺外结核，临床发病率很低，常继发于肺、肠道结核感染后，原发肝脏结核极其罕见。临床表现可有发热、食欲不振、乏力、肝区不适、肝大疱等。实验室检查示血沉增快、结核毒素实验阳性。肝穿刺具有上皮样细胞、淋巴细胞和郎汉斯巨细胞的干酪性肉芽肿是诊断肝结核的金标准。阳性抗酸杆菌（Acid-Fast Bacilli，AFB）检测，结核分枝杆菌阳性聚合酶链反应（Polymerase Chain Reaction，PCR）或阳性 T-SPOT TB 检测可进一步证实诊断。肝脏结核病理上可分为浆膜型、肝实质型（再细分为肉芽肿型、干酪样坏死型、钙化型）、结核性胆管炎、混合型四种。肝实质结核 CT 上可表现为弥漫、单发、多发性病灶，病灶具多变、多发、大小不等、可融合等特点，平扫多呈不均匀稍低密度灶，可见斑点状、粉末状特征性钙化表现；动脉期部分轻微强化或边沿轻度强化，或明显强化，常见灌注异常；门脉期部分轻度不均匀强化，部分边缘中度强化，可有分隔或者分房状强化，边界较平扫、动脉期清楚；延时期病灶边缘延迟环形强化。[1]

（3）肝脏寄生虫感染：可有疫区生活史、喜生食肉类习惯，肝脏寄生虫感染患者可无明显临床症状，也可因寄生虫破坏肝实质以及胆道而出现腹痛、胆道炎症等症状。实验室检查多伴有外周血和局部组织内嗜酸性粒细胞增多。病灶较大、较多时可出现肝功能异常，但肿瘤标记物正常。CT 增强扫描对肝脏寄生虫感染的诊断具有重要意义：动脉期价值有限；门静脉期及平衡期扫描价值较高，这个时期可以更加清晰地观察病灶结构，病灶较平扫呈轻-中等度强化，多数边缘可呈完整或不完整的环形强化，内部见多发粗细不等条索样、分隔样强化影及多发不规则囊状、小片状低-无强化区域，相互交织形成类似蜂窝状或分房状结构，这些表现具有特征性。

（4）肝细胞癌伴肝内多发转移：可有病毒性肝炎、酒精性肝硬化等病史，临床症状多出现在中晚期，表现为肝区疼痛、消瘦乏力、腹部包块、黄疸等，大部分人实验室检查 AFP 升高。CT 扫描上可表现为巨块型、结节型、弥漫型三类，其中以前两型多见。肿瘤可单发、多发，有假包膜则块缘清楚，增强扫描动脉期肝癌呈早期强化，门脉期和平衡期强化迅速降低，呈现"快进快出"强化特点。其他 CT 表现，如出现门脉、肝静脉及下腔静脉侵犯及癌栓形成，可伴淋巴结、肺、肾上腺、骨骼等器官转移。

（5）肝内胆管癌伴肝内多发转移：为起源于包括二级胆管在内的末梢肝内胆管上皮细胞恶性肿瘤，肝脏原发肿瘤病发率仅次于原发性肝细胞癌，多发于 50～70 岁老人，以无痛性、进行性加重的黄疸为特征，多与慢性胆系炎症、肝内胆管结石、胆道畸形、肝内寄生虫相关，以肝左叶多见，实验室检查 AFP 阴性，CA199 常升高。CT 平扫示肝内边缘不清低密度软组织肿块，肿块内或周围可见扩张胆管，典型者呈"软藤状"，增强扫描常出现"单靶征"，即中央为低密度坏死区，边缘为囊壁形成的强化环，分隔状强化多出现在动脉期、门脉期，呈多房或蜂窝状低密度区，增强扫描病灶内间隔可有强化，并且呈向心性延迟强化，具"持续性强化"特征。

（八）病例讨论教学要点

本病例为老年女性患者，以双膝关节疼痛 1 个月，气促 1 周为主要症状入院，无慢性胃炎、胃溃疡等上消化道症状。其 PET/CT 表现为胃小弯侧胃壁糖代谢异常增高的不规则肿块，病灶侵犯胃壁全层，伴食管下段旁、肝胃间隙、肝门区、胰周、腹膜后腹主动脉旁淋巴结肿大，糖代谢增高，肝脏多发大小不等的低密度结节、肿物伴糖代谢异常增高，肺内多发小细结节，及全身多处骨骼溶骨性骨质破坏并代谢异常增高；同时再结合患者实验室检查 CEA、CA199 均升高，AFP 未见升高，不难判断为原发性胃癌并淋巴结、肝脏、肺、骨转移。

对于肝脏多发占位性病变，要进行准确的定性诊断，还需排查其他疾病可能，如本病例要排除良性病变，如肝结核、肝脏寄生虫感染、肝脓肿等，经紧密结合患者临床表现、实验室检查及 PET/CT 影像学表现、CT 增强征象，可排除上述良性病变，故恶性肿瘤多发肝脏转移的诊断基本明确[2]；同时因血清肿瘤标记物 CEA、CA199 均升高，提示来源于胃肠道恶性肿瘤可能性大，检查中发现胃壁高代谢肿块影，故基本可排除其他部位原发恶性肿瘤，最后亦经病理活检证实为胃癌所致广泛转移。此病例体现了全身 PET/CT 检查的独特优势，一次检查可以全面显示恶性肿瘤原发部位、全身广泛转移灶，从而更好地指导临床精准诊疗。

参考文献

［1］YU H Y，SHENG J F. Liver tuberculosis presenting as anuncommon cause of pyrexia of unknown origin：positron emission tomography/computed tomography identifies the correct site for biopsy［J］. Med Princ Pract，2014，23（6）：577–579.

［2］白人驹. 医学影像诊断学［M］. 4 版. 北京：人民卫生出版社，2019：396–411.

（江门市中心医院核医学科　伍日照　黄斌豪）

▶ 病例三

（一）简要病史

现病史：男，67 岁，因"突发言语不清 3 天"入院，伴出现一过性流涎，无饮水呛咳、恶心呕吐，无畏寒发热、肢体抽搐、意识障碍、大小便失禁等不适，精神状况尚可。入院后 MR 提示胃癌，并肝内及腹腔内淋巴结多发转移。神经系统症状好转后转入肿瘤内科，患者目前情况较差，神志欠清，呼之可应答，嗜睡状态，腹部膨隆，全腹可触及肿大肝组织，无明显压痛、反跳痛。

既往史：无特殊。

个人史：无特殊。

家族史：无特殊。

（二）实验室检查

血清癌胚抗原（CEA）：96.0 ng/mL ↑（参考值 0～5.0 ng/mL），AFP、CA199 正常。血清谷草转氨酶：113 U/L ↑（参考值 13～40 U/L），谷丙转氨酶：46 U/L ↑（参考值 3～35 U/L），谷草 / 谷丙转氨酶比值：2.46 ↑（参考值 0.91～2.25），总胆红素：47.0 μmol/L ↑（参考值 4.0～23.9 μmol/L），直接胆红素：35.8 μmol/L ↑（参考值 0～6.8 μmol/L），谷氨酰转肽酶：783 U/L ↑（参考值 7～45 U/L），碱性磷酸酶：960 U/L ↑（参考值 45～125 U/L），总胆汁酸：21.7 μmol/L ↑（参考值 0～14.0 μmol/L）。

（三）其他影像学检查

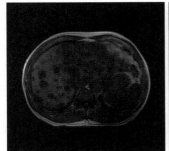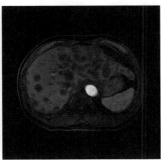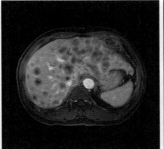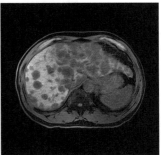

图 5–114　肝实质多发结节、肿块，呈稍长 T1 稍长 T2 信号，DWI 呈高信号，增强扫描动脉期至延迟期环形强化，见"牛眼征"。

（四）PET/CT 影像特征

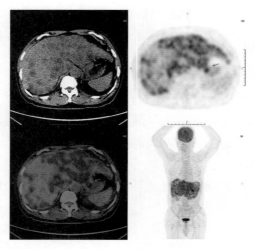

图 5-115　胃底壁局部明显增厚，最厚处约为 20 mm，见放射性浓聚，SUV_{max} 值约为 7.8（延时 11.0）。

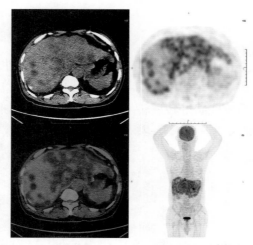

图 5-116　肝脏增大，形态不规整，表面凹凸不平，肝内见弥漫多发大小不等类圆形低密度结节、肿块影，呈明显放射性浓聚，SUV_{max} 值约为 9.5（延时 14.8），部分病灶融合成团片状，较大者范围约为 55 mm × 30 mm。

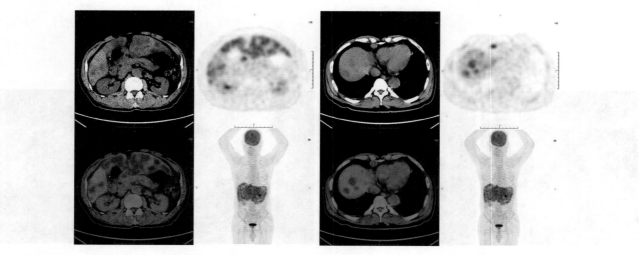

图 5-117　右侧膈上、小网膜囊区、胰周、胃周见多个肿大或稍大淋巴结影，见放射性浓集，SUV_{max} 值约为 9.3（延时 12.7），较大者约为 21 mm × 13 mm（膈上）。

（五）影像解读

患者 PET/CT 主要表现为：①胃底壁局灶增厚，FDG 代谢活跃。②肝内弥漫多发结节，肿块代谢活跃。③右侧膈上、小网膜囊区、胰周、胃周多个肿大或稍大淋巴结，代谢活跃。综合以上影像特征，该患者考虑为胃癌伴肝内及淋巴结多发转移可能性大。

（六）最终诊断

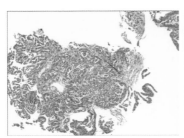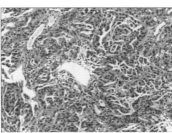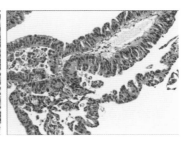

图 5-118 （胃底肿物）送检黏膜活检数微粒，黏膜固有层局部区域腺体排列紊乱，呈背靠背或筛状，细胞具有异型性，可见核分裂，符合腺上皮重度非典型增生，癌变为中分化腺癌。

（七）鉴别诊断

（1）肝脓肿：细菌性肝脓肿临床上一般有急性全身感染的表现，CT 上见多个厚壁囊性病灶，急性期可出现环状水肿带、环征及脓肿内小气泡的特征性表现。真菌性肝脓肿临床表现为肝大、发热及肝功能损害，CT 见肝多发小低密度灶，内有点状高密度影和钙化影，脾和（或）双肾可出现相同表现。

（2）肝棘球蚴病：该病牧区多见，血清 IgA、IgE、IgG 为较敏感的检测指标，嗜酸性粒细胞可增多，casoni 试验可为阳性，典型影像表现为出现子囊结构、内外囊剥离及细颗粒或小圈状钙化征象，病灶无明显强化。

（八）病例讨论教学要点

肝脏是各种恶性肿瘤易发生转移的脏器，为转移癌的好发部位之一，常见来源是消化道、肺、胰腺、肾及乳腺等部位的恶性肿瘤。肝转移瘤的大小、数目和形态多变，以多个结节灶较普遍，也可形成巨块。转移灶可发生坏死、囊性变、病灶内出血以及钙化等。本病例为老年患者，以肝大、黄疸、血便、神智欠清、嗜睡为主要症状。其 PET/CT 呈现较为典型的胃癌伴肝转移瘤特征，如胃底壁局灶增厚，代谢活跃，肝实质内多发大小不等、圆形或类圆形的低密度肿块，可呈"牛眼征"，伴淋巴结肿大，代谢活跃；再结合患者临床症状、MR 检查及实验室检查，不难判断为胃癌伴肝内及淋巴结多发转移。若肝内见多发结节但恶性肿瘤原发灶不能检出，则需要与肝脓肿、肝棘球蚴病、肝结核等肝内多发病变鉴别。

参考文献

［1］石木兰.肿瘤影像学［M］.北京：科学出版社，2003.

（中山大学附属第三医院　王思　谢良骏　程木华）

四 肝血管瘤（Hepatic Hemangioma）

（一）简要病史

现病史：女，32 岁，20 余天前开始无明显诱因发热，多于午后出现，夜间体温升至最高，达 39℃，予奥司他韦抗病毒、退热药物治疗后退热，但仍有反复发热。无胸闷、气促，无咯血、胸痛，无腹痛、腹胀，无腹泻、便秘，无解脓血样便，无尿频、尿急，无皮疹、关节肿痛，无腰痛、解酱油样小便。精神、睡眠可，食欲一般，近两天大便为黑色不成形便，小便正常，近半个月体重下降约 5kg。

既往史：无特殊。

个人史：无特殊。

家族史：无特殊。

（二）实验室检查

血清谷草转氨酶：45U/L ↑（参考值 13～35 U/L），谷丙转氨酶：46 U/L（参考值 3～35 U/L），谷草 / 谷丙转氨酶比值：0.98（参考值 0.91～2.25），谷氨酰转肽酶：65 U/L（参考值 7～45 U/L）。AFP、CEA、CA199、CA125、CA153 正常。血常规基本正常，大便标本阿米巴滋养体未见。结核感染 T 细胞抗原 0（参考值 0～6 个）。

（三）其他影像学检查

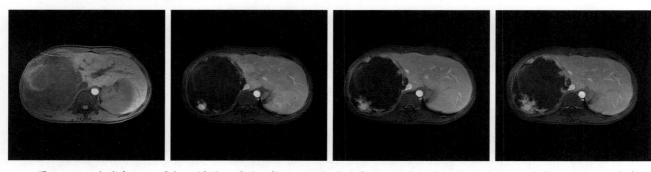

图 5-119　上腹部 MRI 平扫＋增强＋呼吸门控 3.0T：肝右叶内见一巨大团块状长 T1 长 T2 信号影，DWI 呈混杂高信号，边界清晰，大小约为 124 mm×150 mm×96 mm，内见不规则短 T1 短 T2 信号影，增强扫描向心性强化。肝内病变，考虑血管瘤合并出血。

（四）PET/CT 影像特征

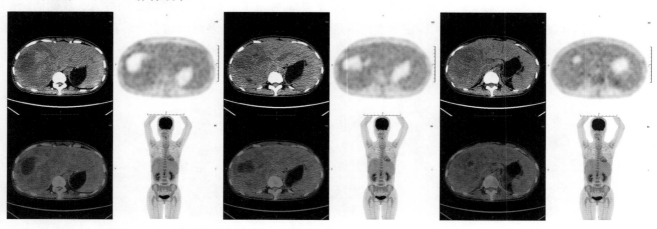

图 5-120　肝右叶见一巨大团块状混杂密度影，最大层面大小约为 128 mm×95 mm×152 mm，边界尚清晰，密度不均匀，其内见片状稍高密度影及片状更低密度影，未见钙化，更低密度影边缘见轻度放射性浓聚，SUV_{max} 值约为 2.6（延迟时 2.7），稍高密度影及更低密度影呈放射性缺损。邻近肝实质见片状低密度影。

（五）影像解读

患者 PET/CT 主要表现为：①肝右叶团块状混杂密度影，边缘代谢轻度活跃；②肝门区、胰头周围、腹膜后、右侧膈见数个肿大淋巴结，代谢活跃，考虑反应性病变。综合以上影像特征，结合 MRI，考虑血管源性肿瘤合并出血、感染可能。

（六）最终诊断

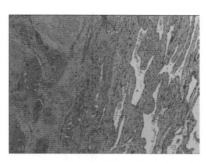

图 5-121　病理示（右肝肿物）海绵状血管瘤伴大片新鲜出血及梗死。

（七）鉴别诊断

肝细胞癌：临床表现为肝区疼痛，腹部包块，AFP 多为阳性，可出现黄疸。典型影像学表现为肝实质内肿块影，可见假包膜，巨块型肝癌可发生坏死、出血、钙化，增强扫描可见"快进快出"显像。

（八）病例讨论教学要点

肝血管瘤是一种较为常见的肝脏良性肿瘤，临床上以海绵状血管瘤最多见，患者多无明显不适症状。肝血管瘤破裂出血可出现上腹部剧痛，以及出血和休克症状。多为生长于肋弓以下较大的肝血管瘤因外力导致破裂出血。本病例为中年患者，以发热为主要症状；其 PET/CT 呈现较为典型的肝海绵状血管瘤特征，如肝内边界清楚的团块影，密度不均匀，实质部分可见轻度代谢活跃，稍高密度影及更低密度影呈放射性缺损；再结合患者临床症状、MRI 检查及实验室检查，不难判断为肝海绵状血管瘤合并出血。肝细胞癌常表现为"快进快出"强化，以此与肝海绵状血管瘤鉴别。[1]

参考文献

［1］白人驹. 医学影像诊断学［M］. 4 版. 北京：人民卫生出版社，2019.

（中山大学附属第三医院　王思　谢良骏　程木华）

五　肝脓肿（Hepatapostema）

▶ **病例一**

（一）简要病史

现病史：男，40 岁，因发热伴腹痛 7 天余收入院。入院时查体：T：36.3℃；P：78 次／分；R：19 次／分；BP：126/86mmHg。腹部平软，无胃肠型及蠕动波，腹壁静脉无显露，上腹部轻压痛，无反跳痛，无包块，肝脾肋下未触及，Murphy 氏征阴性，叩诊呈鼓音，肝上界在右锁骨中线第 5 肋间，肝浊音界存在，肝肾区无叩击痛，移动性浊音阴性，肠鸣音正常，4 次 / 分，无振水音及血管杂音。2022 年 5 月外院肝胆彩超示：肝内多发低回声，肝内多发高回声团，血管瘤可能；胆囊壁增厚，胆囊隆起性病变，脾大。2022 年 5 月外院胆道磁共振示：①肝多发囊肿；②肝多发血管瘤；③肝 S2、S4、S5 段囊性病灶，不除外感染性病变。自起病以来，患者饮食可，大小便及体重无明显变化。

既往史：无特殊。

个人史：无特殊。

家族史：无特殊。

（二）实验室检查

C 反应蛋白：44.53 mg/L↑（参考值 0～6 mg/L），白细胞计数：16.97×10^9/L↑（参考值 3.5×10^9～9.5×10^9/L），中性粒细胞计数：12.67×10^9/L↑（参考值 1.8×10^9～6.3×10^9/L），血沉：52.00 mm/h↑（参考值 < 15 mm/h）。

（三）PET/CT 影像特征

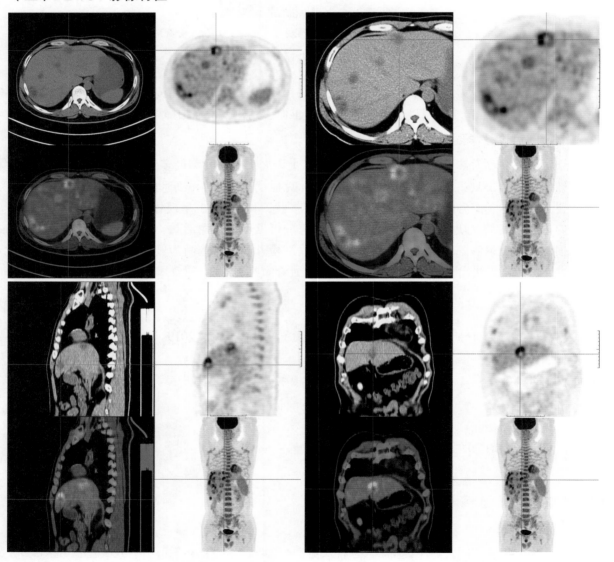

图 5-122 肝左叶 S2 段见类圆形低密度影，较大层面范围约为 13 mm×17 mm；PET 相应部位可见环形显像剂摄取增高影，SUV$_{max}$ 值约为 6.2。

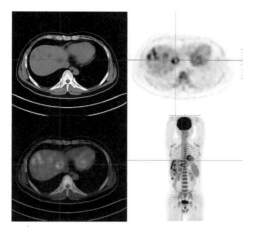

图 5-123 肝左叶 S2 段见类圆形低密度影，较大层面范围约为 11 mm × 14 mm；PET 相应部位可见环形显像剂摄取增高影，SUV_{max} 值约为 5.1。

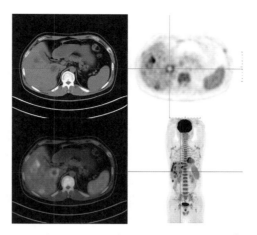

图 5-124 肝左叶 S1 段见类圆形低密度影，较大层面范围约为 12 mm × 16 mm；PET 相应部位可见环形显像剂摄取增高影，SUV_{max} 值约为 5.8。

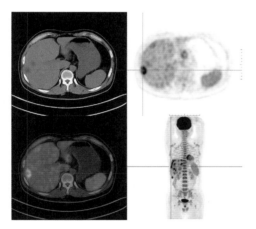

图 5-125 肝左叶 S5 段见类圆形低密度影，较大层面范围约为 11 mm × 10 mm；PET 相应部位可见环形显像剂摄取增高影，SUV_{max} 值约为 5.3。

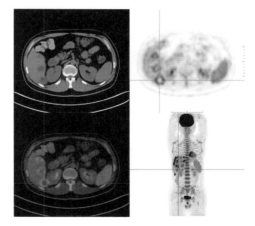

图 5-126 肝左叶 S6 段见类圆形低密度影，较大层面范围约为 13 mm × 15 mm；PET 相应部位可见环形显像剂摄取增高影，SUV_{max} 值约为 6.1。

（四）影像解读

患者 PET/CT 主要表现为：CT 肝实质内可见多发类圆形低密度影，CT 值为 −19～54HU；PET 相应部位可见环形显像剂摄取增高影，SUV_{max} 值约为 6.2。该患者考虑为肝内多发脓肿。

（五）最终诊断

（穿刺）可见脓液和坏死肝组织，肝细胞轻度细胞水肿，小叶汇管区可见淋巴浆细胞浸润，周围炎性肉芽组织形成伴纤维组织增生，符合肝脓肿表现。

（六）鉴别诊断

（1）囊性转移瘤：临床上有原发肿瘤病史，最常见为消化道来源，如结肠、胃、胰腺等。常为多发病灶，增强扫描可见边缘环形强化及"牛眼征"，部分病灶强化不明显，病灶周围常无水肿带，壁厚薄不均，部分病灶周边可出现一过性灌注异常，且一过性灌注异常概率明显高于肝转移瘤。

（2）肝内胆管细胞癌：起源于肝内小胆管或末梢胆管上皮的腺癌，预后较差，好发于肝左叶。临床表现为上腹痛及腹部包块，胆管阻塞时可出现黄疸，CA199 常为阳性。病灶多数呈少血供，坏死少，可有钙化。CT 特点：平扫病灶表现低密度，边界不清；可呈不规则分叶状、圆形、类圆形肿块；增强早期不强化或边缘轻度强化，延迟强化（纤维组织丰富）。肝内胆管扩张及病灶肝叶萎缩或局部肝包膜回缩形成"边缘凹陷征"。

（七）病例讨论教学要点

肝脓肿是细菌、真菌或溶组织阿米巴原虫等多种微生物引起的肝脏化脓性病变。肝脓肿分为三种类型，其中细菌性肝脓肿常为多种细菌所致的混合感染，约占 80%，阿米巴性肝脓肿约占 10%，而真菌性肝脓肿低于 10%。临床上多有肝脏肿大，出现不规则的脓毒性发热，尤以细菌性肝脓肿更显著，伴有随深呼吸及体位移动而剧增的肝区持续性疼痛。本病例为中年男性患者，以发热伴腹痛为主要症状，其 PET/CT 呈现环形高代谢表现[1]，需要鉴别肝转移瘤与肝脓肿；结合患者 C 反应蛋白、白细胞计数、中性粒细胞计数、血沉水平增高，首先应考虑为肝内多发感染性疾病可能[1]。但仍需排查其他疾病可能，如肝内胆管细胞癌，其 CA199 常为阳性。肝内胆管细胞癌特征性影像学表现为增强早期不强化或边缘轻度强化，延迟强化（纤维组织丰富）。肝内胆管扩张及病灶肝叶萎缩或局部肝包膜回缩形成"边缘凹陷征"。

参考文献

［1］周利娟.早期不典型肝脓肿的 CT 诊断及其影像学表现［J］.影像研究与医学应用，2020，4（13）：255-256.

（内蒙古人民医院　邬心爱　张国建　王雪梅）

▶ 病例二

（一）简要病史

现病史：男，47 岁，5 天前无明显诱因出现午后低热，自测体温波动于 37.0～37.7℃，伴乏力，无寒战，无鼻塞、咳嗽咳痰，无头晕头痛，无腹胀腹痛、恶心呕吐，无心慌、胸闷胸痛、呼吸困难等。患者自服小柴胡及肝泰乐后无明显改善。自起病以来，患者精神状态一般，胃纳较差，睡眠一般，大便呈深黄色，小便如茶色，体重减轻约 3kg。

既往史：既往有乙肝病史 30 余年，未服用抗病毒药物治疗，曾规律服用健肝灵、肝泰乐 10 余年，后停药，具体不详；体检发现丙肝病史 3 年余，未治疗。

个人史：无特殊。

家族史：父亲 10 余年前因肝癌去世。

（二）实验室检查

血常规：白细胞计数：19.18×10^9/L ↑（参考值 3.5×10^9～9.5×10^9/L），中性粒细胞计数：16.62×10^9/L ↑（参考值 1.8×10^9～6.3×10^9/L），嗜酸性粒细胞计数：0.01×10^9/L（参考值 0.02×10^9～0.52×10^9/L），单核细胞绝对值：1.20×10^9/L ↑（参考值 0.1×10^9～0.6×10^9/L）。

血清降钙素原：0.414 ng/mL ↑（参考值 0～0.05 ng/mL），白介素-6：27.87 pg/mL ↑（参考值 0～7.00 pg/mL）。

血清谷草转氨酶：50 U/L（参考值 13～35 U/L），谷丙转氨酶：117 U/L（参考值 3～35 U/L），谷草/谷丙转氨酶比值：0.40（参考值 0.91～2.25），谷氨酰转肽酶：303 U/L（参考值 7～45 U/L），总胆红素：32.7 μmol/L（参考值 4.0～23.9 μmol/L），直接胆红素：18.2 μmol/L（参考值 0～6.8 μmol/L），碱性磷

酸酶：494 U/L（参考值 45～125 U/L）。

乙肝病毒表面抗原（HBsAg）阳性，245.4034 IU/mL（参考值 <0.050 IU/mL）。AFP 阴性。

（三）其他影像学检查

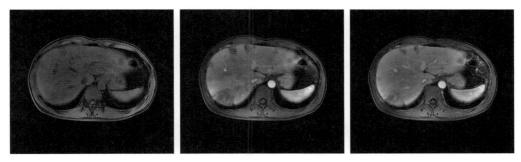

图 5-127　肝内见多发类圆形异常信号影，较大者约为 40 mm×35 mm，T1WI 呈稍低/低信号，T2WI 结节边缘呈稍高信号，中央呈更高信号，增强扫描病变呈环形强化，病灶周围可见动脉期一过性强化影。

（四）PET/CT 影像特征

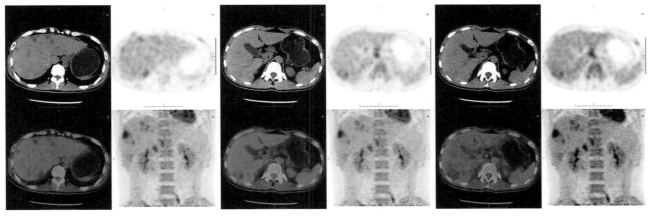

图 5-128　肝内见多个稍低密度影，呈放射性浓聚，SUV_{max} 值约为 6.9，较大者位于肝 S6，大小约为 28 mm×24 mm，其内见少许稍高密度影。肝门区及腹膜后见稍大淋巴结，大者约为 6 mm×5 mm，呈放射性浓聚，SUV_{max} 值约为 4.4。

（五）影像解读

患者 PET/CT 主要表现为：①肝内多个病灶，代谢活跃。②肝门区及腹膜后淋巴结代谢活跃，考虑反应性增生。综合以上影像特征，结合实验室检查，考虑感染性病变可能，建议患者接受抗感染治疗后短期复查以排除恶性病变。

（六）最终诊断

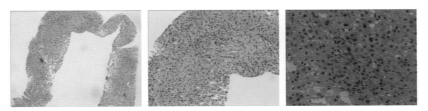

图 5-129　（S6 肝肿物、肝脓肿）送检肝穿刺组织，部分区域纤维组织增生、变性，纤维母细胞及肌纤维母细胞增生，较多淋巴细胞、浆细胞及中性粒细胞浸润，局部脓肿及肉芽组织形成，余肝实质内亦见较多炎细胞浸润，形态学考虑肝脓肿可能，结合临床及影像学结果综合考虑。免疫组化结果：CK7 及 CK19（示小胆管未见明显增生），CD68（部分＋），CD3（少量散在＋），CD20（少量＋），SMA（部分＋），Hep（示纤维组织增生区域少量肝细胞残留）。

（七）鉴别诊断

（1）肝转移瘤：有原发肿瘤病史，CT平扫可见实质内多发大小不等、圆形或类圆形的低密度结节、肿块。肿瘤液化坏死、囊变时中央呈水样密度，增强扫描不规则强化，典型呈中央无强化，边缘强化，外周见稍低密度水肿带，呈"牛眼征"。

（2）肝囊肿：囊肿壁菲薄不显示，边缘锐利，边界清楚，囊内密度均匀，CT值为0～20HU，无强化，代谢不活跃。

（八）病例讨论教学要点

肝脓肿CT影像可见肝实质内单个或多个圆形或卵圆形病灶，界限清楚，病灶中央为脓腔，CT值高于水而低于肝，部分可见液平面。增强扫描脓肿壁呈环形强化，周围水肿带则无强化，呈"环月征"或"日晕征"。MRI上，脓腔表现为T1WI均匀或不均匀低信号，T2WI为极高信号。脓肿壁则T1WI信号高于脓腔而低于肝实质，T2WI为中等信号。水肿带表现为T1WI低信号，T2WI为明显高信号。[1]本病例为中年患者，以低热为主要症状，实验室检查白细胞增高，血清炎性指标增高；其PET/CT表现为肝内多个低密度病灶，代谢活跃，伴多个淋巴结代谢活跃。

本病例属于脓肿早期，液化未形成，呈软组织肿块，需与肿瘤鉴别。但结合患者MR检查及实验室检查，不难判断为肝内多发脓肿。

参考文献

［1］白人驹. 医学影像诊断学［M］. 4版. 北京：人民卫生出版社，2019.

（中山大学附属第三医院　王思　谢良骏　程木华）

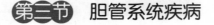

第三节　胆管系统疾病

一　胆囊癌（Carcinoma of Gallbladder）

▶ 病例一

（一）简要病史

现病史：男，69岁，1个月余前无明显诱因出现腹痛，性质为隐痛，持续性，不伴恶心、呕吐、腹泻、发热，自行服用藿香正气水，效果差，就诊于当地医院，给予中药治疗，具体不详，效果欠佳。遂就诊于上级医院，腹部CT示：胆囊壁增厚，胆囊底部可见软组织肿块影，肝门部可见多发肿大淋巴结影。考虑胆囊癌伴多发淋巴结转移。检验：肌钙蛋白（超敏）0.035 ng/mL ↑，D- 二聚体定量 3.19 ug/mL ↑，余血尿便常规正常。病程中，患者精神及一般状态良好，偶有头晕，无明显头痛，偶有发作性的胸痛，伴有后背痛，双下肢无水肿，食欲睡眠可，小便正常，大便干燥，近期体重无明显变化。

既往史：无特殊。

个人史：吸烟50年，每天20支左右，未戒烟，饮酒50年，白酒100mL/天。

家族史：无特殊。

（二）实验室检查

血清 CEA：5.53 ng/mL↑（参考值 0～5.0 ng/mL），CA125：52.6 U/mL↑（参考值 0～35 U/mL），CA199：165.94 U/mL↑（参考值 0～27 U/mL）。血常规、生化指标基本正常。

（三）其他影像学检查

肝胆胰脾彩超：胆囊炎、胆囊底部低回声包块：胆囊癌不除外，建议进一步检查。肝门部淋巴结肿大，胰脾未见异常。

（四）PET/CT 影像特征

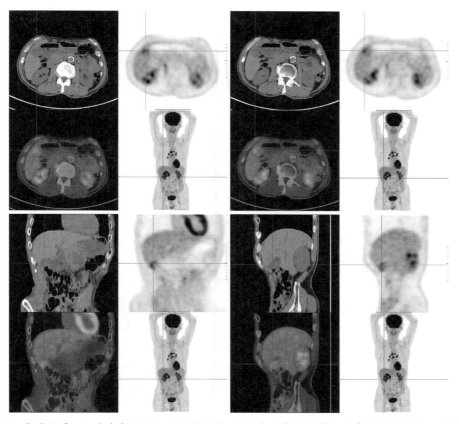

图 5-130　CT 见胆囊壁增厚，胆囊底部可见软组织肿块影；PET 相应部位结节状异常显像剂浓聚，SUV$_{max}$ 值约为 4.1。

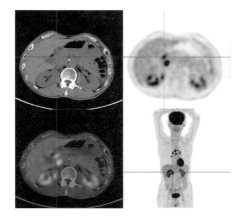

图 5-131　CT 可见肝门部多发肿大淋巴结影，较大者直径约为 25.7 mm；PET 相应部位可见结节状异常显像剂浓聚，SUV$_{max}$ 值约为 10.5。

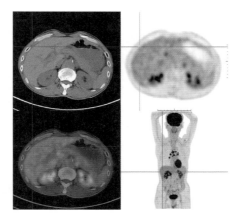

图 5-132　CT 可见肝周弧形液性密度影，厚约为 5.0 mm；PET 相应部位未见异常显像剂浓聚。

（五）影像解读

患者 PET/CT 主要表现为：①胆囊底部软组织肿块影伴代谢增高，考虑胆囊癌。②肝门部多发肿大淋巴结影伴代谢增高，考虑肝门部多发淋巴结转移。③少量腹水。

（六）最终诊断

行胆囊切除术，病理见胆囊底部有绒毛状-管状腺瘤恶变（腺癌），肿瘤大小约为 2.5 cm×2.2 cm×2 cm，癌侵及胆囊浆膜外脂肪层，可见神经受侵犯，未见明确血管内瘤栓。肝床面邻近胆囊壁腺体呈轻度异性增生，未见癌侵及，肝脏手术切缘未见癌侵及。查及淋巴结两枚（7、8 组淋巴结），均可见癌转移（2/2）。

（七）鉴别诊断

（1）肝癌侵犯胆囊：肝癌常伴有肝硬化的病史，且肝内外胆管扩张少于胆囊癌，AFP 常升高。

（2）慢性胆囊炎：患者多为女性，伴有胆囊结石，主要与厚壁胆囊癌鉴别，前者胆囊壁一般均匀性增厚，增厚的程度较胆囊癌轻。

（3）胆囊息肉：为凸向腔内的胆囊壁隆起病变，常发生于胆囊体部，绝大多数是良性的。在 CT 增强上结节明显强化。

（八）病例讨论教学要点

胆囊癌是起源于胆囊黏膜上皮细胞的恶性肿瘤，是胆道系统最常见的恶性肿瘤，约占胆道恶性肿瘤的 70% 以上。胆囊癌起病隐匿，早期大多无症状，多数与胆囊结石炎症并存，疼痛特点与结石性胆囊炎相似。本病例为老年患者，以持续性腹部疼痛为主要症状。影像学呈现较为典型的原发性胆囊癌特征，如胆囊壁局限性增厚，壁均匀或不均匀；胆囊内壁欠光整，可伴有凸向腔内的结节，呈等密度，增强后病变呈不均匀较明显强化，伴有肝门部及腹腔多发淋巴结肿大，相应部位显像剂摄取增高。[1] 胆囊癌分为三型：①肿块型：胆囊区有软组织肿块，胆囊腔基本闭塞，常伴邻近脏器的直接侵犯。②厚壁型：胆囊壁局限或弥漫性不规则增厚。③腔内型：乳头状肿瘤由胆囊壁凸入胆囊腔内。

本例患者为厚壁型胆囊癌。结合患者肿瘤标记物水平增高，不难判断为厚壁型胆囊癌伴多发淋巴结转移。但仍需排查其他疾病可能，如肝癌侵犯胆道系统，由于胆囊和肝窝之间并无腹膜，因此胆囊癌很容易侵犯肝脏。然而由于原发性肝细胞癌很少破坏胆囊壁的基层和胶原纤维，因此很少浸润胆囊。[2]

参考文献

［1］王珍，吴湖炳，王全师，等 . ¹⁸F-FDG PET/CT 在胆囊癌鉴别诊断及分期中的应用价值［J］. 中华核医学与分子影像杂志，2016，36（5）：402-407.

［2］许洁如 . CT 能谱成像在鉴别诊断胆囊良恶性病变中的初步临床应用研究［D］. 苏州：苏州大学，2017.

（内蒙古人民医院　孙浩　张国建　王雪梅）

▶ **病例二**

（一）简要病史

现病史：女，56 岁，于 7 天前体检发现胆囊实性占位，无腹痛、腹胀、发热、身目黄染，无腹胀、腹泻，无厌食、厌油腻，无白陶土样便，未予治疗。肝胆胰脾彩超提示：慢性胆囊炎声像，胆囊内低回声团，大小约为 36 mm×42 mm，向后壁外侵犯，考虑肿瘤性病变，与黏稠胆汁团相鉴别。患者自起病以来，精神、睡眠、食欲可，大小便正常，体重无明显变化。

既往史：无特殊

个人史：无特殊。

家族史：无特殊。

（二）实验室检查

CA199：1418.10 U/mL ↑（参考值 0～27 U/mL），CEA：9.7 ng/mL ↑（参考值 0～5.0 ng/mL），CA125、CA153、AFP 正常。

（三）其他影像学检查

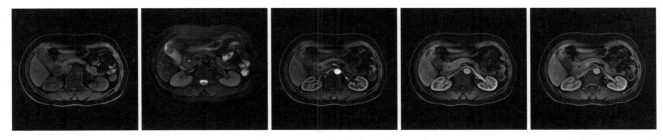

图 5-133　胆囊体积稍大，胆囊壁增厚、强化，胆囊底部为著；胆囊腔内可见一不规则形肿块影，大小约为 31 mm×25 mm×30 mm，呈等 T1 等 T2 信号，邻近胆囊壁皱缩，增强扫描呈轻度渐进性强化。

（四）PET/CT 影像特征

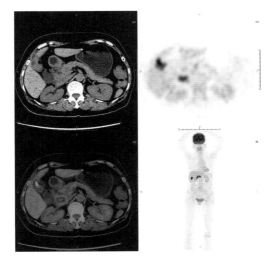

图 5-134　胆囊腔内可见一不规则软组织密度肿块影，大小约为 31 mm×26 mm，呈明显放射性浓聚，SUV$_{max}$ 值约为 15.3，邻近胆囊壁受牵拉皱缩。

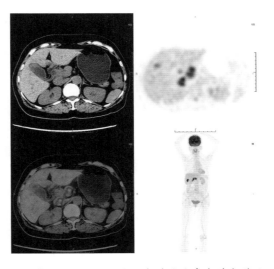

图 5-135　肝门区及腹膜后见多发肿大淋巴结影，较大者大小约为 20 mm×15 mm，呈明显放射性浓聚，SUV$_{max}$ 值约为 12.4。

（五）影像解读

患者 PET/CT 主要表现为：①胆囊肿块并代谢活跃。②肝门区及腹膜后多发淋巴结肿大，代谢活跃。综合以上影像特征，该患者考虑为胆囊癌伴肝门区及腹膜后多发淋巴结转移。

（六）最终诊断

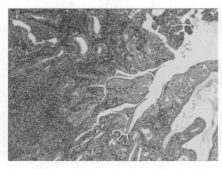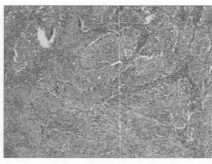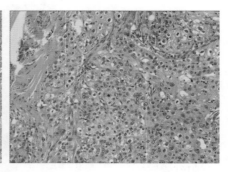

图 5-136　胆囊结合免疫组化结果，符合中低分化腺癌，癌组织浸润胆囊壁深肌层、局部达全层。免疫组化结果：CK7（+），CK19（+），CD10（-），Ki-67（+，约 20%），CEA（部分 +）。（肝门部淋巴结 2/2 枚、腹腔动脉和肝动脉周围淋巴结 1/1 枚）查见转移癌。

（七）鉴别诊断

胆囊良性肿瘤：临床上相对比较常见的是胆囊息肉和腺瘤，但腺瘤罕见。最常见的胆囊良性肿瘤，表面光滑，影像学可见向腔内凸出的软组织肿块影，超声成像可呈宽基底或带蒂肿物，MRI 在 T1WI、T2WI 上呈中、低信号，增强扫描轻度强化，影像学上鉴别比较困难，需结合有无转移及实验室肿瘤标记物检查。[1]

（八）病例讨论教学要点

胆囊癌是起源于胆囊黏膜上皮细胞的恶性肿瘤，女性发病多于男性，单纯性胆囊癌一般无症状，胆囊癌常与胆囊良性肿瘤同时存在，上腹疼痛性质与结石性胆囊炎相似，开始为右上腹不适，继之出现持续性隐痛或钝痛，有时伴阵发性剧痛并向右肩放射。本病例为老年患者，以发现胆囊实性占位，无明显症状为主要临床表现；其 PET/CT 呈现较为典型的胆囊癌伴淋巴结转移特征，如胆囊肿块代谢活跃伴肝门区及腹膜后多发淋巴结肿大，代谢活跃；再结合患者超声检查、MR 检查及实验室检查，支持胆囊癌伴淋巴结多发转移诊断。

参考文献

[1] 石木兰. 肿瘤影像学 [M]. 北京：科学出版社，2003.

（中山大学附属第三医院　王思　谢良骏　程木华）

二　胆管癌（Cholangiocarcinoma）

▶ 病例一

（一）简要病史

现病史：患者于 2021 年 10 月 3 日在本院心血管外科行心脏介入封堵术，术后口服利伐沙班，一次一片，一日一次。随后出现尿液变红，停药后好转，1 周后再次服用药物，服药 2 天后仍出现尿液变红，再次停药，随后出现全身瘙痒，15 天前无明显诱因出现皮肤变黄，随后出现巩膜黄染。患者自发病以来，无发热寒战，无腹痛、腹胀，无恶心呕吐，近期夜尿增多，每晚可达 7～8 次，尿液颜色呈浓茶色，无尿频尿急尿痛，大便颜色变浅，1～2次/日，精神、饮食、睡眠尚可，偶食油腻食物，体重近期无明显变化。

　　既往史：无特殊。

　　个人史：无特殊。

　　家族史：无特殊。

（二）实验室检查

　　血淋巴细胞计数：$1.00 \times 10^9/L$ ↑，血清 C 反应蛋白：7.71 mg/L ↑、超敏肌钙蛋白 T：0.031 ng/mL ↑，黄疸 +，乳酸脱氢酶：247 U/L ↑，肌酸激酶同工酶：25.3U/L ↑，α–羟丁酸脱氢酶：185 U/L ↑，谷草转氨酶：49.0 U/L ↑，谷氨酰转肽酶：94.3 U/L ↑，总胆汁酸：268.2 μmol/L ↑，碱性磷酸酶：273 U/L ↑，总胆红素：709.1 μmoL/ ↑，直接胆红素：579.7 μmol/L ↑，间接胆红素：129.4 μmol/L ↑。

（三）其他影像学检查

　　MRI 上腹部 +MRCP+DWI：肝外形无异常。肝实质信号均匀。肝内胆管、胆总管上段扩张，胆总管直径约为 15.7mm，胆总管下段截断，局部 DWI 见高信号结节，增强扫描中度强化。胆囊体积大，壁增厚，其内见多个结节状短 T2 信号。脾位置形态正常，未见异常信号。胰腺大小、形态、各段比例正常，信号均匀。肝门见多发增大淋巴结。腹膜后可见淋巴结。双肾见多发类圆形长 T1、长 T2 信号，较大者约为 20.4 mm×19.8 mm，增强扫描未见强化。

（四）PET/CT 影像特征

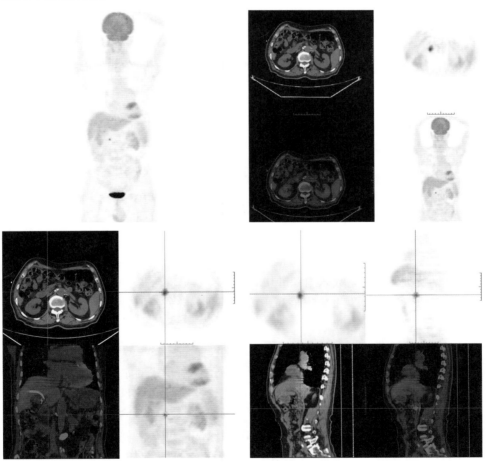

　　图 5-137　胆总管下段见结节状异常显像剂浓聚影，SUV_{max} 值约为 6.8，CT 相应部位可见结节状软组织密度影，最大者直径约为 11.7 mm。

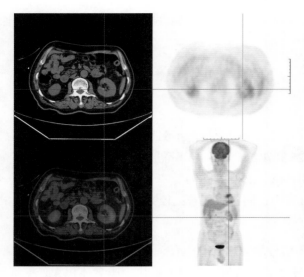

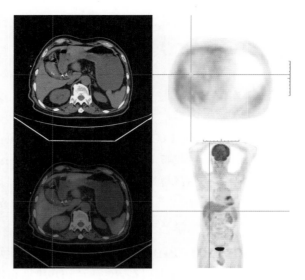

图 5-138　胆囊壁增厚、毛躁，其内可见结节状高密度影。

图 5-139　左侧肾盂内可见点状高密度影。

（五）影像解读

患者 PET/CT 主要表现为：①肝内胆管，胆总管上段扩张。②胆总管下段结节状软组织密度伴代谢增高。③胆囊壁增厚、毛躁，其内可见结节状高密度影。

（六）最终诊断

送检组织结合临床及免疫组化结果提示腺癌，支持胆管来源。免疫组化结果：CK7（+），CK20（-），CK19（+），CDX-2（-）。

（七）鉴别诊断

（1）良性病变：

①胆管结石：胆总管扩张，胆囊增大。CT：胆总管末端结节状高密度影。MRI：T2WI 胆总管末端见低信号充盈缺损、MRCP 是胆总管末端"杯口样"充盈缺损。

②胆管炎：胆管壁不光滑，但胆管形态不僵硬，管内不可见软组织影。

③胰腺炎：胰头段胆管受压、狭窄，狭窄段以上胆管扩张，有时可见胰周假性囊肿形成，并可见胰管扩张、狭窄、结石等。

（2）胰头癌：胆总管下段偏心性狭窄、推移或不规则截断表现，胆总管和主胰管同时扩张，MRI 呈"双管征"表现，可见胰头不规则增大软组织肿块影。

（3）先天性胆总管囊肿：Ⅰ型发生率最高，受累胆管易并发结石、胆囊肿瘤，以胆囊癌居多。多见于儿童，可表现为黄疸及右上腹肿块。

（八）病例讨论教学要点

胆管癌是指源于肝外胆管包括肝门区至胆总管下端的胆管的恶性肿瘤。多发于 50～70 岁，男性发病率稍高，临床常表现出腹痛、恶心、上腹肿块、黄疸、发热等症状。本病例为中老年男性患者，以全身瘙痒 40 余天，黄疸 15 天为主要症状；其 PET/CT 呈现较为典型的肝内胆管及胆总管扩张，胆总管下段见结节状异常显像剂浓聚影，SUV_{max} 值约为 6.8，CT 相应部位可见结节状软组织密度影，最大者直径约为 11.7 mm。MRI 表现为肝内胆管、胆总管上段扩张，胆总管直径约为 15.7 mm，胆总管下段截断，局部 DWI 见高信号结节，增强扫描中度强化，符合胆管癌影像特征。再结合患者临床体征、病理免疫组化结果，故诊断为胆管癌。[1]

参考文献

［1］顾方明，周伟平.肝内胆管癌影像学诊断［J］.中国实用外科杂志，2020，40（6）：738-740.

（内蒙古人民医院 田新月 张国建 王雪梅）

▶ 病例二

（一）简要病史

现病史：女，44岁，20余天前无明显诱因出现上腹胀痛，疼痛程度轻，改变体位后无缓解，持续半小时疼痛减轻，无他处放射，伴恶心、厌油、乏力，无畏寒发热，无尿频、尿急、尿痛，当时未予特殊处理。10天前患者出现身目黄染，尿色加深，大便呈淡黄色稀烂状，查肝功能提示总胆红素升高，以直接胆红素为主。肝胆胰脾彩超检查提示：肝内胆管及胆总管上段扩张，建议进一步检查。胆囊体积增大，合并胆囊内胆汁淤积。胰腺稍大，胰管扩张。当时予对症处理后症状缓解。患者起病以来，精神、睡眠一般，胃纳差，近期体重无明显变化。

既往史：既往有甲状腺功能亢进史10余年，曾服抗甲状腺药物治疗。有食用鱼生史。余无特殊。

个人史：无特殊。

家族史：无特殊。

（二）实验室检查

血清总胆红素：76.2 μmol/L↑（参考值4.0～23.9 μmol/L），直接胆红素：63.2 μmol/L↑（参考值0～6.8 μmol/L），碱性磷酸酶：229U/L↑（参考值45～125 U/L），谷氨酰转肽酶：635 U/L↑（参考值7～45 U/L）。血清AFP、CEA、CA199、CA125、CA153未见异常。

（三）其他影像学检查

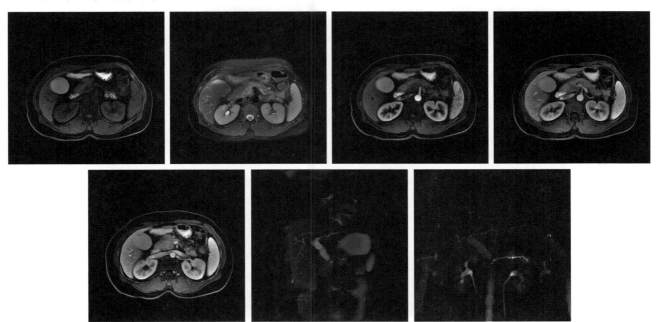

图5-140 上腹部MR平扫+增强+呼吸门控+MRCP 3.0T：胰头不规则肿块（1个），边界不清，约为50 mm×37 mm，呈稍短T1稍短T2信号，增强扫描呈等稍低信号；累及胆总管（壶腹部、胰腺段）、胰管，（MRCP示）以上肝内/外胆管、胆囊/胆囊管、胰管广泛性梗阻性扩张；门静脉主干受侵；腹膜后明显肿大淋巴结。

（四）PET/CT 影像特征

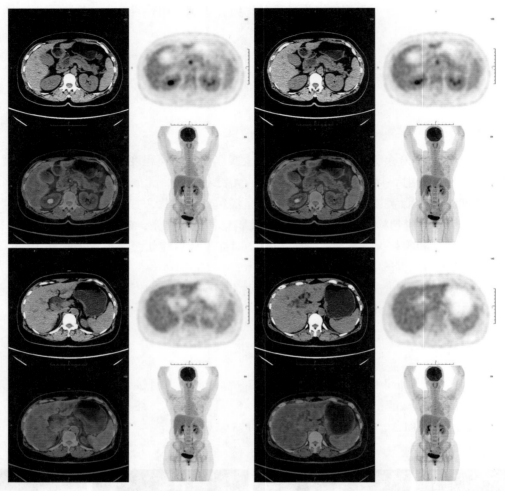

图 5-141　胰头部可见放射性浓聚灶，SUV_{max} 值约为 6.5，CT 局部可见一等稍低密度结节影，大小约为 15 mm×14 mm。胰管轻度扩张。胆囊体积增大，胆汁密度增高。胆总管、肝内胆管明显扩张，呈"软藤样"改变。小网膜及胰周见数枚小淋巴结影，大者约为 8 mm×6 mm，未见明显放射性浓聚。

（五）影像解读

患者 PET/CT 主要表现为：①胰头部代谢活跃灶。②肝内、外胆道系统、胰管梗阻扩张；胆囊增大，胆汁黏稠。③小网膜及胰周见数枚淋巴结，代谢未见明显异常。综合以上影像特征，该患者考虑为胰头癌。

（六）最终诊断

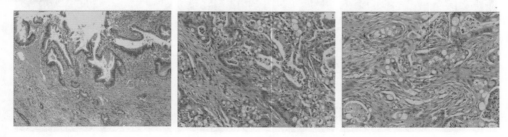

图 5-142　（胆囊、胰、十二指肠）考虑胆总管上皮中-重度不典型增生，部分癌变为中分化腺癌，癌组织浸润胆总管壁全层、部分胰腺及周围脂肪组织，周围软组织查见淋巴结 6 枚，其中 1 枚查见转移癌。免疫组化结果：CK7（+），CK19（+），CK20（-），CDx2（-），CD34（血管+），CD10（-），Ki-67（+，热点区约 70%）。

（七）鉴别诊断

（1）原发硬化性胆管炎：表现为胆管系统弥漫的节段状或串珠状中度扩张，甚至可呈憩室状。胆管壁增厚，厚度一般不超过 5 mm。但偶尔也可表现为局限性狭窄，此时不易与胆管癌鉴别。[1]

（2）胰头癌：胆总管下段偏心性狭窄、推移或不规则截断表现，胆总管和主胰管同时扩张，MRI 呈"双管征"表现，可见胰头不规则增大软组织肿块影。[2]

（八）病例讨论教学要点

胆管癌是指源于肝外胆管包括肝门区至胆总管下端胆管的恶性肿瘤。临床出现逐渐加重的持续性黄疸，伴瘙痒和体重减轻。少数无黄疸患者表现为上腹部疼痛，有时伴发热、腹部包块。本病例为中年女性患者，以腹痛、黄疸为主要临床表现，血清肿瘤标记物均为阴性。其 PET/CT 呈现胰头区肿块，不易与胰腺癌鉴别，但患者同时伴胆总管、肝内胆管明显扩张，呈"软藤样"改变，而胰管阻塞相对较轻，考虑肿瘤源于胆管上皮可能性大。

参考文献

[1] 石木兰.肿瘤影像学［M］.北京：科学出版社，2003.
[2] 白人驹.医学影像诊断学［M］.4 版.北京：人民卫生出版社，2019.

（中山大学附属第三医院　王思　谢良骏　程木华）

第四节　胰腺疾病

一　胰腺癌（Carcinoma of Pancreas）

▶ 病例一

（一）简要病史

现病史：男，73 岁，于 1 个月前无明显诱因出现腹痛，以脐周为主，呈持续性胀痛，于饭后加重，伴腰背部放射痛，伴有腹胀、全身乏力。无发热畏寒、头晕，无咳嗽咳痰、恶心呕吐、胸闷胸痛、呕血黑便。自行就诊于当地医院，予消炎等对症支持治疗，症状改善不明显。后因腹痛加重，就诊于广东医科大学附属医院，查 CA199：172.2 U/mL ↑，隐血试验弱阳性，行电子胃镜提示：平坦糜烂性胃炎。予止痛等对症支持治疗，症状缓解不明显。后上诉症状仍反复发作，自行服用双氯芬酸钠缓释片（具体剂量不详），症状未见明显缓解。患者自起病以来，精神、睡眠、胃纳较差，二便如常，近 1 个月来体重减轻约 7 kg。

既往史：既往因颈动脉粥样硬化斑块，予以预防性口服阿司匹林（具体剂量不详）11 年，已停止服药半年余。否认糖尿病史，否认心脏病史，否认高血压史，否认肾病史，否认疾病外伤史，否认输血史，否认手术史，无过敏史，否认传染病接触史，预防接种史不详。

个人史：有吸烟史 20 余年，半包 / 天，已戒烟半年余。

家族史：无特殊。

（二）实验室检查

血清淀粉酶：86 U/L ↑（参考值 35～135 U/L），白细胞计数：10.49×10⁹/L ↑（参考值 3.50×10⁹～9.50×10⁹/L），血红蛋白：119 g/L（参考值 130～175 g/L），中性粒细胞百分比：77.0% ↑（参考值 40.0%～75.0%），淋巴细胞百分比：13.5%（参考值 20.0%～50.0%）。血清 CA199：251.0 U/mL ↑（参考值 0～27 U/mL）。

（三）PET/CT 影像特征

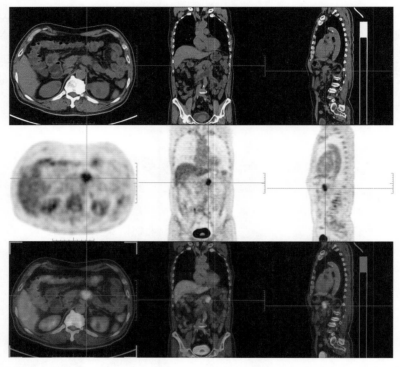

图 5-143　胰体见稍低密度肿块影，大小约为 22 mm×25 mm×33 mm（前后 × 左右 × 上下），边界欠清，见放射性浓聚，SUV_max 值约为 6.5。

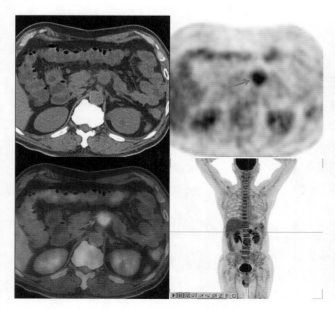

图 5-144　病灶凸出胰腺表面，周围脂肪间隙稍模糊。

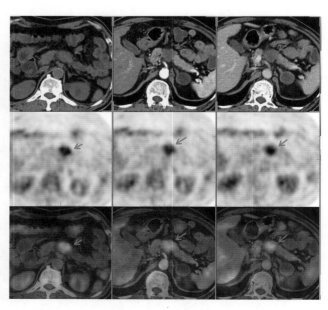

图 5-145　病灶增强扫描呈持续性低强化，强化程度低于胰腺实质。

（四）影像解读

患者 PET/CT 主要表现为：①胰体部肿块，FDG 代谢活跃，明显凸向腹腔生长。②增强扫描为低强化，低强化区仍有明显的 FDG 代谢活跃。③ CA199 明显升高，且无胰腺炎的支持特征。该患者考虑为胰腺癌。

（五）最终诊断

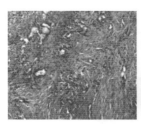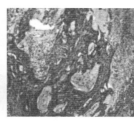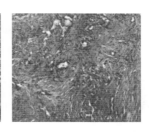

图 5-146 （胰腺肿物）增生的胶原纤维组织中见一些异型细胞散在浸润生长，部分呈腺管状结构，免疫组化：CK（＋）、CEA 少数弱（＋）、P53（＋，突变型）、Ki-67（＋，热点区域约 45%）、Syn（－）、CgA（－），结合临床及影像，符合腺癌（中分化）。

（六）鉴别诊断

（1）神经内分泌肿瘤：有功能性的神经内分泌肿瘤包括胰岛素瘤、胃泌素瘤、血管活性肠肽瘤、胰高血糖素瘤、生长抑素瘤、生长激素释放激素瘤、促肾上腺皮质激素瘤和甲状旁腺素瘤，会有对应的激素分泌异常及相应的临床表现，无功能性的神经内分泌肿瘤占 40%～60%。胰腺神经内分泌肿瘤多为富血供肿瘤，增强扫描明显强化，FDG 代谢与肿瘤级别有关，低级别神经内分泌肿瘤 FDG 代谢不高，行生长抑素 PET 显像可帮助鉴别。

（2）胰腺良性肿瘤：包括假性囊肿、胰岛细胞瘤、纤维瘤、脂肪瘤等。发病率低，FDG 代谢一般不活跃，其密度方面有对应特点，如假性囊肿内部为水样密度，脂肪瘤内部为脂肪密度。

（3）胃炎、肝炎、胆囊炎、肝癌、胰腺炎等。均有腹胀、腹痛症状，炎性改变占位效应不明显，B超、CT、PET/CT 等均可鉴别。

（七）病例讨论教学要点

胰腺癌是消化道常见恶性肿瘤之一，约 90% 起源于腺管上皮的导管腺癌，少见黏液性囊腺癌和腺泡细胞癌。临床症状隐匿且不典型，多见上腹部饱胀不适或疼痛、黄疸等症状。本病例为老年男性患者，以腹痛为主要症状；其 PET/CT 呈现较为典型的胰腺癌特点，如胰腺占位、向腹腔生长、低强化、FDG 代谢明显活跃、CA199 升高等，不难判断为胰腺癌。

（中山大学孙逸仙纪念医院 刘嘉辰 张弘）

▶ 病例二

（一）简要病史

现病史：女，59 岁，1 个月前无明显诱因出现上腹及后背痛，呈持续性刺痛，无腹胀，无恶心、呕吐，无反酸、心悸，无黄疸。外院全腹 CT 示：胰体部可疑肿块，胰腺炎可能；肝脏多发稍低密度灶，建议行 MRI 检查。自发病以来，患者精神状态一般，体力情况一般，食欲食量较差，睡眠情况一般，1 个月体重下降 5 kg，大便正常，小便正常。

既往史：30 岁时因产后大出血出现席汉综合征，现口服强的松 5 mg qd。余无特殊。

个人史：无特殊。

家族史：无特殊。

（二）实验室检查

血清 CA199>11060.10 U/mL ↑（参考值 0～27.0 U/mL），CEA：30.91 ng/mL ↑（参考值 0～5.0 ng/mL），CA724：27.82 U/mL ↑（参考值 0～6.9 U/mL），CYFRA21-1：7.62 ng/mL ↑（参考值 0～3.3 ng/mL）。AFP、SCC 正常。血常规、血清 IgG4 正常。

（三）PET/CT 影像特征

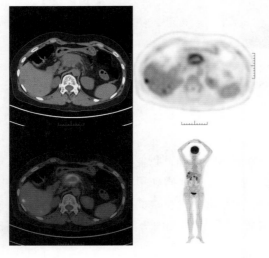

图 5-147 胰腺颈体交界区见软组织肿块，大小约为 3.8 cm×2.9 cm，代谢增高，SUV$_{max}$ 值约为 7.8，病灶内见液化坏死。

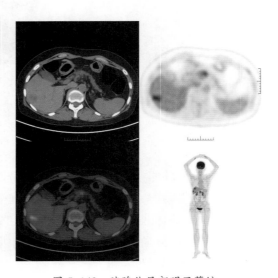

图 5-148 胰腺体尾部明显萎缩。

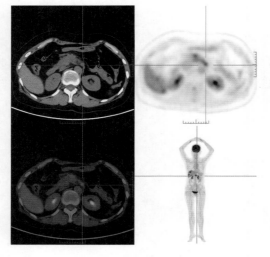

图 5-149 上腹部腹膜后区（胰腺后方）见淋巴结增大，大小约为 0.9 cm×0.9 cm，代谢增高，SUV$_{max}$ 值约为 5.2。

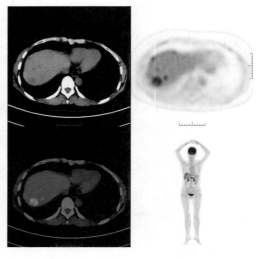

图 5-150 肝脏见多发低密度结节，代谢增高，最大者约为 2.3 cm×2.8 cm，SUV$_{max}$ 值约为 8.2。

（四）影像解读

患者 PET/CT 主要表现为：①胰腺颈体交界处可见软组织占位，代谢增高，病灶中央可见坏死，伴远端胰腺体尾部明显萎缩。②胰腺后方可见淋巴结增大，代谢增高。③肝脏见多发低密度占位，代谢增高。综合以上影像特征，该患者考虑为胰腺癌伴淋巴结转移、多发肝转移。

（五）最终诊断

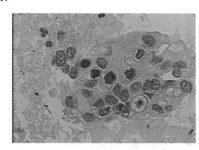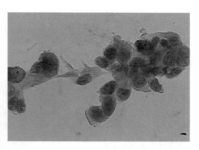

图 5-151 （胰体穿刺物）液基薄层细胞学/细胞沉渣检查意见：查见腺癌细胞。

（六）鉴别诊断

（1）慢性肿块型胰腺炎：慢性肿块型胰腺炎是慢性胰腺炎的特殊类型。CT 表现为局部软组织肿块，呈等密度或略低密度，密度均匀，边界多不清晰，无明显分叶；可见假性囊肿形成；远端胰管多呈串珠状扩张，同时多数伴有胰管内钙化。病灶 FDG 代谢不高或轻度增高。

（2）自身免疫性胰腺炎：当自身免疫性胰腺炎炎症比较局限时，与胰腺癌很难鉴别。自身免疫性胰腺炎表现为胰腺内低密度肿块，增强呈延迟强化；病灶可呈胰腺弥漫性累及，表现为腊肠样改变，也可表现为肿块样。主胰管常无明显扩张。胰腺周围可见低密度环状包膜影（胶囊征）；胰腺内可见钙化灶；同时常合并胰腺外组织脏器受累，如肾脏受累、肝内外胆管狭窄等。病灶 FDG 代谢常明显增高。血清 IgG4 常明显增高。

（七）病例讨论教学要点

本病例为中老年患者，以腹痛及后背痛为主要症状；其 PET/CT 呈典型的胰腺癌影像表现，如胰腺内占位，代谢明显增高，肿块远端胰腺组织萎缩；区域淋巴结增大，代谢增高；肝脏多发低密度占位，代谢增高。再结合患者血清 CA199 及 CEA 明显升高，诊断胰腺癌伴淋巴结转移及肝脏转移没有太大困难。但因胰腺癌与慢性肿块型胰腺炎在临床症状及影像学上均有诸多相似之处，需结合血清肿瘤标记物水平协助诊断。

（南方医科大学南方医院　王丽娟　吴湖炳）

二 胰腺神经内分泌肿瘤（Pancreatic Neuroendocrine Neoplasms，pNENs）

▶ **病例一**

（一）简要病史

现病史：女，34 岁，主因间断性头晕 11 个月余，发现间断低血糖 4 个月余就诊。患者头晕症状饮糖水后可缓解，伴乏力，偶有恶心、反酸。无发热、咳嗽腹痛、腹泻等症状。精神及睡眠状况良好，食欲正常，大小便及体重无明显变化。为明确低血糖原因行 ^{18}F-FDG PET/CT 检查。

既往史：无特殊。

个人史：无特殊。

家族史：无特殊。

（二）实验室检查

血清 NSE：26.07 ng/mL ↑（参考值 0～16.3 ng/mL），CEA、CA199、CA125 均正常。血糖 3.26 mmol/L ↓（参考值 3.9～6.1 mmol/L）。血常规、尿常规及其他生化指标基本正常。

（三）PET/CT 影像特征

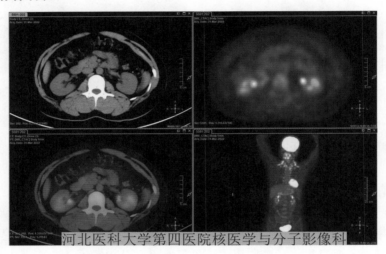

图 5-152　^{18}F-FDG PET/CT 示胰腺钩突部位结节状稍低密度影，边缘较清晰，大小约为 2.4 cm×1.9 cm，PET 未见异常葡萄糖高代谢。

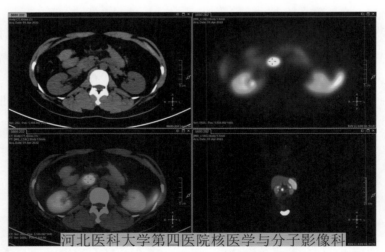

图 5-153　^{68}Ga-DOTATATE PET/CT 示胰腺钩突部位结节状稍低密度影，边缘较清晰，大小约为 2.4 cm×1.9 cm，PET 见结节状异常显像剂浓聚，SUV$_{max}$ 值约为 40.4。

（四）影像解读

患者 PET/CT 主要表现为：胰腺钩突部位结节状稍低密度影，无异常 FDG 摄取，而 DOTATATE 摄取明显增高，表明有生长抑素受体高表达，具有神经内分泌肿瘤特征；全身其他部位无异常 FDG 及 DOTATATE 摄取增高灶。

（五）最终诊断

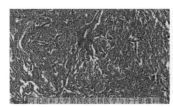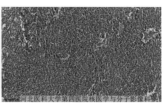

图 5-154　（胰头部肿物）切面灰白质脆。免疫组化结果：AE1/AE3（＋）、Vim（＋）、Vimentin（－）、CD56（＋）、Syn（＋）、CgA（＋）、P53（0% 阳性）、SSTR（60% 强阳性）、CK7（－）、β-Catenin（包膜阳性）、PR（－）、Ki-67（阳性细胞数 2%）。考虑神经内分泌肿瘤（G1）。

（六）鉴别诊断

（1）胰腺癌：胰腺最常见的恶性肿瘤，CT 表现为等或稍低密度结节或肿块影，乏血供，增强扫描无明显强化，在 ^{18}F-FDG PET/CT 上多表现为异常 FDG 摄取。肿瘤标记物 CA199 升高可帮助鉴别。

（2）浆液性囊腺瘤：也称微小囊腺瘤，是一种少见的胰腺良性肿瘤，老年女性多见。CT 扫描多为类圆形低密度影，边界清楚，内见分隔，呈蜂窝状改变，中心瘢痕合并钙化是其特征性表现，增强扫描后肿瘤的蜂窝状结构更明显，FDG 摄取多不明显。

（七）病例讨论教学要点

胰腺神经内分泌肿瘤又称胰岛细胞瘤，比较少见，根据其是否分泌激素，分为功能性和无功能性两类。功能性 pNENs 约占 20%，胰岛素瘤在功能性 pNENs 中最为常见，女性略多于男性，高发年龄为 40～50 岁，多为良性、单发、体积较小。低血糖是胰岛素瘤的首发症状，若患者有典型的 Whipple 三联征，应考虑本病的可能。[1] CT 表现为胰内边界清晰的低密度或稍低密度影，CT 增强扫描可见明显强化。^{18}F-FDG PET/CT 在 G1 期 pNENs 中一般无异常高摄取，G2、G3 期 pNENs 可有 FDG 摄取，特别是 G3 期 pNENs；而生长抑素受体（SSTR）显像剂在 G1、G2 期 pNENs 中可有明显摄取，二者协同应用，对本病的诊断具有重要的价值。[2]

本病例为女性患者，因间断性头晕伴低血糖发作就诊，CT 发现胰腺钩突占位，为明确诊断行 PET/CT 检查。^{18}FDG PET/CT 示胰腺钩突部位稍低密度结节影，无 FDG 异常摄取，但有明显的 SSTR 表达，呈现明显的 DOTATATE 高摄取，符合典型的 pNENs 表现，结合患者发作性低血糖的表现，考虑胰腺神经内分泌肿瘤（胰岛素瘤）可能性大。但该病变还需排查其他疾病可能：①胰腺癌，为胰腺最常见的恶性肿瘤，^{18}F-FDG PET/CT 表现为等或稍低密度结节或肿块影，增强扫描无明显强化，多伴异常 FDG 高摄取；可有肿瘤标记物 CA199 升高，据此可进行排查。②浆液性囊腺瘤，是一种少见的胰腺良性肿瘤，老年女性多见。CT 扫描多为分叶状低密度影，边界清楚，内见分隔，呈蜂窝状改变，中心瘢痕合并钙化是其特征性表现，增强扫描多为轻中度强化，也可明显强化，强化后肿瘤的蜂窝状结构更明显[3]，FDG 摄取多不明显，据此可进行排查。

参考文献

［1］张太平．胰腺神经内分泌肿瘤［J］．外科学，2018，8（9）：465-467.

［2］缪飞，林晓珠．胰腺神经内分泌肿瘤影像学分级再认识［J］．中华医学杂志，2022，102（14）：988-991.

［3］王智平，陈海玲，杨春艳，等．胰腺浆液性囊腺瘤的 CT 表现［J］．实用放射学杂志，2022，38（2）：255-258.

（河北医科大学第四医院　刘亚丽　赵新明）

▶ 病例二

（一）简要病史

现病史：男，55 岁，8 天前体检发现胰头肿物。患者在外院行胸部及上腹部 CT 检查提示：胰头部低密度影，性质待定，建议临床进一步检查。自诉无腹痛腹胀、恶心呕吐、发热寒战、黄疸等症状。自发病以来，精神状态一般，体力情况一般，食欲食量一般，体重无明显变化，大小便正常。

既往史：10 年前因房颤行射频消融术，术后房颤未复发；3 年前因阑尾炎行阑尾切除术。余无特殊。

个人史：无特殊。

家族史：无特殊。

（二）实验室检查

血常规、血清淀粉酶、脂肪酶、肿瘤标记物均正常。

（三）PET/CT 影像特征

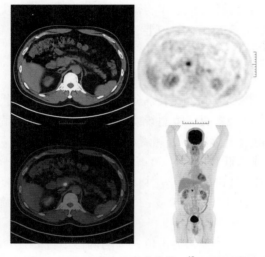

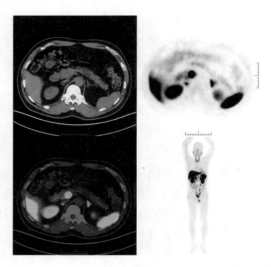

图 5-155　胰头见低密度结节，^{18}F-FDG PET/CT 显像见代谢增高，大小为 0.9 cm×1.0 cm，SUV$_{max}$ 值约为 10.0，远端主胰管未见扩张。

图 5-156　^{68}Ga-DOTATATE PET/CT 显像于胰头见 1 个结节状明显摄取增高灶，大小为 2.0 cm×2.2 cm，SUV$_{max}$ 值约为 133.3。

（四）影像解读

患者 PET/CT 主要表现为：①胰头区低密度占位，^{18}F-FDG 摄取增高。②^{68}Ga-DOTATATE 摄取明显增高，提示病灶生长抑素受体表达强阳性。综合以上影像特征，考虑为胰腺神经内分泌肿瘤。

（五）最终诊断

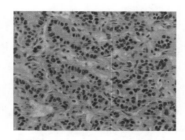

图 5-157　（胰腺钩突肿物）神经内分泌肿瘤（NET，G1 级），肿瘤最大径约为 20 mm，未见脉管内瘤栓及神经侵犯。免疫组化结果：CK（+）、CgA（+）、Syn（+）、CD56（+）、SSTR-2（3+）、S-100（-）、Ki-67（+，<2%）。

（六）鉴别诊断

（1）胰腺癌：发生在胰头区的胰腺癌，表现为胰头肿块，代谢增高，常伴胆总管或主胰管扩张，两者同时受累时表现为"双管征体"，扩张的胰管常呈串珠样改变，肿瘤远端胰腺体尾部常见萎缩；更容易侵犯周围组织，合并淋巴结转移及远处转移。^{18}F-FDG 代谢增高，但 ^{68}Ga-DOTATATE 摄取不高，可用于鉴别。

（2）胰腺导管内乳头状黏液性肿瘤：多见于老年男性。表现为主胰管扩张和以胰腺内囊性占位为主，扩张的胰管及囊性病变内可见乳头状小结节，囊间见分隔，囊性病变与主胰管相通，病灶往往 ^{18}F-FDG 和 ^{68}Ga-DOTATATE 摄取未见明显增高；胰腺常重度萎缩。

（七）病例讨论教学要点

神经内分泌肿瘤（Neuroendocrine Neoplasms，NETs）是一类来源于神经内分泌细胞的异质性肿瘤，好发于胃肠道、胰腺和肺，大多数 NETs 表达生长抑素受体[1]，^{68}Ga-DOTATATE PET/CT 显像常为阳性。

本病例表现为胰头区低密度占位，无胰腺萎缩及胰管扩张，^{18}F-FDG PET/CT 显像代谢增高，^{68}Ga-DOTATATE PET/CT 显像病灶摄取明显增高，提示该病灶生长抑素受体表达阳性，因此诊断为胰腺神经内分泌肿瘤不难，同时 ^{68}Ga-DOTATATE PET/CT 显像时显示范围较 FDG 大，与手术病理范围更接近。另外胰腺神经内分泌肿瘤往往在增强 CT 上表现为富血供肿瘤，这与胰腺癌有所不同，后者多为乏血供肿瘤。

参考文献

［1］BOZKURT M F，et al. Guideline for PET/CT imaging of neuroendocrine neoplasms with ^{68}Ga-DOTA-conjugated somatostatin receptor targeting peptides and ^{18}F-DOPA［J］. Eur J Nucl Med Mol Imaging，2017，44（9）：1588-1601.

（南方医科大学南方医院　王丽娟　吴湖炳）

三　自身免疫性胰腺炎（Autoimmune Pancreatitis，AIP）

▶ 病例一

（一）简要病史

现病史：男，76 岁，半个月前因体检发现空腹血糖升高就诊，无明显不适；1 周前行肝胆增强 MRI，提示胰头部可疑占位。查体无黄疸，肝脾肋下未及；腹部未及包块，无明显压痛及反跳痛。起病以来无腹胀、腹痛，无胸闷、气促，无皮肤瘙痒，无乏力等症状，神清，精神疲软，睡眠状况良好，大小便及体重无明显变化。

既往史：血吸虫病史 40 余年。有高血压史 7 年，口服药物控制可。

体征：T：39.2℃，R：20 次/分，P：93 次/分，BP：115/76mmHg。

个人史：无特殊。

家族史：无特殊。

（二）实验室检查

CA125：86.9 U/mL↑（参考值0～35.0 U/mL），CA199：216.8 U/mL↑（参考值0～27.0 U/mL），铁蛋白：428.3ng/mL↑（参考值7.0～323.0 ng/mL）。C反应蛋白90.75 mg/L↑（参考值0～6.0 mg/L），免疫球蛋白G亚型-4：6.340 g/L↑（参考值0.030～2.010 g/L），血淀粉酶：65.0 U/L↑（参考值35.0～135.0 U/L）。血常规及生化指标基本正常。

（三）PET/CT 影像特征

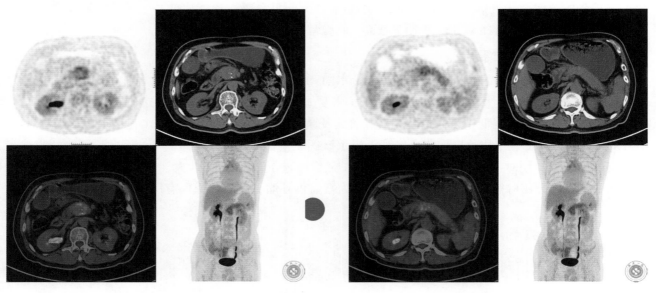

图5-158　胰头部明显增大伴钙化灶，呈放射性浓聚，SUV_{max}值约为7.1，较大层面范围约为12 mm×15 mm。

图5-159　胰腺弥漫性肿胀，密度不均匀性略减低，放射性不均匀浓聚，SUV_{max}值约为5.3。

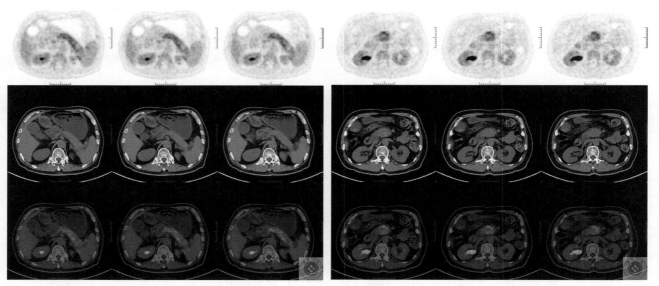

图5-160　胰腺周围、胰脾间隙、胰胃间隙及胰十二指肠间隙模糊，以胰脾间隙明显，放射性浓聚，SUV_{max}值约为6.4。

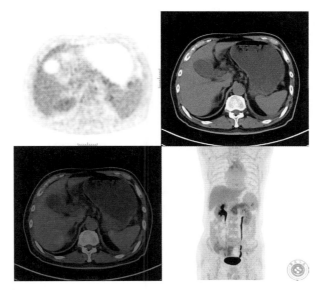

图 5-161 胰腺周围、肝门部、肝胃间隙、后腹膜腹主动脉旁散在淋巴结显示，大者位于胰头前方，大小约为 7 mm×9 mm，轻度放射性浓聚，SUV_{max} 值约为 3.3。

（四）影像解读

患者 PET/CT 主要表现为：①胰头部增大呈团块状，FDG 代谢增高，胰腺弥漫性肿胀，密度不均匀性略降低，FDG 代谢不均匀性增高。②胰腺周围、胰脾间隙、胰胃间隙及胰十二指肠间隙模糊，FDG 代谢不同程度增高，以胰脾间隙明显。③胰腺周围、肝门部、肝胃间隙、后腹膜腹主动脉旁散在淋巴结显示，FDG 代谢轻度增高。综合以上影像特征，结合实验室检查 IgG 增高，该患者考虑为自身免疫性胰腺炎，周围系膜渗出，多发淋巴结炎性增生。

（五）最终诊断

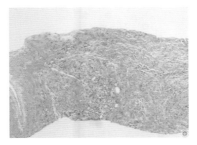

图 5-162 （胰腺穿刺活检）病理：胰腺间质纤维组织明显增生伴较多淋巴浆细胞浸润。结合临床相关血清学检查及影像学表现，考虑 IgG4 相关的自身免疫性胰腺炎；免疫组化结果：MUM1（浆细胞 +），IgG4（>10 个阳性浆细胞 /HPF），CD38（浆细胞 +），IgG（+），CK（pan）（上皮 +），P53（−）。

（六）鉴别诊断

（1）胰腺癌：胰腺癌常表现为局灶性肿块，少数表现为弥漫性。前者需要和局灶型 AIP 鉴别，后者需要和弥漫型 AIP 鉴别。[1]

典型的 IgG4 升高只见于部分 1 型 AIP 患者，2 型 AIP 患者无 IgG4 升高。胰腺癌常有 CA199 升高，但 CA199 在 AIP 患者中也可有轻度升高。可鉴别影像学征象：①胰腺癌侵犯胆胰管表现为突然截断，伴上游胆胰管扩张，出现"双管征"。②胰腺癌多见胰腺周围大血管的侵犯及淋巴结肿大。③胰腺癌增强检查多表现不均匀轻度强化。④ AIP 具有特征性表现，如"导管穿行征"及"胶囊征"等。

（2）胰腺炎：急性胰腺炎患者典型的临床表现为急性腹痛，由上腹部向左肩部左腰部放射，伴有腹胀、恶心呕吐、发热，部分患者可出现黄疸。其中 10%～20% 为急性坏死性胰腺炎，有高热、弥漫性腹膜炎、麻痹性肠梗阻、上腹部肿块、消化道出血、神经精神、休克等症状。实验室检查出现血清淀粉酶升高。影像学常出现胰腺弥漫肿大，轮廓线呈弧形膨出，密度不均匀，边缘模糊，包膜掀起，胰周明显渗出。急性坏死性胰腺炎与 AIP 的鉴别诊断一般不困难。绝大多数情况下，AIP 患者胰周都表现为轻微渗出。[2]

（3）胰腺淋巴瘤：胰腺淋巴瘤多表现为胰头部低密度肿块伴胰腺增大，肿块与周围胰腺实质分界不清，增强呈轻度强化，胰腺周围及腹膜后可见多发肿大淋巴结，而 AIP 极少可见淋巴结肿大。研究显示，T2WI 上呈均匀高信号，多提示胰腺淋巴瘤，而 T2WI 上表现为等低信号的多提示 AIP，因为相对胰腺淋巴瘤，AIP 病灶中纤维化更明显。[3]

（七）病例讨论教学要点

自身免疫性胰腺炎为良性、纤维炎症性慢性胰腺炎，有独特的临床表现、影像学和病理学特征，并发现与高丙球蛋白血症有关，且皮质激素治疗效果良好。本病例为老年患者，无明显临床症状及体征，因体检发现胰腺占位；其 PET/CT 呈现较为典型的 AIP 征象，如弥漫性肿大呈"香肠样"改变，FDG 代谢增高，再结合患者血 IgG4 水平增高，基本可诊断为 AIP。但仍因胰头部增大呈团块状影，需排查其他疾病可能，如胰腺癌、淋巴瘤等。需进一步活检明确病理。

参考文献

［1］付军，孔臣臣，石奎，等．肿块型自身免疫性胰腺炎一例并文献复习［J］.肝胆外科杂志，2022，30（2）：108-111.

［2］缪飞，陈芳莹.自身免疫性胰腺炎的影像学诊断［J］.临床肝胆病杂志，2018，34（8）：1604-1608.

［3］郑天颖，黄子星，宋彬.胰腺血液系统恶性肿瘤的影像学表现［J］.中国普外基础与临床杂志，2017，24（11）：1394-1399.

（浙江大学医学院附属第一医院　张亚飞　赵葵　苏新辉）

▶ 病例二

（一）简要病史

现病史：男，70 岁，体检发现胰腺占位，无腹痛、腹胀、恶心、呕吐、发热等症状。自起病以来，患者精神及睡眠状况良好，食欲一般，大小便无异常，体重无明显下降。

既往史：无特殊。

个人史：无特殊。

家族史：无特殊。

（二）实验室检查

血清 IgG4：3.2 g/L↑（参考值 0.03～2.01 g/L），血常规、血淀粉酶、脂肪酶及自身抗体阴性，肿瘤标记物均阴性。

（三）PET/CT 影像特征

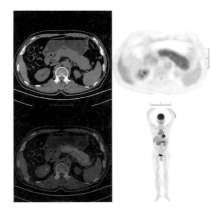

图 5-163　胰腺体尾部弥漫性肿胀，代谢弥漫性增高，SUV_max 值约为 6.8，胰管未见明显扩张，周围未见明显渗出。

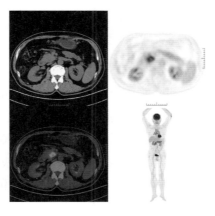

图 5-164　胰头钩突组织肿胀，代谢弥漫性增高，SUV_max 值约为 7.7。

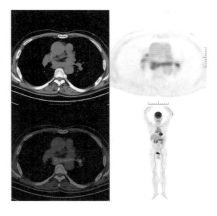

图 5-165　双肺门及纵隔内见多发淋巴结增大，代谢增高，最大者为 3.6 cm×2.5 cm，SUV_max 值约为 6.4。

（四）影像解读

患者 PET/CT 主要表现为：①胰头钩突及胰腺体尾部弥漫性肿胀，呈"腊肠样"改变，胰腺内密度较均匀，未见明显占位性病变。②胰腺体尾部未见萎缩，胆总管及主胰管未见明显扩张。③胰腺周围系膜未见明显增厚，胰腺周围无明显渗出；胰腺周围及腹膜后区未见明显肿大淋巴结。④双肺门及纵隔多发淋巴结增大，代谢增高，呈对称性分布。综合以上影像特征及血清 IgG4 明显升高，该患者考虑为 IgG4 相关性自身免疫性胰腺炎。

（五）最终诊断

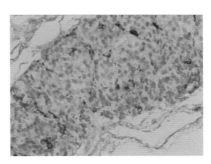

图 5-166　（胰头活检）少量胰腺腺泡、导管上皮及纤维组织，IgG4 > 10 个 /HPF，符合 IgG4 相关性胰腺炎。免疫组化结果：IgG（+），IgG4（+，> 10 个 /HPF），MUM-1（+），CD38（+）。

（六）鉴别诊断

（1）单纯性胰腺炎：表现为胰腺弥漫性肿胀，^{18}F-FDG 可明显增高，但常伴胰腺周围系膜明显增厚，胰腺周围渗出性改变明显，实验室检查常有白细胞升高，血淀粉酶及脂肪酶升高，CA199 也可升高。

（2）胰腺癌：表现为胰腺内局灶性结节或肿块，^{18}F-FDG 摄取增高。若发生在胰头，则表现为胰头肿块，代谢增高，常伴胆总管或主胰管扩张，远端胰腺体尾部萎缩。实验室检查常见 CA199 明显升高。

（3）淋巴瘤：胰腺原发淋巴瘤极其罕见，多为全身系统性淋巴瘤累及胰腺，可表现为胰腺单发或多发结节状高代谢病灶，也可表现为胰腺弥漫性高代谢病灶，胰腺周围常无明显渗出性改变。除胰腺外，可见淋巴瘤累及全身多处淋巴结病灶或其他脏器，这有助于鉴别。

（七）病例讨论教学要点

IgG4 相关性 AIP 诊断标准主要包括胰腺实质及胰管影像学改变、血清学 IgG4 升高、胰腺外器官受累、胰腺特征性组织学改变、激素治疗有效 5 个方面。[1]

本病例为老年男性患者，体检发现胰腺占位，无明显腹痛、腹胀、恶心呕吐、发热等症状。PET/CT 表现为胰腺弥漫性肿胀，代谢弥漫性增高，周围常未见明显渗出性改变，病灶边界较清楚，胰管及胆总管无明显扩张，较符合 AIP 的影像表现，同时胰腺外可见双肺门及纵隔内多发淋巴结增大，代谢增高，结合患者血清 IgG4 明显升高，不难诊断为 IgG4 相关性 AIP。

参考文献

［1］LÖHR J M，BEUERS U，VUJASINOVIC M，et al. European guideline on IgG4-related digestive disease-UEG and SGF evidence-based recommendations［J］. United European Gastroenterol J，2020，8（6）：637-666.

（南方医科大学南方医院　王丽娟　吴湖炳）

第五节　脾脏疾病

一　脾淋巴瘤（Splenic Lymphoma）

（一）简要病史

现病史：男，42 岁，1 个月余前无明显诱因出现上腹部隐痛不适，NRS 1 分，肿标阴性；后自行好转，未重视，10 余天前发热后上述症状加重，影响睡眠，NRS 4 分，腹痛 2 个月余伴加重一周，外院 CT 示脾脏占位（11.7 cm × 7.7 cm）伴脾门与腹膜后多发淋巴结增大，淋巴瘤可能性大。

既往史：无特殊。

个人史：吸烟史 10 余年，每日 10 只，无酗酒，职业为农民，否认食物药物过敏史。

家族史：无肿瘤家族史。

（二）实验室检查

血常规、生化指标基本正常。

（三）PET/CT 影像特征

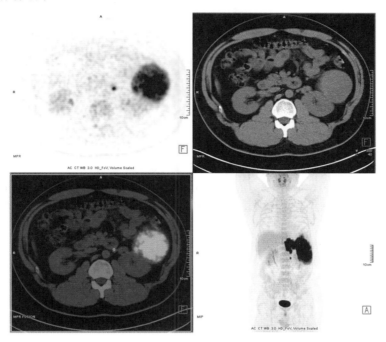

图 5-167　PET/CT：脾脏增大，大于 9 个肋单元，左肾受压，内见散在团块状不均匀稍低密度影，界不清，最大截面约为 12.3 cm×7.9 cm，放射性摄取增高，SUV_{max} 值约为 34.3。

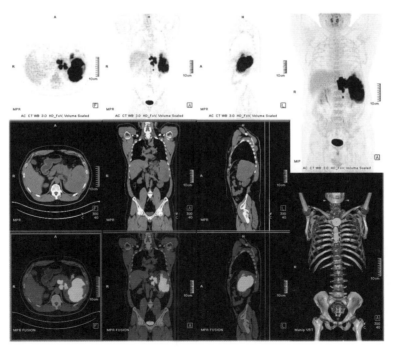

图 5-168　PET/CT：肝胃间隙、腹膜后主动脉旁及脾门可见多发肿大淋巴结，部分融合，大者位于胰体后方，约为 3.3 cm×3.1 cm，放射性摄取增高，SUV_{max} 值约为 37.4。

（四）影像解读

患者 PET/CT 主要表现为：脾脏增大伴团块状不均匀稍低密度影，FDG 代谢增高，考虑脾脏淋巴瘤；另肝胃间隙、腹膜后主动脉旁及脾门多发肿大淋巴结，部分融合，FDG 代谢增高，考虑淋巴瘤结内浸润。

（五）最终诊断

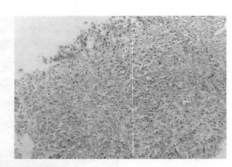

图 5-169 （脾门淋巴结穿刺标本）淋巴组织异常增生，考虑淋巴瘤。CD20（+），CD19（部分弱+），CD10（+），Bcl-6（+），MUM1（+），CD5（-），Bcl-2（+，70%），c-Myc（+，约60%），CD30（-），CD3（-），Cyclin D1（-），CD21（-），Ki-67（+，>90%），P53（-），EBER（-），ALK（-）。（脾门淋巴结穿刺标本）高侵袭性B细胞性淋巴瘤，建议行FISH基因检测排除"双打击"淋巴瘤；FISH检测结果：cMyc（BA）FISH（-），Bcl6 FISH（-），Bcl2（BA）FISH（-）。病理诊断：（脾门淋巴结穿刺标本）高侵袭性B细胞性淋巴瘤，免疫组化标记结果提示弥漫大B细胞淋巴瘤（GCB型），双表达Bcl-2和c-Myc。

（六）鉴别诊断

（1）慢性粒细胞性白血病：一种伴有染色体异常的骨髓恶性增生性疾病。

①临床症状：在非急变期并不典型，可有乏力、多汗、消瘦等症状。

②脾脏：肿大占92%，其中巨脾占86%。

③外周血：白细胞多在 30×10^9/L 以上。涂片分类呈百花异样（即血片中存在各种和各阶段血细胞，如早幼粒、中幼粒、晚幼粒，中幼红和晚幼红等细胞）。

④骨髓象：增生极度活跃，以中晚幼粒细胞为主。

⑤中性粒细胞碱性磷酸酶降低。

⑥染色体异常。

（2）毛细胞性白血病：一种特殊类型白血病，其特征是细胞膜有毛状物，或似发卡，裙边，锯齿。因而称为毛细胞性白血病。

①临床特点：多有贫血、发热、脾脏肿大等症状，病程进展缓慢。

②实验室检查：外周和骨髓可见毛白血病细胞。

③组织化学染色：酸性磷酸酶阳性，且不被酒石酸盐抑制。

④脾脏：几乎所有患者都有脾脏肿大，常在肋缘下 10 cm 以上。

（3）幼淋巴细胞性白血病：慢性淋巴细胞性白血病的一种类型。临床症状较慢性淋巴细胞性白血病明显，病程进展较快，常有脾大而淋巴结肿大不显著。

①临床特点：症状期短，乏力、多汗、消瘦。

②脾脏：肿大明显，多在肋缘下 10 cm 以上。淋巴结较少肿大。

③实验室检查：血涂片及骨髓见大量幼淋巴细胞。其特征是几乎所有淋巴细胞均可见到核仁。

（4）慢性淋巴细胞性白血病：一种淋巴细胞的增生与蓄积性疾病。临床上发病多见于老年人，其自然病程较长。

①临床症状：早期不典型，可有全身淋巴结肿大、乏力、发热、出汗、皮肤瘙痒等症状。

②脾脏：肋缘下肿大 >10 cm 的在 90% 以上。

③实验室检查：外周血涂片中成熟淋巴细胞大于60%，其绝对值 5×10^9/L，持续 3 个月。

④骨髓象：增生活跃，成熟淋巴细胞 ≥ 40%。

⑤组织活检：成熟淋巴细胞浸润表现。

⑥除外其他疾病引起的淋巴细胞增多。

（5）骨髓纤维化：一种慢性骨髓增殖性疾病，由于骨髓被纤维组织所代替致造血障碍，骨髓检查呈干抽现象，常有髓外造血表现。

①临床发病多在 40 岁以上，乏力、低热、脾脏肿大。

②贫血（外周血检查）：为幼粒–幼红细胞性。白细胞和血小板正常或降低。可见泪滴红细胞。

③骨髓象：多次干抽，增生低下。

④骨髓活检：病理具有特征性改变。

（七）病例讨论教学要点

淋巴瘤为较常见的脾脏恶性肿瘤。患者年龄多数超过 40 岁，男性稍多于女性。分为霍奇金淋巴瘤（又称霍奇金病，Hodgkin Diseases，HD）和非霍奇金淋巴瘤（Non-Hodgkin Lymphoma，NHL）两大类。大体病理可分为弥漫型、粟粒结节型、多肿块型、巨块型。超过 1/3 的患者可无淋巴结累及。脾脏淋巴瘤可以为全身淋巴瘤累及脾脏，也可以是脾脏原发淋巴瘤。影像学上脾脏的改变与病理类型相关，一般弥漫型或粟粒结节型病灶，仅可见脾脏增大；而巨块型和多肿块型淋巴瘤除了脾脏增大外，还可见病灶本身的改变。

本例即为多肿块型淋巴瘤，脾脏增大，内见散在团块状不均匀稍低密度影，PET/CT 显像呈现放射性摄取异常增高，伴其他部位淋巴结肿大。脾脏原发淋巴瘤无特征性表现，诊断需结合病史和活检。全身性淋巴瘤脾脏受累，结合病史及其他部位淋巴结肿大，一般可以做出诊断，但确诊需要病理学检查。

参考文献

[1]黄云鹏，张宗，刘超婷，等. 原发性脾脏淋巴瘤的临床分析 [J]. 临床医药实践，2017（12）：922-924.

（浙江大学医学院附属第一医院　刘侃峰　赵葵　苏新辉）

二　脾血管瘤（Splenic Hemangioma）

（一）简要病史

现病史：男，41 岁，查体发现脾脏肿物半个月就诊。患者无发热、疼痛、乏力等症状，精神及睡眠状况良好，食欲良好，大小便正常。为明确脾脏病变性质，行 ^{18}F-FDG PET/CT 检查。

既往史：无特殊。

个人史：无特殊。

家族史：无特殊。

（二）实验室检查

血常规、尿常规及生化全项基本正常。

（三）其他影像学检查

MRI 示：脾脏后缘可见类圆形肿物影，长约为 4.8 cm，T1 呈稍低信号，T2 呈不均匀高信号，肿物边缘呈结节状，增强扫描各期可见较脾脏为不均匀低强化。

（四）PET/CT 影像特征

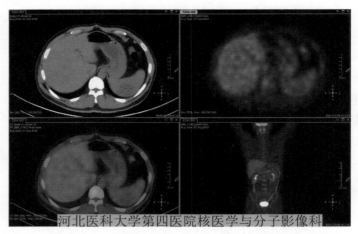

图 5-170　脾脏内低密度肿物影，大小约为 4.6 cm×3.7 cm，边界较清，内密度较均匀，CT 值约 25HU，PET 相应部位葡萄糖代谢稍减低。

（五）影像解读

患者 PET/CT 主要表现为：脾脏内类圆形低密度肿物影，边缘清楚，内密度较均匀，FDG 代谢减低，具有脾脏良性病变特征；全身其他部位无异常 FDG 代谢增高灶。

（六）最终诊断

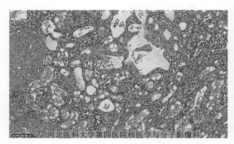 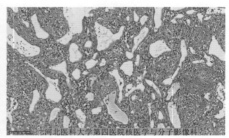

图 5-171　（脾脏肿物）切面灰红质韧。考虑血管源性肿瘤。免疫组化结果：AE1/AE3（-），Vimentin（+），Ki-67（阳性细胞数 5%），D2-40（-），CD（+），CD31（+），C-myc（0% 阳性），FVⅢ-R-Ag（+）。

（七）鉴别诊断

（1）脾囊肿：多为单发，也可多发，表现为脾脏内类圆形低密度影，内密度均匀，接近水样密度，边缘光滑，增强扫描无强化，病灶显示更清楚。无异常 FDG 摄取，较大病灶甚至出现摄取减低区。

（2）脾淋巴瘤：可表现为脾肿大，或脾内低密度结节或肿块影，可单发，也可多发，增强扫描可见轻中度强化或边缘强化。FDG 摄取多明显增高。

（3）脾转移瘤：表现为脾脏内大小不等、数量不一的低密度灶，边界清楚或不清楚，增强扫描可无明显强化，或有轻度强化。FDG 摄取异常增高。有原发肿瘤病史或其他部位转移灶可帮助诊断。

（4）脾血管内皮肉瘤：起源于脾窦内皮细胞的高度恶性肿瘤。脾脏内多发或单发实性或囊实性混杂密度肿块，密度不均匀，增强扫描病灶边缘增强，逐渐向中心扩展。病情进展快。

（八）病例讨论教学要点

脾血管瘤，是脾脏最常见的良性肿瘤，大部分患者无症状，多在体检时偶然发现，少数较大的血管瘤可出现因脾脏增大而引起的压迫周围脏器的相应症状，若出现血管瘤破裂，可出现急腹症表现。典型的脾血管瘤 CT 表现为脾脏内单发或多发等密度或低密度灶，边缘清晰，增强扫描可从周边开始强化，逐渐向中央填充，延迟后可与正常脾脏密度一致，少数血管瘤早期即可表现为均匀性强化，一直持续到延迟期。[1] 18F-FDG PET/CT 多无异常 FDG 摄取。

本病例为中年男性患者，体检发现脾脏占位，为明确诊断行 PET/CT 检查。18F-FDG PET/CT 示脾脏内类圆形低密度肿物影，葡萄糖代谢相对减低，符合脾脏良性肿瘤的诊断，应考虑脾血管瘤的可能。但还需排查其他疾病可能，如：①脾囊肿：较少见，18F-FDG PET/CT 表现为脾脏内密度均匀、边界清晰的类圆形低密度，接近水样密度，无 FDG 摄取增高，甚至表现为 FDG 代谢减低区，以此可进行排查。②脾淋巴瘤：脾是淋巴瘤在腹部最好发的器官，继发性多见，CT 表现为脾肿大，或脾内低密度结节或肿块影，可单发，也可多发，增强扫描可见轻度不均匀强化，FDG 摄取多明显增高，据此可进行排查。③脾转移瘤：表现为脾脏内大小不等、数量不一的低密度灶，边界清楚或不清楚，FDG 摄取异常增高，有原发肿瘤病史或其他部位转移灶，据此可进行排查。④脾血管内皮肉瘤：起源于脾窦内皮细胞的高度恶性肿瘤，CT 表现为脾脏内多发或单发实性或囊实性混杂密度肿块，密度不均匀，FDG 摄取增高，据此可进行排查。

参考文献

［1］童成文，罗晓琴，戢磊，等. CT 在脾脏占位性病变诊断及鉴别诊断中的价值［J］. 医学影像学杂志，2019，29（5）：868-870.

（河北医科大学第四医院　刘亚丽　赵新明）

第六节　肠系膜和腹膜腔

一　结核性腹膜炎（Tuberculous Peritonitis）

▶ 病例一

（一）简要病史

现病史：男，81 岁，半个月前无明显诱因出现纳差，双下肢浮肿，无恶心呕吐、畏寒发热等不适，6 天前患者出现咳嗽咳痰，痰白色，不易咳出，偶有胸闷，遂至本院就诊，行肺 CT（肺动脉 CTA）检查示：未见明显异常。附见：扫描范围所示腹腔内腹膜增厚，部分结节状增厚，腹腔渗出、积液，请结合临床及腹部相关检查。患者仍有纳差，咳嗽咳痰，痰白色，不易咳出，偶有胸闷；胃纳可，两便无殊，睡眠可，体重略有下降。

既往史：无高血压，无糖尿病，否认"肝炎、肺结核"等慢性传染性疾病史，6 年前于外院行尿路结石取出术。1 年前发现阿尔茨海默病，规律用药，具体不详。否认重大外伤史，无食物药物过敏史。

个人史：无特殊

家族史：无特殊

（二）实验室检查

血常规：白细胞计数：6.94×10^9/L（参考值 $3.5 \times 10^9 \sim 9.5 \times 10^9$/L），中性粒细胞百分比：81.9% ↑

（参考值 40%～75%），血红蛋白：119 g/L↓（参考值 131～172 g/L）。血生化：总蛋白：58.9 g/L↓（参考值 65.0～85.0 g/L），白蛋白：30.2 g/L↓（参考值 40.0～55.0 g/L），白球蛋白比例：1.1↓（参考值 1.2～2.4），胆碱酯酶：3252 U/L↓（参考值 5000～12000 U/L），尿素：3.57 mmol/L↓（参考值 3.6～9.0 mmol/L），钠：135 mmol/L↓（137～147 mmol/L），氯：98 mmol/L↓（参考值 99～110 mmol/L），总钙 1.88 mmol/L↓（参考值 2.11～2.52 mmol/L），超敏 C 反应蛋白：68.0 mg/L↑（0～8.0 mg/L）。肿瘤标记物：CA125：393.4 U/mL↑（参考值 0～35 U/mL），铁蛋白：411.4 ng/mL↑（参考值 7～323 ng/mL）。结核感染 T 细胞检测：阳性。

（三）PET/CT 影像特征

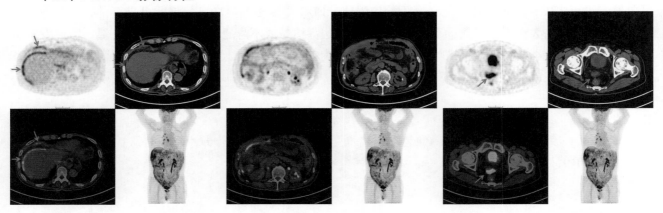

图 5-172　腹盆腔内沿膈肌、肝包膜、脾包膜、胃窦周围腹膜、网膜、系膜絮片状不均匀增厚，盆底部腹膜呈软组织团块影，放射性摄取不同程度增高，SUV_{max} 值约为 19.2。

（四）影像解读

患者 PET/CT 主要表现为：①腹盆腔内沿膈肌、肝包膜、脾包膜、胃窦周围腹膜、网膜、系膜絮片状不均匀增厚，盆底部腹膜呈软组织团块影，FDG 代谢不同程度增高，无明显腹水。②未见全身其他脏器病变。综上，结合患者影像学表现及实验室检查结核感染 T 细胞检测阳性，考虑为结核性腹膜炎。

（五）最终诊断

活检病理：（右肝包膜外增厚腹膜）肉芽肿性炎，结核可能；免疫组化：抗酸（＋），六胺银（－），粘卡（－），PAS（－），TB（FISH）（＝），真菌（FISH）（－）。

（六）鉴别诊断

（1）腹膜转移：多见于中老年人，既往有肿瘤病史（胃、肠、卵巢），常以腹胀腹痛为主，腹膜不规则增厚，腹膜腔软组织肿块；大小网膜污垢样改变，饼样增厚，伴大量血性腹水；肿大淋巴结很少钙化。

（2）腹膜恶性间皮瘤：间皮瘤是一种少见的起源于体腔间皮细胞及间皮下层细胞的肿瘤，以胸膜最常见，其次是腹膜。老年男性常见，大多数学者认为与石棉暴露有关，预后极差，中位存活期为 1 年。影像学表现：显著的腹腔积液，腹膜不规则增厚，广泛分布的腹膜结节肿块、强化明显，缺乏肿大的淋巴结，腹腔积液。

（3）腹膜假性黏液瘤：是一种分化较好的低度恶性的肿瘤性疾病，临床少见，多数为恶性肿瘤的腹膜种植。

（七）病例讨论教学要点

腹膜作为全身最大的浆膜结构，具有丰富的血管网和淋巴循环，是腹部结核累及的常见部位之一。结核性腹膜炎是由结核分枝杆菌引起的慢性弥漫性腹腔感染，是目前最为常见的一种腹膜慢性炎症，约占所有肺外结核的 12%。[1]任何年龄都可发病，多见于青壮年，伴或不伴肺结核；通常发病缓慢隐匿，临床多表现为腹痛、腹胀、发热、乏力，部分有腹膜炎体征，少数有腹部包块；中青年患者多有结核中毒症状，老年患者多无中毒症状。[2]影像学表现为腹膜增厚伴或不伴腹水是结核性腹膜炎最常见的表现，或合并肿大淋巴结，干酪坏死或钙化。

本病例为老年患者，以纳差、双下肢水肿为主要症状，咳嗽咳痰，体重略有下降，无明显发热，其 PET/CT 显像见腹盆腔内沿膈肌、肝包膜、脾包膜、胃窦周围腹膜、网膜、系膜絮片状不均匀增厚，FDG 代谢增高，无明显腹水，结合患者 TSPOT 阳性结果，可判断为结核性腹膜炎。但仍需排除其他疾病的可能，如腹膜恶性间皮瘤、腹膜转移等，需结合患者临床实验室检查、既往病史综合分析。

参考文献

[1] 钟慧，高青. 85 例结核性腹膜炎的临床表现及随访分析 [J]. 胃肠病学和肝病学杂志，2018，27（10）：1158-1161.

[2] 余立松. 54 例结核性腹膜炎临床分析 [J]. 胃肠病学，2008（5）：303-305.

（浙江大学医学院附属第一医院　王珍　赵葵　苏新辉）

▶ 病例二

（一）简要病史

现病史：男，62 岁，1 周前摔倒出现左上腹疼痛不适，呈持续性胀痛，不伴有胃纳差，消瘦，乏力。无畏寒、发热，无身目黄染，无反酸、嗳气，无恶心、呕吐，无腹泻。曾到当地医院就诊，查 CT 示：脾占位，左侧第 9 肋骨骨折，予保守治疗（具体不详）后情况未见好转。患者自发病以来，神志清，精神疲倦，胃纳差，大小便未见异常，体重无明显下降。

既往史：自诉患有 2 型糖尿病，胰岛素治疗欠佳。曾发生脑梗死，遗留双下肢无力、记忆减退。近日外院诊断出高血压，最高不详。余无特殊。

个人史：无特殊。

家族史：无特殊。

（二）实验室检查

白细胞计数、红细胞计数、血小板计数、中性粒细胞绝对值、嗜碱粒细胞绝对值正常，血红蛋白浓度：102 g/L ↓（参考值 130～175 g/L），淋巴细胞绝对值：0.63×10^9/L ↓（参考值 1.1×10^9～3.2×10^9/L），单核细胞绝对值：0.71×10^9/L ↑（参考值 0.1×10^9～0.6×10^9/L），嗜酸粒细胞绝对值：0.01×10^9/L ↓（参考值 0.02×10^9～0.52×10^9/L）。CA125：377.70 U/mL ↑（参考值 0～35 U/mL），CA199：96.20 U/mL ↑（参考值 0～27 U/mL）。血清白介素-6：26.8 pg/mL ↑（参考值 0～7 pg/mL）。生化基本正常。

（三）其他影像学检查

超声：肝脏轮廓清，边缘整，形态正常，肝内光点细密，近场回声增强，远场回声衰减，肝左外叶可见 2 个低回声区，范围分别约为 15 mm×14 mm、21 mm×17 mm，边界不清，CDFI 显示：其内未见血流信号。肝血管显示清晰，走向正常，门静脉主干内径正常，CDFI 显示：门静脉内彩色血流充盈好，未见明显充盈缺损。肝内胆管未见扩张，胆总管未见扩张。胆囊大小形态正常，壁光滑，囊内未见异常回声。胰腺大小形态正常，回声分布均匀，胰管无扩张。脾脏大小为 139 mm×52 mm，形态增大，实质回声不均匀，内可见 2 个低回声区，范围约为 46 mm×37 mm、26 mm×25 mm，边界不清，CDFI 显示：其内未见血流信号。盆腔底部可见深约 34 mm 的液暗区回声。

（四）PET/CT 影像特征

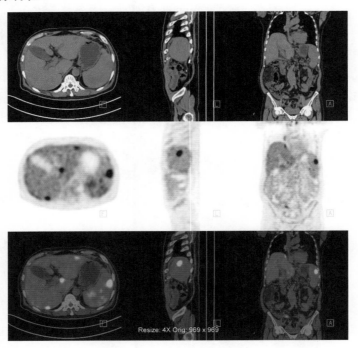

图 5-173　肝、脾内显示多个异常放射性浓聚，SUV_{max} 值约为 12.2，CT 平扫肝脾增大，肝左外叶、右后叶和脾脏浓聚处可见多发低密度影，边界不清。

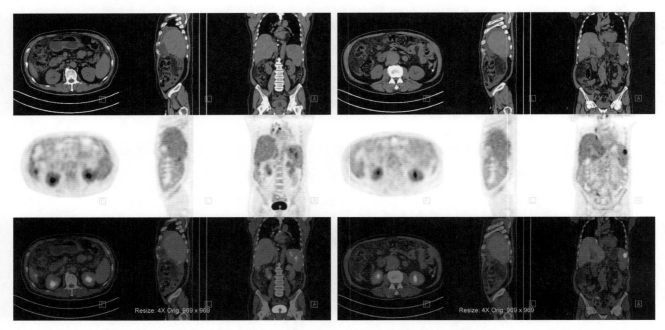

图 5-174　肝门、胰周、脾门、膈肌脚旁、肠系膜间隙、腹主动脉旁可见多个增大淋巴结，较大者直径约为 1.3 cm（肝门），PET 显像呈不同程度异常放射性浓聚，SUV_{max} 值约为 12.3（肝门）。肝周、脾周等多处腹膜增厚，PET 显像呈异常放射性浓聚，SUV_{max} 值约为 7.3，腹腔大网膜间隙密度增高，可见多个粟粒样病变，PET 显像呈条状轻度放射性增高，腹、盆腔可见少量积液。

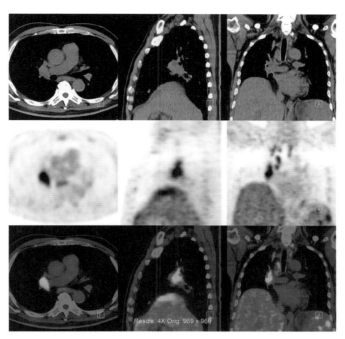

图 5-175 纵隔、右侧肺门（1~4 组、7R 组、10R 组、11R 组）可见多个增大淋巴结，其中右肺门病灶最大，大小约为 2.0 cm × 2.5 cm × 2.9 cm，形态不规则，密度不均匀，PET 显像呈局限性异常放射性浓聚，SUV_{max} 值约为 11.3。

（五）影像解读

患者 PET/CT 主要表现为：①肝、脾增大并多发占位病变，呈 FDG 高代谢；腹膜、大网膜广泛病变，呈条状放射性分布轻度增高。②纵隔、右侧肺门、腹腔、腹膜后广泛淋巴结病变并多发 FDG 高代谢。综合以上影像特征，该患者考虑为广泛感染性病变（结核？）。

（六）最终诊断

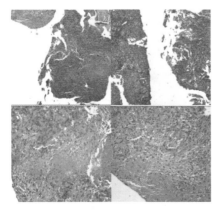

图 5-176 （肝脏）穿刺组织，镜下在肝组织内见由类上皮细胞及多核巨细胞组成的肉芽肿样结构，中央见坏死，符合肉芽肿性炎，结合特殊染色结果，考虑结核。特殊染色：PAS（-）、抗酸（见一条抗酸杆菌）、TB-DNA-PCR（-）。

（七）鉴别诊断

（1）腹膜转移：肿瘤病史（卵巢、胃、肠）、腹膜不规则增厚、腹膜腔软组织肿块；大、小网膜污垢状改变、饼状增厚（间质瘤种植时，转移灶类似原发灶）；腹腔大量积液（找腹膜结节：没腹水时易漏诊，易与肠管混淆）。最易显示腹膜的地方：两侧结肠旁沟、膈下、大网膜、道格拉斯窝。原发病变（卵巢、胃、结直肠癌）相邻的腹膜，或腹水分隔。[1]

（2）腹膜间皮瘤：间皮瘤是一种起源于体腔间皮细胞及间皮下层细胞的少见肿瘤，以胸膜最常见，其次是腹膜，约占所有间皮瘤的 10%～20%。间皮瘤病理学分为三种亚型：恶性、良性囊性和高分化乳头状，临床上以恶性最为常见。老年男性常见，国外大多数学者认为与石棉暴露有关。在男性中，石棉暴露是 90% 的胸膜恶性间皮瘤及 60% 的腹膜恶性间皮瘤的病因。腹膜恶性间皮瘤病理学分为上皮型、混合型和肉瘤型；大体形态分为弥漫型和局限型，后者更罕见；预后极差，中位存活期为 1 年。弥漫型腹膜间皮瘤表现为显著的腹腔积液、腹膜不规则增厚、广泛分布的腹膜结节、肿块、强化明显、缺乏肿大的淋巴结；局限型腹膜间皮瘤以囊实性为主、囊壁厚薄不均，有壁结节，肿瘤实性部分明显强化。

（3）腹膜假性黏液瘤（PMP）：又称 PMP 综合征、假性黏液性腹水或假性腹水，是一种分化较好的低度恶性的肿瘤性疾病，临床比较少见，并且大多数为恶性肿瘤的腹膜种植或良性囊肿破裂刺激腹膜所致的继发性病变，以黏液外分泌性细胞在腹膜或网膜种植而导致腹腔内大量胶冻状黏液性腹水为特征。免疫组化染色、基因学以及聚合酶链反应等方法已证实，该病来源主要为阑尾，来源于卵巢的多为继发，但也有报道来源于肠、肺、乳房、胰腺、脾、胃、膀胱、输卵管、子宫、胆囊、胆管、脐尿管等处。特征性 CT 征象：腹盆腔脏器扇贝样压迹，腹盆腔分房黏液性团块，网膜、肠系膜浸润迹，网膜饼状改变，其中增厚的腹膜 / 网膜内黏液团块是腹膜假性黏液瘤最具特征性的征象。大量黏液形成时（CT 值近似水或略高）形似大量腹水，黏液多分布于前方网膜，使肠管不能到达前腹壁，改变体位无腹水流动显像；部分除了见到腹腔囊样包块外，还可显示原发灶及网膜、腹膜及肠系膜浸润改变、腹膜后淋巴结肿大，并且可以侵犯实质器官，形成肝脾浸润性病灶，很少通过血液后淋巴管向腹腔外转移。[2]

（八）病例讨论教学要点

壁腹膜增厚、伴或不伴腹水是结核性腹膜炎最常见的 CT 表现，增厚的壁腹膜以光滑、均匀为主，呈线带状，部分可见腹膜结节，网膜及肠系膜广泛浸润性改变，合并淋巴结肿大。根据其影像学表现分为湿型、干型、纤维型。湿型的主要特征是渗出性高密度腹水，可能是游离的或局部化的，腹水的高密度被认为是蛋白和细胞含量高的缘故；干型的主要特征为干酪性肠系膜淋巴结病和纤维粘连、增厚，网膜饼样改变；纤维型的主要特征为大网膜"网膜饼样"团块、腹水；纤维性 / 干型结核性腹膜炎尽管并不常见，但有其特征性表现，如分隔性腹水、巨大网膜团块和肠袢分离或固定。部分患者临床症状无特异性，腹腔积液中难以查出结核菌，早期诊断困难。

^{18}F-FDG PET/CT 检查对发现全身性结核感染病变有巨大优势，因同时具有 PET 和 CT 两种功能，能够在提供精确解剖结构的基础上显示全身结核病灶的病理特点及能量代谢改变。结核性腹膜炎需与癌性腹膜炎鉴别，前者病程较长，腹腔积液多为高密度，因纤维粘连包裹而分布不均匀，量较癌性腹膜炎相对较少，腹膜多为均匀增厚伴条状 ^{18}F-FDG 代谢增高，腹膜钙化对诊断有特征性意义；后者病程进展较快，多为血性积液，癌细胞检出率较高，多表现为大量低密度积液，无纤维包裹，分布均匀，腹膜为弥漫性不规则增厚，结节状、饼状腹膜或局部肿块伴 FDG 高代谢。[3]

本病例为老年患者，以左上腹持续性胀痛为主要症状；其 PET/CT 呈现较为典型的结核性腹膜炎特征，如腹盆腔腹膜、系膜、网膜的广泛增厚，代谢活跃，多发淋巴结增大并 FDG 代谢增高；肝、脾增大，并可见多发结节呈 FDG 高代谢。再结合患者 CA125 水平增高，首先考虑为广泛感染性病变（结核）。但仍需排查其他疾病可能，如癌性腹膜炎。

参考文献

［1］闵辉东. CT 对结核性腹膜炎与癌性腹膜炎的鉴别诊断价值［J］. 现代医用影像学，2018，27（6）：1964-1965.

[2] 谭国强, 吴标, 兰勇, 等. 腹膜假性粘液瘤的 CT 诊断与鉴别诊断 [J]. 中国 CT 和 MRI 杂志, 2007, 5 (2): 37-39.

[3] SONG J. Is PET-CT scan an effective tool to differentiate the ascites caused by abdominal malignancy and peritoneal tuberculosis? [J]. Clinics and research in hepatology and gastroenterology, 2014, 38 (2): 41-43.

(佛山市第一人民医院 李雯 冯彦林)

二 腹膜转移癌 (Peritoneal Metastatic Cancer)

(一) 简要病史

现病史: 男, 56 岁, 2 个月前无明显诱因出现下腹部胀痛, 伴排便不畅, 大便变细。于当地医院行腹部增强 CT 提示: 腹盆腔多发软组织密度结节影, 转移考虑。皮肤巩膜无黄染, 肝脾肋下未及; 腹部张力增加, 叩诊浊音, 轻微压痛, 无明显反跳痛。自起病以来, 无胸闷、气促, 无皮肤瘙痒, 无乏力等症状, 神清, 精神疲软, 睡眠状况良好, 小便无殊, 体重无明显变化。

既往史: 高血压病史 20 年; 余无特殊。

个人史: 无特殊。

家族史: 无特殊。

体征: T: 36.8℃, R: 19 次/分, P: 87 次/分, BP: 114/77mmHg。

(二) 实验室检查

肿瘤标记物: CA125: 106.3 U/mL ↑ (参考值 0～35.0 U/mL)、CA199: 3961.6 U/mL ↑ (参考值 0～27.0 U/mL); 血常规、生化指标基本正常。

(三) PET/CT 影像特征

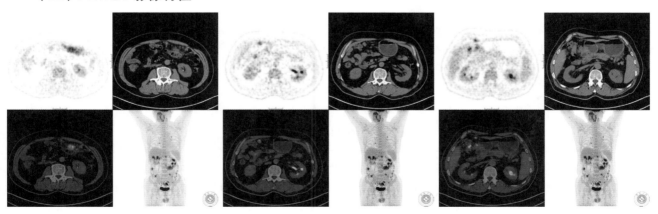

图 5-177 左侧中腹网膜区饼状增厚, 范围约为 6.1 cm×1.8 cm, 余腹盆腔系膜、网膜、腹膜多发大小不一絮状结节影, 部分与肠壁分界不清, 放射性摄取增高, SUV$_{max}$ 值约为 8.8, 腹盆腔可见游离液体密度影。

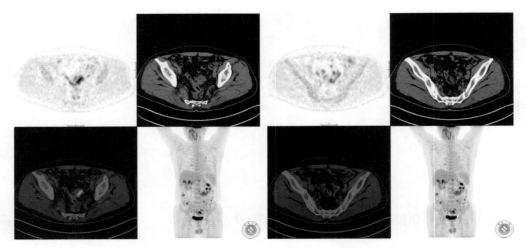

图 5-178　乙状结肠局部肠壁增厚，最厚处约为 1.7 cm，肠腔狭窄，浆膜面毛糙，放射性摄取增高，SUV$_{max}$ 值约为 13.9。

（四）影像解读

患者 PET/CT 主要表现为：①左侧中腹网膜区饼状增厚，余腹盆腔系膜、网膜、腹膜多发絮状结节影，部分与肠壁分界不清，放射性摄取增高，考虑腹膜广泛转移，伴积液；②乙状结肠局部肠壁增厚，放射性摄取不均匀增高，考虑原发性肠癌可能。

（五）最终诊断

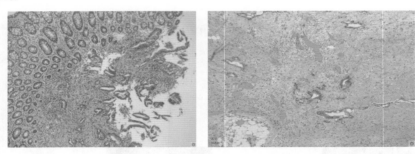

图 5-179　（结肠占位活检）中分化腺癌。（网膜活检组织穿刺标本）纤维脂肪组织内见腺癌浸润或转移。肠癌基因 KRAS、NRAS、BRAF、PIK3CA 未见突变；免疫组化染色：MSH2（+），MSH6（+），MLH1（+），PMS2（+），Her2（0），Syn（-）。

（六）鉴别诊断

（1）腹膜恶性间皮瘤：腹膜恶性间皮瘤可分为局灶型及弥漫型，弥漫型者表现为腹膜、大网膜、肠系膜不规则增厚并明显强化，与原发灶隐匿的腹膜转移患者常难以鉴别，但腹膜恶性间皮瘤发病率低，较少出现远处转移，部分可伴发胸膜斑，与石棉接触有关。[1]

（2）腹膜淋巴瘤：淋巴瘤腹膜浸润少见，以弥漫大 B 细胞淋巴瘤为主，表现为腹膜增厚团块灶及区域多发融合淋巴结，代谢异常增高，腹水量相对少，另可见邻近实质器官或肠管浸润，伴肠道扩张而非肠梗阻，增强扫描均匀中等强化。实验室检查中 LDH 增高有助于诊断。[2]

（3）腹膜炎：腹膜炎患者发热、腹痛症状明显，可有基础疾病及诱因。结核性腹膜炎与腹膜转移瘤需鉴别，结核性腹膜炎壁腹膜多均匀增厚，腹膜转移瘤壁腹膜多结节状及块状增厚，"网膜线征"及"放射状"肠系膜多见于结核，而"网膜饼征"常见于腹膜转移瘤，环形强化肿大淋巴结是结核性腹膜炎的特征性表现。结核性腹膜炎可合并其他部位的结核，腹膜转移瘤可见原发灶。[3]

（七）病例讨论教学要点

腹膜转移癌是癌细胞经血路腹膜转移或腹膜直接种植生长所致，原发部位主要为腹腔内器官，以卵巢和胰腺为主，其次为胃、子宫、结肠及淋巴系统。腹膜转移癌病情发展快、预后差。本病例为老年男性患者，有腹胀腹痛症状，排便不畅及大便性状改变；其 PET/CT 呈现腹盆腔系膜、网膜、腹膜多发絮状结节影，部分与肠壁分界不清，放射性摄取增高，左侧中腹网膜区饼状增厚，是较为典型的腹膜转移征象；乙状结肠局部肠壁增厚，放射性摄取不均匀增高，考虑原发性肠癌可能。腹膜转移多有恶性肿瘤病史或有较为明确的原发病灶，以消化道多见，女性卵巢肿瘤可发生腹膜种植转移。单纯腹膜多发病灶需排查其他疾病可能，如腹膜炎、腹膜间皮瘤或淋巴瘤等。需进一步活检明确病理。

参考文献

［1］周华，袁明远，王伟，等 . 多排螺旋 CT 鉴别诊断弥漫性恶性腹膜间皮瘤、结核性腹膜炎、腹膜转移癌的临床价值［J］. 实用临床医药杂志，2020，24（10）：18-20.

［2］周硕，林美福，陈文新，等 . 淋巴瘤腹膜累及的 ^{18}F-FDG PET/CT 表现［J］. 中国医学影像学杂志，2019，27（12）：918-921.

［3］赵辉 . 多层螺旋 CT 检查对结核性腹膜炎及恶性腹膜炎的诊断价值［J］. 世界最新医学信息文摘，2019，19（77）：148-149.

（浙江大学医学院附属第一医院　张亚飞　赵葵　苏新辉）

三　腹膜癌（Primary Peritoneal Carcinoma，PPC）

（一）简要病史

现病史：女，45 岁，2 个月前因月经不调就诊于外院，阴道超声提示：子宫直肠窝见一大小约为 64 mm×56 mm×59 mm 的囊肿，囊内充满密集点状弱回声及分层征，囊内见 25 mm×16 mm 乳头状凸起，考虑子宫内膜异位囊肿，不排除恶性病变；肿瘤标记物 CA125：364.3 U/mL，HE4：136.3 pmol/L；胃肠镜检查未见明显异常。随后于外院行开腹探查，术中见：盆腹腔无明显腹水；子宫及双附件外观无明显异常；左侧后腹膜近乙状结肠系膜处多发质硬结节，面积约为 3 cm×2 cm；直肠与骶韧带处可扪及囊肿，直径约为 5 cm×4 cm，部分囊壁呈紫蓝色；右侧肝脏膈面、右侧面及周围腹膜多发串状质硬结节肿物；胆囊、脾脏、肠管、大网膜未见明显肿块；腹膜后淋巴结未触及明显肿大。术中分离粘连过程中直肠前包块破裂，切除部分囊壁、乙状结肠系膜处结节、肝表面部分肿物，送术中快速病理检查均提示分化差的癌，未进一步后续手术。术后病理提示：（右侧骶韧带下结节）符合高级别浆液性癌；（肝脏表面肿物、乙状结肠系膜表面肿物）符合高级别浆液性癌，浸润至肝组织表面，肝组织未见癌，未见明确脉管及神经束侵犯。术后腹部切口愈合欠佳，门诊造口中心加强换药后恢复可。门诊以"恶性肿瘤多发转移"为诊断收治入院。患者起病以来无尿频、尿急及排尿困难，无便秘、便血及排便困难，无性交后阴道出血，白带增多，精神、睡眠、饮食良好，二便正常，体重体力无明显变化。

既往史：13 年前行剖宫产术 1 次；青霉素皮试阳性；余无特殊。

个人史：无特殊。

月经婚育史：12 岁初潮，5/30 天，LMP：2021.6.20，量中，无血块及痛经。31 岁结婚，夫妻关系和睦，丈夫体健；孕 4 产 1，足月剖宫产 1 次，人工流产 2 次，药物流产 1 次。

家族史：无特殊。

（二）实验室检查

CA125：320.7 U/mL ↑（参考值 0～35 U/mL），HE4：258.2 pmol/L ↑（参考值 0～140 pmol/L），罗马指数（绝经前）：82.9% ↑（参考值 0～11.4%），罗马指数（绝经后）：87.1% ↑（参考值 0～29.9%）。余无特殊。

（三）其他影像学检查

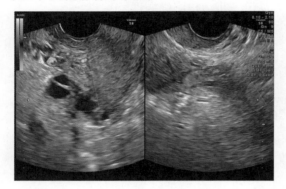

图 5-180　经阴道彩超：右附件区见迂曲管状无回声区，大小约为 46mm×21mm×27mm，内壁欠光滑，内见不全光带分隔，CDFI：周边见散在血流信号。

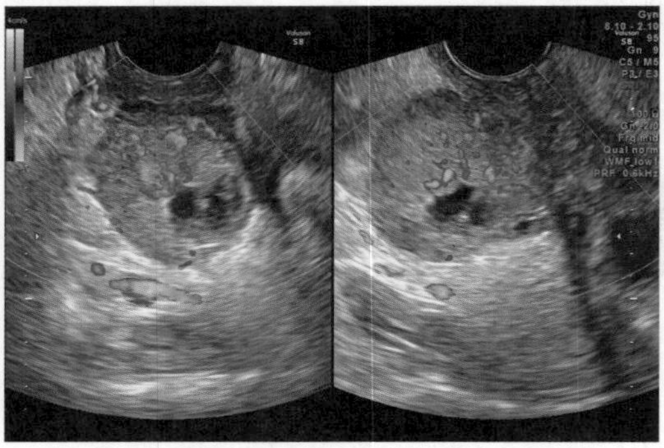

图 5-181　经阴道彩超：宫颈右后方见混合回声区约为 45mm×42mm×35mm，边界尚清，内以实性混合回声为主，见不规则囊性无回声区，与宫颈右侧壁及阴道穹窿分界不清，CDFI：实性部分见丰富短条状血流信号，测得低阻血流频谱，RI：0.30。

（四）PET/CT 影像特征

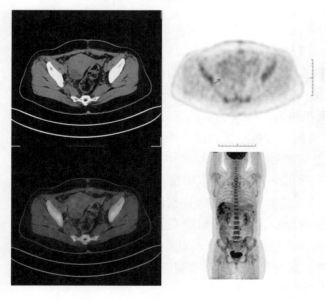
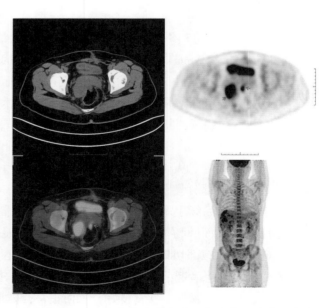

图 5-182　右侧附件区见囊实性肿块，大小约为 44mm×26mm，放射性轻度浓聚，SUV_{max} 值约为 3.1，延迟 SUV_{max} 值约为 2.7。

图 5-183　子宫直肠陷凹见 2 个肿块、结节，大者约为 40mm×32mm，内见低密度坏死区，病灶与子宫颈局部分界不清，放射性浓聚，SUV_{max} 值约为 13.5，延迟 SUV_{max} 值约为 20.7。

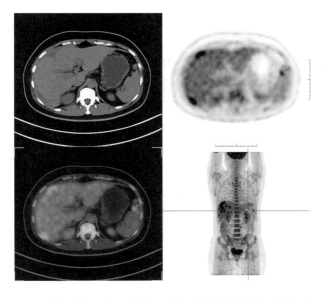

图 5-184 肝、脾门包膜多发低密度结节，较大者约为 45 mm×20 mm，放射性浓聚，SUV_{max} 值约为 10.3，延迟 SUV_{max} 值约为 12.1。

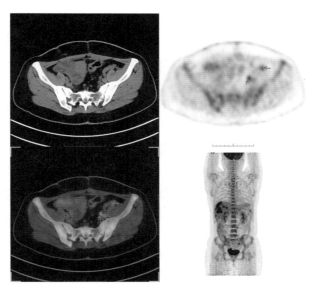

图 5-185 腹主动脉旁、盆壁左侧、直肠周围间隙多发肿大淋巴结，较大者约为 16 mm×11 mm，放射性浓聚，SUV_{max} 值约为 9.0，延迟 SUV_{max} 值约为 17.0。图示为盆壁左侧肿大淋巴结。

（五）影像解读

患者 PET/CT 主要表现为：①子宫直肠陷凹右侧肿块，FDG 代谢活跃，结合 B 超所见双侧附件未见明确异常。右侧附件区囊实性病灶，FDG 代谢无明显增高。②肝、脾门包膜多发病灶，FDG 代谢活跃。③腹主动脉旁、盆壁左侧、直肠周围间隙多发肿大淋巴结，FDG 代谢活跃。综合以上影像特征，该患者考虑为子宫直肠陷凹右侧原发性腹膜癌并肝、脾门包膜多发种植转移，腹主动脉旁、盆壁左侧、直肠周围间隙多发淋巴结转移。

（六）最终诊断

该患者已于外院行手术探查，见盆腹腔多发病灶，病理提示高级别浆液性腺癌，结合影像资料综合考虑腹膜癌，因病变广泛且包块与周围组织粘连，术前行"紫杉醇 + 卡铂"方案化疗 3 程，后行"经腹筋膜外全子宫切除术 + 双侧输卵管卵巢切除术 + 大网膜切除术 + 小肠病损切除术（表面肿物切除）+ 肠系膜病损切除术（表面肿物切除）+ 腹腔粘连松解术"。

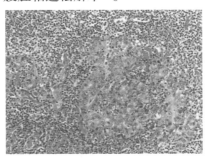

图 5-186 术后病理提示左侧输卵管伞端见少数异型细胞，呈片巢状生长，细胞核浆比高，核仁明显，免疫组化：P16（+）、P53（+）、WT-1（+）、PAX-8（+）、Ki-67（+，约 70%）、Calretinin（-），结合临床病史，考虑为高级别浆液性癌种植转移，未见明确脉管内癌栓；右侧输卵管呈轻度慢性炎；双侧卵巢白体形成，右侧卵巢见多核巨细胞形成；子宫多发性平滑肌瘤，子宫内膜呈增生期改变；宫颈组织呈慢性炎。网膜组织未见癌。小肠表面肿物、小肠系膜表面肿物未见癌。

（七）鉴别诊断

（1）卵巢癌：是妇科常见恶性肿瘤之一，由于卵巢癌早期无症状或症状无特异性，绝大多数患者在确诊时已是晚期，出现淋巴结及组织和脏器的远处转移。患者常出现CA125、HE4等妇科肿瘤指标升高。卵巢癌典型者^{18}F–FDG PET/CT表现为附件区异常代谢活跃灶，在相应CT上可见囊性、囊实性或实性肿瘤。如出现腹膜内种植转移，PET图像上表现为出血高于周围组织的FDG异常浓聚灶且相应CT图像可见病灶。

（2）结核性腹膜炎：病理类型以渗出型、粘连型为主，亦可见干酪型与混合型，不同病理类型的CT表现存在差别。渗出型由于腹膜充血水肿，可致炎性介质渗出，CT多表现为大量腹腔积液、腹膜均匀增厚，其中腹腔积液多呈高密度。粘连型多由渗出型的腹腔积液逐渐吸收后所形成，CT表现主要为少量腹腔积液，大网膜、肠系膜等部位淋巴结与肠管有着广泛粘连，并可见显著腹膜增厚。干酪型由上述两种病理类型之一演变而来，病变多为干酪样坏死，CT主要表现为腹腔内可见较多房状肿块、淋巴结增大。混合型为渗出型、粘连型、干酪型中的两种及以上并存，CT征象亦有所交叉。

（八）病例讨论教学要点

原发性腹膜癌是指原发于腹膜间皮的恶性肿瘤，呈多灶性生长，临床少见。疾病呈隐袭性进展，早期无症状或不明确，发展后最常见症状为腹胀、腹痛、腹围增大。本病例为中年女性患者，发现盆腔占位及妇科肿瘤指标升高，但子宫、双侧卵巢未见明确恶性病变。PET/CT呈现子宫直肠陷凹较大占位，结合双侧附件未见恶性征象，考虑为原发性腹膜癌并多发种植转移及淋巴结转移。原发性腹膜癌较为罕见，与卵巢癌有着相似的临床表现及组织学类型，为了与女性生殖系统肿瘤相鉴别，国际妇科肿瘤学组制定了明确的诊断标准，诊断原发性腹膜癌必须具备以下条件：①卵巢不存在、卵巢大小正常或因良性病变增大；②卵巢外病灶大于卵巢表面病灶；③卵巢受累仅局限于表面，且瘤体直径小于5 mm，或在皮质或髓质内的瘤体小于5 mm×5 mm，可以伴或不伴卵巢表面受累。[1]再结合患者妇科肿瘤指标，特别是卵巢肿瘤指标增高，不难判断为原发性腹膜癌并腹膜、淋巴结转移。但因该病少见，仍需排查其他疾病可能，如卵巢癌、结核性腹膜炎、消化系统肿瘤多发转移等。

参考文献

［1］BLONTZOS N，VAFIAS E，VORGIAS G，et al. Primary peritoneal serous papillary carcinoma：a case series［J］. Arch gynecol obstet，2019，300（4）：1023–1028.

（中山大学孙逸仙纪念医学　李敬彦　张弘）

四　平滑肌肉瘤（Leiomyosarcoma）

（一）简要病史

现病史：女，40岁，10余天前至当地医院体检发现肺部占位，胸部CT示：两肺多发占位，考虑转移瘤可能性大。腹部CT示：右中下腹、肝脏多发富血供占位、两肺多发结节，考虑MT（右中下腹病灶系膜或十二指肠来源，恶性间质性伴转移？），建议活检。左侧附件囊性病变，考虑囊肿。现为求进一步诊治，拟"胸腹部肿物"收治入院。自起病以来，患者无发热、咳嗽、咳痰、胸闷、气促，无头晕、视物模糊、黄疸、皮肤瘀斑，无四肢麻痹、乏力等症状。

既往史：10个月前于当地医院行卵巢异位囊肿切除术。

个人史：无特殊。

家族史：无特殊。

月经史：无特殊。

（二）实验室检查

CA125：56.5 U/mL ↑（参考值 0～35.0 U/mL），血常规、生化指标基本正常。

（三）PET/CT 影像特征

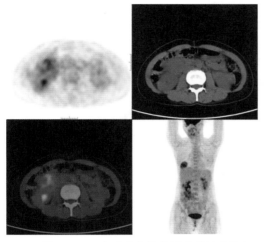

图 5-187　右下腹右肾前侧系膜间见软组织密度团块影，密度不均，界尚清，平均 CT 值为 30HU，放射性摄取不均匀增高，SUV_{max} 值约为 3.7，病灶与十二指肠分界欠清晰。

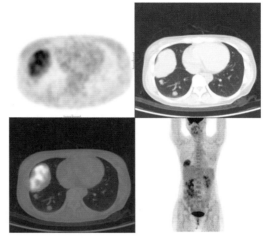

图 5-188　右肺下叶前侧基底段不规则软组织密度团块影，大小约为 6.9 cm×5.9 cm，与胸膜粘连，部分突破斜裂进入右肺中叶，放射性摄取不均匀异常增高，SUV_{max} 值约为 4.3；双肺内另可见多发结节灶，散在分布，大小不等，较大者直径约为 1.6 cm，界清，放射性摄取略增高，SUV_{max} 值约为 1.56。

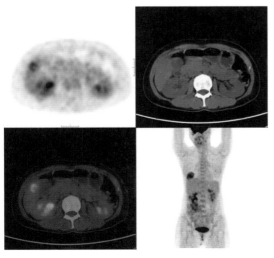

图 5-189　肝脏外形饱满，右肝近下缘局部低密度灶，直径约为 2.2 cm，界清，放射性摄取异常增高，SUV_{max} 值约为 3.1。

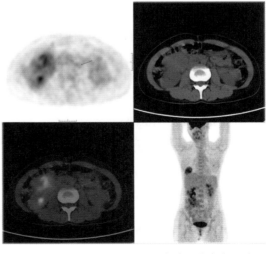

图 5-190　后腹膜及肠系膜间隙多发小结节灶，放射性摄取略增高，SUV_{max} 值约为 1.5。

（四）影像解读

患者 PET/CT 主要表现为：①右下腹右肾前侧系膜间较大软组织密度团块影，FDG 代谢异常增高，考虑恶性病变；②右肺下叶前侧基底段不规则软组织密度团块影，双肺内另可见多发结节灶，均见 FDG 代谢不同程度增高；③右肝近下缘局部低密度灶，FDG 代谢增高；④后腹膜及肠系膜间隙多发小结节灶，FDG 代谢略增高。综合以上影像特征，该患者考虑为肠系膜间隙来源恶性病变并肝、肺、淋巴结转移。

（五）最终诊断

图 5-191　穿刺病理示：（右下腹肿块穿刺）梭形细胞软组织肿瘤，免疫组化提示平滑肌肉瘤可能，CD117（-），S-100（-），Desmin（+），CD34（-），SMA（+），DOG-1（-），Ki-67（+，高），CK（-）。

（六）鉴别诊断

（1）脂肪肉瘤：是常见原发性腹膜后肿瘤，占腹膜后软组织肉瘤的 41%，临床上主要表现为无痛性、进行性增大的肿块，接近 1/2 的腹膜后脂肪肉瘤确诊时瘤体直径已达 20cm 以上。多数脂肪肉瘤因肿块内脂肪成分易与平滑肌肉瘤鉴别，同时 30% 的脂肪肉瘤可出现钙化，这在平滑肌肉瘤中并不常见；PET 图像上呈 FDG 代谢不均匀增高。

（2）淋巴瘤：腹膜后淋巴瘤可表现为多个淋巴结肿大或软组织团块影，CT 通常表现为密度均匀软组织肿块，增强后呈轻度增强，强化程度弱于平滑肌肉瘤。通常肿块仅包绕或推挤周围血管结构，表现为"血管漂浮征"，未经治疗的淋巴瘤，钙化和坏死均不常见。非惰性淋巴瘤 PET 图像上呈 FDG 代谢显著异常增高。

（七）病例讨论教学要点

平滑肌肉瘤是源于肠壁平滑肌、肠壁血管平滑肌或肠壁黏膜肌的恶性间叶组织肿瘤，占所有软组织肿瘤的 5%～10%。以直肠平滑肌肉瘤最多见，约占大肠平滑肌肉瘤的 85%。常发生于中老年患者，40～60 岁年龄段为高发，年轻人也可发生，最为常见的发病部位是腹膜后区，肿瘤较大，女性多见，可出现腹部疼痛等症状，当腹膜后出现不含脂肪的团块状肿块，并有邻近血管侵犯和不同程度病灶内部坏死时，应首先考虑平滑肌肉瘤。[1]

本病例为中年女性患者，主病灶为右肾前侧系膜间隙团块状软组织病变，PET 图像上呈 FDG 代谢轻度异常增高，双肺多发结节、肿块，PET 图像上也有轻度代谢，与腹腔内病灶代谢接近。以上影像特征都提示恶性病变伴多发转移，而且可以提示是间叶组织来源的。因此，本例腹膜后肿块考虑为平滑肌肉瘤。

参考文献

［1］BRENNAN C，et al. Solid malignant retroperitoneal masses-a pictorial review［J］. Insights imaging，2014，5（1）：53-65.

（浙江大学医学院附属第一医院　李天成　赵葵　苏新辉）

五 腹膜间皮瘤（Peritoneal Mesothelioma）

（一）简要病史

现病史：女，61岁，3个月前出现发热、盗汗，以夜间为主，伴下腹腹痛，强度轻微。无畏寒、腹泻、里急后重，无恶心呕吐，无便血、黑便等。遂至当地医院就诊，腹部B超查见腹腔积液（未见报告）。予以腹腔穿刺排液。

既往史：10年前行脑血管成形术，伴脑出血，余无特殊。

个人史：工人。

家族史：无特殊。

（二）实验室检查

CA125：72.2 U/mL↑（参考值0～35.0 U/mL），CA153：188.8 ng/mL↑（参考值0～25 ng/mL），铁蛋白：2189.63 ng/mL↑（参考值7.0～323.0 ng/mL），其余血常规、生化指标基本正常。

（三）其他影像学检查

2020年3月12日腹部增强CT：腹膜、系膜、网膜、脏器浆膜广泛弥漫饼状、结节状及肿块状增厚，腹盆腔积液，提示恶性肿瘤性病变，以恶性间皮瘤可能性大。

2020年3月11日腹部增强MR：肝内多发血管瘤，左肝较大一枚呈外生型生长。肝周及脾脏弥漫DWI异常信号伴强化，考虑腹膜增厚改变，需鉴别炎性与肿瘤性，建议CT增强扫描。少量腹水。

2020年3月9日胸部CT：右肺中叶少许纤维灶。两侧胸膜广泛增厚伴钙化，请结合工种。

（四）PET/CT影像特征

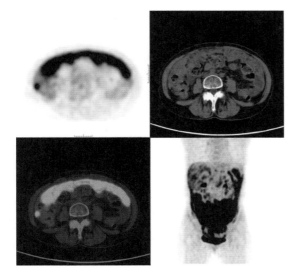

图5-192 肝脾包膜、腹盆腔内系膜、网膜及盆底系膜见弥漫片絮状、结节状、饼状增厚影，子宫右后方病灶呈明显软组织密度团块，内伴致密钙化灶，大小约为3.5 cm×2.0 cm，放射性摄取增高，SUV_max值约为11.4。

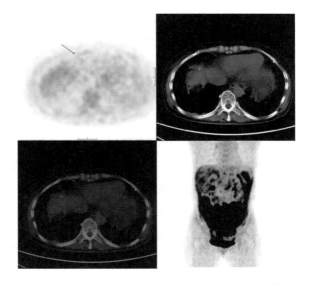

图5-193 后腹膜、右心膈角区见多发稍大淋巴结，较大者直径约为0.7 cm，放射性摄取略增高，SUV_max值约为3.6。

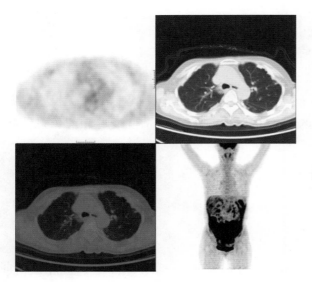

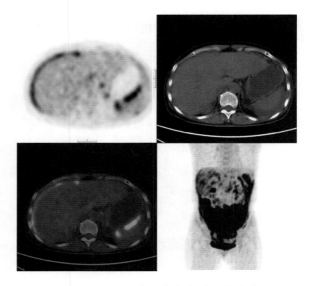

图 5-194　双侧肋胸膜、纵隔胸膜及膈胸膜、左侧叶间胸膜走行见弥漫结节状、条片状增厚影，部分伴钙化，胸骨右旁局部放射性摄取增高，SUV_{max} 值约为 2.5，余增厚胸膜未见放射性摄取增高。

图 5-195　肝内见多发类圆形低密度灶，较大者位于左肝，大小约为 5.0 cm×4.6 cm，边界欠清，未见异常放射性摄取增高。

（五）影像解读

患者 PET/CT 主要表现为：①肝脾包膜、腹盆腔内系膜、网膜及盆底系膜见弥漫片絮状、结节状、饼状增厚，子宫右后方病灶明显呈软组织密度团块，内伴致密钙化灶，FDG 代谢增高，考虑肿瘤性病变。②后腹膜、右心膈角区多发淋巴结显示稍大，伴 FDG 代谢增高。③双侧肋胸膜、纵隔胸膜及膈胸膜、左侧叶间胸膜走行弥漫结节状、条片状增厚影，部分伴钙化，胸骨右旁局部 FDG 代谢增高。综合以上影像特征，该患者考虑为原发性间皮瘤并淋巴结转移。

（六）最终诊断

右下腹网膜活检，病理活检示：纤维组织内见肿瘤呈乳头状排列，间皮源性肿瘤，恶性考虑。免疫组化：Hepatocyte（-）、CDX2（-）、TTF（-）、CK7（+）、CK19（+）、PAX-8（-）、CK5/6（+）、Meso-cell（+）、D2-40（+）、ER（-）、PR（-）、P（+）、P53（+）、Ki-67（20%）。Calretinin（CR）（+）、CK（pan）（+）、WT1（+）、Vimt（+）。考虑诊断间皮瘤（胸膜、腹膜，Ⅳ期）。

（七）鉴别诊断

（1）腹膜转移瘤：有学者将大网膜转移性病变分为污垢状、结节状、饼状，其中以饼状最多，增强后转移灶明显强化，CT 表现与弥漫型腹膜恶性间皮瘤较难鉴别，但大网膜转移性病变多有原发恶性肿瘤，最常见于卵巢上皮性恶性肿瘤及胃肠道恶性肿瘤等，腹膜增厚通常越靠近原发病灶越明显，其在临床上 CEA 等肿瘤指标升高明显，而腹膜间皮瘤患者 CEA 等肿瘤指标水平多不高，但腹水透明质酸多升高。

（2）结核性腹膜炎：腹水及网膜、腹膜结构改变是常见的影像表现。但其好发于青壮年，可有低热、消瘦、纳差、血沉加快等临床表现。CT 上腹膜、系膜、网膜多为光滑增厚，多伴有肠系膜、门静脉周围、胰周及腹膜后的淋巴结肿大，增强后典型的呈环形强化。有研究通过对 70 例腹膜恶性病变及 28

例腹膜良性病变的盆底腹膜 PET 代谢进行形态学分析[1]，证实在 PET 影像上恶性病变出现散在结节状改变的发生率（77.1%）明显高于良性病变（25.0%），为两者的鉴别提供了依据。

（八）病例讨论教学要点

腹膜间皮瘤为原发于腹膜上皮和间皮组织的肿瘤。病理分为腺瘤样间皮瘤、囊性间皮瘤和恶性间皮瘤。临床表现为腹痛、腹水、腹胀、腹部包块及肠梗阻等，缺乏特异性。本病例为老年女性患者，以发热、盗汗、下腹痛为主要症状，PET/CT 显示肝脾包膜、腹盆腔内系膜、网膜及盆底系膜见弥漫片絮状、结节状、饼状增厚影伴 FDG 代谢增高，临床症状及 PET/CT 影像学表现缺乏特征性，误诊率高，但双侧胸膜多发增厚影伴钙化提示间皮瘤可能，可进一步询问患者是否有石棉接触史。

参考文献

[1] 张琳焓，李勇，林琳，等. 腹膜弥漫性病变的 ^{18}F-FDG PET/CT 特征 [J]. 中国医学影像学杂志，2020，28（9）：682-685，687.

（浙江大学医学院附属第一医院　李天成　赵葵　苏新辉）

六　胃肠间质瘤（Gastrointestinal Stromal Tumors，GIST）

（一）简要病史

现病史：女，70 岁，7 个月前无明显诱因感腹胀，伴便秘，3～4 天一次大便。无里急后重、恶心、呕吐，无呕血、发热，无胸闷、气短。于当地人民医院行 CT 检查提示右上腹占位性病变，予对症支持治疗后腹胀有缓解。8 天前患者出现呕血 1 次，呕出约 20mL 深红色血，伴大便带黑色血迹 2 次，门诊以"右上腹肿物"收治入院。自发病以来，患者精神状态一般，体力情况一般，食欲食量较差，睡眠情况一般，体重无明显变化，便秘，小便正常。

既往史：10 余年前于当地医院行甲状腺大部切除手术。余无特殊。

个人史：无特殊。

家族史：无特殊。

（二）实验室检查

血清 CEA：4.91 ng/mL（参考值 0～5.0 ng/mL），CA242：5.429 ng/mL（参考值 0～20 ng/mL），CA199：12.42 ng/mL（参考值 0～27 ng/mL），CA724：0.784 ng/mL（参考值 0～6.9 ng/mL）。

（三）PET/CT 影像特征

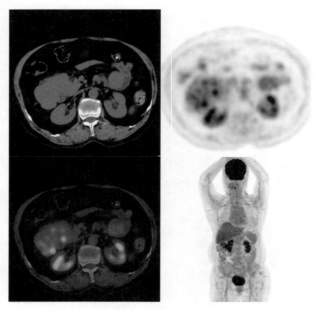

图 5-196　左、右上腹各见一不规则形、类圆形软组织密度肿块影，呈放射性浓聚，SUV$_{max}$ 值约为 10.0（右）和 3.4（左），大小分别为 8.3 cm×6.8 cm×5.7 cm（右）和 3.5 cm×3.4 cm×4.0 cm（左）；病灶密度欠均匀，内可见低密度区。

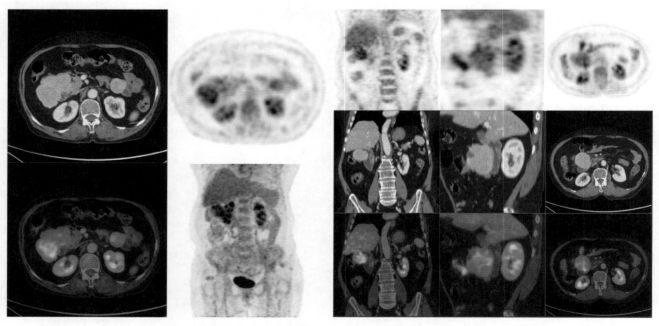

图 5-197　左、右上腹各见一不规则形、类圆形软组织密度肿块影，呈放射性浓聚，SUV$_{max}$ 值约 10.0（右）和 3.4（左），增强扫描呈不均匀明显强化，内见无强化低密度影，其中右上腹病灶与邻近十二指肠分界欠清，左上腹病灶与邻近空肠分界欠清。

（四）影像解读

患者 PET/CT 主要表现为：①腹腔不规则形、类圆形软组织密度肿块，密度欠均匀，向腔内外生长。②增强扫描呈不均匀明显强化，见低密度坏死区，病灶与邻近十二指肠、小肠分界欠清。

（五）最终诊断

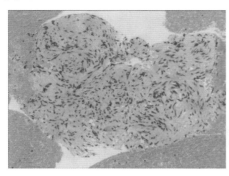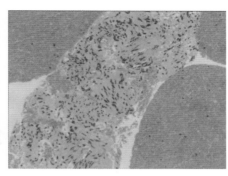

图 5-198　（腹腔肿物穿刺）凝血及散在梭形细胞肿瘤，肿瘤细胞轻度异型，排列呈束状或旋涡状，结合免疫组化结果，符合胃肠间质瘤。免疫组化：CD117（+），DOG1（+），CD34（部分+），Desmin（−），S100（−），CK（−），Ki-67（+，约 2%）。

（六）鉴别诊断

（1）腺癌：肠壁局灶性增厚，部分可见软组织肿块，向腔内生长多见。容易发生肠梗阻，可伴淋巴结转移及局部浸润。浸润型者呈环形 / 非对称性增厚。

（2）淋巴瘤：管壁明显、弥漫增厚，范围较广，不容易引起肠梗阻。可伴淋巴结肿大，较少出现坏死，融合淋巴结包绕血管者可有"血管漂浮征"。

（七）病例讨论教学要点

胃肠间质瘤是一种源于消化系统的间叶组织的肿瘤，占胃肠道肿瘤的 0.1%～3.0%。胃肠间质瘤大部分发生于胃（50%～70%）和小肠（20%～30%），结直肠占 10%～20%，食道占 0～6%，肠系膜、网膜及腹腔后罕见。20%～30% 的胃肠间质瘤是恶性的，容易发生肝和腹腔转移。多发于中老年患者，病程可短至数天长至 20 年，恶性胃肠间质瘤病程较短，多在数月以内，良性或早期者一般无症状。恶性胃肠间质瘤最常见的症状是胃肠道出血，可出现腹胀等症状。

本病例为老年患者，以腹胀伴便秘为主要症状；其 PET/CT 表现为不规则形、类圆形以腔外生长为主的软组织结节、肿块，FDG 代谢活跃，增强呈明显强化，部分内见低密度坏死区。[1-2]但仍需排查其他疾病可能，如淋巴瘤、上皮性恶性肿瘤等。胃肠道淋巴瘤常表现为胃壁或节段性肠壁显著增厚、肠腔异常扩张，无明显狭窄，常伴有腹腔、腹膜后淋巴结肿大，大部分淋巴结密度较均匀，较大者可融合包绕周围血管。[1-2]上皮性恶性肿瘤，例如胃癌、肠癌等，CT 常表现为胃肠管壁局部、弥漫增厚，易导致管腔狭窄及梗阻，局部淋巴结转移常见。可通过穿刺活检等方法，进一步排查。

参考文献

［1］黄旭东，周玉祥，赖海辉，等. 胃肠道间质瘤的 CT 诊断与鉴别诊断［J］. 影像诊断与介入放射学，2011，20（1）：30-33.

［2］邱海静，李晨霞，俱增武，等. 间质瘤的影像学表现及诊断价值［J］. 实用放射学杂志，2014（12）：2001-2003.

（广州医科大学附属肿瘤医院　彭浩　张汝森）

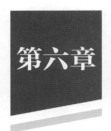

第六章

泌尿系统及腹膜后疾病

第一节 泌尿系统感染性疾病

一 肾脓肿（Nephrapostasis）

（一）简要病史

现病史：女，62岁，1个月前无明显诱因出现明显消瘦，尿色浑浊伴发热，热峰38.9℃。外院超声示：右侧中腹混合性包块。自起病以来，患者无咳嗽、咳痰、胸闷、气促，无黄疸、皮肤瘀斑，无恶心呕吐、乏力等症状，精神及睡眠状况良好，食欲可，大便无明显变化。

既往史：精神分裂症、糖尿病。

个人史：无特殊。

家族史：无特殊。

（二）实验室检查

血常规：中性粒细胞百分比：76.8%↑（参考值40%～75%），血红蛋白：73 g/L↓（参考值110～150 g/L）；尿常规：白细胞+（参考值-）。生化指标、肿瘤指标等基本正常。

（三）PET/CT影像特征

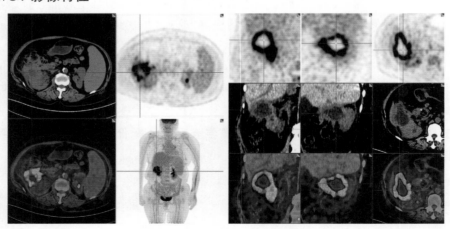

图6-1　右上腹脂肪间隙模糊，右侧肾周筋膜增厚；右肾及肾周见大小约为82 mm×53 mm的不规则软组织肿块影，边缘模糊，累及肝右叶下段、十二指肠降段及结肠肝曲，病灶内见多发液性低密度影，FDG代谢环状增高，SUV_{max}值约为13.7，延迟SUV_{max}值约为21.7。

（四）影像解读

患者 PET/CT 主要表现为：①右肾及肾周不规则软组织肿块，边缘模糊，病灶内见多发液性低密度影，FDG 代谢呈环状增高；②右上腹脂肪间隙模糊，右侧肾周筋膜增厚。综合以上影像特征及临床特点，该患者考虑为肾脓肿并淋巴结炎性增生。

（五）最终诊断

行腹腔肿物穿刺置管引流术，予抗炎抗感染治疗后症状缓解，随访影像学检查示病灶逐步吸收，临床诊断为肾脓肿。

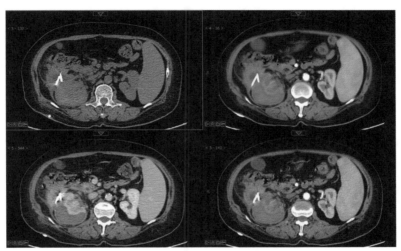

图 6-2　抗感染治疗后 1 个月 CTU 示：右肾周引流管置管中。右肾形态不规则，右肾包膜下可见半月形稍高密度影，增强后强化不明显，右肾皮髓质分界不清，右肾右前部及肝肾间隙内可见斑片不规则混杂密度影，与肝脏下极分界不清，增强后周边明显强化、中央可见坏死区，周围多发渗出。

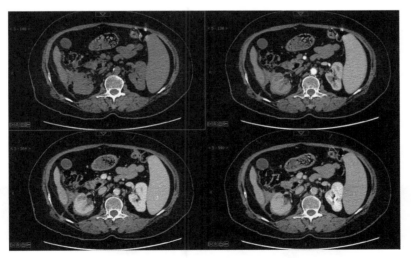

图 6-3　抗感染治疗后 3 个月 CTU 示：右肾体积较小，右肾包膜下可见片状偏低密度影，增强后边缘可见强化，右侧肾盂、上段输尿管管壁增厚，右肾右前部及肝肾间隙内可见斑片不规则稍混杂密度影，与肝脏下极分界不清，增强后局部明显强化。

（六）鉴别诊断

（1）肾囊肿：影像学表现为单侧或双侧肾脏单发或多发类圆形、低密度囊性病灶，边界较清晰，增强扫描没有强化。

（2）肾透明细胞癌：增强扫描示肿瘤血供丰富，CT 增强扫描呈现典型的"快进快出"，稍大的肿瘤中常见坏死、出血、囊性变和钙化。

（七）病例讨论教学要点

肾脓肿是指肾皮质局部组织化脓性感染，早期阶段为水肿，伴有为数不等的小脓肿，小脓肿可联合形成感染性肿块，感染坏死液化明显时即形成典型的肾脓肿。表现为突然起病，发热、肾区叩痛和肌紧张，尿培养可有致病菌生长。本病例为老年患者，以发热伴尿色浑浊为主要症状；其 PET/CT 呈现较为典型的肾脓肿特征[1]，如肾边缘模糊，病灶形态不规则，其内见多发液性低密度影；FDG 环状代谢。再结合患者的临床症状，不难判断为肾脓肿。但仍需排查其他疾病可能，如肾囊肿、肾透明细胞癌等。肾囊肿患者常无临床症状，或较大的肾囊肿可能影响肾脏功能，同时病灶形态多为类圆形、边界清晰，FDG摄取缺损。肾透明细胞癌患者常以血尿、腰痛、肾区肿物为主要症状，肿瘤和临近肾实质分界比较清晰，血供丰富，晚期可见局部侵犯和淋巴结及远处转移。

参考文献

［1］王俊斌 . 急性肾周炎与肾周脓肿影像学表现及临床特点［J］. 现代医用影像学，2017，26（6）：1661-1662.

（上海交通大学医学院附属仁济医院　王一宁　刘建军）

二　黄色肉芽肿性肾盂肾炎（Xanthogranulomatous Pyelonephritis）

（一）简要病史

现病史：女，28 岁，难治性右肾积水 2 年余。2 年前因右肾结石于外院行输尿管镜下取石术，术顺，术后右肾积水未见缓解至今。外院 CTU 示：右肾盂输尿管移行处软组织影。自起病以来，患者无恶心呕吐、乏力等症状，精神及睡眠状况良好，食欲可，大小便及体重无明显变化。

既往史：剖宫产手术史。

个人史：无特殊。

家族史：无特殊。

（二）其他影像学检查

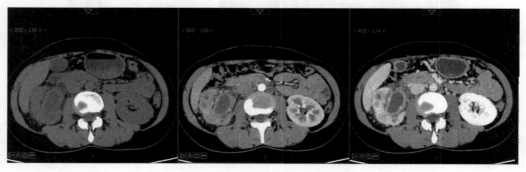

图 6-4　CTU 示：右侧肾盂、肾盏黏膜及输尿管中上段管壁弥漫性增厚模糊伴强化，右侧输尿管中上段管腔狭窄、下段显示不清，右侧肾盂肾盏扩张积水。

（三）PET/CT 影像特征

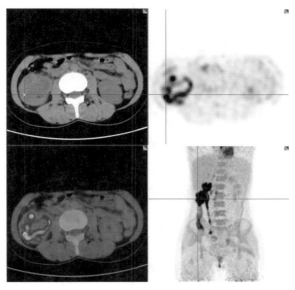

图 6-5　右肾形态欠规则，肾盂肾盏扩张积液伴肾盏内多发致密斑点影；右侧肾盂肾盏及输尿管中上段管壁弥漫性增厚，周围脂肪间隙模糊，延迟利尿显像增厚处 FDG 代谢增高，SUV_{max} 值约为 4.8～18.1。

（四）影像解读

患者 PET/CT 主要表现为：①肾形态欠规则，肾盂肾盏扩张积水，肾盏内致密影；②肾盂肾盏及输尿管中上段管壁弥漫性增厚；③周围脂肪间隙模糊；④病灶 FDG 代谢增高。综合以上影像特征，该患者考虑为黄色肉芽肿性肾盂肾炎。

（五）最终诊断

行腹腔镜下右侧肾切除术 + 腹腔镜下右输尿管部分切除术，病理诊断考虑右肾黄色肉芽肿性肾盂肾炎，输尿管慢性炎，肾周及肾窦脂肪可见炎细胞浸润，右肾门旁淋巴结反应性增生。"后腹膜淋巴结"淋巴组织增生。免疫组化结果："右肾" CD20（+），CD3（弥漫 +），Ki-67（+，10%），VIM（间质 +），CAIX（-），PAX-8（-），CK（-），EMA（散在 +），CD138（弥漫 +），Kappa（+），Lambda（+），CD163（+），CD68（+），CD15（+）。"后腹膜淋巴结" CD20（B 细胞 +），CD3（T 细胞 +），Ki-67（热点 80%），CD21（生发中心 +），Kappa（+），Lambda（+），CD5（T 细胞 +），CD23（生发中心 +），CyclinD1（-），TDT（-），CD30（-），CD15（-）。

（六）鉴别诊断

（1）肾结核：常表现为肾髓质、肾乳头旁或肾实质内单个或多发大小形态不同、密度不等的囊腔，常与肾盂肾盏相通，可见点状或弧形钙化，肾皮质萎缩、纤维化，常伴有肾盂及输尿管增厚狭窄。

（2）肾盂积水：肾盂积水扩张的肾盂肾盏壁薄而光滑，其内呈均匀的液体样密度，一般无肾周炎性反应。

（七）病例讨论教学要点

黄色肉芽肿性肾盂肾炎是一种少见的特殊类型的慢性肾盂肾炎，炎症始于肾盂，进而延伸破坏周围肾皮质和肾髓质形成多个脓腔，黄色肉芽组织围绕脓腔周围而得名。可发生于任何年龄，以 50～70 岁多见，女性多于男性。一般发生于单侧肾脏。其特征是肾实质弥漫性损害、肉芽肿性脓肿及肾间质大量含脂肪的巨噬细胞聚积。

本病例为青年患者，以长期难治性肾盂积水为主要症状。其 PET/CT 表现需与肾结核、肾盂积水等相鉴别。[1]肾结核多伴有低热寒战、结核累及其他系统等相关症状。同时，需与肾或输尿管结石并发肾盂积水鉴别，但结石并发肾盂积水一般无肾周炎性反应。结合患者的临床表现和影像学特征，不难判断为黄色肉芽肿性肾盂肾炎。

参考文献

[1] 黄兆民.黄色肉芽肿性肾盂肾炎的影像学诊断与鉴别诊断 [J]. 临床放射学杂志，1999（5）：314–315.

（上海交通大学医学院附属仁济医院　王一宁　刘建军）

第二节　泌尿系统肿瘤

一　肾细胞癌（Renal Carcinoma）

▶ 病例一

（一）简要病史

现病史：男，66 岁，半个月前无明显诱因出现左侧腰区胀痛，呈阵发性，未向他处放射，无恶性呕吐，无明显尿频、尿急、尿痛，无血尿，无血凝块，无畏寒、发热，无多尿、少尿、无尿，无眼睑及双下肢水肿，无泛酸、嗳气，无腹胀，无大汗淋漓、心前区疼痛。曾到外院就诊，B 超提示：左肾占位。自起病以来，患者精神、睡眠可，胃纳差，大便未见异常，体重下降 5kg。

既往史：高血压病史 5 年余，口服氨氯地平控制；余无特殊。

个人史：无特殊。

家族史：无特殊。

（二）实验室检查

CYFRA21–1：3.45 ng/mL ↑（参考值 0～3.3 ng/mL），神经元特异性烯醇化酶：23.68 ng/mL ↑（参考值 0～16.3 ng/mL），游离前列腺抗原：0.62 ng/mL ↑（参考值 0～0.5 ng/mL），余 AFP、CA125、CA242、CEA、TPSA、T–β–HCG 均正常。血清肌酐：171 μmol/L ↑（参考值 57～111 μmol/L）。尿常规：潜血 +++，尿蛋白 +++，红细胞计数 458 个 / 微升 ↑（参考值 0～10 个 / 微升）。血常规基本正常。

（三）其他影像学检查

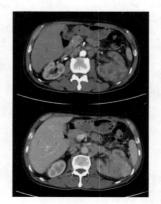

图 6–6　左肾中部见实性占位病灶，直径约为 57 mm，累及左肾盂，部分边缘不清，局部呈明显强化；左肾周、腹膜后见多发肿大淋巴结，最大者约为 2.8 cm × 2.1 cm，呈部分明显强化；左肾中部占位，左肾周、腹膜后肿大淋巴结。

（四）PET/CT 影像特征

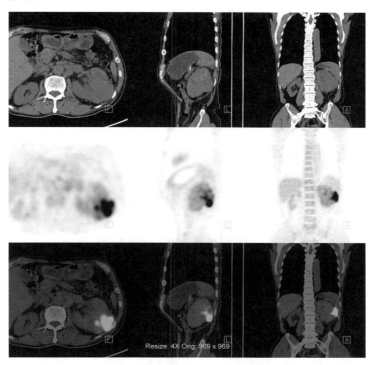

图 6-7　PET 显像示左肾中部团状异常放射性浓聚灶，SUV$_{max}$ 值约为 20.6；CT 扫描示左肾增大，形态不规整，于上述浓聚灶部位可见一软组织密度占位，范围约为 5.4 cm×3.7 cm，分界不清，其余左肾实质增厚，左肾盂左肾周间隙模糊，肾周筋膜及脂肪囊增厚，可见多发斑片影及条索影；PET 显像示其余左肾实质弥漫性放射性分布增高，SUV$_{max}$ 值约为 5.4，左肾周筋膜及脂肪囊显示弥漫性放射性分布轻度增高，SUV$_{max}$ 值约为 2.2。

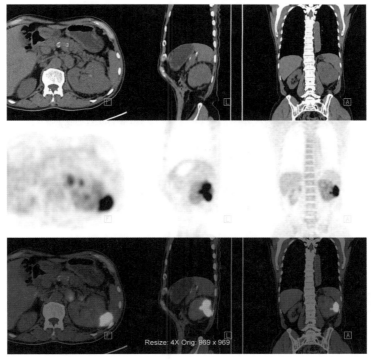

图 6-8　PET 显像示腹膜后多发团状异常放射性浓聚灶，SUV$_{max}$ 值约为 9.5；CT 扫描上述部位可见多发增大淋巴结影，较大者约为 3.0 cm×2.3 cm。

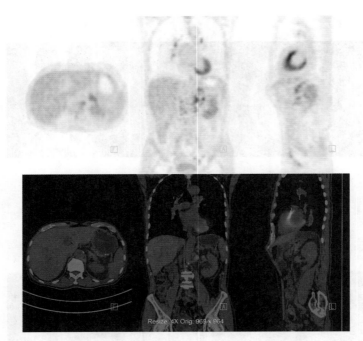

图 6-9　左侧肾上腺弥漫性增厚，边缘模糊；左侧肾上腺显示团片状放射性浓聚灶，SUV_{max} 值约为 7.4。

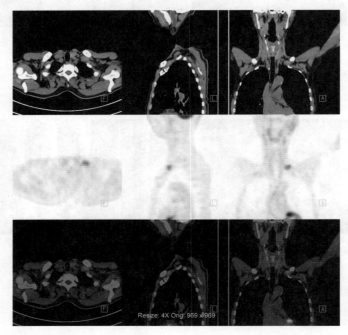

图 6-10　左侧锁骨区可见团状异常放射性浓聚灶，SUV_{max} 值约为 5.9；CT 扫描上述部位可见一增大淋巴结影，约为 2.5 cm × 1.6 cm。

（五）影像解读

患者 PET/CT 主要表现为：①左肾中部占位，FDG 代谢异常增高，病变累及左肾周筋膜及脂肪囊，考虑为左肾恶性占位性病变（肾癌？淋巴瘤？）；其余左肾实质肿胀、炎症。②左侧肾上腺增厚，FDG 代谢增高，考虑为转移。③左侧锁骨区、腹膜后多发增大淋巴结，FDG 代谢增高，考虑为多发淋巴结恶性病变（转移？淋巴瘤？）。综合以上显像特征，该患者首先考虑为左肾细胞癌并多发淋巴结转移、左侧肾上腺转移，其次考虑为左肾淋巴瘤、左肾上腺淋巴瘤浸润，并左侧锁骨区、腹膜后多发淋巴瘤。

（六）最终诊断

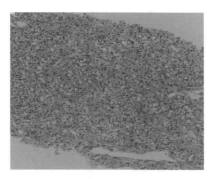

图 6-11　（左肾）穿刺标本，镜检见肿瘤细胞呈弥漫实性生长，细胞边界尚清楚，胞浆透亮或淡嗜酸性，核圆形或卵圆形，可见核仁，核分裂象不明显，间质见较多纤细毛细血管，结合免疫组化，符合肾细胞癌，倾向透明细胞性肾细胞癌，建议待手术标本进一步明确类型。免疫组化：CK（+），PAX8（+），RCC（-），Vimt 部分（+），CA IX（-），CK7（-），CD10（-），HMB-45（-），GATA-3（-），Ki-67（+，约 5%）。

（七）鉴别诊断

（1）血管平滑肌脂肪瘤（AML）：AML 是肾脏最常见的实性良性肿瘤，属血管周上皮样细胞肿瘤家族，女性多见。80% 散发，20% 可伴结节性硬化或淋巴管肌瘤病。其内由不同比例的血管组织、平滑肌和脂肪组成。如果在 CT 或 MRI 上见肾脏实性肿块含有成熟脂肪，则基本可以作出 AML 的诊断。AML 内钙化或坏死罕见。AML 最典型的影像特征是其内的脂肪成分，为良性肿瘤，生长缓慢，在皮质内生长的肿瘤缓慢向肾外膨胀生长，最终突破皮质并将相邻的皮质掀起或挤压，可出现"劈裂征"或"杯口征"改变，增强扫描 AML 强化不均匀，肿瘤内血管成分多明显强化，平滑肌成分也显示强化，而脂肪成分几乎不强化。约 5% 的 AML 在影像上没有明显的脂肪成分，即为少脂肪型或乏脂型 AML，与肾细胞癌鉴别困难。[1]

（2）嗜酸细胞腺瘤：是第二常见的良性实性肾脏肿瘤，占实性肾脏肿瘤的 3%～7%，老年男性多见。肿块内的钙化罕见。CT 平扫病灶密度相对较高，增强的峰值出现在肾皮质期。中心星状瘢痕是肾脏嗜酸细胞腺瘤的特征性改变，是由病变中心的纤维结缔组织呈星状向病变周围放射性分布而形成，其在嗜酸细胞腺瘤中的发生率约为 33%，特别是大于 2.5cm 的病灶常呈渐进性强化。

（3）肾集合管癌：在肾脏肿瘤中少见，不足 1%。肿瘤常较大，以肾髓质为中心，具有较高侵袭性，属少血供肿瘤，以轻中度强化常见，但强化程度较乳头状肾细胞癌显著。肾集合管癌恶性征象明显，肿瘤形态多不规则，边界模糊不清，易累及肾盂，伴淋巴结和远处转移。

（4）淋巴瘤：肾脏是淋巴瘤常见的结外受累脏器，常见非霍奇金淋巴瘤。肾淋巴瘤通常表现为多发性低强化肿块，但也可能表现为腹膜后肿瘤直接侵犯肾脏或肾周软组织肿块、腹膜后多发淋巴结肿大。

（5）转移瘤：最常转移到肾脏的原发性恶性肿瘤是肺癌、乳腺癌、胃肠道肿瘤和黑色素瘤。肾转移瘤通常为多灶性和双侧性，呈浸润性生长。在少数情况下，肾转移瘤可能表现为孤立性病变，此时难以与肾细胞癌鉴别。转移瘤多数为轻度强化，强化程度远低于正常肾实质，但部分可为富血供，如黑色素瘤和部分乳腺癌的转移瘤。

（6）肾梗死：肾梗死常由肾动脉栓塞引起，房颤、动脉硬化是肾动脉栓塞的高危因素。肾梗死常见的临床表现为急性腰痛和血尿。急性期 CT 表现为楔形低强化区，晚期局部肾萎缩。当整个肾脏梗死时，肾脏增大，呈低密度。有时病变处近外缘肾皮质可以通过侧支循环而仍有强化，形成"皮质边缘征"。

（八）病例讨论教学要点

肾细胞癌是指起源于肾小管上皮的恶性肿瘤性疾病，与大多数肿瘤的 ^{18}F-FDG PET 显像不同[2]，肾细胞癌原发灶中仅有半数左右呈显像剂浓聚影，较大的肿瘤病灶常有中央坏死或出血，可呈周边 ^{18}F–FDG 高而中央低的不均匀分布；而部分肾细胞癌与正常肾实质 ^{18}F–FDG 摄取浓度无明显差异，因此难以显影。与肾细胞癌原发灶相比较，肾细胞癌远处转移灶 ^{18}F–FDG 摄取常较原发灶高，同时 ^{18}F–FDG PET/CT 为全身扫描，阳性病灶不易漏诊。Liu 等综合分析了多个临床数据，总结出 ^{18}F–FDG PET 对肾脏病变的敏感性和特异性分别为 62% 和 88%；对于肾脏外病变的检测，基于扫描的 ^{18}F–FDG PET 的敏感性和特异性分别为 79% 和 90%，基于病变的敏感性和特异性分别为 84% 和 91%。采用混合的 ^{18}F–FDG PET/CT 能够可靠地识别肾细胞癌的肾外部位，但不确定的病灶仍然很常见，尤其是当病灶较小且肿瘤级别较低时。虽然 ^{18}F–FDG PET/CT 在肾细胞癌的诊断和分期方面与 CT 相比没有明显的优势，但 Takahashi 等提出，高于正常肾脏组织的 ^{18}F–FDG 摄取提示肾细胞癌类型为高分化透明细胞癌或乳头状肾细胞癌亚型，而低级别肾细胞癌和嫌色细胞癌则没有这种表现，因此 ^{18}F–FDG PET 可能在预测肾肿瘤的病理分型中起作用。

本病例为老年患者，以左侧腰区阵发性胀痛为主要症状；其 PET/CT 呈现较为典型的原发性肾细胞癌特征，如不规则占位并 FDG 异常高代谢，再结合多发重大淋巴结并左侧肾上腺增粗，不难判断为肾细胞癌并多发淋巴结转移、左肾上腺转移。但仍需排查其他疾病可能，如淋巴瘤。可询问患者病史，结合检查肿瘤指标等方法，进一步排查。

参考文献

［1］邱香，郭亮，丁小博，等. 实性肾细胞癌的影像诊断与鉴别诊断［J］. 中华放射学杂志，2020，54（9）：917-920.

［2］张永学，兰晓莉. 分子核医学与多模态影像［M］. 北京：人民卫生出版社，2019.

（佛山市第一人民医院　李雯　冯彦林）

▶ 病例二

（一）简要病史

现病史：男，24 岁。体检发现左肾肿块 1 年，肿块增大半个月余。患者偶有左侧腰部疼痛，无尿频、尿急、尿痛，无血尿、腹痛、腹胀。B 超提示：左肾中下极有约为 8.6 cm × 8.2 cm 的低回声包块。肾增强 CT：左肾中下极占位，考虑低度恶性肾细胞癌可能。自起病以来，患者无发热、咳嗽、咳痰、胸闷、气促，无头晕、视物模糊、黄疸、皮肤瘀斑，无四肢麻痹、乏力等症状，精神及睡眠状况良好，食欲一般，大小便及体重无明显变化。

既往史：无特殊。

个人史：无特殊。

家族史：无特殊。

（二）实验室检查

肿瘤标记物阴性，血常规、生化指标基本正常。

（三）其他影像学检查

B 超提示：左肾中下极有约为 8.6 cm × 8.2 cm 的低回声包块。肾增强 CT：左肾中下极占位，考虑低度恶性肾细胞癌可能。

（四）PET/CT 影像特征

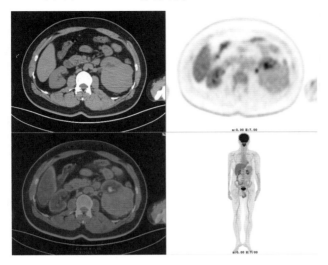 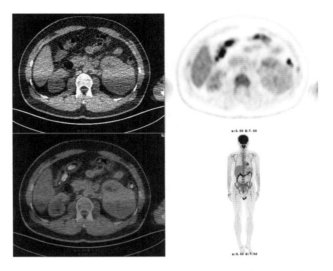

图 6-12　左肾中下极见团块状稍低密度影，大小约为 91 mm×87 mm×80 mm，SUV$_{max}$ 值约为 2.7，FDG 代谢略低于肾脏本底。

图 6-13　利尿延迟显像显示，FDG 代谢略低于肾脏本底，SUV$_{max}$ 值约为 2.9。

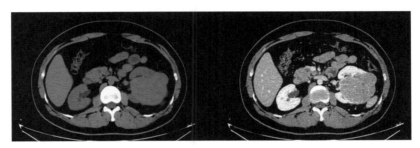

图 6-14　增强 CT 显示左肾中下极见团块状稍低密度影，增强后见不均匀强化，其内见多发小斑片弱强化区，病灶大小约为 9.2 cm×7.8 cm。

（五）影像解读

患者 PET/CT 主要表现为：左肾中下极占位，FDG 代谢低于肾脏本底，考虑肿瘤性病变。综合以上影像特征，该患者考虑为左肾肿瘤性病变。

（六）最终诊断

病理诊断：左肾代谢肿块约为 10 cm×9 cm×8 cm，左肾中极见一肿块约为 8 cm×8 cm×7 cm，嫌色细胞癌。免疫组化结果：CK7（+），CK8（+），CD117（+/−），CD10（+），AMACR（+），VIM（−），Ki-67（1%），CAIX（−）。

结合临床及免疫组化结果，考虑左肾嫌色细胞癌。

（七）鉴别诊断

（1）肾嗜酸细胞瘤：肾嗜酸细胞瘤是良性上皮性肿瘤。肾嗜酸细胞瘤占肾实质肿瘤的 3%～7%。男性患者数量约为女性患者的 2 倍，患病年龄与肾透明细胞癌相似，发病年龄范围较广。该病的细胞遗传学特点较明显，有 1 号染色体和 Y 染色体的缺失、14 号染色体杂合性缺失、11q13 重排等。但在肾嗜酸细胞瘤中很难发现 3 号、7 号和 17 号染色体异常，据此可作为肾嗜酸细胞瘤与肾透明细胞癌的鉴别要点。

（2）肾乳头状细胞癌：发生于远曲小管的肾细胞癌。病理表现为肿瘤细胞排列成乳头状或小管状结构，乳头轴心为纤维血管组织，常见泡沫状组织细胞和胆固醇结晶。临床主要表现为血尿、肾区疼痛和肿块。

（3）肾血管平滑肌脂肪瘤：是较常见的肾脏良性肿瘤，该类肿瘤以含血管、平滑肌、脂肪三种组织成分为特征。^{18}F-FDG PET/CT 表现为肾脏等 / 低代谢肿块。

（八）病例讨论教学要点

肾嫌色细胞癌约占肾上皮性肿瘤的 5%，平均发病年龄为 59 岁，男女发病差别不大，半数以上为体检时发现，可有血尿及腰部不适。肾嫌色细胞癌是肾细胞癌中少见偏良性肿瘤，肿瘤多位于髓质内，形态较规则，一般都有完整的包膜，增强后包膜显示更清晰，肿瘤内钙化、坏死、囊变、出血等征象较少见，转移的概率较小，预后较好。[1]

本病例为年轻男性患者，偶有左侧腰痛，PET/CT 主要表现为左肾中下极团块状稍低密度影，FDG 代谢减低，结合手术病理和免疫组化结果，可以诊断为左肾嫌色细胞癌。该病需要与肾嗜酸细胞瘤、肾乳头状细胞癌等其他肾脏肿瘤进行鉴别。

参考文献

［1］张枢书，龚明福，刘国芳. 肾脏嫌色细胞癌的 CT 影像特征及误诊分析［J］. 医学影像学杂志，2021，31（8）：1359-1362.

（上海交通大学医学院附属仁济医院　吴倩芸　刘建军）

二　肾盂癌（Renal Pelvic Carcinoma）

▶ 病例一

（一）简要病史

现病史：男，56 岁，一周前出现血尿。无腹痛、腹胀，无寒战、高热。腹部查体无异常。外院 B 超示右肾占位。CT 示右肾及肾盂内占位。自起病以来，患者无发热、咳嗽、咳痰、胸闷、气促，无头晕、视物模糊、黄疸、皮肤瘀斑，无四肢麻痹、乏力等症状，精神及睡眠状况良好，食欲一般，大便及体重无明显变化。

既往史：无特殊。

个人史：无特殊。

家族史：无特殊。

（二）实验室检查

血常规：正常。尿常规：正常。肿瘤标记物：正常。

（三）PET/CT 影像特征

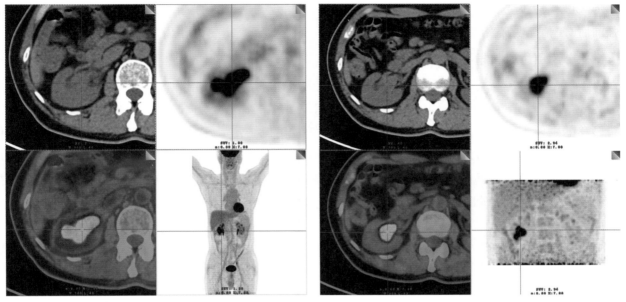

图 6-15　 ^{18}F-FDG PET/CT 示，右肾盂及肾盏内见约为 31 mm×21 mm 的不规则软组织团块影，利尿延迟显像病灶见放射性异常增高，SUV$_{max}$ 值约为 14.1。

（四）影像解读

患者 PET/CT 主要表现为：①右肾盂及肾盏内高代谢不规则肿块、FDG 代谢活跃等典型恶性特征；②由于尿液中 ^{18}F-FDG 干扰，常规 ^{18}F-FDG PET/CT 图像不易清晰显示病灶，经过利尿延迟显像，一般病灶可清晰显示。综合以上影像特征，该患者考虑为肾盂癌。

（五）最终诊断

右肾盂癌根治标本病理："右肾"低级别乳头状尿路上皮癌（3 cm×2 cm×1 cm），伴局灶浸润；输尿管截端及部分膀胱、肾周脂肪、肾实质均阴性。

（六）鉴别诊断

（1）肾细胞癌：尿路造影也可呈肾盂充盈缺损，需予以鉴别，但其血尿程度、频率较之为轻。更易触及腹部肿块。尿路造影显示肾盏明显变形、伸长和扭曲；肾动脉造影显示肾实质内可见肿瘤血管及造影剂聚积。

（2）肾海绵状血管瘤：其破裂时可有严重血尿，尿路造影显示肾盂充盈缺损。但多发生于 40 岁以前，皮肤、黏膜可能有血管瘤病变。为突发性肉眼血尿，每次血尿间隔时间较长。

（3）原发性肾紫癜症：表现为严重血尿，但其常突然发病。血尿发作频繁，来势凶猛，一般止血措施难以奏效。尿路造影肾不显影或肾盂充盈缺损。

（4）肾盂血块：尿路造影也可表现为充盈缺损，但其在 2 周内可变形、缩小或不复存在；反复尿液癌细胞检查为阴性。

（5）肾结石：肾盂内的阴性结石在尿路造影上也可表现为充盈缺损，在逆行肾盂造影时若注入气体，则能显示密度较高的结石影像。超声检查集合系统呈增强光点及声影。CT 平扫检查可明确阴性结石的部位和大小。

（6）肾盂旁囊肿：可有腰部不适、血尿和高血压等。尿路造影显示肾盂、肾盏变形、移位、拉长等，但无破坏性改变。CT 检查显示肾盂旁有边界清楚、均匀低密度的椭圆形肿块，CT 值为 0～20HU，增强前后 CT 值无明显变化。

（七）病例讨论教学要点

肾盂癌是发生在肾盂或肾盏上皮组织的尿路上皮恶性肿瘤，发病年龄多在 40 岁以上，男性多于女性，约 3∶1。由于肾盂壁薄，周围有丰富的淋巴组织，肿瘤细胞容易向腹主动脉旁及颈部淋巴结转移。血行转移的主要脏器是肺、肝及骨骼等。对于肾盂癌的淋巴结及远处转移 ^{18}F–FDG PET/CT 具有一定的诊断优势。静脉肾盂造影是诊断上尿路疾病的重要措施。CT 和 MRI 检查具有较高的密度分辨力，在本病的诊断及术前分期中具有一定优势。[1] 平扫加增强扫描能清楚显示病变密度、浸润范围以及与周围脏器的关系，对肾盂癌诊断正确率为 94.3%。当肾盂肿瘤侵及肾实质时，增强扫描肿瘤密度明显低于肾实质。

本病例 ^{18}F–FDG PET/CT 显像主要表现为偏心性充盈缺损或杯口状梗阻。由于尿液中 ^{18}F–FDG 干扰，常规 ^{18}F–FDG PET/CT 图像不易清晰显示病灶，一般需要进行利尿延迟显像，延迟显像大多可使病灶清晰显示。

参考文献

［1］YOSHIDA R，et al. The value of adding diffusion–weighted images for tumor detection and preoperative staging in renal pelvic carcinoma for the reader's experience［J］. Abdom radiol（NY），2017，42（9）：2297-2304.

（上海交通大学医学院附属仁济医院　陈若华　刘建军）

▶ 病例二

（一）简要病史

现病史：女，70 岁，十余天前无明显诱因出现尿色加深，呈浓茶色，无尿频、尿急、尿痛，无发热，当地社区门诊尿检未见镜下血尿，后于外院行全腹部 CT 平扫＋增强：右肾盂内病灶，考虑肾盂癌可能性大。门诊以"肾盂占位性病变"收治入院。患者自起病以来，精神及睡眠状况良好，食欲一般，大便及体重无明显变化。

既往史：无特殊。

个人史：无特殊。

家族史：无特殊。

（二）实验室检查

血常规、尿常规、生化指标基本正常。

（三）其他影像学检查

肾动态显像：双肾血流灌注、功能正常。

（四）PET/CT 影像特征

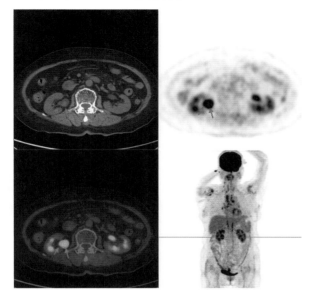

图 6-16 右侧肾盂扩张、积液，管腔内见 2 枚软组织密度结节影，边界尚清，大小分别为 1.2 cm×1.1 cm×1.8 cm、0.6 cm×0.5 cm×0.5 cm，见 FDG 异常浓聚，SUV_{max} 值为 26.0。

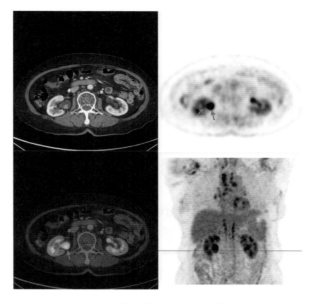

图 6-17 右侧肾盂扩张、积液，管腔内见 2 枚结节影，边界尚清，大小分别为 1.2 cm×1.1 cm×1.8 cm、0.6 cm×0.5 cm×0.5 cm，见 FDG 异常浓聚，SUV_{max} 值为 26.0，增强扫描明显强化。

（五）影像解读

患者 PET/CT 主要表现为：①右侧肾盂 2 枚软组织密度结节，FDG 代谢活跃。②右侧肾盂 2 枚结节增强扫描呈明显强化。③右侧肾盂扩张、积液。综合以上影像特征，该患者考虑为右侧肾盂癌。

（六）最终诊断

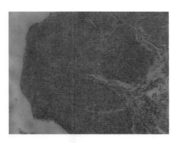

图 6-18 （右肾及输尿管）肾组织，局部肾盂处符合乳头状尿路上皮癌，低级别，局部有微小浸润。

（七）鉴别诊断

（1）肾盂旁肾癌：主体位于肾实质，常为偏心性生长，常凸出于肾脏轮廓外，不同的病理类型强化方式不同。

（2）肾盂肾炎：肾盂肾盏管壁增厚，肾窦脂肪间隙模糊，累及肾实质时楔形或弥漫性肿胀，密度减低。

（八）病例讨论教学要点

肾盂癌是指发生在肾盂或肾盏上皮组织的尿路上皮恶性肿瘤。发病年龄多在 40 岁以上，男性多于女性（约 3：1）。早期症状为肉眼血尿，无痛性，少数患者有腰部不适、隐痛及胀痛等症状。本病例为老年患者，其 PET/CT 呈现较为典型的肾盂癌（肾盂内肿块型）征象[1]，肾盂内软组织结节，增强扫描可见强化，伴轻度肾积水。但仍需排查其他疾病可能，如肾盂旁肾癌和肾盂肾炎，肾盂旁肾癌病灶位于肾实质内，肾盂肾炎病灶周围常见渗出且患者常伴有发热、腰痛等临床症状。

参考文献

［1］TATENUMA T. Ipsilateral ocurrence of renal pelvic carcinoma after partial nephrectomy for renal cell carcinoma［J］. Acta urologica japonica，2016，62（10）：535-537.

（广州医科大学肿瘤医院　江淑琴　张汝森）

三　输尿管癌（Carcinoma of Ulreter）

▶ 病例一

（一）简要病史

现病史：男，82 岁，无痛性肉眼血尿 1 个月。无腹痛、腹胀，无寒战、高热。腹部查体无异常。外院 MR 示左侧输尿管占位。自起病以来，患者无发热、咳嗽、咳痰、胸闷、气促，无头晕、视物模糊、黄疸、皮肤瘀斑，无四肢麻痹、乏力等症状，精神及睡眠状况良好，食欲一般，大便及体重无明显变化。

既往史：无特殊。

个人史：无特殊。

家族史：无特殊。

（二）实验室检查

血常规、尿常规、肿瘤标记物均正常。

（三）PET/CT 影像特征

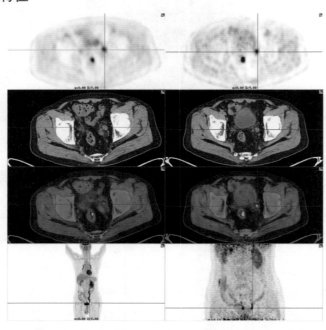

图 6-19　^{18}F-FDG PET/CT 图像见左侧输尿管下段近膀胱入口处不规则软组织影，利尿延迟显像 FDG 代谢增高，SUV_{max} 值约为 12.2。

（四）影像解读

患者 PET/CT 主要表现为：①左侧输尿管下段近膀胱入口处管腔内密度增高，其上段输尿管管腔及左肾盂扩张积水，其内充满 FDG 生理性浓聚影；②予以利尿延迟显像，膀胱及左侧输尿管内 FDG 生理性浓聚影基本清除，左侧输尿管下段病灶 FDG 代谢异常增高，SUV_{max} 值约为 12.2。综合以上影像特征，该患者考虑为输尿管癌。

（五）最终诊断

左侧输尿管癌根治术，术后病理："输尿管"高级别乳头状尿路上皮癌（2 cm×1 cm×0.5 cm），局限于黏膜层。一侧输尿管切端可见肿瘤成分，另一侧切端及"左髂血管淋巴结"（0/2）均阴性。免疫组化：CK（+）、P63（+）、34βE12（+）、GATA-3（+）、Ki-67（30%+）、P53（−）、EGFR（+）、Uroplikin Ⅲ（灶+）。

（六）鉴别诊断

（1）输尿管阴性结石：多见于 40 岁以下青壮年，以绞痛为特点，肉眼血尿少见，多数为镜下血尿，常与绞痛并存，输尿管阴性结石可以引起结石部位以上尿路梗阻，造影发现输尿管内有负影，如用造影剂后仍不能确诊，可行输尿管充气作双重对比造影，此时阴性结石多能显影，CT 平扫检查梗阻段输尿管发现高密度的结石阴影。

（2）输尿管息肉：多见于 40 岁以下青壮年，病史长，造影见充盈缺损，其表面光滑，范围较输尿管肿瘤大，多在 2 cm 以上，甚至可达 10 cm，部位多在近肾盂输尿管连接处，反复从尿液中找癌细胞阴性，可资鉴别。

（3）膀胱癌：位于壁段输尿管周围的膀胱癌可将输尿管口遮盖，需与下段输尿管癌凸入膀胱相鉴别，输尿管癌凸入膀胱有两种情况：一是肿瘤有蒂，瘤体在膀胱，蒂在输尿管；二是肿瘤没有蒂，输尿管和膀胱各有一部分瘤体，鉴别主要靠膀胱镜检查，可用镜鞘前端推开膀胱肿瘤观察与输尿管口的关系，如有蒂与输尿管内相连，则可明确输尿管肿瘤。

（七）病例讨论教学要点

输尿管癌患者男性多于女性，男女患者比例为 2∶1，高发年龄为 60～70 岁。58%～98% 的输尿管癌患者以肉眼血尿为首发症状，肉眼血尿的特点是无痛性、间歇性、肉眼全程血尿。[1]临床上常用的诊断或鉴别输尿管癌的检查方法是尿常规检查，证实有无血尿。尿脱落细胞学检查中，尿液发现癌细胞可诊断输尿管癌。CT 和 MRI 在本病的诊断及术前分期中具有其他影像学检查无法媲美的优点。CT 和 MRI 检查具有较高的密度分辨力，在平扫加增强扫描后，能清楚显示病变密度、浸润范围以及与周围脏器的关系。CT 和 MRI 扫描不仅可直接清楚显示肿瘤本身，还可清晰观察输尿管浸润及区域淋巴结转移，帮助手术医生决定手术切口、范围及术前分期。

本病例经过利尿延迟 PET 显像于左侧输尿管下段病灶可见 FDG 代谢异常增高。由于受 ^{18}F-FDG 干扰，常规 ^{18}F-FDG PET/CT 图像不易清晰显示病灶，利尿延迟后病灶清晰显示，输尿管癌一般表现为 ^{18}F-FDG 高代谢。

参考文献

［1］MIYAZAKI J，NISHYAMA H. Epidemiology of urothelial carcinoma［J］. Int J Urol，2017，24（10）：730-734.

（上海交通大学医学院附属仁济医院　陈若华　刘建军）

▶ 病例二

（一）简要病史

现病史：女，81岁。1周前无明显诱因出现腰骶部持续性疼痛，无放射痛，无明显加重及缓解因素，无尿频、尿急、尿痛等不适，予中医针灸治疗后，效果不佳。4天前出现右下腹部疼痛，伴尿频、尿急、尿痛等不适，无明显肉眼血尿，社区医院予药物治疗，效果不佳。于我院行CT示：右侧输尿管下段多发结石，伴以上平面输尿管、肾盂肾盏明显扩张积水，周围少许炎性渗出。门诊拟"输尿管结石"收治入院。自发病以来，患者精神状态一般，体力情况一般，食欲食量一般，睡眠情况一般，体重无明显变化，大便正常，小便如前述。

既往史：有高血压和冠心病病史10余年。

个人史：无特殊。

家族史：无特殊。

（二）实验室检查

血清尿酸：407μmol/L↑（参考值155～357μmol/L），肌酐：102μmol/L↑（参考值41～81μmol/L）。血清肿瘤标记物：人附睾蛋白测定：333.30 pmol/L↑（参考值0～140.00 pmol/L）；其余均正常。尿常规、血常规、生化指标基本正常。

（三）PET/CT影像特征

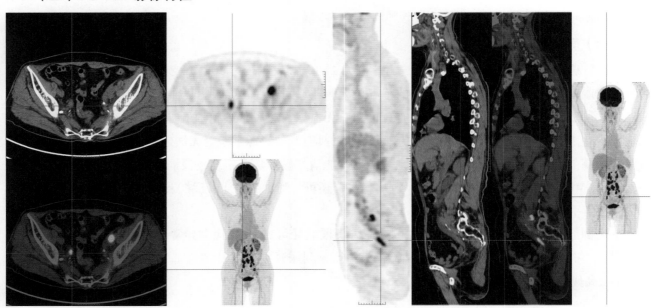

图6-20　右侧输尿管下段管壁增厚，^{18}F-FDG PET/CT显像见短条形高代谢病灶（SUV$_{max}$值约为12.2，SUV$_{avg}$值约为7.6），该病灶致以上层面右侧输尿管及右侧肾盂扩张、积液。

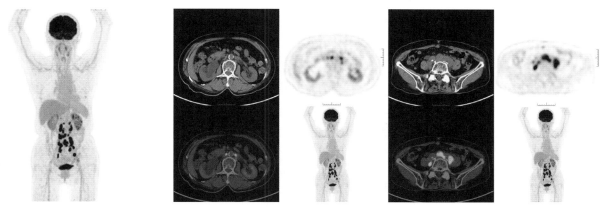

图 6-21 左侧膈肌脚深面、腹膜后区、双侧髂总血管旁、双侧髂内血管旁及左侧髂外血管旁见多发淋巴结增大，^{18}F-FDG PET/CT 显像见代谢增高（SUV$_{max}$ 值约为 18.1，SUV$_{avg}$ 值约为 11.5）。

（四）影像解读

患者 PET/CT 主要表现为：①右侧输尿管下段管壁增厚，^{18}F-FDG PET/CT 显像见短条形高代谢病灶，该病灶致以上层面右侧输尿管及右侧肾盂扩张、积液；②左侧膈肌脚深面、腹膜后区、双侧髂总血管旁、双侧髂内血管旁及左侧髂外血管旁见多发淋巴结增大，^{18}F-FDG PET/CT 显像见代谢增高。综合以上影像征象，考虑为右侧输尿管癌伴多发淋巴结转移。

（五）最终诊断

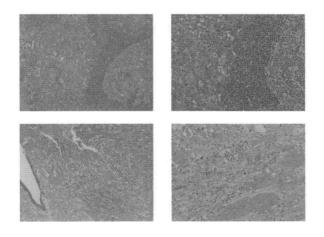

图 6-22 输尿管镜穿刺活检病理诊断及建议：（右侧输尿管肿物）见游离异型细胞团，考虑高级别尿路上皮癌。

（六）鉴别诊断

（1）输尿管炎性狭窄：输尿管慢性炎症表现为管腔狭窄、管壁增厚、管周围组织纤维化，狭窄多为渐进性，狭窄段较长，程度较轻，^{18}F-FDG 未见摄取增高，而肿瘤所致狭窄多为截断性改变，病灶处 ^{18}F-FDG 摄取增高。

（2）输尿管结核：病变范围较炎症及肿瘤更广，输尿管呈串珠状改变，狭窄及扩张交替存在，结核所致输尿管管壁增厚更明显，多伴有同侧肾结核及膀胱结核。

（3）输尿管息肉：好发于输尿管上 1/3 段，年轻人多见，息肉多带蒂，表现为输尿管腔内长条状充盈缺损、边缘光滑，^{18}F-FDG 未见摄取增高，位置常可变化，梗阻积水较少见。

（4）肾盂、输尿管内血凝块：平扫 CT 值较高，增强扫描血凝块不强化，^{18}F-FDG 未见摄取增高，

而肿瘤可见强化和 ^{18}F-FDG 摄取增高，复查时血凝块常可溶解消失或变形，位置发生变化或密度减低，可与肿瘤相鉴别。

（七）病例讨论教学要点

输尿管癌是一种临床上较为少见的疾病，输尿管癌与肾盂癌合称尿路上皮癌，是指一种长在泌尿系统中的肿瘤，约占泌尿系统肿瘤的 2%～5%。输尿管癌高发于中老年人群，其中 60～65 岁为最高发年龄。输尿管癌好发于输尿管下段，病理多为移行细胞癌，其次为鳞状细胞癌、腺癌及未分化癌。患者在发病初期会出现血尿症状，但由于该肿瘤的位置较深，且具有无痛的特性，容易被忽视，因此在癌症初期很难被患者发现。磁共振是一种效果较为良好的检查方式，其具有多方位、多序列、多参数的扫描方式以及良好的软组织对比度，因此被广泛应用于输尿管癌的诊断中。人体的整个泌尿道均被尿路上皮所覆盖，因此，患者同时患有输尿管癌、肾盂癌和膀胱癌的概率非常大，但患者两侧输尿管同时发生输尿管癌的情况较为少见。在诊断时或者进行手术之后均有可能发现患者同时患有膀胱癌。在 ^{18}F-FDG PET/CT 中，输尿管癌及淋巴结转移灶均表现为代谢明显增高。

本例为老年女性，以腰骶部疼痛 1 周，右下腹痛 4 天为主要症状，尿常规均正常。该例患者临床症状不典型。^{18}F-FDG PET/CT 见右侧输尿管下段管壁增厚，右侧输尿管短条形高代谢病灶，该病灶致以上层面右侧输尿管及右侧肾盂扩张、积液；左侧膈肌脚深面、腹膜后区、双侧髂总血管旁、双侧髂内血管旁及左侧髂外血管旁见多发淋巴结增大，^{18}F-FDG PET/CT 显像也均见代谢增高。综合以上影像征象，该患者考虑为右侧输尿管癌伴多发淋巴结转移。

（南方医科大学南方医院　田颖　吴湖炳）

四 膀胱癌（Carcinoma of Urinary Bladder）

▶ **病例一**

（一）简要病史

现病史：男，59 岁，4 天前无诱因出现血尿，为全程鲜红色肉眼血尿，混有少量血凝块，无排尿困难和排尿中断，无尿路刺激，无畏寒、发热、腰痛、腹痛。1 天前于门诊就诊后查盆腔 CT 示膀胱后壁增厚伴多发凸起，性质待定，膀胱周围结构清晰，双侧输尿管管壁未见累及，盆腔未见肿大淋巴结。自起病以来无其他不适。

既往史：无特殊。

个人史：吸烟、饮酒 30 余年，吸烟 20～40 支／天，饮酒平均 1 斤／天。

家族史：无特殊。

（二）实验室检查

尿常规尿潜血 +++，尿蛋白 ++，尿白细胞和红细胞计数明显升高，生化、血常规、肾功能正常。

（三）其他影像学检查

盆腔增强 CT 扫描：膀胱后壁增厚伴多发凸起，性质待定，膀胱周围结构清晰，双侧输尿管管壁内段未见明确累及，盆腔未见肿大淋巴结。

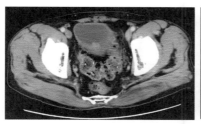
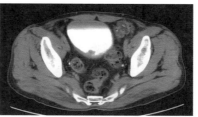

图 6-23　膀胱后壁结节样增厚，充盈缺损区为 13mm×9mm，明显强化。

（四）PET/CT 影像特征

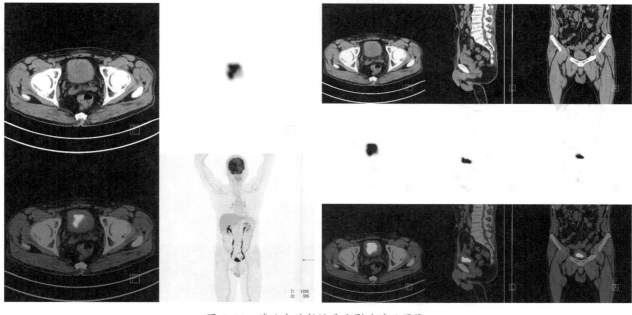

图 6-24　膀胱内放射性尿液影响膀胱图像。

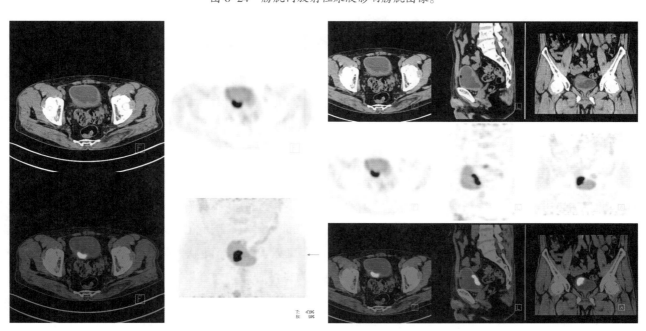

图 6-25　静脉注射呋塞米 20 mg，鼓励患者多饮水，膀胱充盈后再次显像，膀胱后壁增厚，范围约为 2.6 cm × 1.4 cm×3.6 cm，内壁粗糙，SUV_{max} 值约为 44.2，膀胱外壁尚光滑，周围脂肪间隙未见异常。

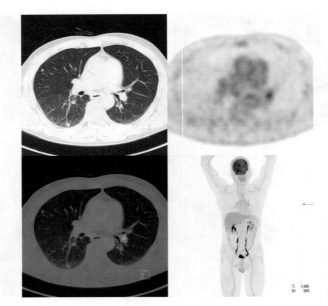

图 6-26 双肺多发实性小结节，右肺胸膜下较大结节呈轻度高代谢，SUV$_{max}$ 值约为 1.2。

（五）影像解读

患者 PET/CT 主要表现为：①膀胱后壁恶性病变，符合膀胱癌。②双肺多发结节，大部分位于胸膜下，部分轻度 FDG 高代谢，建议复查。

（六）最终诊断

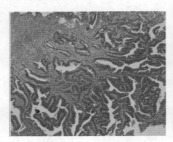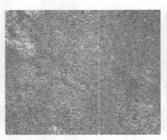

图 6-27 （膀胱）镜下见成片状排列的异型细胞，细胞异型性明显，细胞胞浆丰富，嗜碱性，细胞核圆形、卵圆形，核分裂象易见，可见病理性核分裂象，另见小灶腺管成分，呈绒毛状生长，细胞有异型，其与分化差的成分有移行；结合免疫组化结果，符合分化差的癌，倾向低分化腺癌。免疫组化：CK（＋），CK7（腺管成分＋），CK20（腺管成分＋），GATA-3（弱＋），P40（－），PSA（－），P53（－，错义突变型），Vimt（＋），S100（－），Ki-67（＋，约 80%）。

（七）鉴别诊断

（1）腺性膀胱炎（CG）：CG 是膀胱良性增殖性疾病，不典型 CG 和膀胱癌鉴别困难。CG 常伴有血尿，CT 和 MR 可显示膀胱结节或弥漫性膀胱增厚，增厚大于 5 mm，不伴有膀胱容积缩小。据报道 CG 易进展为膀胱癌[1-2]，故可视为一种癌前病变，但并无可靠证据[3-4]。因此 CG 未表现肿瘤样快速增殖，强化程度较低[5]，各期 CT 值均低于膀胱癌[6]。瘤体内有斑点状或爆米花状钙化，部分具有脂肪密度；多数边缘清楚、光滑，少许可有轻度凹凸不平或不规则；为良性肿瘤，无淋巴结及远处转移。

（2）膀胱息肉或乳头状瘤：膀胱息肉及乳头状瘤增强后有较明显强化可以作为鉴别点。

（3）慢性膀胱炎：CT 图像上表现为整个膀胱壁增厚，但是一般厚度小于 5 mm，膀胱黏膜表面毛糙、高低不平，膀胱容积减少，中度强化。

（八）病例讨论教学要点

膀胱癌按组织来源可分为膀胱尿路上皮癌、膀胱鳞癌、膀胱腺癌、膀胱肉瘤等，其中尿路上皮癌是最常见的类型，占 90% 以上。目前 PET/CT 广泛应用于膀胱癌诊断、分期、疗效评价和复发监测。

本病例为老年男性患者，以无痛性血尿为主要症状，PET/CT 表现为膀胱占位，并呈现明显高代谢，但 ¹⁸F-FDG 代谢产物经肾脏排泄后进入尿液，并聚集于膀胱中，导致膀胱本底高，遮盖膀胱内肿瘤，PET 显像难以显示病灶代谢程度。注射利尿剂后鼓励患者多饮水、多排尿，并于注射后 1.5～2 小时延迟扫描，膀胱内尿液放射性逐渐降低，使膀胱病变显示清晰，研究表明双时相扫描比较常规显像有更高灵敏性（90.2%）和准确度（87.5%）。[7] 注意扫描前务必使膀胱充盈，憋尿或通过导尿管注入生理盐水或对比剂，推荐尽量应用无创方法充盈膀胱，减少尿路损伤。

双时相法虽然可以降低尿液放射性影响，但少部分患者仍会出现假阳性和假阴性。假阴性的主要原因是膀胱刺激减弱和肾脏功能交叉，在延迟显像后，膀胱充盈程度仍然不够[8]；病灶本身分化程度不同；病灶过小，超出设备分辨力。假阳性的主要原因是膀胱镜活检后局部创伤引起 FDG 高代谢；膀胱慢性炎症导致膀胱壁不规则增厚，合并膀胱壁高代谢。

参考文献

［1］宋国超，孙英，王传英. 腺性膀胱炎的超声特征分析［J］. 医学影像学杂志，2015，25（10）：1899-1901.

［2］BEHZATOGLU K. Malignant glandular lesions and glandular differentiation in invasive/noninvasive urothelial carcinoma of the urinary bladder［J］. Ann Diagn Pathol，2011，15（6）：422-426.

［3］YI X，LU H，WU Y，et al. Cystitis glandularis: a controversial premalignant lesion［J］. Oncol Lett，2014，8（4）：1662-1664.

［4］SMITH A K，HANSEL D E，JONES J S. Role of cystitis cystica et glandularis and intestinal metaplasia in development of bladder carcinoma［J］. Urology，2008，71（5）：915-918.

［5］PRASAD R. Multidrug and extensively drug-resistant TB（M/XDR-TB）: problems and solutions［J］. Indian J Tuberc，2010，57（4）：180-191.

［6］杨甜，王鹤翔，聂佩，等. 增强 CT 鉴别诊断膀胱癌与腺性膀胱炎［J］. 中国医学影像技术，2019，35（9）：1379-1383.

［7］任春玲. 双时相 ¹⁸F-FDG PET/CT 显像在膀胱癌诊断中的应用价值分析［J］. 影响研究与医学应用，2021，5（11）：117-118.

［8］李洪生，吴湖炳，王巧愚，等. 呋塞米介入 ¹⁸F-FDG PET/CT 双时相显像对膀胱癌的诊断价值［J］. 核技术，2014，37（2）：33-38.

（佛山市第一人民医院　杨明　冯彦林）

▶ 病例二

（一）简要病史

现病史：男，63 岁，无痛性间歇性血尿 1 年，加重 2 个月。近 2 个月无明显诱因出现茶色尿，偶有血块，无发热、寒战等其他不适。1 周前于我院行盆腹部增强 MRI 示：膀胱多发占位，考虑膀胱癌。自起病以来，患者无发热，无头晕、视物模糊、黄疸、皮肤瘀斑，无恶心呕吐、乏力等症状，精神及睡眠状况良好，食欲可，大便及体重无明显变化。

既往史：无特殊。

个人史：无特殊。

家族史：父亲患肺癌。

（二）其他影像学检查

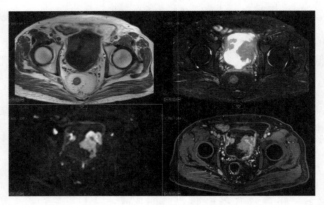

图 6-28　增强 MRI 示：膀胱充盈良好，腔内见多发软组织结节凸向腔内，表面呈菜花样，T1WI 呈等稍低信号，T2WI 呈等稍高信号，DWI 呈高信号，注入对比剂后见明显强化。

（三）PET/CT 影像特征

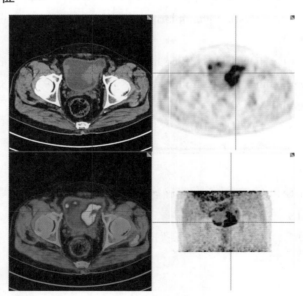

图 6-29　予利尿延迟显像，膀胱充盈欠佳，膀胱壁多发异常增厚，FDG 代谢异常增高，延迟 SUV_{max} 值约为 5.0～18.7。

（四）影像解读

患者 PET/CT 主要表现为：膀胱壁局部增厚、向膀胱腔内凸出，肿块表现为乳头状、菜花状和不规则形。FDG 代谢异常增高。综合影像学特征及患者病史，该患者考虑为膀胱癌。

（五）最终诊断

行膀胱镜下膀胱肿瘤治疗术，术中见膀胱颈部、左侧壁、前壁多发新生物，手术标本病理检查结果示：高级别乳头状尿路上皮癌，局灶浸润固有层。免疫组化结果：CK7（+）、CK20（+）、GATA-3（+）、Ki-67（10%）、P53（+++）、CK5/6（-）、CD44（-）、PD-L1（-）。结合临床及免疫组化结果，考虑膀胱癌。

（六）鉴别诊断

（1）膀胱结核：膀胱形态常表现为明显缩小，轮廓毛糙，即"挛缩膀胱"，同时伴有肾脏、输尿管的相应改变。

（2）前列腺癌凸入膀胱：可见前列腺体积增大，密度不均匀，多呈菜花样凸入膀胱底部，双侧精囊角消失，可见精囊增大。此外，因长期慢性排尿困难，膀胱壁偶有增厚，但无局部增厚及不规则改变。

（七）病例讨论教学要点

膀胱癌是指发生在膀胱黏膜上的恶性肿瘤，是泌尿系统最常见的恶性肿瘤之一，可发生于任何年龄，高发年龄为 50～70 岁，男性患者多于女性患者，是女性患者的 3～4 倍。90% 以上的膀胱癌患者最初的临床表现是血尿，表现为无痛性、间歇性、肉眼全程血尿，有时也可为镜下血尿。本病例为老年患者，以无痛性肉眼血尿为主要症状，其 PET/CT 呈现较为典型的原发性膀胱癌特征[1]，如菜花样新生物等，同时 FDG 代谢活跃。综合影像学特征和病史特点，不难判断为原发性膀胱癌。但仍需排查其他疾病可能，如膀胱结核、前列腺癌凸入膀胱等。膀胱结核患者一般伴有低热、盗汗，可通过询问患者病史，以及结核抗体检测等方法排查。前列腺癌除影像学表现外，还可经直肠指诊、PSA 水平等明确。

参考文献

[1] 李晶. 膀胱癌影像学检查诊断及其鉴别 [J]. 中外健康文摘，2011，8（1）.

（上海交通大学医学院附属仁济医院　王一宁　刘建军）

▶ 病例三

（一）简要病史

现病史：男，63 岁。因间断性全程无痛性肉眼血尿 1 个月余入院，无尿急、尿频和发热等。入院查体：腹平坦，无腹壁静脉曲张，腹部柔软，无压痛、反跳痛，腹部无包块，双侧脊肋区平坦，双侧肾区无压痛，双肾下极未及，肾区无叩击痛，未闻及血管杂音。

既往史：无特殊。

个人史：无特殊。

家族史：无特殊。

（二）实验室检查

尿常规：尿白细胞（仪器定量）：22.40/μL ↑（参考值 0～18.00/μL），尿红细胞（仪器定量）：28.00/μL ↑（参考值 0～15.00/μL），尿上皮细胞（仪器定量）：8.00/μL ↑（参考值 0～5.70/μL），红细胞隐血（试带法初筛）ERY 阳性（1+）（参考值阴性）。血常规、生化指标基本正常。

（三）PET/CT 影像特征

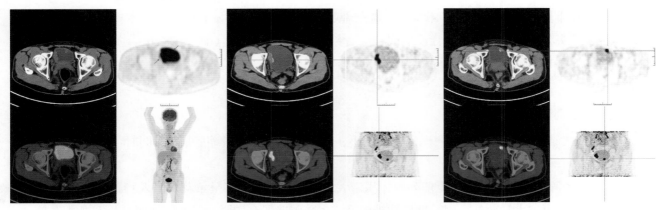

图 6-30　膀胱右侧壁及前壁见宽基底软组织肿块及结节，部分组织伴钙化，^{18}F-FDG PET/CT 显像见代谢明显增高（SUV$_{max}$ 值约为 23.7，SUV$_{avg}$ 值约为 13.5），速尿促排显像，膀胱放射性尿液减少，使上述病灶显示更加清晰，^{18}F-FDG 摄取进一步增加。

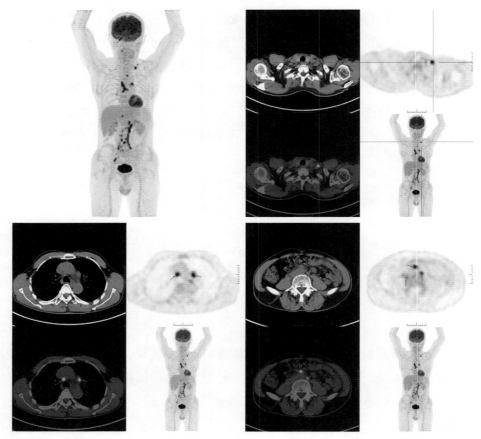

图 6-31　左侧颈部 V 区、双侧锁骨上窝、纵隔（2L、4R、4L、5、7 组）、双侧膈肌脚深面、腹膜后区腹主动脉周围、双侧髂总动脉旁、右侧髂内血管旁见多发淋巴结增大，^{18}F-FDG PET/CT 显像见代谢增高（SUV$_{max}$ 值约为 10.9，SUV$_{avg}$ 值约为 6.4）。

（四）影像解读

患者 PET/CT 主要表现为：①膀胱右侧壁及前壁见宽基底软组织肿块及结节，部分组织伴钙化，^{18}F-FDG PET/CT 显像见病灶代谢明显增高；②左侧颈部 V 区、双侧锁骨上窝、纵隔（2L、4R、4L、5、7组）、双侧膈肌脚深面、腹膜后区腹主动脉周围、双侧髂总动脉旁、右侧髂内血管旁见多发淋巴结增大，

^{18}F-FDG PET/CT 显像见以上病灶代谢均明显增高。综合以上影像征象，该患者考虑为膀胱癌并侵犯全身多处淋巴结。

（五）最终诊断

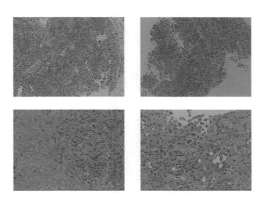

图 6-32 膀胱病灶穿刺活检病理诊断及建议：膀胱高级别浸润性尿路上皮癌。

（六）鉴别诊断

（1）前列腺癌：前列腺癌可侵犯膀胱底部，有时与膀胱癌侵犯前列腺难以很好区分，一般来说，膀胱癌侵犯前列腺其主体在膀胱，病变一般沿膀胱壁广泛侵犯，然后侵犯前列腺，而前腺癌侵犯膀胱，其主体在前列腺，病灶一般在前列腺内广泛侵犯，膀胱累及程度相对较前列腺轻。PSA 检测结果对两者的区分有重要的意义。

（2）膀胱结核：膀胱多明显缩小，轮廓毛糙，即所谓"挛缩膀胱"，且常伴有肾脏、输尿管的相应改变，同膀胱肿瘤较易鉴别，同时膀胱结核一般会出现明显的尿频、尿急和尿痛症状。

（3）神经源性膀胱：膀胱多呈宝塔状，体积增大，小梁甚粗，膀胱壁普遍增厚，多伴输尿管反流，不难识别。另外膀胱壁不会出现明显 ^{18}F-FDG 代谢增高和局限性增厚。

（4）脐尿管肿瘤：并非膀胱本身的病变，来源于残留的胚胎时期的泌尿生殖道，绝大多数是腺癌。主要发生在人体中轴线上、膀胱外（前上方）的软组织肿块，并侵犯膀胱顶部前方黏膜。而膀胱癌则以腔内肿块及膀胱壁改变为主，壁外改变较少，且顶部前壁非好发部位。

（5）膀胱周围肿瘤：如卵巢癌、子宫肿瘤、盆腔转移等，上述肿瘤起源于膀胱外，可侵犯膀胱壁，肿瘤主体位于膀胱外，膀胱内膜多完整，临床也少有血尿等表现。

（七）病例讨论教学要点

膀胱癌是泌尿系统最常见的恶性肿瘤，膀胱癌从病理组织学上分为移行细胞癌（92%）、鳞状细胞癌（6%～7%）、腺癌（0.5%～2%）和未分化癌（1%以下）。根据浸润深度可分为：0 期局限于黏膜层；Ⅰ 期局限于黏膜下层；Ⅱ 期局限于浅肌层；Ⅲ 期局限于膀胱局部和深肌层；Ⅳ 期侵犯邻近器官、淋巴结和远处转移。膀胱癌的发生部位以膀胱三角区和两旁的侧壁最为常见，膀胱顶部和前壁极少发生。研究证实 ^{18}F-FDG PET/CT 显像可灵敏地检出膀胱癌的淋巴结及远处器官转移灶，采用口服呋塞米介入的 ^{18}F-FDG PET/CT 双时相显像方法可提高对疑似膀胱癌者的检出灵敏度和准确性。

本病例为老年男性患者，患者因"间断性全程无痛性肉眼血尿 1 个月余"入院，尿常规见尿红细胞及尿隐血实验阳性，初步诊断是来源于泌尿系统的病变所致。全身 ^{18}F-FDG PET/CT 显像示膀胱右侧壁及前壁见宽基底软组织肿块及结节，部分组织伴钙化，代谢明显增高，速尿促排显像，膀胱放射性尿液减少，使上述病灶显示更加清晰，^{18}F-FDG 摄取进一步增加；左侧颈部 Ⅴ 区、双侧锁骨上窝、纵隔（2L、4R、4L、5、7 组）、双侧膈肌脚深面、腹膜后区腹主动脉周围、双侧髂总动脉旁、右侧髂内血管旁见多发淋巴结增大，代谢增高。结合患者临床症状、尿常规及 PET/CT 显像所见诊断为膀胱癌伴全身多发淋巴结转移。

（南方医科大学南方医院　田颖　吴湖炳）

五　输尿管淋巴瘤（Urethral Lymphoma）

（一）简要病史

现病史：女，80 岁。排尿困难，下肢浮肿 20 天，伴上腹部饱胀不适，无血尿、尿频、尿急、尿痛。一周前于外院查尿素氮 9.10 mmol/L、肌酐 158.0 μmol/L。腹部 CT 见右肾盂及中上段输尿管走行区软组织影。自起病以来，患者无发热、血尿，无腹痛，无乏力等症状，精神及睡眠状况一般，食欲较差，大便及体重无明显变化。

既往史：数年前行胆结石胆囊切除术，血吸虫病史。余无特殊。

个人史：无特殊。

家族史：无特殊。

（二）实验室检查

血常规：嗜中性粒细胞绝对值：2.74×10^9/L（参考值 $2.0 \times 10^9 \sim 7.0 \times 10^9$/L），嗜酸性粒细胞绝对值：$0.12 \times 10^9$/L（$0.02 \times 10^9 \sim 0.50 \times 10^9$/L），淋巴细胞绝对值：$0.65 \times 10^9$/L ↓（$0.8 \times 10^9 \sim 4.0 \times 10^9$/L），红细胞计数：$3.47 \times 10^{12}$/L ↓（$3.68 \times 10^{12} \sim 5.13 \times 10^{12}$/L），血小板计数：$84 \times 10^9$/L ↓（$101 \times 10^9 \sim 320 \times 10^9$/L），血红蛋白：100 g/L ↓（113～151g/L）。

血清尿素氮：9.10 mmol/L ↑（参考值 2.6～7.5 mmol/L）、肌酐：158.0 μmol/L ↑（41～81 μmol/L）、尿酸：493.00 μmol/L ↑（155～357 μmol/L），C 反应蛋白：3.88 mg/L（0～6 mg/L）。尿蛋白质 4+。

（三）其他影像学检查

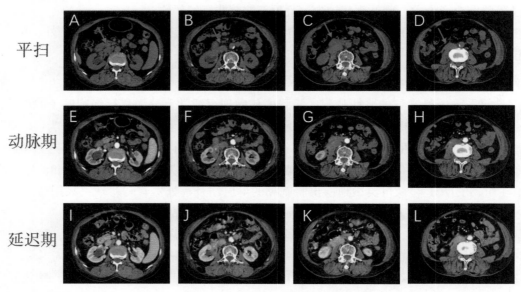

图 6-33　CTU 示右肾盂及中上段输尿管走行区可见多发斑片状软组织影环绕，边界模糊，注入对比剂可见明显强化，对应管腔狭窄，局段显示不清，其上游肾盂、肾盏扩张，右肾门区血管包绕；左肾形态正常，左肾盂、肾盏和左输尿管未见明显扩张。盆腔少量积液，后腹膜多发肿大淋巴结。

（四）PET/CT 影像特征

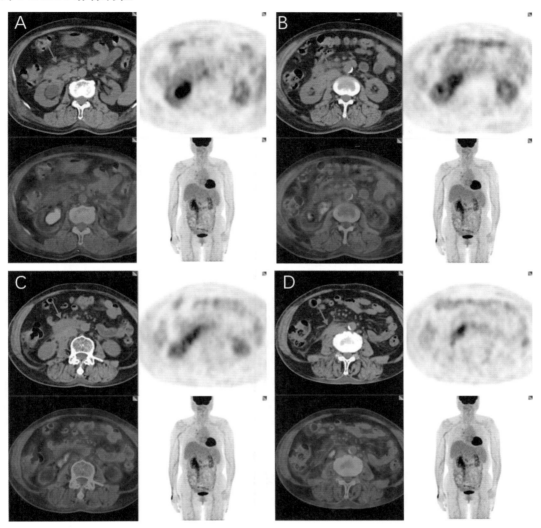

图 6-34　右侧肾盂及输尿管中上段周围软组织增厚影，伴 FDG 代谢增高，SUV_{max} 值约为 8.5，延迟 SUV_{max} 值约为 12.9。下腔静脉-腹主动脉间隙见多发淋巴结影，较大者约为 15 mm × 11 mm，FDG 代谢增高，SUV_{max} 值约为 4.9～5.2，延迟 SUV_{max} 值约为 5.7～7.7。

（五）影像解读

患者 CTU 主要表现为：①右肾盂及中上段输尿管走行区软组织，增强后明显强化；②后腹膜多发肿大淋巴结。PET/CT 主要表现为：①右侧肾盂及输尿管中上段周围高代谢不规则肿块，FDG 代谢活跃；②下腔静脉-腹主动脉间隙多发高代谢肿大淋巴结。综合以上影像特征，该患者考虑为恶性肿瘤（肾盂输尿管来源可能），不排除腹膜后纤维化。

（六）最终诊断

肾周肿物穿刺活检病理："后腹膜占位穿刺"淋巴组织增生，细胞较单一，以小细胞为主，滤泡结构有破坏，酶标符合小 B 细胞增殖性病变。免疫组化：CK（-），CD20（+），CD21（滤泡树突细胞 +），CD23（滤泡树突细胞 +），CD79α（+），CD3（-），CD5（-），Ki-67（8%），CyclinD1（-），CD43（-），Bcl2（+），Bcl6（-），CD10（-）。结合临床及免疫组化结果，临床诊断考虑为小淋巴细胞性淋巴瘤。

（七）鉴别诊断

（1）腹膜后纤维化：少见疾病，病理上主要以腹膜后脂肪组织亚急性和慢性炎症伴大量纤维组织增生为特点。临床症状主要以腰背痛、腹痛及尿路梗阻为首发症状，常伴以血沉（ESR）、免疫球蛋白G（IgG）、C反应蛋白（CRP）增高及肾功能异常。CT平扫可见腹膜后密度较为均匀或不均匀的软组织肿块，增强扫描显示不同程度强化；MRI表现为T1WI低信号、T2WI信号强度不等。^{18}F-FDG PET/CT的FDG代谢异常增高有助于判断病变是否处于活动期，激素治疗后FDG代谢下降提示病变的疗效反应较好。

（2）腹膜后间质来源肿瘤：腹膜后良性肿瘤以神经鞘瘤、节细胞瘤、神经纤维瘤、副节瘤等较为常见，腹膜后恶性肿瘤以脂肪肉瘤、淋巴瘤、神经纤维肉瘤、精原细胞瘤等较为常见。CT、MRI显示腹膜后良性病变体积较小，边缘规则，包膜完整，周围组织较少受推压，脂肪间隙存在，增强大多无强化；恶性肿瘤体积多较大，形态不规则，边缘模糊，以浸润性生长为主，可包绕大血管，内部易出现坏死、囊变及钙化，增强多明显强化。

（3）肾盂癌：移行细胞癌具有多发中心的倾向。CT平扫见肾盂、肾盏内软组织肿块；当肿瘤侵犯肾实质时，可见肾盂及肾实质内软组织肿块，病灶密度不均匀，内有液化坏死。增强扫描病灶呈轻中度强化。MRU表现为充盈缺损，腔内肿块与管壁相连，病变以上的肾盂和集合系统扩张。

（4）输尿管癌：原发性输尿管癌远较肾脏及膀胱癌少见，其发病率相当于泌尿系上皮肿瘤的2.5%～5%，男性多于女性。约2/3发生于下段输尿管。绝大多数来源于上皮细胞组织，90%以上是移行细胞癌，而鳞癌占极少数。肿瘤具有多灶性的特点。向腔内生长肿瘤病变段管腔增宽，腔内可见单发或多发结节样不规则充盈缺损，边缘不规整、模糊，伴部分轮廓线中断。另一类因肿瘤沿管壁浸润性生长，表现为输尿管不规则残缺状狭窄，随着输尿管管壁的增厚，CT显示为与管壁分界不清的广基底实性肿物，残余的输尿管呈点状、半月状或新月状甚至完全闭塞。当肿瘤向周围侵犯时，肿瘤与周围组织界限不清。

（八）病例讨论教学要点

原发于输尿管的淋巴瘤非常罕见，其组织学亚型有弥漫大B细胞淋巴瘤、黏膜相关淋巴组织淋巴瘤以及滤泡性淋巴瘤，其中弥漫大B细胞淋巴瘤相对多见。CT表现为输尿管壁节段性环形增厚，管腔狭窄，内有软组织填充，无明显囊变、坏死和钙化，增强后呈轻-中度的均匀强化。临床主要症状为无痛性肉眼血尿。本例患者以排尿困难、下肢浮肿就诊，血常规未见淋巴细胞明显增多，检查中发现肾盂输尿管占位，全身淋巴结、肝脾均无明显肿大。由于CLL/SLL无特异性临床症状，患者的首发症状并非部分CLL常见的无痛性淋巴结肿大，大大增加了明确诊断的难度。[1]另外，CTU见右肾盂及中上段输尿管走行区多发斑片状软组织影环绕，注入对比剂可见明显强化。后腹膜多发肿大淋巴结。^{18}F-FDG PET/CT提示上述病灶的FDG代谢显著增高，另有下腔静脉-腹主动脉间隙多发淋巴结，并伴FDG代谢异常增高。综合上述的检验及影像学表现，易误诊为肾盂输尿管恶性肿瘤或腹膜后间质来源的恶性病变。该病最终诊断依靠活检病理，肿瘤细胞免疫组化显示CD20（+）、CD23（+）、CD43（-）、CD10（-）、CD5（-）。该患者的PET/CT提示病灶SUV$_{max}$值大于10，且病灶累及范围较大，患者发生RT转化的风险可能偏高[2]，但仍需长期随访证实。

参考文献

［1］Hematology Committee of Chinese Medical，Hematological Oncology Committee of China Anti-Cancer，Chinese Working Group for Chronic Lymphocytic.The guidelines for diagnosis and treatment of chronic lymphocytic leukemia/small lymphocytic lymphoma in China［J］. Zhonghua xue ye xue za zhi，2022，43（5）：353-358.

［2］RHODES J M，MATO A R. PET/Computed tomography in chronic lymphocytic leukemia and richter transformation［J］. PET Clin，2019，14（3）：405-410.

（上海交通大学医学院附属仁济医院　文君　刘建军）

六　肾淋巴瘤（Renal Lymphoma）

（一）简要病史

现病史：男，52岁。1个月余前无明显诱因出现左下腹疼痛，无发热、血尿，无腹痛、腹泻，无恶心、呕吐，后腹痛自行缓解。1周前患者再次出现左下腹疼痛，就诊于外院，B超示：左侧肾下级囊实性团块（57 mm×66 mm），腹部CT示：左肾占位（82 mm×80 mm），考虑恶性肿瘤。自起病以来，患者无发热、咳嗽、咳痰、胸闷、气促，无头晕、视物模糊、黄疸、皮肤瘀斑，无四肢麻痹、乏力等症状，精神及睡眠状况良好，食欲一般，大小便及体重无明显变化。

既往史：既往有"白癜风"病史。

个人史：无特殊。

家族史：无特殊。

（二）实验室检查

骨髓细胞学：骨髓增生正常，巨核可见，粒系总占48%，各阶段细胞均可见。红系总占33%，以中晚幼红细胞为主。成熟淋巴细胞占10%，成熟单核细胞占6.5%，成熟浆细胞占2.5%。

骨髓活检：少量骨小梁及造血细胞。

骨髓流式：B细胞约占有核细胞的0.45%，未见明显异常。

FISH：见Bcl6基因相关异位，未见c-myc、Bcl2基因相关异位。MYD88基因L265P突变阴性；CD79B基因c.586T>C（p.Y196H）错义变异。

肿瘤标记物、血常规、生化指标基本正常。

（三）PET/CT影像特征

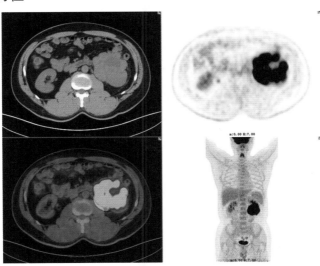

图6-35　左肾下极见大小约为84 mm×76 mm的软组织团块影，其内密度不均，见多发稍低密度影，实性部分FDG代谢明显增高，SUV_{max}值约为35.6。

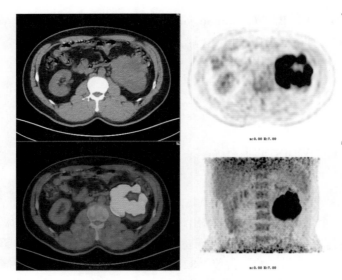

图 6-36 利尿延迟显像，病灶延迟 SUV_{max} 值约为 44.8。

（四）影像解读

患者 PET/CT 主要表现为：左肾高代谢不规则肿块，其内密度不均，见多发稍低密度影，实性部分 FDG 代谢明显增高。综合以上影像特征，该患者考虑为左肾恶性肿瘤。

（五）最终诊断

"左肾肿瘤穿刺组织"弥漫大 B 细胞淋巴瘤。免疫组化结果：PAX-8（-），CK（-），34BE12（-），GATA3（-），CK5/6（-），VIM（-），LCA（+++），CD20（+++），CD19（+++），CD3（-），CD5（-），Ki-67（+，80%），CD30（-），CD10（-），C-MYC（40%+），BCL-6（+++），MUM1（+++），CD56（-），EBER（-），P53（60% 中等 +）。

结合临床及免疫组化结果，考虑弥漫大 B 细胞淋巴瘤IV A 期。

（六）鉴别诊断

（1）肾癌：是起源于肾实质泌尿小管上皮系统的恶性肿瘤，约占肾脏恶性肿瘤的 80%～90%。CT 表现为等或低密度肿块，可有包膜，大多数浸润性生长，边界不清。病灶内常有囊变、出血、坏死、钙化等。增强扫描时呈一过性的不均质强化。肾癌组织易侵犯肾周间隙引起肾周间隙的不规则软组织影，也可侵及肾静脉或下腔静脉形成癌栓，还可转移到肾门或主动脉旁淋巴结引起该处的淋巴结肿大。

（2）肾盂肾盏的恶性肿瘤：病理上分为移行细胞癌和鳞状细胞癌，以前者多见，易引起肾盂肾盏扩张积水。特征性的表现是肾盂内或扩张的肾盏内见不规则结节状影，增强后见肾盂肾盏内的充盈缺损。^{18}F-FDG PET/CT 表现为肾脏囊实性占位，实性部分为高代谢，囊性部分多为坏死或扩张肾盂肾盏，可伴有高代谢淋巴结转移。

（3）肾血管平滑肌脂肪瘤：是较常见的肾脏良性肿瘤，该类肿瘤以含血管、平滑肌、脂肪三种组织成分为特征。^{18}F-FDG PET/CT 表现为肾脏等 / 低代谢肿块。

（七）病例讨论教学要点

肾淋巴瘤是原发于肾脏的结外淋巴瘤，多见于中老年人，国内 40～50 岁多发，男性稍多于女性，主要临床表现为淋巴瘤 B 组症状，即发热、盗汗及体重减轻，或肿块局部导致的相应症状，如腰痛、腰部肿块、血尿、蛋白尿及急性肾功能衰竭等。

本病例为中年男性患者，以腹部疼痛为主要症状，其 PET/CT 呈现为左肾高代谢不规则肿块，结合穿刺病理结果和骨髓活检结果可以进行诊断。但需要与肾细胞癌、肾盂癌进行鉴别诊断，主要通过穿刺病理结果来得出最终诊断。[1]

参考文献

[1]李曾，廖洪，谭政，等. 61 例原发性肾淋巴瘤临床诊治分析［J］. 中国癌症杂志，2017，27（7）：581-587.

（上海交通大学医学院附属仁济医院　吴倩芸　刘建军）

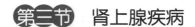
第三节 肾上腺疾病

一 嗜铬细胞瘤（Pheochromocytoma）

（一）简要病史

现病史：女，24 岁，1 年前开始出现反复头晕头痛，休息后可好转，伴恶心呕吐，偶有乏力。自起病以来，患者精神、胃纳、睡眠一般，二便基本正常，体重无明显改变。

既往史：血压升高 1 年余，最高 180/120mmHg，规律服用降压药，血压控制正常。

个人史：无特殊。

家族史：无特殊。

（二）实验室检查

脑脊液：皮质醇 0AM：40.91nmol/L ↓（参考值 160～660 nmol/L）、8AM：367.92nmol/L（参考值 145.4～619.4 nmol/L）、4PM：195.17nmol/L（参考值 94.9～462.4 nmol/L）；促肾上腺皮质激素 ACTH：< 1.11 nmol/L（参考值 0～10.2 nmol/L），血常规、生化指标基本正常。

（三）其他影像学检查

中腹部增强 CT：右肾上腺局部低密度类圆形肿块（35 mm×31 mm），增生扫描动脉期明显强化，门脉期及延迟期强化减退，考虑嗜铬细胞瘤可能。中腹增强 MRI：右侧肾上腺显示不清，局部见一类圆形肿块，边界尚清，大小约为 37 mm×29 mm，呈长 T1 长 T2 信号，DWI 呈高信号，增强扫描动脉期明显强化，门脉期及延迟期强化减退，肝 S6/7 及右肾局部受压；左侧肾上腺形态、大小正常；平扫未见异常信号灶。

（四）PET/CT 影像特征

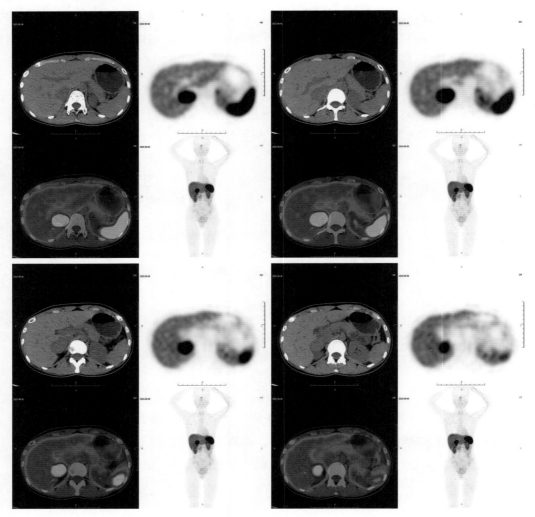

图 6-37　右侧肾上腺显示不清，局部见一类圆形肿块，边界尚清，密度均匀，大小约为 37 mm×30 mm，呈明显放射性浓聚，SUV_{max} 值约为 38.6。

（五）影像解读

患者 PET/CT 主要表现为：右肾上腺区肿块，DOTATATE 显像强阳性，结合病史，考虑嗜铬细胞瘤。

（六）最终诊断

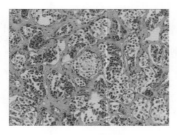

图 6-38　（右肾上腺）肿瘤由胞浆丰富、红染或透亮的多角形细胞构成，排列呈巢状，细胞核圆形、形态较一致，间质纤维血管间隔丰富伴部分玻璃样变，并见簇状分布的平滑肌组织，结合免疫组化结果及临床，符合嗜铬细胞瘤（2017 年版内分泌器官肿瘤 WHO 分类 ICD-O 编码为 3）。免疫组化结果：CgA（+），CD56（+），Syn（+），CK（-），S100（-），Ki-67（+，约 3%）。

（七）鉴别诊断

（1）肾上腺皮质腺瘤：各种类型腺瘤的共同点是表现为单侧肾上腺圆形或椭圆形肿块，边缘光滑，70% 的腺瘤由于富含脂质而密度较低，多低于10HU；动态增强检查，肿块强化较明显，廓清迅速是特征性表现。不同点在于库欣腺瘤直径常为 2～3 cm，有同侧残部和对侧肾上腺萎缩；Conn 腺瘤直径多在 2 cm 以下。

（2）肾上腺癌：肿瘤直径常大于 5 cm（瘤体直径越大，肾上腺癌可能性越大）；肿瘤形态呈分叶状，边缘不规整，边缘模糊，易侵犯累及周边组织。平扫密度不均匀，中心可见坏死、出血、钙化。增强：不均匀强化，肿瘤边缘可见强化环。可伴静脉癌栓形成，如肾静脉、下腔静脉癌栓。

（八）病例讨论教学要点

嗜铬细胞瘤为起源于神经外胚层嗜铬组织的肿瘤，主要分泌儿茶酚胺，临床多出现间歇性或持续性发作高血压。发病高峰年龄为 20～50 岁。嗜铬细胞瘤位于肾上腺者占 80%～90%，且多为一侧性，肾上腺外的瘤主要位于腹膜外、腹主动脉旁。本病例为青年女性患者，以反复头晕、血压升高为主要症状，PET/CT 主要表现为右侧肾上腺区肿块，DOTATATE 显像强阳性，结合症状、实验室检查及影像学检查结果，嗜铬细胞瘤诊断较为明确。

^{68}Ga-DOTA（0）-Tyr（3）-奥曲肽（^{68}Ga-DOTATATE）由正电子发射性核素镓 -68、偶联生长抑素（Somatostatin，SST）类似物 DOTATATE 构成，是对 SSTR 具有高亲和力和选择性亲和力的 PET 放射性药物。由于嗜铬细胞瘤表面可表达丰富的 SST 受体，所以能被放射性物质标记的 SST 类似物，例如 ^{68}Ga-DOTATATE 或 ^{68}Ga-DOTATOC 特异性识别。与 SPECT/CT 显像相比，^{68}Ga-DOTATATE 表现出更高的探测率和空间分辨率，在小病灶的诊断检出方面表现出绝对的优势，有助于嗜铬细胞瘤的早期诊断、分期分型、治疗及预后评估。[1-3]

参考文献

［1］席云，张敏，郭睿，等. ^{18}F-FDG PET/CT 显像 SUV_{max} 与嗜铬细胞瘤恶性程度的相关性探讨［J］. 中华核医学与分子影像杂志，2012，32（4）：259-264.

［2］明道红. 肾上腺嗜铬细胞瘤及异位嗜铬细胞瘤 CT 和 MRI 的影像学特征及诊断价值［J］. 贵州医科大学学报，2018，43（9）：1096-1100.

［3］张慧玮，华逢春，管一晖，等. 双侧肾上腺嗜铬细胞瘤 FDG PET/CT 显像 1 例［J］. 上海医学影像，2010，19（3）：235，237.

（中山大学附属第三医院　卢科良　谢良骏　程木华）

二　肾上腺腺癌（Adrenal Carcinoma）

（一）简要病史

现病史：男，27 岁，无明显诱因出现阵发性右上腹痛 1 个月，无反酸嗳气、呕吐、腹泻、便血等不适，无腰酸背痛，无发热寒战，无尿频、尿急、尿痛、血尿、泡沫尿等症状。就诊于外院，腹部增强 CT

提示右侧肾上腺区占位，考虑恶性肿瘤。后穿刺活检确诊皮质癌肾上腺。专科检查：腹膨隆，未见明显胃肠型及蠕动波，未见腹壁静脉显露，腹胀，全腹无明显压痛及反跳痛，右中腹位置可触及一肿物，大小约为 10 cm×12 cm，质硬，边界不清，活动度可，无触痛。肠鸣音正常，约 4～5 次/分，移动性浊音阴性，脾未触诊，Murphy 征（－），反跳痛（－）。

既往史：既往身体状况良好，5 年行痔疮切除术。否认慢性病史，否认结核等传染病史及接触史，预防接种史不详，否认过敏史，否认外伤史。

个人史：无特殊。

家族史：无特殊。

（二）实验室检查

血常规：白细胞计数：$14.56×10^9/L$ ↑（参考值 $3.5×10^9～9.5×10^9/L$），嗜中性粒细胞百分比：85.5% ↑（参考值 50%～70%），红细胞计数：$3.79×10^{12}$ ↓（参考值 $3.8×10^{12}～5.1×10^{12}/L$），血红蛋白：110 g/L ↓（参考值 130～175 g/L），血小板计数：$440×10^9/L$ ↑（参考值 $85×10^9～303×10^9/L$），C 反应蛋白：62.74 mg/L ↑（参考值 0～6 mg/L），其余生化指标未见明显异常。肾素、醛固酮、血电解质及 ACTH 未见异常，肿瘤标记物未查。

（三）其他影像学检查

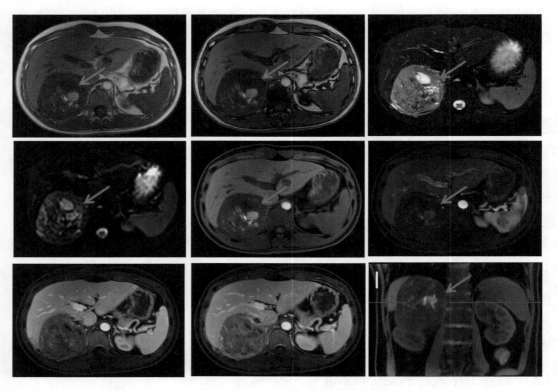

图 6-39　肾上腺增强 MR：右侧肾上腺区占位，范围约为 97 mm×93 mm×120 mm，呈 T1WI、T2WI 混杂信号，DWI 呈高信号，增强后可见明显不均匀强化，边界不清，病灶压迫肝脏右叶、右肾及下腔静脉肝段，肾门区有部分动脉结构包绕于肿瘤内，右侧后腹膜处数枚稍增大淋巴结，靠近病灶区域的部分淋巴结异常。

（四）PET/CT 影像特征

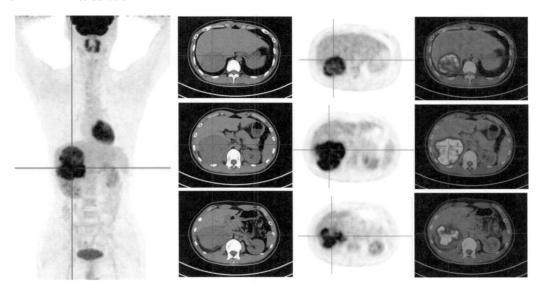

图 6-40　右侧肾上腺区团块灶伴 ^{18}F-FDG 代谢异常增高，大小约为 94 mm×91 mm×117 mm，SUV$_{max}$ 值约为 11.3，其内见低密度坏死影，结合病理符合皮质癌表现，伴右肾上极受累可能。

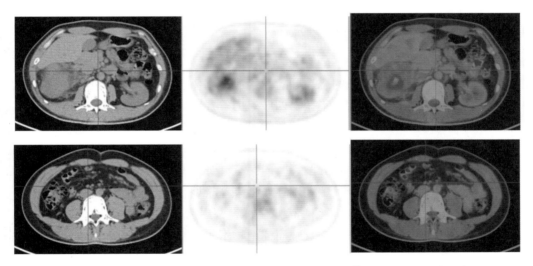

图 6-41　腹主动脉旁及肠系膜间隙多发淋巴结影，部分 ^{18}F-FDG 代谢轻度增高。

（五）影像解读

患者影像学主要表现为：①增强 MR 图像，肿块 T1WI、T2WI 混杂信号，DWI 呈高信号，压脂正 / 反相位信号未见明显减低，增强后可见明显不均匀强化，可见病灶压迫周围邻近组织。② PET/CT 上肿块呈现 ^{18}F-FDG 高摄取，病灶累及右肾下极，另见右侧后腹膜处数枚稍增大淋巴结。综合以上影像特征，结合患者外院的穿刺病理结果，符合肾上腺皮质癌表现。

（六）最终诊断

（右肾上腺肿物）肉眼见切面灰白伴大部分坏死，未累及肾实质。镜下："右肾上腺"皮质腺癌，伴大片坏死，与肾脏粘连，输尿管截端、肾周脂肪均阴性。免疫组化：CK（+），S-100（-），SMA（-），Desmin（-），CD34（-），Ki-67（60%），HMB45（-），CgA（-），SF-1（-），a-inhibin（-）。

（七）鉴别诊断

（1）肾上腺腺瘤：一种常见的肾上腺良性肿瘤。大多数无功能性，生长缓慢，边界光整清晰，密度均匀，单个尺寸多小于 3 cm。因瘤内含有丰富的脂质成分，CT 密度常较低，平扫 CT 值多小于 10 HU，MRI 反相位较正相位信号强度下降，为特征性改变。瘤体一般无出血、坏死、囊变和钙化，增强扫描呈"快速强化、快速廓清"（绝对廓清率 >60%，相对廓清率 >40%）。

（2）肾上腺血管瘤：一种少见的无功能性肾上腺良性肿瘤，常为单侧发生，约占肾上腺肿瘤的2.3%，易被误诊为肾上腺恶性肿瘤或腺瘤。通常不产生激素，一般也无明显临床症状，实验室检查多为阴性。影像学表现与肝脏海绵状血管瘤类似，表现为边界清楚的类圆形肿瘤，瘤体积小时，钙化及坏死少见，密度或信号较均匀，增强后动脉期明显均匀强化，随时间强化范围扩大，延迟期呈整体强化；瘤体积较大时，成分可较混杂（包含实性成分、钙化、出血、囊变、坏死及脂肪等），实性成分由充满血液的血窦构成，通常位于肿瘤边缘，增强后动脉期边缘呈结节状明显强化，随着时间呈渐进性向内填充但强化程度逐渐减低，强化程度与同层腹主动脉相近。该强化模式是肾上腺海绵状血管瘤的典型表现。

（3）肾上腺结核：一般为双侧发病，单侧肾上腺结核少见，发病隐匿，病程进展缓慢，患者往往无明显临床症状及体征，肾上腺破坏超 50% 时会出现皮质功能减退。早中期为增生性病变，表现为肾上腺增大，外形不规则或形成肿块，中心密度不均匀或呈低密度，可有斑点状钙化；晚期呈萎缩性改变，广泛钙化或纤维化，形态不规则，与周围粘连不清，干酪样坏死或严重萎缩部位不强化，而其边缘常有强化。[18]F-FDG PET/CT 扫描表现为 ^{18}F-FDG 高摄取。结核病灶和恶性肿瘤 CT 表现与 ^{18}F-FDG 代谢相似，尤其是症状不典型的肾上腺皮质癌与其较难鉴别。

（八）病例讨论教学要点

肾上腺腺癌是指发生在肾上腺组织的恶性肿瘤性疾病，临床上少见，病情进展迅速，死亡率高。临床表现为头晕、头痛、胸闷、心悸、食欲不振、四肢乏力等症状。本病例为年轻患者，以阵发性右上腹疼痛为主要症状，影像学表现为较典型的肾上腺恶性肿瘤影像学特征[1-2]，即右侧肾上腺区团块状软组织密度影，病灶较大，密度/信号不均匀，[18]F-FDG 代谢异常增高，增强后呈明显不均匀强化，边界不清，病灶压迫肝脏右叶、右肾及下腔静脉肝段，肾门区有部分动脉结构包绕于肿瘤内，右侧后腹膜处数枚稍增大淋巴结等恶性肿瘤表现，符合外院病理穿刺结果。早期诊断、早期彻底手术是治疗肾上腺皮质癌的关键。[3-4]但肾上腺皮质癌少见，且影像学表现多样，临床症状也可不典型，术前容易误诊为嗜铬细胞瘤或腺瘤，应紧密结合内分泌实验室检查及肿瘤标记物水平，在对此病进行诊断时应拓宽思路，减少对此类病的误诊。

参考文献

［1］茹立，陈挺，李盛，等. 肾上腺皮质腺癌的 CT、MR 影像学特点及临床表现并文献复习［J］. 医学影像学杂志，2019，29（11）：1985-1988.

［2］姜登飞，王健，厉锋，等. 原发性肾上腺皮质腺癌的影像特征表现［J］. 中国医师杂志，2021，23（4）：563-567.

［3］刘海浪，宋晓东，杜广辉，等. 肾上腺皮质癌手术治疗体会及预后分析［J］. 临床泌尿外科杂志，2018，33（9）：738-741.

［4］中国医师协会泌尿外科分会. 肾上腺皮质癌诊治专家共识［J］. 现代泌尿外科杂志，2021，26（11）：902-908.

（上海交通大学医学院附属仁济医院　申梦琴　刘建军）

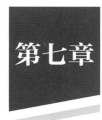

第七章

生殖系统疾病

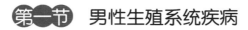
第一节 男性生殖系统疾病

一 前列腺癌（Prostatic Carcinoma）

▶ **病例一**

（一）简要病史

现病史：男，73岁，6个月前无明显诱因出现尿频，夜尿次数增多，排尿迟缓，尿流断续、变细，射程变短，无尿急、尿痛，无肉眼血尿、尿道口流脓，无腹痛、腰痛，未予特殊处理。近3个月上述症状加重，夜尿约10次。盆腔MR示：前列腺增大，约为48 mm×44 mm×37 mm，外周带正常信号大部分消失，前列腺信号不均，包膜毛糙，DWI上局部弥漫性受限，增强扫描不均匀强化。自起病以来，患者无发热、咳嗽、咳痰、胸闷、气促，无头晕、视物模糊、黄疸、皮肤瘀斑，无四肢麻痹、乏力等症状，精神及睡眠状况良好，食欲一般，大小便及体重无明显变化。

既往史：无特殊。

个人史：无特殊。

家族史：无特殊。

（二）实验室检查

血清PSA：657.44 ng/mL↑（参考值0～4 ng/mL），F-PSA>30 ng/mL↑（参考值0～1 ng/mL），血常规、生化指标基本正常。

（三）其他影像学检查

盆腔MR：前列腺癌，累计膀胱下壁及左侧精囊腺，腰5椎体、骶尾椎、双侧髂骨及右侧股骨粗隆多发骨转移瘤，双侧髂血管周围及盆腔多发淋巴结转移可能性大。

（四）PET/CT 影像特征

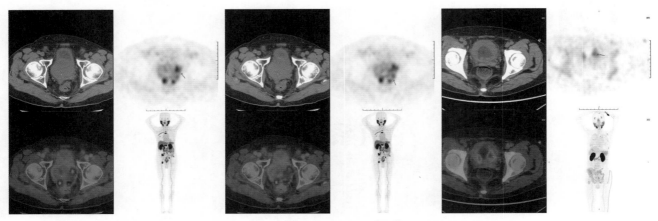

图 7-1　前列腺体积增大，部分凸入膀胱内，大小约为 52 mm×64 mm×66 mm，前列腺左叶基底部可见斑片状放射性浓聚，SUV$_{max}$ 值约为 5.5（延迟约为 8.3）。

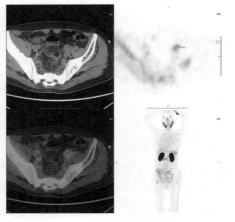

图 7-2　双侧髂血管旁见多枚肿大及稍大淋巴结影，大者约为 18 mm×12 mm，可见放射性浓聚，SUV$_{max}$ 值约为 6.3。

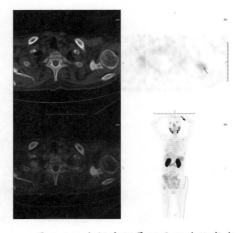

图 7-3　左侧肩胛骨可见斑片状高密度影，伴放射性浓聚，SUV$_{max}$ 值约为 3.0。

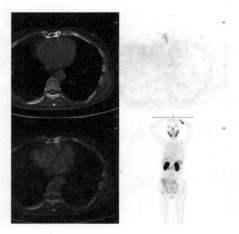

图 7-4　胸骨可见斑片状高密度影，伴放射性浓聚，SUV$_{max}$ 值约为 3.1。

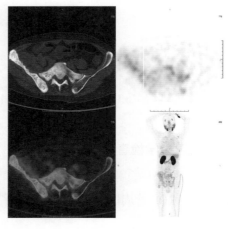

图 7-5　右侧髂骨可见软组织肿块形成，与右侧髂肌分界不清。

（五）影像解读

患者 PET/CT 主要表现为：①前列腺左叶基底部 PSMA 阳性灶，邻近膀胱壁受侵。②双侧髂血管旁多发淋巴结转移瘤。③全身多发骨转移瘤并右侧髂肌受侵。综合以上影像特征，该患者考虑为原发性前列腺癌并淋巴结、膀胱、骨转移。

（六）最终诊断

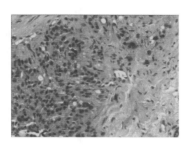

图 7-6 （前列腺左外周带）前列腺腺泡腺癌（Gleason 评分：5+4=9 分，级组 5）。

（七）鉴别诊断

（1）良性前列腺增生：主要发生在移行带，影像学上常显示为前列腺弥漫性一致性增大，边缘光滑锐利，密度无改变，可有高密度钙化灶（结石），增强检查呈对称性较均匀一致强化。

（2）慢性前列腺炎：慢性前列腺炎导管及腺泡周围见炎性细胞浸润，腺泡上皮萎缩、化生或增生，导致腺体明显减少，间质增宽伴纤维结缔组织增生，所造成的局部纤维化、肉芽肿性病变和前列腺内穿刺后出血，可与早期前列腺癌有相似表现，可通过 T2WI+DWI 加以鉴别。

（八）病例讨论教学要点

前列腺癌是指发生在前列腺的上皮性恶性肿瘤。发病年龄在 55 岁以上，高峰年龄是 70～80 岁。早期常无症状，随着肿瘤的发展，肿瘤压迫尿道引起进行性排尿困难，若侵及膀胱、精囊、血管神经束则出现尿频、血尿、血精、阳痿等症状。本病例为老年患者，以尿频，夜尿次数增多，排尿迟缓，尿流断续、变细，射程变短为主要症状；其 PET/CT 呈现为前列腺癌，同时伴淋巴结肿大，代谢活跃，以及骨质破坏并代谢活跃；再结合患者血清 PSA 水平增高，不难判断为原发性前列腺癌并淋巴结、膀胱、骨转移。但仍需排查其他疾病可能，如良性前列腺增生，良性前列腺增生主要发生在移行带，影像学上常显示为前列腺弥漫性一致性增大，边缘光滑锐利，密度无改变，但一般无 PSA 增高，另外可询问患者病史及相关伴随症状，以穿刺病理检查作为最终诊断标准。

参考文献

［1］华俊，杨媛媛，刘影，等. ^{18}F- 前列腺特异性膜抗原（PSMA）-1007PET/CT 鉴别正常神经节与前列腺癌淋巴结转移［J］. 中国医学影像技术，2022，38（9）：1371-1375.

［2］李昌松，付哲祥. CT 和 MRI 在前列腺癌患者中的诊断效果对比观察及影像学特点研究［J］. 中国医疗设备，2019，34（S2）：117-119.

［3］陈雯，姚稚明，张文杰，等. ^{18}F-FDG PET /CT 显像对前列腺癌生化复发转移灶评估价值的初步研究［J］. 医学研究杂志，2022，51（5）：89-93.

（中山大学附属第三医院　卢科良　谢良骏　程木华）

▶ 病例二

（一）简要病史

现病史：男，84岁，1个月前无明显诱因出现阵发性左中下腹腹痛、腹胀，偶有排气，排便次数增多，每日5～6次，每次排便困难，每次量少，为黄褐色，有数十克，质软。外院全腹MR平扫示：前列腺增大并左侧包膜不完整，需注意前列腺癌可能；右侧髂骨、右侧坐骨、所见部分腰椎骨质破坏，考虑转移瘤可能；腹膜后、直肠系膜区、盆腔双侧髂动脉旁、直肠周围及骶前多发肿大淋巴结转移可能。现患者一般情况可，无发热、寒战，无腹痛、腹胀不适，有排便及肛门排气，睡眠可。

既往史：无特殊。

个人史：无特殊。

家族史：无特殊。

（二）实验室检查

血清PSA：16.876 ng/mL ↑（参考值0～4 ng/mL），F-PSA：4.6 ng/mL ↑（参考值0～1 ng/mL），血常规、生化指标基本正常。

（三）其他影像学检查

外院全腹MR：前列腺增大并左侧包膜不完整，需注意前列腺癌可能；右侧髂骨、右侧坐骨、所见部分腰椎骨质破坏，考虑转移瘤可能；腹膜后、直肠系膜区、盆腔双侧髂动脉旁、直肠周围及骶前多发肿大淋巴结转移可能。

（四）PET/CT影像特征

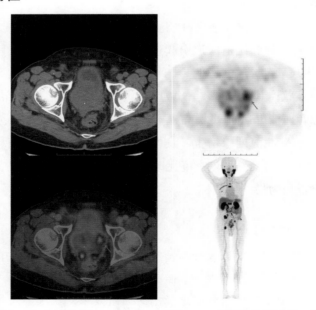

图7-7　前列腺体积明显增大，大小约为61 mm×59 mm×57 mm，内见点状钙化影，伴明显放射性浓聚，SUV$_{max}$值约为20.0（延迟为39.0），突破包膜，侵犯下壁双侧精囊腺，与膀胱后壁及直肠前壁分界不清。

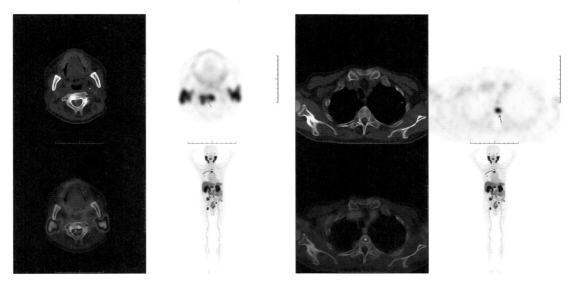

图7-8 多个颈胸腰椎体及附件、双侧多根肋骨、胸骨、双侧髋骨、骶骨、左侧股骨可见斑片状、片状高密度影，呈放射性浓聚，SUV_{max}值约为33.0。

（五）影像解读

患者PET/CT主要表现为：①前列腺体积增大伴点状钙化，PSMA显像阳性，双侧精囊腺、膀胱后壁、直肠前壁受侵；②全身多发骨转移瘤。综合以上影像特征，该患者考虑为原发性前列腺癌并淋巴结、膀胱、骨转移。

（六）最终诊断

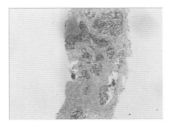

图7-9 结合免疫组化结果，大部为导管内癌，局灶查见前列腺腺癌（Gleason评分：4+4=8分，级组4）。

（七）鉴别诊断

（1）良性前列腺增生：主要发生在移行带，影像学上常显示为前列腺弥漫性一致性增大，边缘光滑锐利，密度无改变，可有高密度钙化灶（结石），增强检查呈对称性较均匀一致强化。

（2）慢性前列腺炎：慢性前列腺炎导管及腺泡周围见炎性细胞浸润，腺泡上皮萎缩、化生或增生，导致腺体明显减少，间质增宽伴纤维结缔组织增生，所造成的局部纤维化、肉芽肿性病变和前列腺内穿刺后出血，可与早期前列腺癌有相似表现，可通过T2WI+DWI加以鉴别。

（八）病例讨论教学要点

本病例为老年患者，以腹痛、腹胀，排便次数增多，排便困难为主要症状；其PET/CT呈现为前列腺癌，同时骨质代谢活跃；再结合患者血清PSA水平增高，不难判断为原发性前列腺癌并淋巴结、膀胱、骨转移。该患者病理检查结果为前列腺导管内癌合并前列腺腺癌，患者行前列腺动脉栓塞术后4个月复查，显像阳性灶较前明显缩小，放射性分布较前明显降低，SUV_{max}值约为4.8。PET/CT检查在前列腺癌的诊断及治疗疗效的评估过程中有重要意义。[1-3]

参考文献

[1] 陈雯, 姚稚明, 张文杰, 等. ^{18}F-FDG PET/CT 显像对前列腺癌生化复发转移灶评估价值的初步研究 [J]. 医学研究杂志, 2022, 51 (5): 89-93.

[2] 张泽旭, 关锋, 杨太宇, 等. ^{18}F-PSMA 和 ^{18}F-FDG PET/CT 显像在前列腺癌分期及疗效评价中的应用比较 [J]. 中国老年学杂志, 2022, 42 (20): 4971-4973.

[3] 毛亮, 赵军, 李文成, 等. ^{68}Ga-PSMA PET/CT 预测 PSA<20.0 μg/L 有临床意义前列腺癌的效能和价值 [J]. 中国肿瘤外科杂志, 2022, 14 (3): 267-271.

（中山大学附属第三医院　卢科良　谢良骏　程木华）

▶ **病例三**

（一）简要病史

现病史：男，60 岁，半年前无明显诱因出现腰背部疼痛，初起疼痛较轻，休息后可以缓解。一个月前疼痛加重，难以忍受。无放射，无腰部、双下肢麻木，无大小便障碍，无高热、寒战。于当地医院就诊，查胸椎 CT 示：T5、6、8、9 椎体改变（胸椎转移瘤？胸椎结核？）伴 T5 椎体骨折。患者自起病以来，精神、食欲、睡眠尚可，二便正常，体重无明显下降。

既往史：无特殊。

个人史：无特殊。

家族史：无特殊。

（二）实验室检查

血清 PSA：179.38 ng/mL ↑（参考值 0~4 ng/mL），F-PSA：77.32 ng/mL ↑（参考值 0~1 ng/mL），血常规、生化指标基本正常。

（三）其他影像学检查

外院胸椎 CT 示：T5、6、8、9 椎体改变（胸椎转移瘤？胸椎结核？）伴 T5 椎体骨折。

（四）PET/CT 影像特征

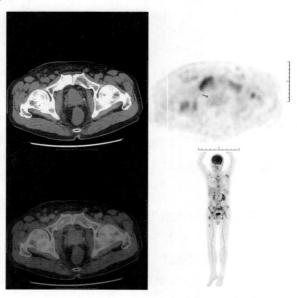

图 7-10　前列腺形态失常，可见不均匀性轻度放射性浓聚，SUV_{max} 值约为 2.8。膀胱充盈不佳，形态、密度及放射性分布未见异常。

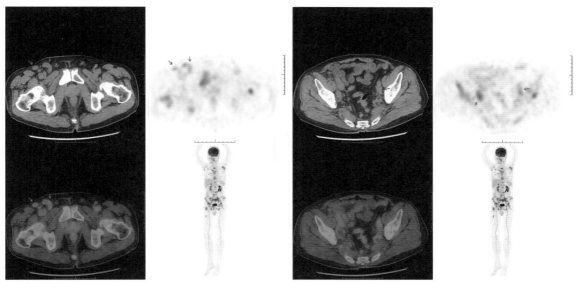

图 7-11　双侧髂血管旁及双侧腹股沟见多个肿大淋巴结影，较大者约为 31 mm×13 mm，可见放射性浓聚，SUV$_{max}$ 值约为 5.4。

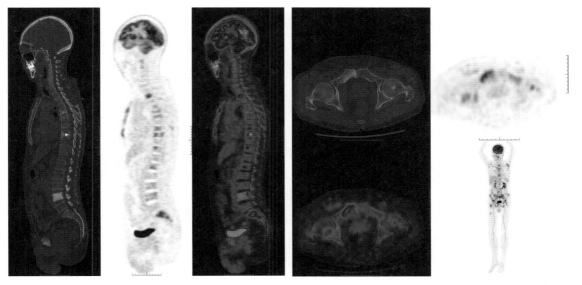

图 7-12　全身多个椎骨及附件骨、双侧肩胛骨、胸骨、多个肋骨、骨盆骨多处、双侧股骨头及右侧股骨上端可见多个放射性浓聚灶，SUV$_{max}$ 值约为 10.4，大部分病灶可见局部骨质密度增高。

（五）影像解读

患者 PET/CT 主要表现为：①前列腺形态失常，不均匀轻度放射性浓聚。②双侧髂血管旁及双侧腹股沟见多发淋巴结转移瘤。③全身多发骨转移瘤。综合以上影像特征，该患者考虑为原发性前列腺癌并淋巴结、膀胱、骨转移。

（六）最终诊断

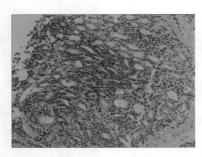

图 7-13　前列腺腺泡腺癌（Gleason 评分：5+4=9 分，级组 5）。

（七）鉴别诊断

（1）良性前列腺增生：主要发生在移行带，影像学上常显示为前列腺弥漫性一致性增大，边缘光滑锐利，密度无改变，可有高密度钙化灶（结石），增强检查呈对称性较均匀一致强化。

（2）慢性前列腺炎：慢性前列腺炎导管及腺泡周围见炎性细胞浸润，腺泡上皮萎缩、化生或增生，导致腺体明显减少，间质增宽伴纤维结缔组织增生，所造成的局部纤维化、肉芽肿性病变和前列腺内穿刺后出血，可与早期前列腺癌有相似表现，可通过 T2WI+DWI 加以鉴别。

（八）病例讨论教学要点

前列腺癌是指发生在前列腺的上皮性恶性肿瘤。发病高峰年龄是 70～80 岁。早期常无症状，随着肿瘤的发展，肿瘤压迫尿道引起进行性排尿困难，若发生盆腔淋巴结转移可引起双下肢水肿。本病例为老年患者，以腰背部疼痛为主要症状。其 PET/CT 呈现为前列腺癌，同时伴淋巴结肿大，代谢活跃，以及骨质破坏并代谢活跃；患者骨转移病灶代谢程度较原发病灶更高，应注意前列腺癌的不同表现形式。

参考文献

［1］郝亚新，马乐，翟洛萍，等．PSMA 配体 PET 显像对前列腺癌淋巴结清扫的意义［J］．临床泌尿外科杂志，2021，36（12）：993-997．

［2］王淼．基于病理大切片的初诊前列腺癌的精准影像学诊断研究［D］．北京：北京协和医学院，2022．

［3］段小艺．前列腺癌 PSMA PET/CT 显像的应用现状与思考［J］．西安交通大学学报（医学版），2022，43（2）：163-167．

（中山大学附属第三医院　卢科良　谢良骏　程木华）

▶ 病例四

（一）简要病史

现病史：男，75 岁，3 个多月前无明显诱因间歇出现肉眼血尿，表现为前段尿带 2～3 滴鲜红血，偶有尿痛，伴排尿困难，尿流缓慢、易中断，夜尿增多，每晚 7～8 次，伴右下肢活动时右骨盆酸痛，走路跛行，未予重视，无及时就诊。现为进一步诊治，就诊于我科。自发病以来，患者无发热，无腰痛、下肢乏力，无咳嗽、咳血，无腹痛、腹泻、便秘，精神状态一般，体力情况一般，食欲食量较差，睡眠情况一般，体重无明显变化，大便正常，小便如前。

既往史：既往高血压、高脂血症、高尿酸血症，规律服药。一年余前因"冠心病"行心脏支架置入术。

个人史：无特殊。

家族史：无特殊。

（二）实验室检查

血清 PSA：129.0 ng/mL ↑（参考值 0～4.00 ng/mL），F-PSA：17.5 ng/mL ↑（参考值 0～1 ng/mL）。尿常规：RBC 隐血阳性（1+）（参考值阴性），尿红细胞：29.00/μL ↑（参考值 0～15.00/μL），尿上皮细胞：8.01/μL ↑（参考值 0～5.70/μL），尿比重、尿蛋白、尿白细胞等均正常。血常规、生化指标基本正常。

（三）其他影像学检查

外院查 MRI 发现前列腺癌并骨盆多发转移（主要累及骨盆右侧及骶骨），侵犯左侧精囊腺。

（四）PET/CT 影像特征

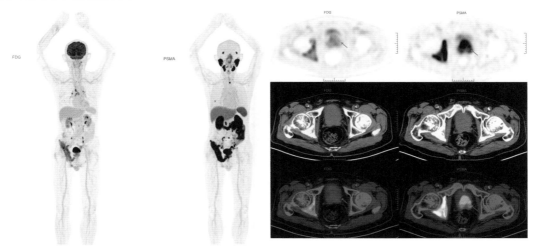

图 7-14　前列腺体积增大，形态失常，密度未见明显异常，^{18}F-FDG 显像见代谢轻中度增高（SUV$_{max}$ 值约为 6.7，SUV$_{avg}$ 值约为 3.9），^{68}Ga-PSMA-11 显像见摄取明显增高（SUV$_{max}$ 值约为 24.5，SUV$_{avg}$ 值约为 13.6）；并邻近双侧精囊腺稍增粗，FDG 显像见代谢轻度增高，PSMA 显像见摄取增高。

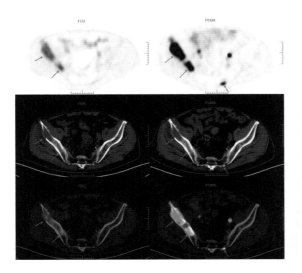

图 7-15　骨盆骨见溶骨性骨质破坏，^{18}F-FDG 显像见代谢不均匀性增高（SUV$_{max}$ 值约为 9.7，SUV$_{avg}$ 值约为 5.6），^{68}Ga-PSMA-11 显像见摄取明显增高（SUV$_{max}$ 值约为 22.1，SUV$_{avg}$ 值约为 14.1）。

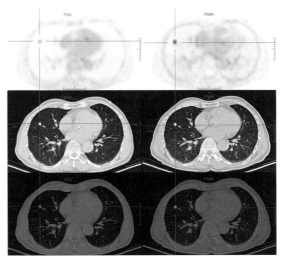

图 7-16　右肺中叶外侧段见 1 个实性结节，^{18}F-FDG 显像见代谢轻度增高（SUV$_{max}$ 值约为 2.5，SUV$_{avg}$ 值约为 1.7），^{68}Ga-PSMA-11 显像见摄取增高（SUV$_{max}$ 值约为 6.2，SUV$_{avg}$ 值约为 3.9）。

（五）影像解读

患者 PET/CT 主要表现为：①前列腺体积增大，形态失常，^{18}F-FDG 显像见代谢轻中度增高，^{68}Ga-PSMA-11 显像见摄取明显增高；并邻近双侧精囊腺稍增粗，FDG 显像见代谢轻度增高，PSMA 显像见摄取增高。②腹膜后区、双侧髂总血管、双侧髂内外血管旁见多发淋巴结稍增大，^{18}F-FDG 显像于部分淋巴结处见轻度代谢增高，^{68}Ga-PSMA-11 显像见摄取明显增高。③全身骨骼见成骨性及溶骨性骨质破坏，^{18}F-FDG 显像见代谢不均匀性增高，^{68}Ga-PSMA-11 显像见摄取明显增高。④右肺中叶外侧段见 1 个实性结节，^{18}F-FDG 显像见代谢轻度增高，^{68}Ga-PSMA-11 显像见摄取增高。综合以上影像征象，该患者考虑为前列腺癌侵犯双侧精囊腺，伴多发淋巴结、骨骼及肺转移。

（六）最终诊断

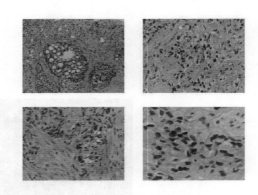

图 7-17　前列腺穿刺活检病理诊断及建议：前列腺腺泡腺癌（Gleason 评分：5+4=9 分，级组 5）。

（七）鉴别诊断

（1）前列腺增生：前列腺增生患者的 CT 检查特点为病变多出现在前叶和中央叶，可见多发性球形结节，外周区可见假性包膜，密度均匀，或不均匀但存在钙化点。而前列腺癌的 CT 检查特点则是多发生在后叶、侧后叶，病变多为低密度，且密度不均匀，同时具有外周轮廓不清晰、强化不显著、常可侵犯周围组织及转移等，以上特征有助于前列腺增生和前列腺癌的鉴别诊断。前列腺增生一般不会引起 ^{18}F-FDG 明显摄取增高，但个别患者可以出现 ^{68}Ga-PSMA-11 摄取增高。前列腺增生 PSA 水平相对较低，而前列腺癌 PSA 水平常明显增高。

（2）前列腺炎：也可表现为外周带 T2WI 低信号，但前列腺出现炎症时，前列腺轮廓常无异常改变，前列腺包膜光整，常表现为外周带不均匀低信号，而前列腺癌常表现为较均匀低信号结节或肿块，前列腺局部轮廓可出现局部隆起、不光整等改变，前列腺癌可突破包膜向外生长。DWI 上前列腺炎多呈等信号，而前列腺癌多呈高信号。动态增强扫描在早期前列腺癌呈明显强化，而炎性病变强化多较晚。结合 MRI 形态学检查信息，MRS 可进一步提高两者的正确诊断率。临床指检炎症时常有触痛，可及软结节，而癌结节较坚硬。PSA 测定炎症时可轻度升高，前列腺癌则增高常较明显。前列腺炎在 ^{18}F-FDG PET/CT 及 ^{68}Ga-PSMA-11 PET/CT 上均可表现为摄取轻中度增高，需要结合临床 PSA 水平及穿刺活检结果。

（八）病例讨论教学要点

前列腺癌是指发生在前列腺的上皮性恶性肿瘤。发病高峰年龄是 70～80 岁。早期常无症状，随着肿瘤的发展，肿瘤压迫尿道引起进行性排尿困难，若发生骨转移则引起局部骨痛或病理性骨折等相关症状。本病例为老年男性患者，以无明显诱因间歇出现肉眼血尿为主要症状，伴右下肢活动时右骨盆酸痛，走路跛行；血清 PSA 明显增高，提示可能是由于前列腺癌伴骨转移所致。^{18}F-FDG PET/CT 表现为前列腺增大，形态失常，伴双侧精囊腺增粗，^{18}F-FDG 显像见代谢不均匀性增高，右侧骨盆骨见溶骨性及成骨性骨质破坏，^{18}F-FDG 代谢不均匀性增高，可以诊断前列腺癌伴骨盆骨转移；但双侧髂外血管周围有多个淋巴结增大，^{18}F-FDG 代谢仅轻度增高，右肺见 1 个软组织结节，^{18}F-FDG 代谢仅轻度增高，淋巴结及右肺内病灶均不好定性。在 ^{68}Ga-PSMA-11 PET/CT 中上述病灶摄取均明显增高，还发现了腹膜后区及双侧髂总血管旁有多个小淋巴结（直径均小于 1.0cm）伴 PSMA 明显摄取，右侧第 11 后肋、第 3 胸椎左侧椎板及骶骨左侧有结节状 PSMA 高摄取病灶。此病例显示 ^{68}Ga-PSMA-11 PET/CT 在前列腺癌诊断和分期方面具有明显的优势。

（南方医科大学南方医院　田颖　吴湖炳）

二　睾丸肿瘤（Orchioncus）

（一）简要病史

现病史：男，33 岁，无明显诱因出现左侧睾丸增大 2 个月，近 1 周伴左侧睾丸隐痛。外院睾丸超声检查示：左侧睾丸实质性肿块。自起病以来，患者无发热、胸闷、气促，无头晕、视物模糊，无尿频尿急、肉眼血尿等症状，精神及睡眠状况良好，食欲可，大小便及体重无明显变化。

既往史：无特殊。

个人史：无特殊。

家族史：无特殊。

（二）实验室检查

血清 AFP、HCG、睾酮、血常规、生化指标等基本正常。

（三）其他影像学检查

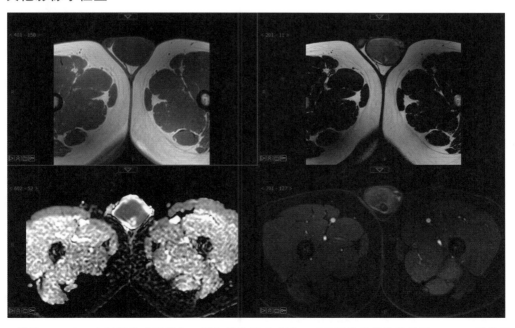

图 7-18　增强 MRI 示：左侧阴囊明显增大，睾丸结构显示不清，可见团块状异常信号影，T1WI 等信号、T2WI 稍低信号，范围约为 48 mm×38 mm，增强后可见明显不均匀强化。

（四）PET/CT 影像特征

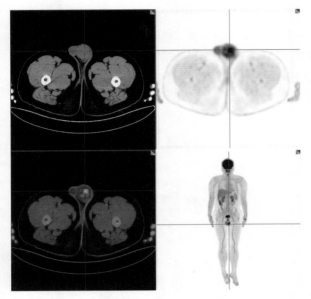

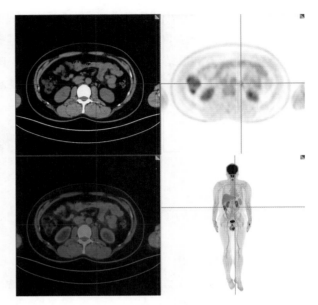

图 7-19　左侧睾丸外形增大呈软组织密度团块影，大小约为 52 mm×39 mm，FDG 代谢不均匀增高，SUV_{max} 值为 5.5～8.0。

图 7-20　腹主动脉左旁见多发小淋巴结影，较大者约为 9 mm×6 mm，FDG 代谢轻度增高，SUV_{max} 值为 2.2～3.5。

（五）影像解读

患者 PET/CT 主要表现为：单侧睾丸增大呈软组织密度团块影，FDG 代谢异常增高。同时见腹主动脉旁小淋巴结影，FDG 代谢轻度增高。综合以上影像特征，该患者考虑为睾丸恶性肿瘤，首先考虑精原细胞瘤可能，不排除腹主动脉旁小淋巴结转移。

（六）最终诊断

行左侧睾丸病损切除术，术中见左睾丸占位性病变，直径约为 5 cm，与周围分界清，予完整切除左侧睾丸。结合临床及免疫组化结果，考虑左侧睾丸精原细胞瘤。免疫组化结果：Ki-67（+，50%），PLAP（+），CK（-），CD30（-），CD117（+），AFP（-），D2-40（+），SALL4（+），OCT3/4（+），PD-L1（CPS15）。

（七）鉴别诊断

（1）睾丸淋巴瘤：睾丸被弥漫侵犯，常呈结节状，偶有出血及坏死。常累及附睾、精索和精囊，但鞘膜和阴囊皮肤极少累及。

（2）睾丸畸胎瘤：儿童多见，特征性的表现为肿瘤内可见脂肪成分或钙化。

（八）病例讨论教学要点

睾丸肿瘤是在青年男性中最常见的恶性肿瘤，分为生殖细胞肿瘤和非生殖细胞肿瘤两大类。生殖细胞肿瘤是指发生在曲细精管的生殖上皮的肿瘤，其中以精原细胞瘤最为常见，生长速度较缓慢，预后一般较好。多数患者的睾丸呈不同程度肿大，有时睾丸完全被肿瘤取代，质地坚硬，正常的弹性消失，为无痛性阴囊肿块。本病例为青年男性患者，以左侧睾丸肿大伴隐痛为主要症状。其 PET/CT 呈现较为典型的睾丸肿瘤特征[1]，如左侧睾丸增大呈软组织密度团块影，FDG 代谢增高。再结合临床表现，不难判断为睾丸精原细胞瘤。但仍需排查其他疾病可能，如睾丸淋巴瘤、睾丸畸胎瘤、睾丸梗死等。睾丸淋巴瘤好发于 60 岁以上男性患者，常伴有其他部位的肿大淋巴结，有肝、脾肿大。结合临床症状和相关影像学发现鉴别。睾丸梗死有较明显的疼痛症状，增强扫描时表现为呈楔形的无强化区。另外还需与睾丸血肿和感染性病变相鉴别，睾丸血肿多有外伤史，通过增强扫描能够明确鉴别；睾丸感染性病变局部有炎症表现，增大的睾丸与周围分界不清。

参考文献

［1］杨海涛，吕金发，欧阳羽，等．睾丸感染性和肿瘤性病变的 CT 表现及鉴别［J］．临床放射学杂志，2016，35（4）：597-601.

（上海交通大学医学院附属仁济医院　王一宁　刘建军）

第二节　女性生殖系统疾病

一　子宫内膜癌（Endometrial Carcinoma）

▶ 病例一

（一）简要病史

现病史：女，55 岁，绝经后阴道异常流血 1 个月。

既往史：高血压病史 10 年。

个人史：已绝经 5 年，G3P2，顺产 2 次，流产 1 次。

家族史：无特殊。

（二）实验室检查

血清 AFP、CEA、CA153、HCG 阴性，血常规、生化指标基本正常。

（三）其他影像学检查

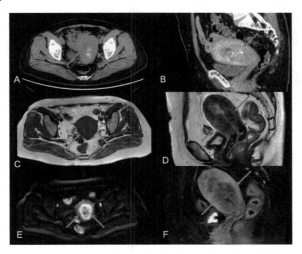

图 7-21　CT（A：平扫；B：增强）示子宫内膜显著不均匀增厚，呈肿块样，最厚处约 1.7cm，密度欠均匀，可见斑片状高密度，增强扫描呈不均匀强化。MRI（C：T1WI；D：T2WI；E：DWI；F：T1WI 增强）示宫腔内占位，内膜增厚、结合带结构消失，病变 T1WI、T2WI 呈低信号，DWI 呈不均匀高信号，增强扫描可见不均匀强化，病变累及子宫肌层深度超过 1/2。

（四）PET/CT 影像特征

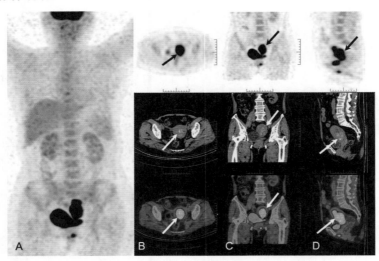

图 7-22　PET/CT 图像。MIP 图（A）示盆腔内及会阴部异常葡萄糖代谢增高灶；B、C、D 示宫腔内混杂密度占位，葡萄糖代谢异常增高，SUV_{max} 值约为 19.2。

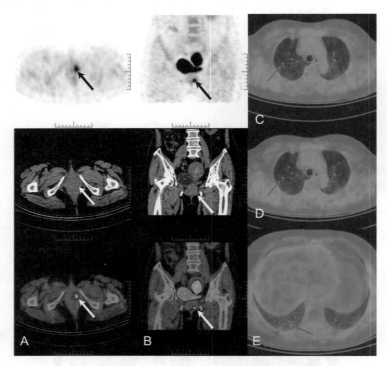

图 7-23　PET/CT 图像。A、B 可见阴道左前壁（白箭头）异常葡萄糖代谢增高灶，SUV_{max} 值约为 8.8，局部呈软组织密度；C、D、E 可见右肺（红箭头）多发实性、圆形小结节，边界光整，葡萄糖代谢未见增高。

（五）影像解读

患者 CT 示子宫内膜显著不均匀增厚，可见斑片状高密度，增强扫描呈不均匀强化；MRI 显示内膜不完整，并伴有子宫肌层浸润。

PET/CT 主要表现为：①子宫腔内混杂密度占位，FDG 摄取异常增高；②阴道左前壁异常葡萄糖代谢增高灶；③右肺多发实性圆形小结节，葡萄糖代谢未见增高。综合以上影像特征，并结合患者为绝经后女性，有阴道异常流血症状，考虑为子宫内膜癌伴阴道壁、右肺转移。

（六）最终诊断

宫腔镜下子宫内膜活检：送检破碎子宫内膜腺体中度异型增生，呈乳头状及筛样排列，间质减少，伴鳞化，考虑为子宫内膜样癌（中分化）。

（七）鉴别诊断

（1）子宫内膜生理性摄取：PET/CT 发现子宫内膜 FDG 摄取，首先需要除外生理性摄取。绝经后的子宫内膜对 FDG 摄取一般不高，而绝经前子宫内膜对 FDG 的生理性摄取呈周期性变化，高峰发生在排卵期和月经早期。[1-2]该患者为绝经后女性，临床有阴道异常流血症状，MRI 及 PET/CT 提示宫腔肿块样占位、子宫内膜不完整，伴有 FDG 摄取增高，首先还是需要考虑子宫内膜癌可能。

（2）子宫内膜增生性疾病：包括无不典型性增生、不典型性增生以及内膜息肉，也可表现为子宫异常出血，多见于围绝经期及绝经后早期。内膜增生尤其是不典型性增生，也表现为内膜增厚及 FDG 摄取增高，但形态较为规则，摄取程度多低于子宫内膜癌。[3]另外一种增生性疾病是内膜息肉，多呈结节样凸入内膜腔内，当息肉为宽基底同时伴有 FDG 摄取时难以与内膜癌鉴别，但息肉多无结合带浸润表现。

（3）子宫间叶源性肿瘤：良性间叶源性肿瘤如黏膜下平滑肌瘤可表现为宫腔占位，也可伴有钙化；但多见于绝经前女性，FDG 不摄取或轻度摄取。该患者宫腔内占位代谢程度较高，以及右肺多发结节，还需排除恶性间叶源性肿瘤如肉瘤可能。

（4）淋巴瘤：患者以宫腔及阴道壁葡萄糖代谢显著增高灶为主要表现，需排除多系统累及性疾病如淋巴瘤的可能。但该患者右肺多发实性圆形小结节，边界光滑，提示转移瘤可能性较大；同时患者全身淋巴结未见肿大，脾脏大小及代谢未见异常，骨髓未见代谢异常等，淋巴瘤证据不足。

（八）病例讨论教学要点

子宫内膜癌是指发生于子宫内膜的一组上皮性恶性肿瘤，好发于围绝经期及绝经后女性，早期患者可无明显症状，后续主要症状为阴道出血、下腹疼痛、月经紊乱等。本例患者 PET/CT 表现为宫腔内异常占位伴葡萄糖代谢增高，同时有阴道壁代谢异常增高灶，右肺多发圆形、实性小结节，不伴有代谢增高表现。结合患者为绝经后女性，有阴道异常流血症状，MRI 表现为宫腔内占位伴内膜不完整，以及子宫肌层浸润，首先考虑为子宫内膜癌，伴阴道及右肺转移。宫腔内及阴道病灶葡萄糖代谢程度均较高，需要排除淋巴瘤、肉瘤可能。

参考文献

［1］NISHIZAWA S, INUBUSHI M, OKADA H. Physiological ^{18}F-FDG uptake in the ovaries and uterus of healthy female volunteers［J］. Eur J Nucl Med Mol Imaging, 2005, 32（5）: 549-556.

［2］LERMAN H, METSER U, GRISARU D, et al. Normal and abnormal ^{18}F-FDG endometrial and ovarian uptake in pre-and postmenopausal patients: assessment by PET/CT［J］. J Nucl Med, 2004, 45（2）: 266-271.

［3］WANG T, SUN H, GUO Y, et al. Texture analysis effectively differentiate endometrial precancerous lesion and early-stage carcinoma［J］. Mol Imaging, 2019（18）: 1-10.

（北京大学第一医院　邱丽娟　付占立）

▶ 病例二

（一）简要病史

现病史：女，33 岁，月经量多、淋漓不尽 2 年，痛经进行性加重。

专科检查：外阴阴性，阴道畅，见较多白色稀液体从宫颈流出，宫颈轻糜，无触血，宫体前位，如孕2+月大小，质软，无压痛，右附件区增厚，左附件未触及明显异常。

宫腔镜诊刮术后病理：宫颈管、宫腔赘生物低级别子宫内膜样癌。

（二）实验室检查

血清CA125：41.6 U/mL↑（参考值0～35 U/mL），CA199、CEA、AFP、HE4、SCC均阴性，罗马指数（绝经前）：97.7%，罗马指数（绝经后）：80.4%，血常规、生化指标基本正常。

（三）PET/MR影像特征

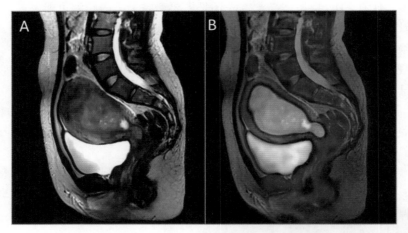

图7-24 子宫体积明显增大，宫腔内见巨大不规则软组织肿块影，大小约为87 mm×76 mm×123 mm，边界欠清，病灶向下累及宫颈上段。

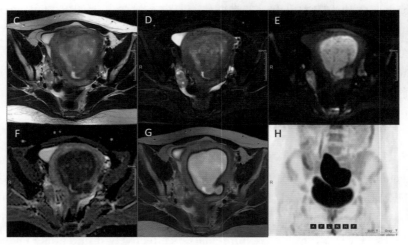

图7-25 宫腔内不规则肿块，DWI弥散明显受限，FDG代谢异常增高，SUV_{max}值约为17.9，结合带不完整，浸润肌层深度>1/2，子宫浆膜面清楚。右侧卵巢较对侧增大，大小约为36 mm×20 mm，DWI弥散受限，FDG代谢未见明显增高。

（四）影像解读

^{18}F-FDG PET/MR成像：①子宫体积增大，子宫腔内见不规则软组织肿块，FDG代谢异常增高，DWI弥散明显受限，结合带不完整，浸润肌层深度>1/2，子病灶向下累及宫颈上段。②右侧卵巢形态饱满，大小约为36 mm×20 mm，内部信号不均匀，DWI弥散受限，FDG代谢未见明显增高。

综合以上影像特征，该患者考虑为子宫恶性肿瘤累及宫颈，侵犯深肌层，右侧卵巢可疑转移，拟诊为子宫内膜癌Ⅲa期。

（五）最终诊断

患者行子宫根治性切除术 + 双侧附件切除术 + 盆腔淋巴结清扫术 + 腹主动脉旁淋巴结切除术。大体病理：宫腔内见一隆起菜花样肿物，大小为 12 cm×8 cm×4.5 cm，灰白色，质软，侵至外 1/2 肌层。病理诊断："宫腔"子宫内膜样腺癌 Ⅱ 级（12 cm×8 cm×4.5 cm），侵犯肌壁至外 1/2，脉管内见癌栓，未见神经束侵犯，右卵巢见癌累及。左、右宫旁，盆腔、腹主动脉旁淋巴结，阴道切缘，均阴性。免疫组化：Ki-67（10%+），P53（20%+），MLH1（+），MSH2（+），MSH6（+），PMS2（+），PD-L1（肿瘤 2%+），ER（80%+），PR（80%+），P16（+），WT-1（-），VIM（-）。

（六）鉴别诊断

（1）子宫内膜息肉：典型的息肉表现为边界清楚的宫腔内肿块，宫腔内息肉可见 T2WI 低信号纤维核，伴薄壁囊性灶（腺体内囊变）；DWI 中等信号，ADC 值稍高；早期局灶或弥漫性强化，无明显坏死及肌层侵犯。

（2）子宫黏膜下肌瘤：表现为球形或息肉样，T1WI 相对于正常肌层为等低信号，T2WI 及 DWI 信号因肌瘤变性信号混杂多样，增强后均匀明显强化可与肌层相似，变性肌瘤呈轻–中度不均匀强化。典型的黏膜下平滑肌瘤可见蒂样结构连接肌层至宫腔内（冠状位、矢状位有助于观察）。

（3）子宫内膜间质肉瘤：病灶可位于宫腔或肌层，为腔内息肉样或肌层肿块，T1WI 呈等信号为主，T2WI 呈不均匀高信号，内部可见特征性的弧形低信号（代表残存的平滑肌、正常肌层的纤维），囊变、坏死常见；实性部分呈 DWI 高信号、ADC 图低信号；增强后呈明显不均匀强化。可沿宫旁血管、淋巴管和阔韧带蔓延，呈蚯蚓状、蠕虫样生长。PET/CT 表现为盆腔巨大不规则囊实性肿块影，密度混杂不均，可见散在钙化灶，实性成分 FDG 代谢明显不均匀增高；双侧宫旁见结节、条索状软组织密度影，FDG 代谢增高。

（4）葡萄胎：子宫增大、宫腔内巨大肿块，T2WI 呈葡萄串样或蜂窝样高信号，结合带完整、局部可模糊，肌层明显增厚，可见增粗、迂曲血管影，增强后轻度强化呈蜂窝状。附件区黄素化囊肿可见。结合停经后阴道出血、妊娠反应、HCG 异常增高等临床病史可准确诊断。

（七）病例讨论教学要点

子宫内膜癌是最常见的女性生殖系统恶性肿瘤之一，其致死率在妇科肿瘤中仅次于卵巢癌和宫颈癌。[1] 好发于绝经后中老年女性，约 90% 的子宫内膜癌患者有不规则阴道流血、排液等症状。起源于内膜上皮细胞，病理类型以子宫内膜样癌为主，预后较好，而浆液性癌、透明细胞癌、癌肉瘤，预后较差。[2] 子宫内膜活体组织病理学检查是确诊子宫内膜癌的"金标准"，包括子宫内膜吸取活检、诊断性刮宫或宫腔镜下诊断性刮宫等。但不能评估肌层浸润深度及周围侵犯情况，不能用于分期，也难以诊断子宫肌层来源的恶性肿瘤。

子宫内膜癌的 PET/CT 典型表现为增厚的子宫内膜或肿块呈 FDG 高代谢。但子宫内膜增生、子宫内膜炎、子宫内膜息肉、子宫积脓等良性病变也会摄取 ^{18}F-FDG 而出现假阳性。PET/CT 在评估子宫内膜病变肌层侵犯深度和宫颈间质浸润方面并不优于 MRI；而在监测子宫内膜癌淋巴结浸润及远处转移方面，PET/CT 具有优势。一体化 PET/MR 成像融合 MRI 与 PET/CT 的优势，超高的软组织分辨率可以测量直径 3～4 mm 的肿瘤，进一步提高评估肌层浸润深度的准确性，结合肿瘤代谢信息，对于宫颈受累程度及宫外侵犯、转移情况更加敏感。一体化 PET/MR 成像融合 MRI 与 PET 成像的优势，可提供子宫肿瘤代谢信息和结构、功能成像信息，对于子宫内膜癌患者可利用 MRI 软组织分辨率高的优势对子宫原发肿瘤的范围、肌层浸润深度、子宫颈间质和宫旁受累情况、双侧附件有无占位，以及全身淋巴结和远处转移进行综合评估，为制订治疗计划提供"一站式"术前影像评估。

本病例为育龄期女性，以月经量多、淋漓不尽 2 年、痛经进行性加重为主要临床症状。宫腔镜诊刮术后病理提示宫颈管、宫腔赘生物低级别子宫内膜样癌。^{18}F-FDG PET/MR 见子宫恶性肿瘤累及宫颈管，侵及深肌层；右侧卵巢信号异常，DWI 弥散受限，不排除转移可能；全身未见淋巴结转移及远处转移。术前影像分期为子宫内膜癌Ⅲa期。

参考文献

［1］SUNG H, FERLAY J, SIEGEL R L, et al. Global cancer statistics 2020: GLOBOCAN estimates of incidence and mortality worldwide for 36 cancers in 185 countries ［J］. CA Cancer J Clin, 2021（71）: 209-249.

［2］LU K H, BROADDUS R R. Endometrial cancer ［J］. N Engl J Med, 2020（383）: 2053-2064.

［3］CONCIN N, MATIAS-GUIU X, VERGOTE I, et al. ESGO/ESTRO/ESP guidelines for the management of patients with endometrial carcinoma ［J］. Int J Gynecol Cancer, 2021（31）: 12-39.

［4］NOUGARET S, HORTA M, SALA E, et al. Endometrial cancer MRI staging: updated guidelines of the European society of urogenital radiology ［J］. Eur Radiol, 2019（29）: 792-805.

［5］KIM H J, CHO A, YUN M, et al. Comparison of FDG PET/CT and MRI in lymph node staging of endometrial cancer ［J］. Ann Nucl Med, 2016, 30（2）: 104-113.

［6］IRONI G, MAPELLI P, BERGAMINI A, et al. Hybrid PET/MRI in staging endometrial cancer: diagnostic and predictive value in a prospective cohort ［J］. Clin Nucl Med, 2022（3）: 221-229.

［7］TSUYOSHI H, TSUJIKAWA T, YAMADA S, et al. Diagnostic value of ^{18}F-FDG PET/MRI for staging in patients with endometrial cancer ［J］. Cancer Imaging, 2020, 20（1）: 75.

［8］TSUYOSHI H, TSUJIKAWA T, YAMADA S, et al. FDG-PET/MRI with high-resolution DWI characterises the distinct phenotypes of endometrial cancer ［J］. Clin Radiol, 2020, 75（3）: 209-215.

（上海交通大学医学院附属仁济医院　王婷婷　刘建军）

二　宫颈癌（Cervical Cancer）

▶ 病例一

（一）简要病史

现病史：女，62 岁。既往月经规律，已绝经十余年。一周前无明显诱因出现阴道少量流血，量小于月经量，无伴腹痛，无其他不适，曾在外院就诊，B 超检查提示宫颈异常回声，考虑宫颈癌可能。自起病以来，患者精神状态良好，体力情况良好，食欲食量正常，睡眠状况良好，大小便及体重无明显变化。

既往史：确诊"美尼尔眩晕症"多年，发作时予以口服药物治疗（具体不详）；"乙肝小三阳"多年，未予以治疗。余无特殊。

个人史：无特殊。

婚育史：配偶已故。G4P4，顺产 4 女，女儿均体健。

家族史：无特殊。

专科体格检查：外阴萎缩，内可见少许黄色分泌物，宫颈可见菜花样肿物，大小约为 2 cm×3 cm，质脆易出血；三合诊：宫颈增大约为 6 cm×4 cm×4 cm，累及左侧宫旁，未达盆壁。

（二）实验室检查

血清癌胚抗原：51.31 ng/mL ↑（参考值 0～5.0 ng/mL），CA125：26.80 U/mL（参考值 0～35 U/mL），神经元特异性烯醇：22.81 ng/mL ↑（参考值 0～16.3 ng/mL），甲胎蛋白：2.36 ng/mL（参考值 0～7 ng/mL）。HPV 基因分型检测为高危型人乳头瘤病毒感染（16 型）。

（三）PET/CT 影像特征

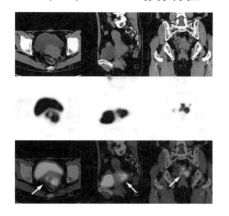 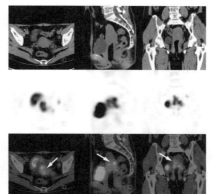 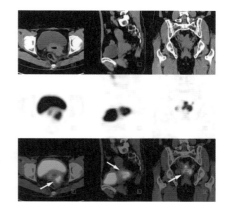

图 7-26　宫颈处见不规则软组织密度肿块影，呈放射性浓聚，SUV_{max} 值约为 33.6，较大层面范围约为 5.3 cm×3.1 cm。

图 7-27　宫颈病灶累及子宫体下部。

图 7-28　宫颈病灶向下累及阴道上段，阴道穹隆变形。

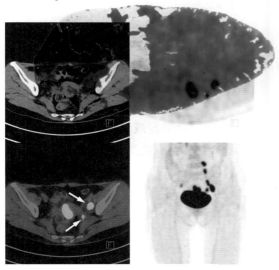 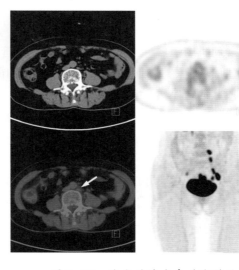

图 7-29　左侧髂外血管旁及盆腔见多发淋巴结，呈放射性浓聚，SUV_{max} 值约为 22.9，较大者范围约为 2.2 cm×1.6 cm。

图 7-30　腹主动脉左旁（腹膜后）见小淋巴结，未见放射性浓聚，范围约为 0.6 cm×0.4 cm。

（四）影像解读

患者 PET/CT 主要表现为：①子宫颈明显增大（大于 3.5cm），变形隆起，出现不规则软组织密度肿块，^{18}F-FDG 代谢活跃，肿块累及子宫体下部及阴道上段；②左侧髂外血管旁及盆腔内多发肿大淋巴结，^{18}F-FDG 代谢活跃；③腹膜后多发小淋巴结，未见 ^{18}F-FDG 高摄取。综合以上影像特征，该患者考虑为子宫颈癌并盆腔、双侧髂血管旁及腹膜后淋巴结转移。

（五）最终诊断

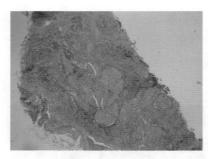

图7-31 病理诊断：（宫颈）中分化鳞状细胞癌。入院后予以手术治疗，术后送检淋巴结。

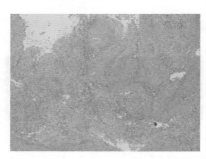

图7-32 病理诊断：（淋巴结）可见癌转移（16/39），具体分组如下：左髂外淋巴结（1/1），左盆腔淋巴结（11/17），腹主动脉左旁下淋巴结（2/4），右髂内淋巴结（1/3），右髂外淋巴结（0/1），右髂总淋巴结（0/1），右腹股沟深淋巴结（0/4），骶前淋巴结（0/5），腹主动脉淋巴结（1/3）。临床诊断：宫颈中分化鳞状细胞癌Ⅲ C2p。

（六）鉴别诊断

（1）宫颈肌瘤：一种来源于宫颈间质或血管平滑肌组织的良性肿瘤，大多发生于育龄期妇女，宫颈肌瘤与子宫肌瘤同源。宫颈肌瘤可发生于宫颈的前壁、后壁及侧壁，其生长部位以后壁最为常见，CT平扫密度多均匀，边界清楚，与周围的分界锐利。[1]

（2）宫颈肉瘤：宫颈肉瘤发病率较低，一般肿块较大，宫颈广泛受侵或呈息肉样肿块，可以侵犯至宫体、阴道及宫颈周围，病灶中心多有不规则坏死或囊变，影像学较难区别宫颈肉瘤与宫颈癌。

（3）宫颈恶性黑色素瘤：原发于女性生殖系统的恶性黑色素瘤罕见，占女性生殖系统恶性肿瘤的2%～4%，多发生于外阴和阴道，宫颈少见，表现为宫颈部软组织肿块，肿瘤生长较快，可侵及宫颈周围或阴道旁组织。由于黑色素是顺磁性物质，其MRI表现具有特异性，T1WI呈高信号。[2]

（七）病例讨论教学要点

宫颈癌是最常见的妇科恶性肿瘤。原位癌高发年龄为30～35岁，浸润癌为45～55岁，早期宫颈癌常无明显症状和体征，随病变发展，可出现阴道流血、排液，尿频、尿急、便秘、下肢肿痛等症状。本病例为绝经后女性患者，以阴道流血为主要症状。^{18}F-FDG PET/CT对宫颈癌原发灶的诊断有较高的价值，能较好地显示肿瘤大小、侵犯范围、淋巴结转移及远处转移的情况。^{18}F-FDG PET/CT诊断宫颈癌的准确性、灵敏度、特异性分别为79.1%～87.9%、83.8%～85.7%、50.5%～90.0%，对术前盆腔淋巴结转移的诊断的准确性、灵敏度和特异性分别为90.1%、82.9%、92.1%。[3] 本例^{18}F-FDG PET/CT显像：①宫颈部见不规则软组织肿块，累及子宫体下部及阴道上段，双侧髂血管旁及盆腔内多发肿大淋巴结，^{18}F-FDG均代谢活跃；②腹膜后小淋巴结，^{18}F-FDG未见高摄取；③患者HPV基因分型检测为高危型人乳头瘤病毒感染（16型）、血清CEA水平增高，首先应考虑为宫颈癌并淋巴结转移，但仍需与其他疾病如宫颈肌瘤、宫颈肉瘤、宫颈恶性黑色素瘤等鉴别。宫颈肌瘤^{18}F-FDG代谢程度多低于宫颈癌，且病灶多边界清楚；

宫颈肉瘤、宫颈恶性黑色素瘤是较为少见的女性生殖系统恶性肿瘤，发病率远远低于宫颈癌，影像学上有时难以鉴别，需要通过病理活检明确诊断。[4]

参考文献

［1］孔祥泉，杨秀萍，查云飞. 肿瘤影像与病理诊断［M］. 北京：人民卫生出版社，2009.

［2］赵会军，王新艳，郑璇，等. 鼻腔鼻窦原发恶性黑色素瘤 MRI 表现及信号分型［J］. 中华放射学杂志，2021，55（1）：29-33.

［3］李欢欢，游金辉，谌伦华. ^{18}F-FDG PET/CT 在宫颈癌诊治中的应用［J］. 中华核医学与分子影像杂志，2014，34（6）：526-528.

［4］王文鹏，孙凤霞，王伟. 以高钙血症为主要表现的宫颈癌肉瘤一例［DB/DL］. 中国临床案例成果数据库，2022，4（1）：E00591.

（佛山市第一人民医院　鲁胜男　冯彦林）

▶ 病例二

（一）简要病史

现病史：女，41 岁，体检时宫颈细胞学检查发现异常。无腹痛，无阴道异常流血。

既往史：剖宫产术后。

个人史：末次月经时间为半个月前；平时月经规律，无痛经。

家族史：无特殊。

（二）实验室检查

血清 SCC 正常。

（三）其他影像学检查

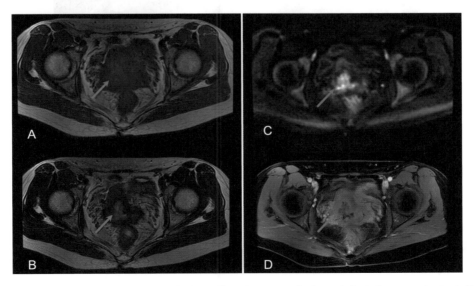

图 7-33　盆腔 MRI。宫颈黏膜增厚，T1WI（A）呈等信号，T2WI（B）呈稍高信号，DWI（C）呈高信号，宫颈基质不连续，增强扫描可见强化（D）。

（四）PET/CT 影像特征

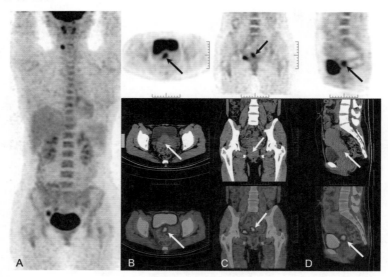

图 7-34　PET/CT 图像。MIP 图（A）示盆腔内葡萄糖代谢增高灶；B、C、D 示宫颈葡萄糖代谢异常增高灶，SUV_{max} 值约为 6.1，局部呈软组织密度。

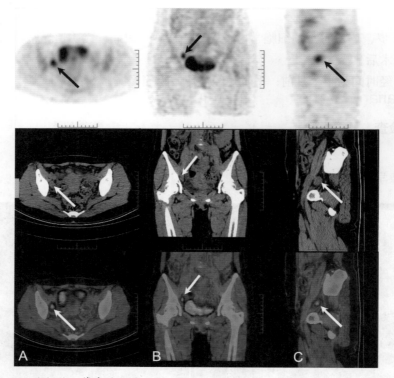

图 7-35　PET/CT 示右侧髂血管旁肿大淋巴结，直径约为 15 mm，葡萄糖代谢增高，SUV_{max} 值约为 5.3。

（五）影像解读

患者 PET/CT 主要表现为：①宫颈异常葡萄糖代谢增高灶；②右侧髂血管旁淋巴结肿大伴葡萄糖代谢增高。综合以上影像特征，该患者考虑为宫颈癌伴右侧髂血管旁淋巴结转移。

（六）最终诊断

宫颈活检：鳞状上皮呈 CIN Ⅲ，局灶呈浸润性癌变（鳞状细胞癌）。

（七）鉴别诊断

（1）宫颈良性病变：宫颈癌常见临床表现为性交后出血、阴道分泌物异常，还需要与其他可引起类似症状的良性宫颈病变相鉴别，如炎症、息肉等。但此类良性疾病多不伴有局部或远处淋巴结转移。

（2）宫颈转移瘤：当患者有其他原发肿瘤病史时，还需排除发生宫颈转移的可能。

（3）子宫体或阴道癌侵及宫颈：子宫内膜癌向下或阴道癌向上可以侵犯宫颈，但肿瘤主体多不在宫颈。

（4）淋巴瘤：宫颈原发淋巴瘤也可表现为宫颈管壁增厚，FDG 摄取显著增高。[1]

（八）病例讨论教学要点

宫颈癌指原发于子宫颈部位的恶性肿瘤，是女性常见的恶性肿瘤之一。原位癌高发年龄为 30～35 岁，浸润癌为 45～55 岁，早期症状不明显，晚期出现阴道出血等症状。本病例为中年女性，体检时宫颈细胞学检查发现异常，临床无明显症状，PET/CT 表现为宫颈异常葡萄糖代谢增高灶，并伴有右侧髂血管旁淋巴结肿大及代谢异常增高，符合宫颈癌及淋巴结转移的典型表现。

参考文献

［1］ZHOU W，HUA F，ZUO C，et al. Primary uterine cervical lymphoma manifesting as menolipsis staged and followed up by FDG PET/CT［J］. Clin Nucl Med，2016，41（7）：590-593.

（北京大学第一医院　邸丽娟　付占立）

三　卵巢癌（Ovarian Carcinoma）

▶ 病例一

（一）简要病史

现病史：女，46 岁。腹胀 1 个月，伴食欲减退。腹部超声发现盆腔积液、附件区占位。

既往史：剖宫产术。

个人史：无特殊。

家族史：无特殊。

（二）实验室检查

血清 CA153：30.14 U/mL ↑（参考值 0～25 U/mL），CA125：4658 U/mL ↑（参考值 0～35 U/mL），CA724：31.37 U/mL ↑（参考值 0～6.9 U/mL），AFP、CEA、CA199、HE4、NSE、HCG 正常。

（三）PET/CT 影像特征

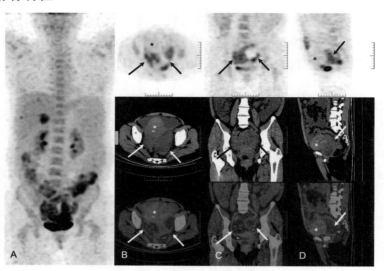

图 7-36　PET/CT 图像。A 为 MIP 图，腹、盆腔可见多发异常葡萄糖代谢增高灶；B、C、D 可见双侧附件区囊实性占位（箭头），与子宫（＊号）分界不清；左附件区病灶以囊性为主，囊壁不均匀增厚，右侧以实性部分为主；实性部分葡萄糖代谢增高，SUV$_{max}$ 值约为 9.3，囊性部分葡萄糖代谢减低。

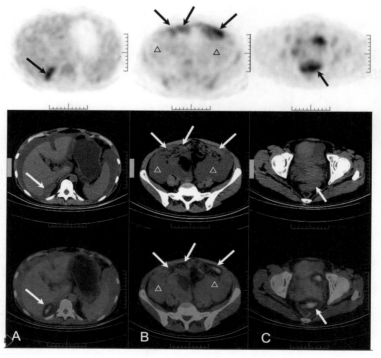

图 7-37　腹膜（A：肝周腹膜；B：大网膜；C：直肠子宫凹陷处）多发实性结节（箭头），葡萄糖代谢增高，SUV$_{max}$ 值约为 9.0；腹腔大量积液（△号）。

（四）影像解读

患者 PET/CT 主要表现为：①双侧附件区囊实性占位，实性部分葡萄糖代谢增高。②腹膜（肝周腹膜、大网膜、直肠子宫凹陷处）多发实性结节及肿块，葡萄糖代谢异常增高。③腹盆腔积液。综合以上影像特征，该患者考虑为卵巢癌伴腹膜广泛种植转移。

（五）最终诊断

大网膜肿物活检：纤维脂肪组织内见大量肿瘤组织浸润生长，肿瘤呈复杂多级乳头状、微乳头状、腺泡状及巢团状生长，伴砂粒体样钙化，细胞高度异型性，核分裂易见，可见嗜酸性核仁。免疫组织化学染色（IHC）：ER（90% 中阳），PgR（10% 强阳），P53（+++），PTEN（++），P16（+），Ki-67（70%），PAX8（+++），CK7（+++），CA125（+++），NapasinA（-），WT1（+++）。错配修复蛋白 -pMMR：MLH1（核 +），MSH2（核 +），MSH6（核 +），PMS2（核 +）。综上，符合高级别浆液性癌，免疫组化提示女性生殖道来源。

该患者经过新辅助化疗后行全子宫及双附件切除手术。术后病理如下：全子宫及双附件切除标本（新辅助化疗后）：双侧卵巢肿瘤，呈复杂多级乳头状、腺样及巢团状生长，细胞高度异型性，部分退变，核分裂易见，伴砂粒体样钙化，未见神经侵犯及脉管癌栓，符合高级别浆液性癌。化疗后改变分级 CRS1（无或微小肿瘤反应），肿瘤大小分别为 6 cm × 3.5 cm × 2 cm 及 4 cm × 3.5 cm × 2 cm。双侧输卵管浆膜面、左侧宫旁及双侧子宫阔韧带均可见肿瘤。右宫旁及子宫浆膜面未见肿瘤。子宫肌壁间多发平滑肌瘤：增殖期子宫内膜、慢性宫颈炎。（阑尾）慢性阑尾炎，阑尾外膜层可见肿瘤种植。（大网膜、小肠系膜、乙状结肠系膜肿物、膈表面肿物）纤维脂肪组织内均可见肿瘤种植。（结肠旁沟肿物）未见肿瘤。

（六）鉴别诊断

（1）卵巢转移瘤：发生卵巢转移的原发肿瘤主要包括消化道、乳腺、子宫等肿瘤[1]，其中胃肠来源比较常见。患者表现为双侧卵巢占位，有纳差、恶心、消瘦表现，同时伴有血清 CA724 水平升高，需排除消化道原发肿瘤。CA153 升高，还需排除乳腺肿瘤可能。

（2）腹膜结核：多由原发性肺结核灶血行播散至腹膜，临床表现为腹痛、腹水、发热，影像表现为腹膜增厚、腹腔积液、淋巴结肿大，增厚的腹膜 FDG 摄取增高。该患者有腹膜多发结节伴 FDG 摄取增高，需排除腹膜结核。但患者无肺结核病史，无发热、盗汗症状，可进一步行腹水常规检测，观察腹水是否呈淡黄色、有无以淋巴细胞为主的白细胞增多、蛋白质含量及 ADA 有无增高，以及进行腹水分枝杆菌培养等；最终确诊需要依靠腹膜活检。

（3）腹膜间皮瘤：是发生于腹膜间皮的少见侵袭性恶性肿瘤，也可表现为腹膜增厚、腹腔积液，伴 FDG 摄取增高；部分患者还可见肿瘤标记物如 SCC、CYFRA21-1、NSE 等轻度升高。但该患者无石棉接触史，双侧附件区可见明显囊实性占位，提示腹膜病灶为卵巢来源或其他脏器来源的转移性病灶。

（4）子宫内膜异位症：卵巢是发生子宫内膜异位最常见的器官，可因周期性出血形成单个或多个囊肿，即巧克力囊肿；影像上表现为卵巢囊性占位，呈单房或多房样改变，囊内为出血信号，囊壁可有增厚。尤其是当子宫内膜异位累及多个部位，如卵巢、多处腹膜时，与卵巢癌的鉴别存在一定困难。[2]

（5）淋巴瘤：为血液淋巴系统恶性肿瘤，可表现为多系统受累；全身多发淋巴结肿大，结外器官如肝、脾、骨髓、肺等部位受累，侵袭性淋巴瘤 FDG 摄取多显著增高；累及腹膜时也可表现为腹膜多发索条、结节及肿块。但该患者腹膜后及其他部位未见明显肿大及 FDG 摄取增高的淋巴结，脾脏未见明显肿大，骨髓摄取未见异常，尚不支持淋巴瘤诊断。

（七）病例讨论教学要点

卵巢癌是指生长在卵巢上的恶性肿瘤，可来源于卵巢的上皮细胞、生殖细胞及性索间质细胞。可发生于任何年龄段，发病率逐年上升，早期常无症状，诊断比较困难，晚期主要有下腹不适、腹胀、食欲不振等症状。本病例为中年女性，以腹胀 1 个月伴食欲减退为主要症状，腹部超声发现盆腔积液、附件区占位。其 ¹⁸F-FDG PET/CT 呈现较为典型的卵巢癌伴广泛腹膜种植转移[3]、腹盆腔积液特征。具体表现为双侧附件区囊实性占位，实性部分葡萄糖代谢异常增高；腹膜（大网膜、肝周腹膜、盆腔后腹膜）多发实性结节及肿块，伴代谢异常增高；大量腹盆腔积液；同时全身其他部位（如胃肠、乳腺）未见明确原发肿瘤证据。再结合患者血清 CA125 水平增高，不难判断为卵巢癌伴广泛腹膜种植转移。该患者胃壁厚度及代谢未见异常，但 CA724 水平增高，仍需进一步行内镜检查排除消化道原发肿瘤可能。另外需要注意的一点是，最新研究表明，卵巢、输卵管、腹膜高级别浆液性上皮性癌具有相同的流行病学和临床特征。[4] 组织学、细胞学、基因学和分子生物学证据显示，80% 的卵巢和腹膜高级别浆液性癌起源于输卵管伞端。2018 年国际妇产科联盟指南继续沿用 2014 年的分期系统，把卵巢癌、输卵管癌和腹膜癌纳入同一分期系统，共同考虑，而不再笼统地认为卵巢是肿瘤的原发部位，除非明确卵巢是原发部位，但仍需除外卵巢转移瘤可能。

参考文献

［1］KUBEČEK O, LACO J, ŠPAČEK J, PETERA J, et al. The pathogenesis, diagnosis, and management of metastatic tumors to the ovary: a comprehensive review［J］. Clin Exp Metastasis, 2017, 34（5）: 295-307.

［2］GE J, ZUO C, GUAN Y, et al. Increased ^{18}F-FDG uptake of widespread endometriosis mimicking ovarian malignancy［J］. Clin Nucl Med, 2015, 40（2）: 186-188.

［3］DIRISAMER A, SCHIMA W, HEINISCH M, et al. Detection of histologically proven peritoneal carcinomatosis with fused ^{18}F-FDG-PET/MDCT［J］. Eur J Radiol, 2009, 69（3）: 536-541.

［4］BEREK J S, CRUM C, FRIEDLANDER M. Cancer of the ovary, fallopian tube, and peritoneum［J］. Int J Gynaecol Obstet, 2012, 119（2）: 118-129.

（北京大学第一医院　邸丽娟　付占立）

▶ 病例二

（一）简要病史

现病史：女，67 岁，绝经 12 年后于三周前无诱因出现阴道少量血性分泌物，无阴道排液，无伴腹痛、腹胀，无尿路刺激，无畏寒、发热。入院 3 天前外院门诊查阴道超声发现盆腔右侧附件占位。起病以来无其他不适。

月经史：初潮 13 岁，经期规律，经量中等。

婚育史：孕 1 产 1。

既往史：高血压病史 7 年，其余无特殊。

个人史和家族史均无特殊。

（二）实验室检查

血清 CA125>1000 U/mL ↑（0～35 U/mL），人附睾蛋白测定：314.2 pmol/L ↑（绝经后 0～70 pmol/L），CA153：137.2 U/mL ↑（0～25 U/mL），CA199 和 CEA 正常。血常规、尿常规、生化均正常。

（三）其他影像学检查

外院阴道超声：盆腔右侧附件区有大小约为 9.9 cm×9.0 cm 的低回声光团，与子宫肌层分界不清，形态不规则，回声不均，卵巢癌待排；子宫前壁肌瘤大小约为 1.3 cm×0.8 cm。

（四）PET/CT 影像特征

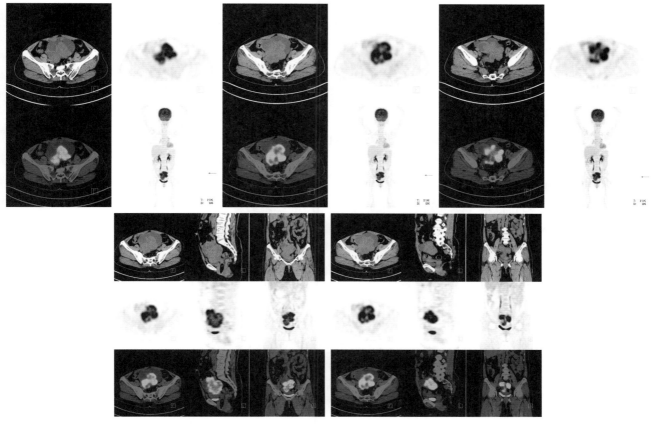

图 7-38　盆腔附件区不规则囊实性密度占位，范围约为 9.9 cm×10.5 cm×9.3 cm，分叶状，内可见分隔，病灶内实性密度呈异常高代谢，SUV_{max} 值约为 21.1，囊性密度呈放射性减低，病灶和子宫体、邻近肠壁分界不清。盆腔淋巴结未见异常放射性浓聚。

（五）影像解读

患者 PET/CT 主要表现为：盆腔附件区囊实性密度恶性病变，考虑卵巢癌，与子宫体、邻近肠壁分界不清。

（六）最终诊断

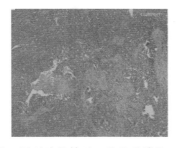

图 7-39　右侧附件：镜检见肿瘤细胞呈不规则片状排列，局灶呈筛状、腺样，部分瘤巢围绕血管，部分细胞异型性明显，核分裂象易见，伴大片变性坏死，结合免疫组化，符合高级别浆液性癌，肿物大小为 9 cm×8.6 cm×7 cm，见脉管内癌栓，未见神经纤维侵犯。输卵管浆膜层见癌累及。免疫组化结果：PAX8（+），WT-1（+），ER（95%，强 +），P16（部分 +），P53（-，无义突变），NapsinA（-），Ki-67（热点区约 50%）。

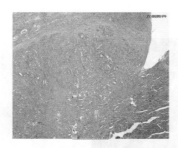

图7-40　子宫和左侧附件：镜下在左卵巢组织内见肿瘤细胞呈腺样、乳头状浸润生长，肿物直径约为0.6cm，符合浆液性癌，未见脉管内癌栓及神经侵犯；慢性宫颈炎，宫颈炎性息肉；萎缩性宫内膜；平滑肌瘤；左、右宫旁组织及左、右韧带残端未见癌；左输卵管未见癌；大网膜未见癌；左骨盆漏斗韧带镜下见纤维脂肪组织、厚壁血管，未见癌。（阑尾）镜下未见癌。

送检淋巴结未见癌转移（0/28），具体如下：左髂内淋巴结为纤维脂肪组织，未见淋巴结，未见癌；左髂外淋巴结（0/5）；左髂总淋巴结（0/2）；左闭孔淋巴结（0/4）；左腹股沟深淋巴结（0/7）；右髂内淋巴结（0/6）；右髂外淋巴结为纤维脂肪组织，未见淋巴结，未见癌；右髂总淋巴结为纤维脂肪组织，未见淋巴结，未见癌；右闭孔淋巴结（0/3）；右腹股沟淋巴结（0/1）；腹主动脉淋巴结为纤维脂肪组织，未见淋巴结，未见癌。

（七）鉴别诊断

（1）卵巢良性肿瘤：主要为卵巢浆液性囊腺瘤和黏液性囊腺瘤，单侧发病为主，瘤内组织成分可表现为囊性或囊实性密度，边界清晰，无分隔和囊壁结节，生长缓慢，肿瘤标记物正常或仅轻度升高。

（2）卵巢瘤样病变：主要为滤泡囊肿和黄体囊肿，多为单侧，壁薄，直径≤8cm。观察或口服避孕药可自行消失。

（3）卵巢继发恶性肿瘤：常见为卵巢库肯勃（Krukenberg）瘤，亦表现为囊实性密度，但边界较清，继发于胃肠道或乳腺原发恶性肿瘤。

（4）下腹部或盆腔低级别黏液性肿瘤：易与卵巢肿瘤混淆。

（八）病例讨论教学要点

卵巢恶性肿瘤是女性生殖系统常见的三大恶性肿瘤之一，其致死率居女性恶性肿瘤第二位，是严重威胁女性生命健康的生殖系统肿瘤。[1]卵巢恶性肿瘤分为原发性和继发性两种，绝大多数为原发性肿瘤。上皮来源的卵巢癌约占卵巢癌的90%，包括4种亚型：浆液性囊腺癌、黏液性囊腺癌、子宫内膜样腺癌、透亮细胞癌。卵巢临床表现不典型，早期患者常无症状，晚期主要表现为腹胀、腹部肿块、腹腔积液等消化道症状。由于卵巢癌转移通常发生在组织和脏器表面，而非器官实质内的肿块，病灶很难定位。PET/CT在卵巢癌定性诊断及检出微小转移灶方面优于传统影像学检查，其主要优势在于发现横膈外转移病灶（常见的如肝、肺）、腹膜小转移瘤、颈部及锁骨上区淋巴结转移，这与PET/CT扫描范围广及卵巢癌转移的生物学特点联系紧密。[2]

本病例PET/CT显像显示盆腔附件区不规则囊实性密度占位，分叶状，内可见分隔，病灶内实性密度呈异常高代谢，盆腔淋巴结未见异常代谢。此外，许多盆腔良性病变，如盆腔结核、肉芽肿样病变、输卵管积液、子宫内膜异位等亦可表现为FDG高代谢，排卵期和黄体期也可表现为高代谢，因此诊断医师必须全面了解患者的症状、既往史、个人史，辅助检查、实验室检查等临床资料，避免误诊、漏诊。若卵巢癌黏液成分较多，亦会降低FDG亲和力，易出现假阴性，需通过超声、增强CT或MR等影像检查丰富诊断信息。

参考文献

［1］LHEUREUX S，BRAUNSTEIN M，OZA A M．Epithelial ovarian cancer：evolution of management in the era of precision medicine［J］．CA Cancer J Clin，2019，69（4）：280-304.

［2］GU B X，XIA L F，GE H J，et al．Preoperative PET/CT score can predict complete resection in advanced epithelial ovarian cancer：a prospective study［J］．Quant Imaging Med Surg，2020，10（3）：743-753.

（佛山市第一人民医院　杨明　冯彦林）

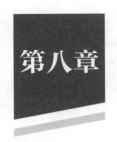

第八章

骨病变

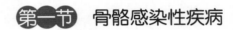 骨骼感染性疾病

一 骨结核（Bone Tuberculosis）

▶ 病例一

（一）简要病史

现病史：女，83 岁，劳累后出现背部疼痛 3 年余，反复发作，隐痛，上背部为主，有时撕裂样痛，伴头晕，无四肢麻木，无活动障碍、胸闷气急等不适，未就诊，自行贴膏药后可缓解。3 年来无明显加重，未经治疗。15 天前背痛加重，无头晕，无恶心呕吐，无手足麻木，无活动障碍等，睡眠良好，食欲一般，无大小便异常及体重减轻。

既往史：无特殊。

个人史：无特殊。

家族史：无特殊。

（二）实验室检查

血常规：白细胞计数：6.94×10^9/L（参考值 $3.5 \times 10^9 \sim 9.5 \times 10^9$/L），中性粒细胞百分比：77.4% ↑（参考值 40%～75%），淋巴细胞百分比：14.8% ↓（参考值 20%～50%），红细胞计数：2.27×10^{12}/L ↓（参考值 $3.8 \times 10^{12} \sim 5.1 \times 10^{12}$/L），血红蛋白百分比：72 g/L ↓（参考值 115～150 g/L），红细胞压积：22.5% ↓（参考值 33.5%～45.0%）。TSPOT 阳性，血清 CA125：37.9 U/mL ↑（参考值 0～35 U/mL），铁蛋白：498.8 ng/mL ↑（参考值 7～323 ng/mL）。

（三）PET/CT 影像特征

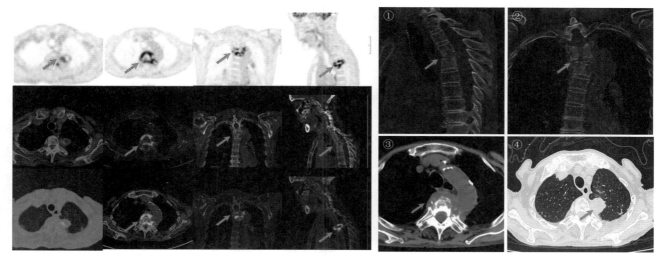

图 8-1　胸 3-4 椎体出现明显骨质破坏影伴不规则压缩性改变，病变周围伴软组织增厚影，椎间隙显示不清，FDG 代谢增高，SUV_{max} 约为 20.6。其余未见异常。

（四）影像解读

患者 PET/CT 主要表现为：①胸 3-4 椎体出现明显骨质破坏影伴不规则压缩性改变，周围伴软组织增厚影，椎间隙显示不清，FDG 代谢增高。②全身其他部位未见脏器病变。综上，结合患者影像学表现及实验室检查 TSPOT 阳性，考虑骨结核可能。

（五）最终诊断

胸 4 椎体病灶活检病理：（T4 脊髓硬膜外病变）慢性肉芽肿性炎伴坏死，周围见骨组织，结合形态及结核分枝杆菌复合群检测结果阳性，符合骨结核。分子病理：TB-PCR（+）。免疫组化：抗酸（-），六胺银（-），PAS（-），TB（FISH）（-），真菌（FISH）（-），CD1a（-），Langerin（-），CK（pan）（-），CD68（+）。

（六）鉴别诊断

（1）骨髓瘤：骨髓瘤是骨髓衍生的单克隆浆细胞肿瘤，以血清单克隆性免疫球蛋白（M 蛋白）升高和溶骨性骨质破坏为特点，好发于老年人。典型影像学表现为弥漫骨质疏松，伴穿凿样、囊状、地图样骨质破坏表现，可伴局部软组织肿块。

（2）骨转移瘤：是原发于骨外器官或组织的恶性肿瘤，经血液循环或淋巴系统，转移至骨骼，并继续生长形成肿瘤，多见于乳腺癌、前列腺癌、肺癌、肾癌和甲状腺癌等肿瘤的骨转移。

（3）化脓性脊柱炎：多单节或双节发病，破坏进展快，骨质增生硬化明显，骨赘或骨桥形成。

（4）椎体压缩性骨折：常有明确外伤史，多累及一个椎体，呈楔形变形，无侵蚀性骨质破坏及椎间盘狭窄。

（七）病例讨论教学要点

骨结核是一种继发性感染，通常通过血源性传播发生，椎体结核最常见，好发于儿童和青壮年。病理上分为渗出、增殖、干酪样坏死三期，以溶骨破坏、干酪样坏死、寒性脓肿和死骨窦道形成为主要特点。[1]

本病例为老年患者，以腰背疼痛为主要症状，其 PET/CT 显像呈现胸 3-4 椎体出现骨质破坏影伴不规则压缩性改变，周围伴软组织增厚影，椎间隙显示不清，FDG 代谢增高，再结合患者 TSPOT 阳性结果，可判断骨结核。但仍需排除其他疾病的可能，如骨髓瘤、骨原发恶性肿瘤、骨转移瘤等，需结合患者临床实验室检查、既往病史综合分析，但确诊需病理。

参考文献

[1] 甄平，蓝旭，李旭升，等. 非典型性脊柱结核影像学分型与表现形式 [J]. 中华骨科杂志，2014，34（2）：204-210.

（浙江大学医学院附属第一医院　王珍　赵葵　苏新辉）

▶ 病例二

（一）简要病史

现病史：女，75 岁，1 个月前弯腰搬重物后出现下腰部疼痛和弯腰活动受限，伴有双大腿后侧放射痛，伴麻木感，右下肢较重，疼痛与天气变化无关。咳嗽、打喷嚏、解大便时疼痛加重，卧床休息后可好转。无发热、胸闷、恶心、呕吐、头痛、头晕等不适。至当地医院就诊，腰椎平片提示"腰 4 椎体滑脱"，具体诊疗不详，行走 5 分钟左右即疼痛难忍。门诊以"腰椎管狭窄症"收治入院。自发病以来，患者精神状态一般，体力情况一般，食欲食量一般，睡眠情况一般，体重无明显变化，大小便正常。

既往史：无特殊。

个人史：无特殊。

家族史：无特殊。

（二）实验室检查

血清淀粉样蛋白 A：52.9 mg/L ↑（参考值 0～10.0 mg/L），视黄醇结合蛋白：78.60 mg/L ↑（参考值 0～60.00 mg/L），尿素：9.7 mmol/L ↑（参考值 3.1～8.8 mmol/L），血沉、感染二项（降钙素原、C 反应蛋白）、血常规、生化指标基本正常。

（三）其他影像学检查

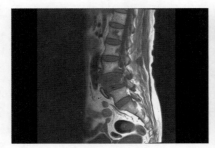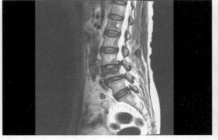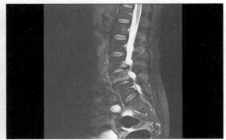

图 8-2　MRI 示腰 4 椎体骨质不连续，压缩变扁呈楔形，腰 4 椎体内见片状异常信号影，T1WI 呈低信号，T2 压脂序列呈高信号。腰 1-3 椎体内见斑片状异常信号影，T1WI 呈低信号，T2 压脂序列呈高信号。

（四）PET/CT 影像特征

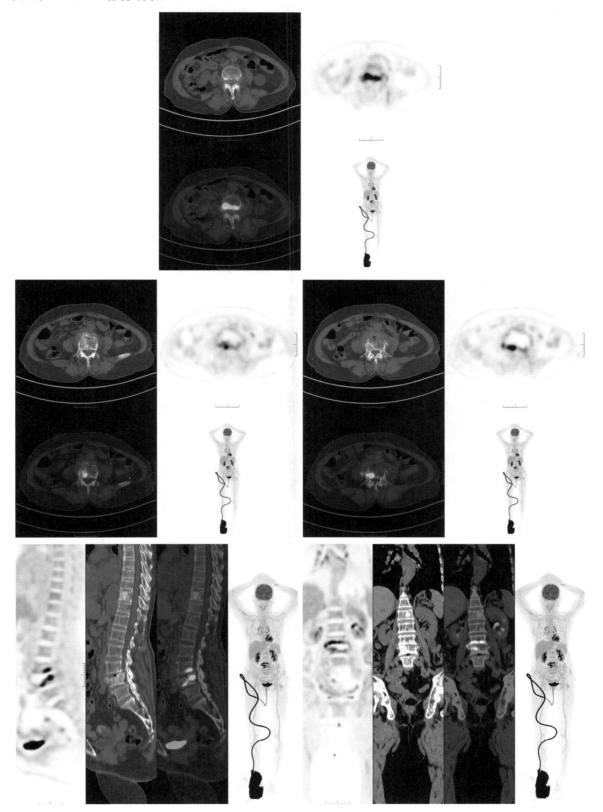

图 8-3　腰 4 椎体见压缩变扁，腰 4 椎体上缘及腰 3 椎体下缘见骨密度增高，放射性浓聚，SUV$_{max}$ 值约为 23.5，SUV$_{avg}$ 值约为 13.1；腰 3/4 椎间盘向后凸出压迫相邻脊髓。

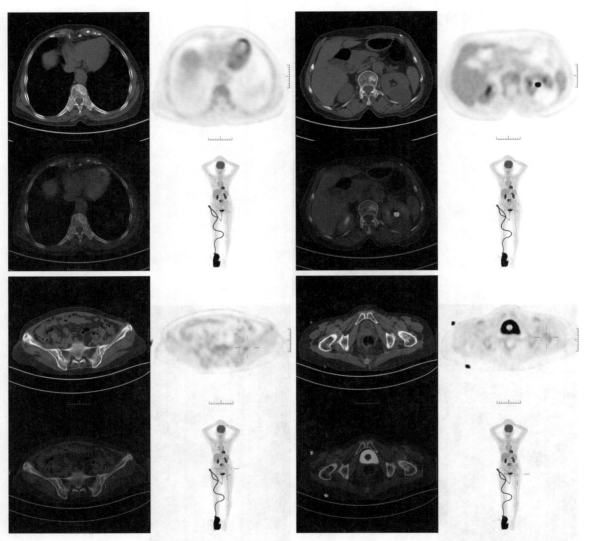

图 8-4　腰 10 椎体、腰 1 椎体、左侧髂骨及左侧股骨颈见多发斑片状高密度影，放射性浓聚，SUV_{max} 值约为 3.6，SUV_{avg} 值约为 2.5。

（五）影像解读

患者 MRI 主要表现为：①腰 4 椎体压缩性骨折，并骨髓水肿，累及腰 3/4 椎间盘，考虑为慢性低毒性感染或结核。②腰 1-3 椎体内异常信号影，考虑骨髓水肿可能。

患者 PET/CT 主要表现为：①腰 4 椎体压缩性骨折，腰 4 椎体上缘及腰 3 椎体下缘代谢明显增高，伴周围软组织增厚，代谢增高，考虑为炎症或结核所致。腰 3/4 椎间盘向后凸出压迫相邻脊髓。②腰 10 椎体、腰 1 椎体、左侧髂骨及左侧股骨颈见多发斑片状高密度影，代谢轻度增高，多考虑为良性病变。

（六）最终诊断

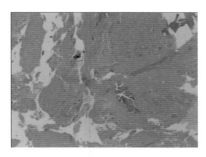

图 8-5　（椎体病灶）见退变及干酪样坏死组织及破碎的骨组织、软骨组织，特殊染色：AAS（−），GMS（−），GRAM（−），PAS（−）。该样本检出结核分枝杆菌复合群特异性序列 IS6110，结合结核 PCR 检测结果，符合结核改变。

（七）鉴别诊断

（1）骨关节化脓性感染：为一种骨组成成分的细菌性炎症，常见的致病菌是金黄色葡萄球菌，病变侵犯的主要为椎体。急性期骨质破坏区边界模糊，慢性期骨质破坏区边界清晰，周围伴硬化，并可在椎旁形成粗大骨桥，骨质破坏区小块状死骨，病灶也可出现 ^{18}F-FDG 明显高摄取。

（2）骨髓瘤：为一种起源于骨髓网织细胞的恶性肿瘤，病灶主要位于椎体内，由于骨髓内含有大量浆细胞或网状细胞增殖引起骨质破坏，正常的骨皮质连续性中断，破坏区骨质呈穿凿样、虫蚀样、蜂窝状或不规则低密度改变，边缘多无硬化，部分可见椎旁软组织肿块。

（3）骨转移瘤：有原发肿瘤病史，溶骨型最常见，其次为混合型与成骨型，骨质破坏常首先累及接近椎弓根的椎体后部，突破皮质后形成软组织肿块，出现阳性椎弓根征（椎体破坏而椎弓根保留），很少累及椎间盘，呈跳跃性分布。

（八）病例讨论教学要点

骨结核是由结核分枝杆菌侵入骨或关节而引起的破坏性病变。发病部位多数在负重大、活动多、容易发生劳损的骨或关节。最好发部位是脊柱，其次是髋、膝、足、肘、手等。起病多较缓慢，全身症状隐蔽，患者可有低热、倦怠、盗汗、食欲减退和消瘦等症状。本病例为老年患者，以腰痛伴双下肢放射痛及麻木无力为主要症状；其 PET/CT 呈现较为典型的脊柱结核特征，如骨质破坏，椎体的前缘、上或下缘局部骨质首先破坏，再向椎体和椎间盘侵蚀蔓延，椎间隙变窄为其特点之一。伴椎旁软组织受累形成椎旁脓肿或软组织钙化等，代谢活跃，不难判断为腰椎结核。但仍需排查其他疾病可能，如化脓性脊柱炎，化脓性脊柱炎为细菌感染所致，多单节或双节发病，破坏进展快，骨质增生硬化明显，骨赘或骨桥形成，另外可询问患者病史，以及进行血培养等检测，进一步排查。

（南方医科大学南方医院　陈小慧　吴湖炳）

二　骨真菌感染（Skeletal Fungal Infection）

▶ 病例一

（一）简要病史

现病史：男，56 岁，2 个月余前出现头痛，阵发，伴发热，体温 37.8℃，不伴头晕耳鸣，胃纳差，于外院行头颅 MRI 示：左侧颞及脑膜弥漫增厚、强化，可以为硬脑膜炎，脑脊液白细胞计数 465×10^6/L。于当地医院予抗感染、护胃等治疗，症状改善不明显。起病以来，患者精神、胃纳、睡眠差，二便基本正常，体重明显下降，近 2 个月下降 20 kg。

既往史：无特殊。

个人史：无特殊。

家族史：无特殊。

（二）实验室检查

脑脊液：氯：112.7 mmol/L↓（参考值 121.0～129.0 mmol/L），糖：6.36 mmol/L↑（参考值 2.50～3.90 mmol/L），总蛋白：0.793 g/L↑（参考值 0.15～0.40 g/L）。血常规、生化指标基本正常。

（三）PET/CT 影像特征

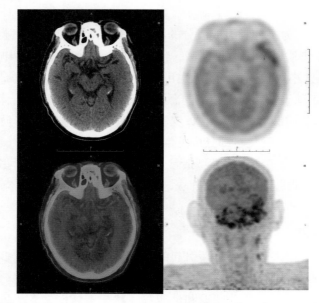

图 8-6　左侧颞骨虫噬状溶骨性骨质破坏，邻近脑皮质边缘密度稍增高，带状放射性浓聚，SUV_{max} 值约为 4.6。

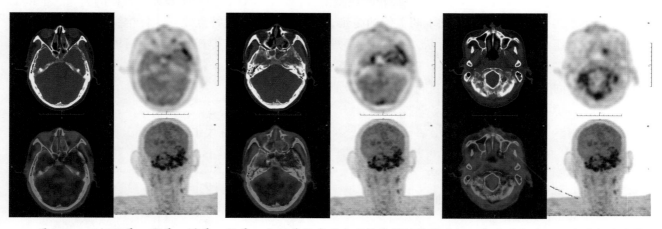

图 8-7　双侧额骨、颞骨、蝶骨、枕骨、上颌骨见多发虫噬状溶骨性骨质破坏，未见硬化边，可见放射性浓聚，SUV_{max} 值约为 8.4，部分骨皮质中断。

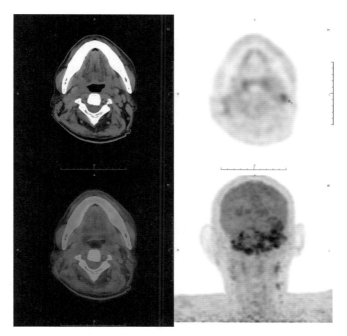

图8-8　双颈（Ⅱ、Ⅲ区）及左咽后见数枚稍大淋巴结影，大者约为13 mm×6 mm，呈放射性浓聚，SUV_{max}值约为4.5。

（四）影像解读

患者PET/CT主要表现为：①颅底骨多发溶骨性骨质破坏，代谢活跃。②双颈及左咽后淋巴结代谢活跃。

（五）最终诊断

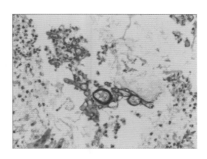

图8-9　（左额颞颅骨占位）送检颅骨内见大量中性粒细胞、较多淋巴细胞、浆细胞浸润、组织细胞聚集伴脓肿形成，浆细胞形态较成熟，并见多核巨细胞簇状分布，组织边缘见少量真菌菌丝及孢子样物。免疫组化结果：CD38（+），CD138（+），Kappa（+），Lambda（+），CD68（部分+），S100（－），CD1a（－），Ki-67（+，约20%）。特殊染色结果：抗酸染色（－），六胺银（+），PAS（+）。结合免疫组化及特殊染色结果，符合脓肿，考虑伴真菌感染可能。未见确切多发性骨髓瘤及朗格汉斯组织细胞增多症证据。

（六）鉴别诊断

（1）多发性骨髓瘤：主要表现为广泛性骨质疏松，以脊椎和肋骨较明显；多发性骨质破坏，生长迅速者，骨质破坏区呈穿凿状、鼠咬状改变，边缘清楚或模糊，无硬化边和骨膜反应，多见于颅骨、脊椎和骨盆等；生长缓慢者，破坏区呈蜂窝状、皂泡状改变，伴有骨膨胀性改变，多发生于长骨、肋骨、胸骨和肩胛骨。

（2）慢性化脓性骨髓炎：骨质破坏、增生及骨膜反应广泛且显著，死骨片常常形态较大，周围软组织反应可见。

（七）病例讨论教学要点

骨骼真菌感染是指真菌的深部感染侵犯骨骼的骨感染性疾病，好发年龄为 20～50 岁。病理变化主要为肉芽肿性病变，病变处骨小梁坏死、液化，产生脓肿，穿破软组织发生瘘管。本病例为中老年男性患者，以阵发性头痛，伴发热为主要症状。抗结核、抗感染治疗效果不理想，颅骨 PET/CT 呈现为颅骨多发溶骨性改变，伴代谢活跃，易考虑为多发性骨髓瘤。骨的真菌感染较为少见，影像学表现为：①病变可发生于全身各处骨组织；②溶骨性骨质破坏为主，伴或不伴硬化边形成；③有死骨，无骨膜反应；④病灶较局限，邻近骨质水肿不明显，周围无软组织肿块。[1-3]

参考文献

[1] 许多，徐雷鸣，周勤. 股骨真菌感染的影像表现二例 [J]. 临床放射学杂志，2017，36（4）：488-489.

[2] 胡胜平，石仕元，费骏，等. 胸椎真菌感染误诊结核一例 [J]. 浙江中西医结合杂志，2019，29（7）：569-570，616.

[3] 安鹏名，孟东浩，孟增东. 真菌性关节炎的临床特征及诊疗现状 [J]. 中国感染控制杂志，2023，22（3）：355-361.

（中山大学附属第三医院　卢科良　谢良骏　程木华）

▶ **病例二**

（一）简要病史

现病史：男，34 岁，半月前无明显诱因出现转移性腰骶部、背部疼痛不适，呈持续性，疼痛剧烈时伴下肢行走困难，无头痛，偶感头晕，间中有少许咳嗽，发现右侧颞部及左前胸部可触及包块，当地医院盆腔 CT 示：双侧髂骨翼、骶骨右侧伴多发穿凿样骨质破坏缺损，形式待定，考虑多发性骨髓瘤可能。于当地医院予激素、输血、止痛、护胃等治疗，效果欠佳。自起病以来，患者精神、饮食、睡眠欠佳，二便正常，体重无明显改变。

既往史：无特殊。

个人史：无特殊。

家族史：无特殊。

（二）实验室检查

未见明显异常。

（三）其他影像学检查

外院盆腔 CT 示：双侧髂骨翼、骶骨右侧伴多发穿凿样骨质破坏缺损，形式待定，考虑多发性骨髓瘤可能。

（四）PET/CT 影像特征

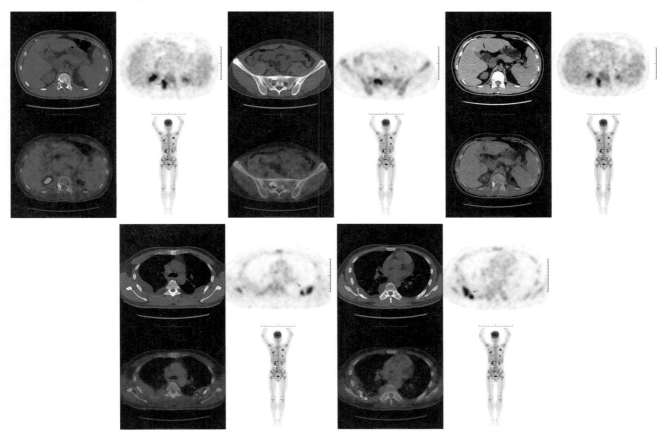

图 8-10　中央骨髓（椎骨、胸骨、肋骨）及外周骨髓（肢带骨、双侧肱骨、股骨、胫骨）弥漫性放射性浓聚。颅骨（右侧顶骨）、躯干骨（胸 1、3 右侧横突，腰 1、3 椎体及右侧附件，骶椎，左侧骶 2、4、5 后肋，左侧第 5 前肋，右侧第 7 后肋）及附肢骨（双侧肩胛骨、髂骨）见多发骨质破坏，部分病灶可见软组织形成，放射性浓聚，SUV_{max} 值约为 13.3，双侧肋骨病灶可疑累及双侧胸膜，骶骨病灶可疑累及骶 1 右侧神经根及右侧骶骨耳状面。

（五）影像解读

患者 PET/CT 主要表现为：多发溶骨性骨质破坏，代谢活跃，双侧肋骨病灶可疑累及双侧胸膜，骶骨病灶可疑累及骶 1 右侧神经根及右侧骶骨耳状面。

（六）最终诊断

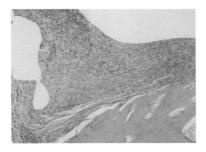

图 8-11　（腰 1 椎体骨质）倾向慢性肉芽肿性炎，真菌感染可能性大，未见确切浆细胞及淋巴瘤证据。

（七）鉴别诊断

（1）多发性骨髓瘤：主要表现为广泛性骨质疏松，以脊椎和肋骨明显。多发性骨质破坏，生长迅速者，骨质破坏区呈穿凿状、鼠咬状改变，边缘清楚或模糊，无硬化边和骨膜反应，多见于颅骨、脊椎和骨盆等；生长缓慢者，破坏区呈蜂窝状、皂泡状改变，伴有骨膨胀性改变，多发生于长骨、肋骨、胸骨和肩胛骨。

（2）慢性化脓性骨髓炎：骨质破坏、增生及骨膜反应广泛且显著，死骨片常常形态较大，周围软组织反应可见。

（八）病例讨论教学要点

本病例为青年男性患者，以转移性腰骶部、背部疼痛为主要症状。PET/CT 呈现全身骨组织多发溶骨性改变，伴代谢活跃，考虑为多发性骨髓瘤。骨的真菌感染较为少见，影像学表现为：①病变可发生于全身各处骨组织；②溶骨性骨质破坏为主，伴或不伴硬化边形成；③有死骨，无骨膜反应；④病灶较局限，邻近骨质水肿不明显，周围无软组织肿块。[1-3]

参考文献

［1］许多，徐雷鸣，周勤.股骨真菌感染的影像表现二例［J］.临床放射学杂志，2017，36（4）：488-489.

［2］胡胜平，石仕元，费骏，等.胸椎真菌感染误诊结核一例［J］.浙江中西医结合杂志，2019，29（7）：569-570，616.

［3］安鹏名，孟东浩，孟增东.真菌性关节炎的临床特征及诊疗现状［J］.中国感染控制杂志，2023，22（3）：355-361.

（中山大学附属第三医院　卢科良　谢良骏　程木华）

▶ 病例三

（一）简要病史

现病史：女，65 岁。于 8 个月余前无明显诱因出现口干、多饮、多尿，伴头痛不适，头痛以右侧头部及右眼眶部为主，为牵涉样疼痛，同时伴呕吐，呕吐物为胃内容物。无视物模糊，无易饥、多食，无肢体麻木，无头晕、头昏，无胸闷、胸痛，无心悸、气促。于当地服用中药治疗，口干、多饮、多尿症状未缓解，头痛不适以右侧头部、颈部为主，双侧颞部及顶部交替发作，疼痛难以忍受。同时全身泛发皮疹、瘙痒。自发病以来，精神状态良好，食欲食量良好，睡眠情况良好，近半年体重下降 6 kg，大便干硬，5～6 天／次，夜尿增多，5 次左右／晚。

既往史：无特殊。

个人史：无特殊。

家族史：无特殊。

（二）实验室检查

红细胞沉降率测定：85 mm/h ↑（参考值 0～20.0 mm/h）；血常规：白细胞计数：9.84×10^9/L ↑（参考值 3.50×10^9～9.50×10^9/L），中性粒细胞总数：9.07×10^9/L ↑（参考值 1.80×10^9/L～6.30×10^9/L），C 反应蛋白：204.4 mg/L ↑（参考值 0～6 mg/L）；自身免疫十四项、血管炎二项、小细胞肺癌相关抗原、非小细胞肺癌相关抗原、结核分枝杆菌（TB-DNA）未见异常。

（三）PET/CT 影像特征

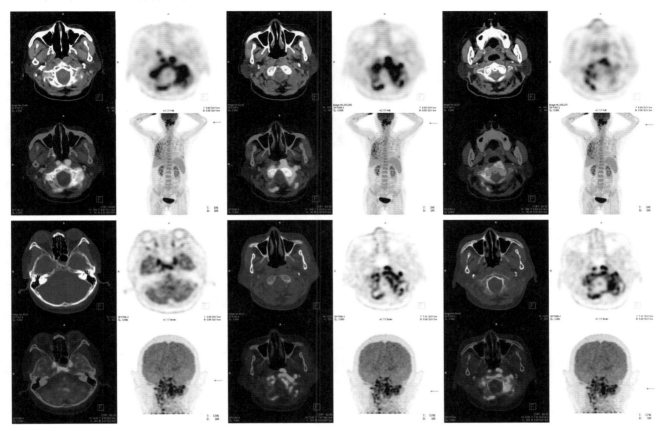

图 8-12　双侧海绵窦、蝶窦周围、蝶骨体、鼻咽后壁、枕骨斜坡、寰椎、枢椎周围及后颈部肌肉间隙内见骨质破坏伴周围软组织增厚，放射性浓聚，SUV_{max} 值约为 14.3，SUV_{avg} 值约为 4.1，病灶内部分组织见液性低密度影。

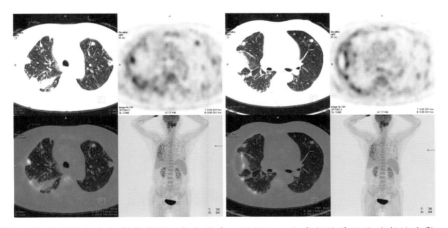

图 8-13　双肺内见较多结节和块状高密度影，部分伴中心性坏死，大多数结节处见放射性浓聚，SUV_{max} 值约为 8.7，SUV_{avg} 值约为 3.7。

（四）影像解读

患者 PET/CT 主要表现为：①双侧海绵窦、蝶窦周围、蝶骨体、鼻咽后壁、枕骨斜坡、寰椎、枢椎周围及后颈部肌肉间隙内见不规则形高代谢病灶，部分病灶内伴液化坏死，考虑为感染性病变（霉菌感染可能）。②双肺内见较多结节和块状高密度影，大部分病灶代谢轻度增高，部分伴中心性坏死，考虑为双肺多发感染性病灶（霉菌感染可能）。

（五）最终诊断

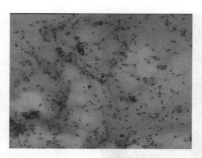

图 8-14　支气管镜下刷检痰培养：少量烟曲霉菌生长。患者经抗霉菌治疗后复查 PET/CT，见上述部位病灶明显缩小，代谢减低，部分病灶消失。结合支气管镜下刷检痰培养结果以及治疗前后 PET/CT 显像所见，临床诊断为颅底骨真菌感染、双肺真菌感染。

（六）鉴别诊断

（1）恶性肿瘤（鼻咽癌）：绝大多数起源于呼吸道柱状上皮，分为鳞癌、腺癌、泡状核细胞癌和未分化癌，影像学上表现为鼻咽部软组织增厚，咽隐窝变窄，咽旁间隙外移、变窄是其主要征象，肿瘤向上可侵犯颅底，向前可侵及翼腭窝，向后可侵及颈动脉鞘。病灶常代谢增高。病变多位于鼻咽部，并向周围组织侵犯，同时常有咽后和颈部淋巴结转移灶。

（2）骨结核感染：95% 以上的骨关节结核继发于肺结核，结核分枝杆菌经血行到骨或关节，易停留在血管丰富的骨松质和负重大、活动较多的关节滑膜而发病，通常表现为溶骨性骨质破坏伴冷脓肿形成或软组织钙化。

（七）病例讨论教学要点

本病例为老年患者，以反复头痛伴咳嗽、咳痰为主要症状；其 PET/CT 呈现颅底骨骼感染的特征，如颅底骨见骨质破坏伴周围软组织肿块形成，部分病灶内伴液化坏死，邻近结构受累，代谢明显增高。另外可见双肺内较多结节和块状高密度影，大部分病灶代谢增高，部分伴中心性坏死。双侧颈部未见明显淋巴结代谢增高。结合实验室检查结果，即白细胞、血沉以及 C 反应蛋白升高等感染指标异常，应考虑为感染性病变（真菌可能）。但仍需排查其他疾病可能，如肿瘤性病变（如鼻咽癌颅底侵犯以及淋巴瘤等）和非肿瘤性病变（如骨骼结核及其他感染性病变）。

（南方医科大学南方医院　陈小慧　吴湖炳）

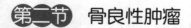 骨良性肿瘤

一　骨巨细胞瘤（Giant Cell Tumor of Bone，GCT）

▶ 病例一

（一）简要病史

现病史：男，47 岁，6 个月前无明显诱因出现左膝关节疼痛，近 10 日进行性加重。曾就诊于当地医

院，行左膝关节 MRI 检查示：左胫骨近端占位性病变。门诊以"左胫骨近端肿瘤"收治入院，病程中二便正常，饮食及睡眠尚可，体重未见明显增减。

既往史：无特殊。

个人史：无特殊。

家族史：无特殊。

专科查体：左膝关节肿胀，皮温升高，周围皮肤颜色发红，膝关节胫骨近端前侧及前外侧压痛阳性，左侧伸膝肌力Ⅳ级，屈髋伸踝时背伸肌力未见明显异常。双下肢感觉未见明显异常。左膝关节浮髌试验阳性。左下肢足背动脉搏动可触及。

（二）其他影像学检查

自带左膝关节彩超报告：左膝关节腔少量积液伴周围软组织增厚。

自带左膝关节 X 线报告：左侧胫骨近端骨囊肿。

左膝关节 MRI 示：左侧胫骨近端占位性病变，关节腔少量积液。

自带 ECT 报告：左侧颞骨及左膝骨代谢异常活跃。

（三）PET/CT 影像特征

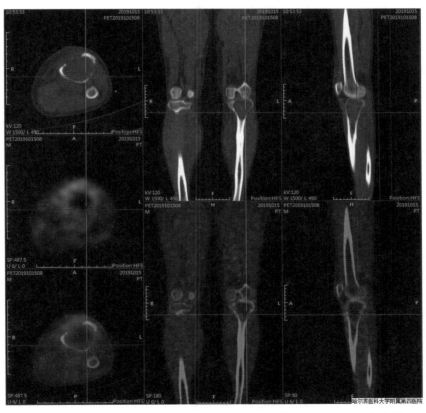

图 8-15　左侧胫骨近端可见溶骨性、膨胀性骨质破坏，骨皮质变薄，内呈软组织密度影，边界清晰，CT 值约为 66.0 HU，大小约为 54.3 mm × 41.0 mm，肿块伴有环形 ^{18}F-FDG 摄取增高，SUV$_{max}$ 值约为 2.7。邻近股骨远端及髌骨见虫噬样骨质改变，未伴有 ^{18}F-FDG 摄取增高。

（四）影像解读

患者 PET/CT 主要表现为：左侧胫骨近端病变伴糖代谢摄取增高，结合患者病理符合骨巨细胞瘤影像学特征，不排除部分区域具有恶性倾向，邻近股骨远端及髌骨骨质改变不伴糖代谢增高，建议进一步检查。

（五）最终诊断

病理汇报：骨巨细胞瘤。

（六）鉴别诊断

（1）骨肉瘤：好发于青少年，夜间痛剧烈，皮温高，静脉怒张，X线示日光射线状。

（2）内生软骨瘤：好发于管状骨，无痛，X线示髓腔内溶骨破坏，内有斑点状钙化影。

（七）病例讨论教学要点

骨巨细胞瘤是一类具有潜在侵袭性的原发性骨肿瘤，又称破骨细胞瘤，东方人群较西方人群发病率高，以 20～40 岁的中青年高发，且男女发病率相当。[1] 骨巨细胞瘤起源于骨结缔组织间充质，属良性骨肿瘤，发病率仅次于骨软骨瘤，占所有骨肿瘤的 11.9%～16.1%。[2] 骨巨细胞瘤好发于四肢长骨骨端或干骺端，脊柱、肋骨、距骨、跟骨及髌骨发病少见，呈单囊或多囊偏心生长。[3] 骨巨细胞瘤具有潜在侵袭性，严重者可转移，危及患者生命安全，故及早明确诊断，制订合理治疗方案对改善患者预后意义重大。

本病例患者 PET/CT 显示左侧胫骨近端骨质破坏性病变，伴 FDG 摄取增高，符合骨巨细胞瘤影像学特征。但是，诊断骨巨细胞瘤主要依据症状体征和影像学检查，病理检查为诊断金标准。而早期骨巨细胞瘤无明显临床症状体征，或不典型，影像学表现也常无特异性，易引起误诊，故早期鉴别诊断极为重要。[4]

参考文献

［1］文华林，蒋科，柳维才. 骨巨细胞瘤临床误诊分析［J］. 临床误诊误治，2021，34（12）：16-19.

［2］张雪萍，等. 儿童及青少年骨巨细胞瘤的特点［J］. 中国矫形外科杂志，2021，29（11）：1027-1029.

［3］林育林，张余. 骨巨细胞瘤及其辅助治疗研究现状［J］. 中国骨科临床与基础研究杂志，2016，8（2）：112-119.

［4］中华医学会骨科分会骨肿瘤学组. 中国骨巨细胞瘤临床诊疗指南［J］. 中华骨科杂志，2018，38（14）：833-840.

（哈尔滨医科大学第四医院　王欣宇　栾厦）

▶ 病例二

（一）简要病史

现病史：男，32 岁，3 个月余前出现左侧大腿疼痛，呈持续性钝痛，行走后加重，随即到当地医院就诊。外院 CT 示：左股骨内侧髁膨胀性骨质破坏伴软组织肿块，考虑恶性病变，考虑骨巨细胞瘤可能。我院查左股骨正侧位片示：左股骨下段干骺端及骨端病变，考虑骨巨细胞瘤。左大腿 MR 检查示：左股骨下段干骺端及骨端病变，考虑骨巨细胞瘤可能。

既往史：无特殊。

个人史：无特殊。

家族史：爷爷及外公均有胃癌病史。

（二）实验室检查

血清 C 反应蛋白：15.98 mg/L ↑（参考值 0～6 mg/L），碱性磷酸酶：294 U/L ↑（参考值 45～125 U/L）。血常规无特殊。

（三）PET/CT 影像特征

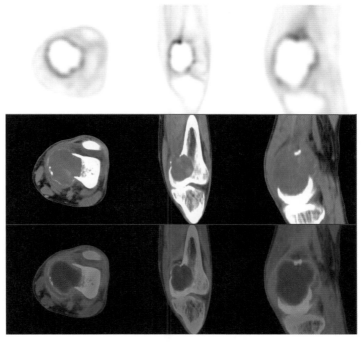

图 8-16　左股骨下段骨端及干骺端内侧偏心性、膨胀性、溶骨性骨质破坏，边界不清，骨包壳不完整，骨包壳放射性浓聚，SUV_{max} 值约为 7.7，大小约为 45 mm×47 mm×56 mm，病灶内密度不均匀，内见多发结节状高密度影。

（四）影像解读

患者 PET/CT 主要表现为：左股骨下段骨端及干骺端内侧偏心性、膨胀性、溶骨性骨质破坏，边界不清，骨包壳不完整，骨包壳 FDG 代谢增高，病灶内见出血，首先考虑骨巨细胞瘤，但需与动脉瘤样骨囊肿、骨纤维结构不良、骨转移瘤等相鉴别。

（五）最终诊断

（左股骨病灶）镜下：肿瘤由卵圆形或短梭形的单核细胞及多核瘤巨细胞构成，单核细胞形态较一致，排列较密集，可见核分裂，结合临床、影像及免疫组化结果，病变符合骨巨细胞瘤。免疫组化结果：H3.3G34W（+），SATB2（+），p40（-），p63（+），CD68（KP1）（+），Ki-67（+，约 15%）。分子病理：#P002030-B：H3F3A 及 HIST1H3B 基因 K27M 突变检测（H3F3A 基因为 G34W 突变型；HIST1H3B 基因为野生型）。

（六）鉴别诊断

（1）软骨母细胞瘤：软骨母细胞瘤 FDG 摄取与骨巨细胞瘤有重叠，有时难以鉴别，但软骨母细胞瘤多发生于骺线闭合前的骨骺，CT 表现为骨壳较厚且破坏区内见钙化影，可进行鉴别。

（2）动脉瘤样骨囊肿：动脉瘤样骨囊肿多发生于 20 岁以下青少年，多有外伤史，发生部位多位于干骺端，一般不累及骨骺，而骨巨细胞瘤好发于 20～40 岁的成人，绝大多数病变发生于骺线闭合后成熟的骨端。在 PET/CT 显像上，动脉瘤样骨囊肿 CT 表现为囊性病灶，且有硬化缘，FDG 摄取减低，骨巨细胞瘤则表现为软组织病灶，骨包壳或者软组织 FDG 摄取明显增高，可进行鉴别。

（七）病例讨论教学要点

巨细胞瘤病灶靠近关节腔时，可出现肿胀、疼痛和功能障碍。X 线表现为病灶位于干骺端，呈偏心性、溶骨性、膨胀性骨破坏，边界清楚。本病例患者 32 岁，以左大腿持续性钝痛为主要症状。其 PET/CT 呈现较为典型的骨巨细胞瘤表现，如骨端偏心性、膨胀性、溶骨性骨质破坏，骨包壳不完整，骨包壳 FDG 摄取明显增高，再结合 MR 检查，不难判断为骨巨细胞瘤。本病例仍需排查其他疾病可能，如软骨母细胞瘤以及动脉瘤样骨囊肿，二者均可表现为偏心性、膨胀性、溶骨性骨质破坏，但软骨母细胞瘤以及动脉瘤样骨囊肿均好发于骨骺未闭的青少年，且肿瘤边缘有硬化边，另动脉瘤样骨囊肿一般表现为 FDG 摄取减低，因此鉴别不难。

（中山大学肿瘤医院　陈涛　樊卫）

二　内生性软骨瘤（Enchondroma）

（一）简要病史

现病史：女，53 岁，6 天因膝关节疼痛行膝关节核磁共振检查时发现左侧股骨占位性病变，自患病以来精神清楚，意识清楚，饮食、睡眠良好，大小便正常，体重无明显变化。

既往史：高血压病史（平素口服苯磺酸左氨氯地平片、替米沙坦片），余无特殊。

个人史：药物过敏史（阿莫西林）。

家族史：无特殊。

专科检查：双下肢未见短缩，局部无压痛、叩击痛，双下肢肌张力正常，双侧股四头肌肌力正常，双侧蹈背伸、跖屈肌肌力左侧，双侧膝腱、跟腱反射正常，双膝关节活动正常，双侧跟臀试验阴性，双侧 Babinski 征、Chaddock 征未引出，双侧足背动脉搏动可触及，末梢血运良好。右前臂可及一肿物，大小约为 1cm×1cm，活动度良，质韧。

（二）其他影像学检查

膝关节 MRI 提示：左侧股骨中段占位性病变；左侧股骨远端骨髓水肿；左膝关节积液。

（三）PET/CT 影像特征

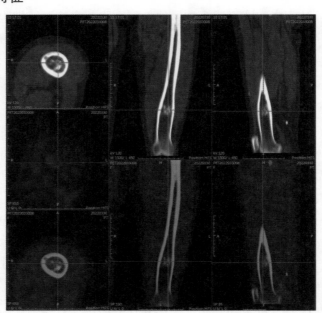

图 8-17　左侧股骨下段略增粗，髓腔内密度增高，见多发点、片状致密影，骨皮质未见确切异常，伴轻度 ^{18}F-FDG 摄取。

（四）影像解读

左侧股骨下段病变伴轻度糖代谢摄取，考虑病变具有良性倾向，内生性软骨瘤可能性大。

（五）最终诊断

术后病理：内生性软骨瘤。

（六）鉴别诊断

（1）暂时性滑膜炎：多为一过性，儿童多见，有过度活动的病史，表现为髋部疼痛和跛行，X线片未见异常，卧床休息2周即愈，没有后遗症。

（2）类风湿关节炎：有发热，血沉增高，尤其是初发时为单关节性，很难区别，但本病的特征为多发性和对称性，经过短期观察不难鉴别。

（3）化脓性关节炎：发病急骤，有高热，急性期有脓毒症表现，血液和关节液中检出化脓性致病菌，X线表现破坏迅速，并有增生性改变，后期会发生骨性强直。

（七）病例讨论教学要点

内生性软骨瘤是一种由胚胎性异位组织引起的肿瘤。青年女性常见，好发于长骨骨端，单发性内生性软骨瘤生长缓慢，体积小，可长期无症状。X线表现为干骺端的圆形或卵圆形低密度病灶，位于中心，占据整个髓腔，在骨破坏透亮区中可见钙化。本例为中老年女性，无明显症状，MRI提示左侧股骨中段占位性病变，PET/CT表现为左侧股骨下段略增粗，髓腔内密度增高，见多发点、片状致密影，骨皮质未见确切异常，伴轻度 ^{18}F-FDG 摄取。根据PET/CT，诊断其为内生性软骨瘤，术后病理也证实为该病，内生性软骨瘤是一种发生于长骨髓内（骨髓腔）或短骨髓腔内的良性成软骨性肿瘤（即幼稚软骨细胞的良性肿瘤），较为罕见，约占良性骨肿瘤的3%。[1]根据发病特点可分为孤立性内生性软骨瘤、多发性内生性软骨瘤两种类型。其中，孤立性内生性软骨瘤多见于15～35岁的年轻人[2]，多发性内生性软骨瘤多发生于10岁以内的儿童。[3]内生性软骨瘤为全身性疾病，可在全身各处长、短管状骨中发病，最常见的是手部，四肢长骨如肱骨、桡骨、股骨等均可受到影响，可通过手术治疗，但许多无症状或者无进展的患者，无须治疗。

参考文献

［1］HAKIM D N, et al. Benign tumours of the bone: a review［J］. J Bone Oncol, 2015, 4（2）: 37-41.

［2］SUBHAS N, et al. Incidental tumor and tumor-like lesions around the knee［J］. Semin Musculoskelet Radiol, 2009, 13（4）: 353-370.

［3］SILVE, C JUPPNER H. Ollier disease［J］. Orphanet J Rare Dis, 2006（1）: 37.

（哈尔滨医科大学第四医院　王欣宇　栾厦）

第三节 骨恶性肿瘤

一 骨肉瘤 (Osteosarcoma)

▶ **病例一**

（一）简要病史

现病史：女，25岁，5个月前发现右膝肿物，无疼痛麻木，无红肿，无活动受限，近期发现肿物有增大，诉右胫骨处疼痛明显，感行走不利，余未诉明显不适。小腿 CT 及小腿 MR 平扫示：右侧胫骨近端占位伴骨质破坏、软组织肿块形成，考虑骨肉瘤可能。体格检查：神清，精神可，皮肤巩膜无黄染，颈静脉无怒张。双肺呼吸音粗，未闻及干湿性啰音，心脏听诊未及明显杂音。腹平坦，肝脾未及，移浊阴性，无压痛及反跳痛，双下肢无浮肿。右膝部可见肿物，伴压痛。

既往史：无特殊。

个人史：无特殊。

家族史：无特殊。

（二）实验室检查

血常规、生化指标、肿瘤标记物基本正常。

（三）其他影像学检查

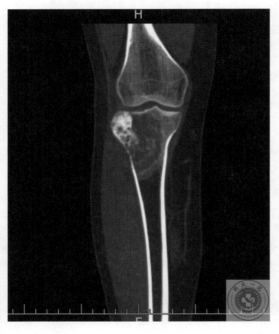

图 8-18　下肢 CT 平扫 + 三维重建：右侧胫骨膝侧干骺端可见不规则骨质破坏区，大小约为 4.2 cm×4.2 cm×5.2 cm，其内密度不均，局部见斑片状高密度影，周围骨皮质毛糙增厚及骨膜增生。

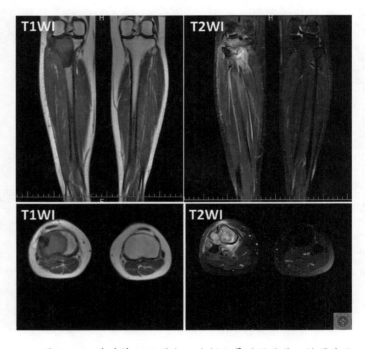

图 8-19　膝关节 MRI 平扫：右侧胫骨近段见偏心性团块状异常信号，T1WI 呈稍低信号，T2WI 呈混杂稍高信号，似达外侧膝关节面，胫骨干骺端外侧局部骨皮质不连续，周围见 T1WI 稍低、T2WI 稍高信号软组织结节，周围见斑片状 T2WI 压脂高信号。

（四）PET/CT 影像特征

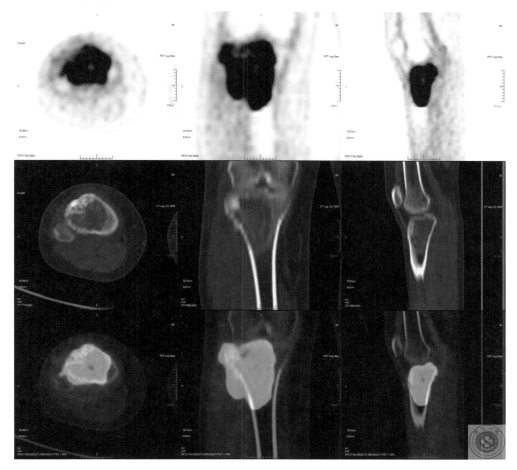

图 8-20　右胫骨上段髓腔内见软组织密度肿块影，累及右侧胫骨平台，局部骨皮质密度稍增高，累及长度约为 6.0 cm，周围伴软组织肿块影，放射性摄取增高，SUV_{max} 值约为 12.3。

（五）影像解读

患者 PET/CT 主要表现为：①年轻女性，右胫骨处疼痛伴肿块入院；② CT 及 MR 提示右侧胫骨膝侧干骺端可见不规则骨质破坏区，伴骨膜反应；③右胫骨上段髓腔内见软组织密度肿块影，周围伴软组织肿块影，FDG 代谢异常增高。综合以上影像特征，该患者考虑为骨原发恶性肿瘤（骨肉瘤可能）。

（六）最终诊断

行右胫骨肿瘤切除 + 右膝关节置换 + 右股骨截骨术，术后病理描述：送检右胫骨组织，骨髓腔内见一灰白灰红区，范围为 5 cm × 3 cm，质软，灰白灰红区可见缺损，范围约为 2 cm × 1.5 cm。镜示：肿瘤由软骨样组织及上皮样细胞混合组成，细胞异型明显，核分裂可见。病理诊断：（右胫骨近端肿瘤）骨肉瘤（普通型）。

（七）鉴别诊断

（1）转移瘤：常能找到原发部位，常见于肺、乳腺、消化道等；患者年龄较大；病灶好发于红骨髓存在的部位，如盆骨及脊柱；病灶数目常为多个；病灶边界较骨肉瘤清，较少出现骨皮质侵犯及形成软组织。

（2）骨髓瘤：骨髓瘤好发部位是中轴骨，也就是脊柱、骨盆、肋骨、颅骨等这些富含松质骨的部位。骨髓瘤由于浆细胞可以产生大量的 M 蛋白，所以尿里面会出现本周氏蛋白，会出现贫血、高钙血症、肾功能衰竭等一系列的表现。骨肉瘤是单块的骨块，单一个肿瘤不产生 M 蛋白，所以，很少伴发高钙血症。而骨肉瘤好发于膝关节上下，通常包括股骨下端、胫骨上端以及肱骨近端。

（八）病例讨论教学要点

骨肉瘤又称成骨肉瘤，是一种从间质细胞系发展而来的恶性骨肿瘤，肿瘤迅速生长，可直接产生骨样组织。骨肉瘤好发于青少年，在小儿骨恶性肿瘤中最多见。好发部位为股骨远端、胫骨近端和肱骨近端的干骺端。但本病例为年轻女性患者，以下肢疼痛及肿块为主要症状；^{18}F-FDG PET/CT 表现为骨质破坏、肿瘤骨、骨膜三角及软组织肿块。PET 影像学主要显示不同代谢状态，通过 SUV_{max} 量化不同部位的代谢程度。肿瘤骨 ^{18}F-FDG 摄取较低，非瘤骨区域或者软组织肿块对其摄取显著升高[1-2]。本病理结合病史及影像学检查诊断不难，但仍需排查其他疾病可能，如转移瘤或者骨髓瘤，骨转移瘤常多发，常见的原发部位为肺、乳腺等，伴有肿瘤标记物的升高。而骨髓瘤以中老年多见，常伴有骨质疏松等症状，实验室检查免疫球蛋白、M 蛋白等升高，骨髓活检可明确诊断。

参考文献

［1］蔡亮，吴金陵，傅莉 . 骨肉瘤 ^{18}F-FDG PET/CT 显像的影像学特征及其预后分析［J］. 现代医用影像学，2017，26（6）：1680-1681.

［2］冯瑾，王争明，张连娜，等 . 原发性骨肉瘤 ^{18}F-FDG PET/CT 影像特征及预后评价［J］. 中国医学影像学杂志，2015，23（5）：377-382，387.

（浙江大学医学院附属第一医院　陈冬河　赵葵　苏新辉）

▶ 病例二

（一）简要病史

现病史：男，13 岁。2 个月余前出现左小腿上段疼痛伴活动受限，呈持续性隐痛，活动后加重，休息可缓解。左胫骨内侧可扪及约 2 cm×2 cm 的肿块，压痛明显。遂至外院就诊，诊断为"滑膜炎"，予扶他林、中药敷贴治疗，症状稍好转。停药后疼痛再发。半月前于外院行左侧膝关节 MRI 检查，考虑感染可能，肿瘤待排。当时未予治疗。3 天前外院左膝关节正位片考虑左胫骨上段干骺端骨肉瘤。自发病以来，患者无发热、盗汗、咳嗽、咳痰、胸闷、气促，无头晕、视物模糊、黄疸、皮肤瘀斑，无四肢麻痹等症状，精神状态一般，体力情况较差，食欲食量较差，睡眠情况较差，大小便及体重无明显变化。

既往史：无特殊。

个人史：无特殊。

家族史：无特殊。

（二）实验室检查

血清碱性磷酸酶：126 U/L ↑（参考值 45～125 U/L），血常规、生化指标基本正常。

（三）其他影像学检查

（1）外院膝关节 MRI：考虑感染可能，肿瘤待排。

（2）外院膝关节右侧正侧位片：考虑左胫骨上段干骺端骨肉瘤。

（四）PET/CT 影像特征

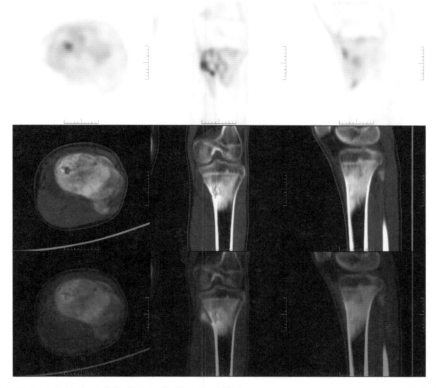

图 8-21　左侧胫骨上段干骺端见混杂密度增高影，范围约为 5.0 cm×3.6 cm×6.0 cm，PET 见相应部位呈不均匀放射性浓聚，SUV$_{max}$ 值约为 6.8，SUV$_{avg}$ 值约为 4.6，病灶累及干骺线。

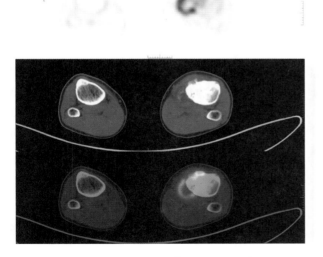

图 8-22　病灶致相邻骨膜成片状增厚。

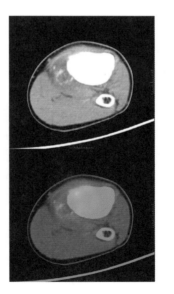

图 8-23　该病灶侵犯周围软组织形成稍低密度肿块影，其内可见点状、云絮状高密度影。

（五）影像解读

患者 PET/CT 主要表现为：①左侧胫骨上段干骺端见混杂密度增高影，呈成骨性破坏，FDG 代谢不均匀性增高，病灶累及干骺线；②病灶相邻骨膜增生，呈轻度骨膜反应；③病灶周围软组织肿块形成，并见瘤骨。综合以上影像征象，该患者考虑为骨肉瘤。

（六）最终诊断

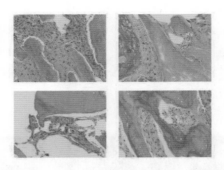

图 8-24　活检病理 HE 染色：组织内见骨小梁旁及骨髓腔内瘤细胞弥漫分布，浸润性生长；瘤细胞形态不规则，核形不规则，核大而深染，核分裂象可见；可见肿瘤性成骨现象。

病理诊断及建议：（左胫骨肿物）普通型中央性骨肉瘤，高级别。

（七）鉴别诊断

（1）软骨肉瘤（中心型）：发病年龄一般大于骨肉瘤，本病最主要的 CT 影像特征是在骨质破坏区或软组织肿块内出现软骨基质钙化或者骨化，而且钙化比较有特点，呈环状、点状或弧形钙化，可以密集成簇，呈絮状和大块状致密影，其中环状钙化具有定性诊断价值。

（2）尤文肉瘤：发病年龄低于骨肉瘤，平均 15 岁。好发于长骨骨干，早期表现为虫蚀样骨质破坏，病变进展后骨破坏融合成片状；侵犯骨膜可形成层状或者葱皮样的骨膜反应，也可以有放射状骨针。

（3）骨髓炎：进展较骨肉瘤迅速。骨破坏、新生骨和骨膜反应从早期到晚期是一致的，成骨与破骨是相互联系存在的，破骨区内无成骨，成骨区内无破坏。骨膜反应由轻变重，由模糊变光滑。周围软组织内无瘤骨形成。

（八）病例讨论教学要点

骨肉瘤亦称为成骨肉瘤或骨生肉瘤，是一种最常见的骨原发恶性肿瘤；其恶性程度高，发展快，易发生肺转移。主要成分为瘤性成骨细胞、瘤性骨样组织和肿瘤骨。好发于长骨干骺端，具有疼痛、肿胀和运动障碍三大主要临床症状，以疼痛最为常见。

本病例为青少年男性，以左小腿上段疼痛、活动受限为主要症状；PET/CT 表现为典型的骨肉瘤特征，即病灶发生在长骨的干骺端、成骨性改变、软组织肿块、瘤骨形成、骨膜反应、代谢活跃等。再结合患者血清碱性磷酸酶水平稍增高，不难诊断为骨肉瘤。

（南方医科大学南方医院　莫璐佳　周文兰）

二　软骨肉瘤（Chondrosarcoma）

（一）简要病史

现病史：男，34 岁，2 个月前无明显诱因下运动后出现右侧大腿后酸胀、疼痛等不适，休息后疼痛可缓解，无局部放射疼痛，无下肢浮肿，无肢端冰冷，无膝关节活动受限等不适。患者起初未重视未就诊，2 个月来患者自觉疼痛症状加重，难以忍受，按摩大腿时触觉大腿后方肿胀。患者遂至医院就诊，体格检查：神清，精神可。皮肤巩膜无黄染，浅表淋巴结未及明显肿大。心律齐，未及明显病理性杂音。

双肺呼吸音清，未及明显干湿啰音。腹平软，无压痛或反跳痛，移动性浊音阴性。神经系统查体阴性。大腿后侧肌群轻压痛，未触及明显肿块，无活动受限。查 CT 提示：右股骨中下段局部骨皮质欠规整，其后方肿块形成伴多发钙化，考虑软骨肉瘤可能。

　　既往史：无特殊。

　　个人史：无特殊。

　　家族史：无特殊。

（二）实验室检查

　　血清鳞状细胞癌相关抗原：3.6 ng/mL ↑（0～1.5 ng/mL）。余肿瘤标记物阴性，血常规、生化指标基本正常。

（三）其他影像学检查

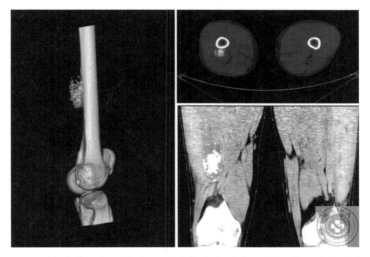

图 8-25　下肢 CT 平扫＋三维重建：右股骨中下段局部骨皮质欠规整，其后方见团块状异常密度影，大小约为 3.9 cm × 3.3 cm × 8.1 cm，边界清，病变相对于肌肉呈低密度，内伴大量点片状、条状钙化，考虑软骨肉瘤。

（四）PET/CT 影像特征

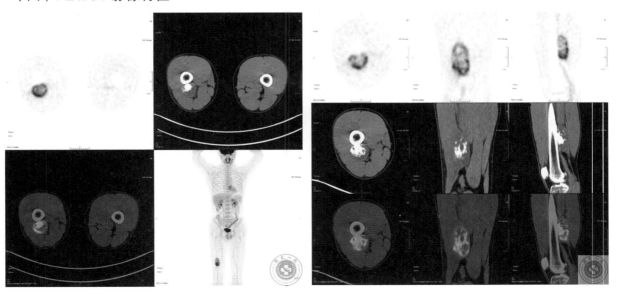

图 8-26　右侧股骨下段皮质局部缺损，后方肌间隙内可见混杂密度肿块影，内见不规则钙化灶，与股骨后方皮质分界不清，约为 4.1 cm × 3.9 cm，放射性摄取增高，SUV$_{max}$ 值约为 12.0。

（五）影像解读

患者 PET/CT 主要表现为：①年轻男性，右胫骨处疼痛伴肿块入院；② CT 提示右股骨中下段局部骨皮质欠规整，其后方见团块状异常密度影，内伴大量点片状、条状钙化；③右侧股骨下段皮质局部缺损，后方肌间隙内可见混杂密度肿块影，内见不规则钙化灶，与股骨后方皮质分界不清，FDG 代谢异常增高。综合以上影像特征，该患者考虑为骨原发恶性肿瘤（软骨肉瘤可能）。

（六）最终诊断

手术病理描述：检带部分肌肉肿块一块，肿块大小为 8.0 cm×3.5 cm×3.0 cm，切面灰黄质软，局灶切面质硬似骨化，镜示：肿瘤由成片短梭形间叶细胞及软骨样基质组成，肿瘤细胞明显异型，可见多核及双核细胞，可见核分裂，部分肿瘤细胞坏死，可见钙化、骨化及出血，肿瘤紧贴周围肌肉组织，未见脉管癌栓及神经侵犯。

病理诊断：富含短梭形细胞和软骨的恶性软组织肿瘤，首先考虑去分化性软骨肉瘤。免疫组化结果：Fli-1（部 +），S-100（少 +），IDH1（+），SMA（−），CD34（−），CD31（−），ERG（−），P53（野生型），SATB2（+）。

（七）鉴别诊断

（1）骨巨细胞瘤：最常见的发病部位是股骨远端，其次是胫骨近端。多发生于 20～40 岁，女性的发病率略高。影像上呈皂泡样骨质破坏，无增生硬化及钙化，MRI 上可出现液–液平面。

（2）软骨母细胞瘤：比较罕见，约占所有骨肿瘤的 1%、良性骨肿瘤的 3%。好发于 10～19 岁青少年，以男性居多，发病年龄较小，多发生于骺板附近，大小一般小于 5 cm。

（3）骨肉瘤：常见于四肢长骨干骺端，半数以上病例发生于膝关节周围，影像表现为骨质破坏、骨膜反应和不规则的新生骨。

（八）病例讨论教学要点

软骨肉瘤是一种起源于软骨细胞的恶性肿瘤，发病年龄为 30～49 岁，男性多于女性，好发于长骨干骺端，股骨和肱骨近端为最常见的发病部位。临床表现主要为关节疼痛、关节积液和活动受限，可伴骨折。[1]

本病例为年轻男性患者，以下肢疼痛及肿块为主要症状；[18]F-FDG PET/CT 表现为右侧股骨下段皮质局部缺损及混杂密度肿块影，伴不规则钙化灶，[18]F-FDG 代谢摄取增高，结合病史及影像学检查诊断不难。本患者病理类型系去分化性软骨肉瘤，为高度恶性的软骨肉瘤，肿瘤内既含有分化较好的软骨肉瘤区，又含有一种或多种分化差的恶性成分，如纤维肉瘤、骨肉瘤或多形性细胞肉瘤、恶性纤维组织细胞瘤等，约占软骨肉瘤的 10%。预后极差，发生转移的主要是高度恶性的去分化（又称反分化、退分化）部分。[2]软骨肉瘤应与骨巨细胞瘤、软骨母细胞瘤、骨肉瘤等鉴别。[3-4]

参考文献

［1］宋兴华，杜培臻.透明细胞软骨肉瘤 PET/CT 显像 1 例［J］.影像研究与医学应用，2018，2（22）：101-102.

［2］刘岩，王文林，于浩.肋骨去分化软骨肉瘤 1 例［J］.广东医学杂志，2007（1）：133.

［3］袁明智，黄永，任瑞美.软骨肉瘤的影像诊断与鉴别诊断［J］.放射学实践，2012，27（8）：893-897.

［4］沈亚芝，方雄，葛祖峰，等. CT、MRI 联合应用对软骨肉瘤诊断与鉴别诊断的价值［J］.实用放射学杂志，2008（5）：667-670.

（浙江大学医学院附属第一医院　陈冬河　赵葵　苏新辉）

第四节　其他病变

一　骨囊肿（Bone Cyst）

（一）简要病史

现病史：男，55 岁，一个月前无明显诱因出现腹胀腹水，饭后加重，不伴有食欲不振、呕血、黑便、胃部不适、反酸、烧心、嗳气、恶心，于当地医院检查腹部 CT 示：大量腹水，网膜病变，建议增强，左肺下病变，双侧胸腔积液。病程中患者饮食睡眠欠佳，二便正常，体重减轻 5 kg。

既往史：胃出血病史 10 年，颈后脂肪瘤术后 10 年，腹部外伤史一个月。

个人史：无特殊。

家族史：无特殊。

（二）其他影像学检查

腹部 CT 示：大量腹水，网膜病变，建议增强，左肺下病变，双侧胸腔积液，建议检查胸部 CT。

（三）PET/CT 影像特征

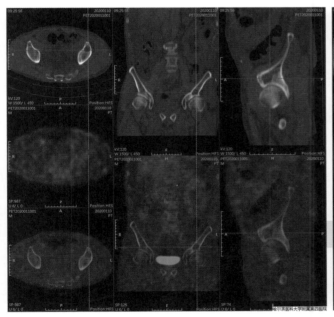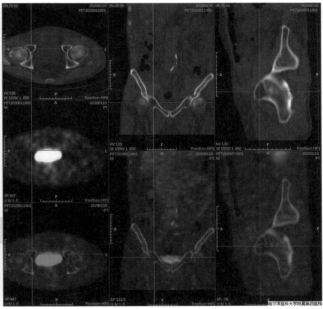

图 8-27　骨骼：双侧髂骨可见类圆形低密度影，边界清楚，未伴有 ^{18}F-FDG 摄取增高。

（四）影像解读

（1）腹膜及肠系膜弥漫性增厚未伴有糖代谢摄取增高，考虑病变具有良性倾向，建议进一步检查。

（2）腹腔引流术后：腹腔、盆腔积液。

（3）双侧髂骨骨囊肿。

（五）最终诊断

（1）腹腔积液（非恶性）。

（2）双侧髂骨骨囊肿。

（六）鉴别诊断

动脉瘤样骨囊肿：50% 发生在长管状骨，如股骨、胫骨，20%～30% 发生在脊柱[1]，很少发生在骨盆，一旦发生则囊肿往往非常巨大。发生在长管状骨时，多偏向骨骺，并偏于一侧，伴有轻度疼痛。并发骨折后会导致剧痛，并且局部皮肤温度升高，有时可触及搏动感。附近关节肿胀，伸屈活动受限；发生在脊柱时，可连累周围的结构，进而导致脊柱畸形，脊髓受压，出现手麻、腿麻、四肢无力等。严重的可导致截瘫。

（七）病例讨论教学要点

骨囊肿是指骨内形成的一个充满棕黄色液体的囊腔，属于常见的骨组织良性瘤样病变，以骨内囊性病损为主要特征，常为单发，偶有多发。多见于儿童及少年，好发于长骨干骺端。一般无明显症状，可有轻微疼痛和压痛。本病例为中老年患者，因腹腔积液行 PET/CT 显像。行 PET/CT 检查后发现双侧髂骨可见多发类圆形低密度影，边界清楚，未伴有 ^{18}F-FDG 摄取增高，因此考虑为单纯性骨囊肿。单纯性骨囊肿大多数发病于肱骨近端、股骨近端和股骨远端[2]，年龄大的患者常发病于髂骨、跟骨和掌跖骨。大部分患者无任何症状，少部分患者局部有隐痛、酸痛、轻压痛，少数患者局部可触及包块、骨增粗，病变发生在股骨（大腿骨）上端的，常因步态异常引起注意。无症状者往往不需要治疗[3]，后续可考虑长期监测病情的变化趋势，如果病情发生进展再行处置。

参考文献

［1］DAHLIN D C，MCLEOD R A．Aneurysmal bone cyst and other nonneoplastic conditions［J］．Skeletal Radiol，1982，8（4）：243-250.

［2］YILDIZ C，et al．Benign bone tumors in children［J］．Curr Opin Pediatr，2003，15（1）：58-67.

［3］徐云峰，等．多针留置联合人工骨注射治疗儿童股骨近端单纯性骨囊肿的疗效观察［J］．中国医刊，2022，57（7）：792-795.

（哈尔滨医科大学第四医院　王欣宇　栾厦）

二　脂肪肉瘤（Lipoblastoma）

（一）简要病史

现病史：女，55 岁，3 个月余前无明显诱因出现间断性腹胀伴嗳气，无其他明显不适。至当地医院超声提示：左肾受压下移，腹腔内高回声占位。患者自发病以来，神志清，精神可，胃纳可，睡眠尚可，大小便无殊，近 1 年余体重下降 4 kg。

既往史：22 年前行剖宫产手术。余无特殊。

个人史：无特殊。

家族史：无特殊。

（二）实验室检查

血常规、AFP、CEA、CA199 未见异常，肝肾脂糖电解质、凝血功能未见明显异常。

（三）PET/CT 影像特征

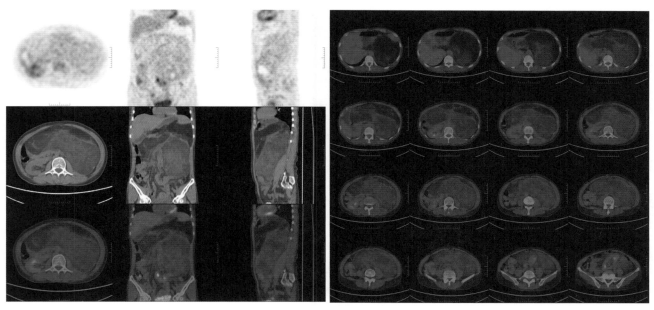

图 8-28 腹腔内见巨大不规则混杂密度团块影，呈放射性摄取不均匀略增高，SUV_{max} 值约为 2.6，较大层面范围约为 201 mm×92 mm×246 mm。病灶密度不均，内含大片状脂肪密度影、絮状斑片影及软组织密度结节影，伴粗乱纤维分隔，局部边界欠清。

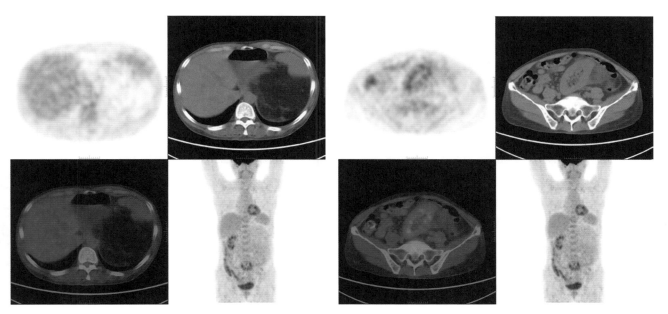

图 8-29 病灶明显推挤压迫脾脏、左肾及腹腔内其他脏器，脾脏向前上方移位，左肾向下方移位至下腹部。

（四）影像解读

患者 PET/CT 主要表现为：①腹腔内巨大不规则混杂密度团块影，内含大片状脂肪密度影、絮状斑片影及软组织密度结节影，伴粗乱纤维分隔，代谢不均匀轻度增高。②病灶明显推挤压迫脾脏、左肾及腹腔内其他脏器，脾脏向前上方移位，左肾向下方移位至下腹部。综合以上影像特征，该患者考虑为脂肪肉瘤。

（五）最终诊断

图 8-30　送检腹膜后肿瘤 + 肾上腺标本，镜示：肿瘤细胞大部分为成熟脂肪细胞，可见散在脂肪母细胞，被纤维组织分隔成大小不等的小叶，纤维分隔内可见散在核深染、外形不规则畸形细胞。（腹膜后肿瘤）高分化脂肪肉瘤（肾上腺）未见肿瘤累犯。注：建议 MDM2 基因检测。免疫组化结果：CK（pan）（-），Ki-67（+，约 5%），S-100（-），Desmin（-），CD34（+），SMA（-），HMB45（-），β-Catenin（+），MDM2（+）。

（六）鉴别诊断

（1）畸胎瘤：起源于原始生殖细胞，可发生在全身任何部位，主要见于卵巢等性腺器官，腹膜后少见，多表现为不均匀密度肿块，边界清楚，可见实性、囊性成分，并见脂肪、毛发、钙化以及肌肉软组织样密度。畸胎瘤还可表现为脂肪液体交界的液平面，而脂肪肉瘤没有此征象。

（2）脂肪瘤：多发生在皮下软组织内，发生于腹膜后少见，体积一般较小，边界清楚，边缘光整，其内一般无间隔或间隔较少，PET/CT 基本无摄取增高。

（3）平滑肌肉瘤：发病数量占原发性腹膜后肿瘤的第 2 位，可发生在任何年龄，但最常见于中老年人，以女性为多[1]，肿块体积一般较大，密度极不均匀，特别易出现坏死和囊变，瘤内不含脂肪成分，因而当脂肪肉瘤内不含成熟脂肪成分时，两者很难鉴别。

（七）病例讨论教学要点

脂肪肉瘤是源于脂肪细胞的一种异质性软组织恶性肿瘤，一般为深在性、无痛性、逐渐长大的肿物，最常发生于下肢（如腘窝和大腿内侧）、腹膜后、肾周、肠系膜区以及肩部。本病例为中老年患者，以间断性腹胀为主要症状，其 PET/CT 呈现较为典型的脂肪肉瘤征象[2]，如腹腔内巨大不规则混杂密度团块影，内含大片状脂肪密度影，伴絮状斑片影及软组织密度结节影，且存在粗乱纤维分隔，代谢不均匀轻度增高，腹腔脏器明显受推挤压迫并移位，无明显的淋巴结转移及远处转移，不难判断为脂肪肉瘤，同时根据病灶的脂肪含量较高，可判断是分化好的脂肪肉瘤。但仍需排查其他疾病可能，如腹膜后含有脂肪成分的肿瘤：畸胎瘤、肾血管平滑肌脂肪瘤等，可根据临床表现及影像学表现综合分析。

参考文献

[1] 洪志友，张禹，朱友志，等. 腹盆部非固有脏器恶性软组织肿瘤的 CT 和 MRI 征象分析 [J]. 中国 CT 和 MRI 杂志，2022，20（2）：149-154.

[2] 周妮娜，李因，王雪鹃，等. 腹膜后脂肪肉瘤的 PET/CT 影像学特点 [J]. 肿瘤防治研究，2018，45（5）：316-319.

（浙江大学医学院附属第一医院　赵欣　赵葵　苏新辉）

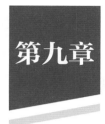

第九章

血液系统疾病

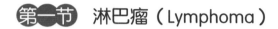

第一节 淋巴瘤（Lymphoma）

▶ **病例一**

（一）简要病史

现病史：女，25 岁，因咳嗽 2 个月余至外院就诊，CT 提示多发淋巴结肿大。病理活检（右颈淋巴结）提示：B 细胞非霍奇金淋巴瘤，需鉴别原发纵隔大 B 细胞淋巴瘤、弥漫大 B 细胞淋巴瘤等。

既往史：无特殊。

个人史：无特殊。

家族史：无特殊。

（二）实验室检查

血清 C 反应蛋白：49.93 mg/L ↑（参考值 0～6 mg/L），乳酸脱氢酶：616.5 U/L ↑（参考值 120～250 U/L）。血常规无特殊。

（三）PET/CT 影像特征

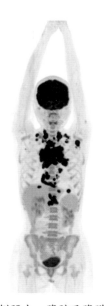

图 9-1　双侧锁骨区、纵隔、双侧腋窝、双侧膈上、腹腔及腹膜后多个放射性浓聚灶，SUV_{max} 值约为 15.8。

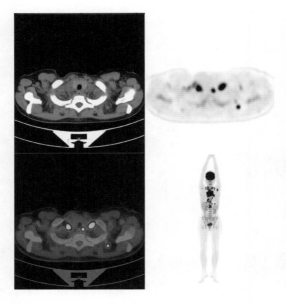

图9-2 双侧锁骨区多个增大淋巴结，放射性浓聚，淋巴结密度均匀。

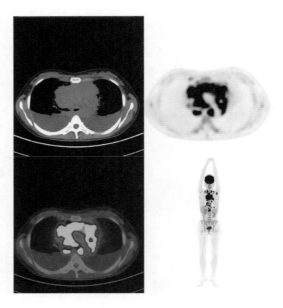

图9-3 前纵隔不规则软组织肿块，放射性浓聚，较大层面约为81 mm×102 mm，密度均匀，病灶侵犯双肺、双侧胸膜及心包；中纵隔多个增大淋巴结，放射性浓聚；双侧胸腔积液。

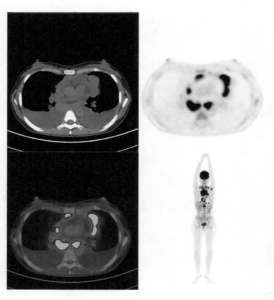

图9-4 纵隔多个增大淋巴结，放射性浓聚，密度均匀，双侧胸腔积液及心包积液。

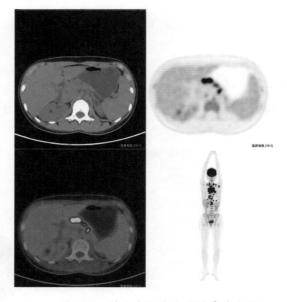

图9-5 胃小弯及腹主动脉旁多个增大淋巴结，放射性浓聚，密度均匀。

（四）影像解读

患者PET/CT主要表现为：双侧锁骨区、纵隔、双侧腋窝、双侧膈上、腹腔及腹膜后多个增大淋巴结，增大淋巴结密度均匀，FDG代谢活跃，最大病灶位于前纵隔，纵隔病灶侵犯双肺、双侧胸膜及心包，伴双侧胸腔积液及心包积液，首先考虑B细胞非霍奇金淋巴瘤，仍需鉴别胸腺癌、恶性畸胎瘤。

（五）最终诊断

（右颈淋巴结）镜下：淋巴结结构破坏，可见异型淋巴样细胞弥漫分布，细胞中等至大，核圆形或不规则，核仁明显，核分裂象易见，背景见小淋巴细胞浸润，伴纤维组织增生，结合免疫组化结果，病变诊断为 B 细胞非霍奇金淋巴瘤，需鉴别原发纵隔大 B 细胞淋巴瘤、弥漫大 B 细胞淋巴瘤等。免疫组化结果：CD20（+++），CD79a（+++），BOB1（+++），PAX5（+），CD21（FDC+），CD15（-），Bcl2（+，60%），CD10（-），CD30（+，20%），ALK（-），CD68（组织细胞+），Bcl6（+，30%），Mum1（+，80%），CD3、CD5（T 细胞+），CK（-），Ki-67（+，70%）。

（六）鉴别诊断

（1）胸腺癌：是起源于胸腺上皮细胞的恶性肿瘤，在症状和 PET/CT 影像上与淋巴瘤有一定的重叠，均可以胸痛、咳嗽就诊；PET/CT 表现为前纵隔大肿物伴多发淋巴结转移，FDG 摄取明显增高，侵犯双肺、双侧胸膜及心包，伴双侧胸腔积液及心包积液。但胸腺癌好发于中老年人，青少年少见，前纵隔大肿块内常见坏死及钙化，转移淋巴结一般以单侧为主。本病例为青年，前纵隔肿块密度均匀，肿大淋巴结双侧对称分布，并且双侧腋窝、腹腔及腹膜后均可见肿大淋巴结，可作为鉴别点，但仍需要病理确诊。

（2）恶性畸胎瘤：恶性畸胎瘤由胚胎发生期的未成熟组织构成，前纵隔为好发部位，也可见于青年人群，但恶性畸胎瘤内可见多种组织成分，如囊变、钙化、脂肪等。本病例前纵隔肿块密度均匀，肿大淋巴结双侧对称分布，可作为鉴别点，但仍需要病理确诊。

（七）病例讨论教学要点

淋巴瘤是起源于淋巴结和淋巴组织的恶性肿瘤，可发生于身体的任何部位，临床表现多样，以无痛性进行性淋巴结肿大为特征，表现为无痛性淋巴结肿大，肝脾肿大，全身各组织器官均可受累，伴发热、盗汗、消瘦、瘙痒等全身症状。本病例为青年患者，以刺激性咳嗽为主要症状，其 PET/CT 呈现典型的 B 细胞非霍奇金淋巴瘤表现，如全身对称性肿大淋巴结，密度均匀，FDG 摄取明显增高，呈浸润性生长，伴双侧胸腔积液、心包积液等。病变最大病灶位于前纵隔，仍需与胸腺癌及恶性畸胎瘤相鉴别，胸腺癌、恶性畸胎瘤主体病灶内可见囊变、钙化等组织，且少见对称性肿大淋巴结，可据此以鉴别。

（中山大学附属肿瘤医院　陈涛　樊卫）

▶ 病例二

（一）简要病史

现病史：女，56 岁，3 个月余前无明显诱因出现左下肢疼痛、麻木不适，伴同侧肌力减退，外院就诊行 MR 检查示：左侧髋臼、耻骨上支溶骨性骨质破坏，骨恶性肿瘤-转移瘤可能性大，与炎症鉴别，建议结合其他相关检查。自起病以来，患者无发热、咳嗽、咳痰、胸闷、气促，无头晕、视物模糊、黄疸、皮肤瘀斑等症状，精神及睡眠状况良好，食欲一般，大小便及体重无明显变化。

既往史：40 余年前有左下肢电伤病史。余无特殊。

个人史：无特殊。

家族史：无特殊。

（二）实验室检查

血清肿瘤标记物 CA125、AFP、CEA、CA199 均阴性。

（三）其他影像学检查

外院行 DR 示：左侧髋臼及坐骨支骨质破坏。

外院 MR 示：①左侧髋臼、耻骨上支溶骨性骨质破坏，骨恶性肿瘤-转移瘤可能性大，与炎症鉴别，建议结合其他相关检查；②右侧坐骨结节滑囊炎，滑囊积液。

（四）PET/CT 影像特征

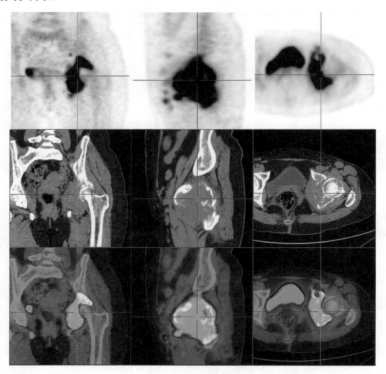

图 9-6　左侧髂骨、左侧髋臼、左耻骨上支见溶骨性骨质破坏伴软组织肿物形成，相应病灶糖代谢异常增高，代谢范围约为 9.2 cm×4.3 cm×11.2 cm，SUV_{max} 值约为 15.3，肿物边界不清，与相邻闭孔内外肌分界欠清。

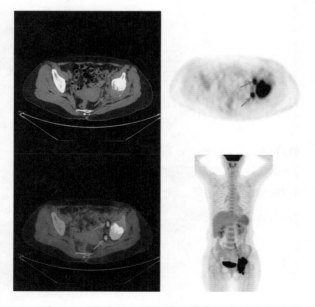

图 9-7　腹膜后左侧髂总血管旁、盆腔左侧髂内及髂外血管旁、左侧腹股沟可见多发糖代谢异常增高肿大淋巴结，较大者短径为 1.4 cm，SUV_{max} 值约为 10.7。

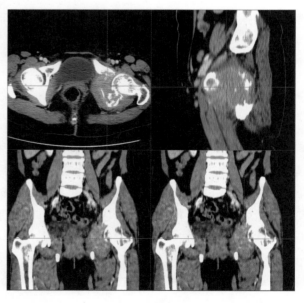

图 9-8　左髂骨、左侧髋臼、左耻骨上支见溶骨性骨质破坏伴软组织肿物形成，增强扫描呈明显不均匀强化。

（五）影像解读

患者 PET/CT 主要表现为：①左侧髂骨、左侧髋臼、左耻骨上支见溶骨性骨质破坏伴软组织肿物形成，FDG 代谢活跃。②腹膜后左侧髂总血管旁、盆腔左侧髂内及髂外血管旁、左侧腹股沟多发高代谢肿大淋巴结。综合以上影像特征，该患者考虑为原发灶未明的骨转移瘤，需与原发性骨恶性肿瘤相鉴别，后者可能性大，建议进一步病理活检。

（六）最终诊断

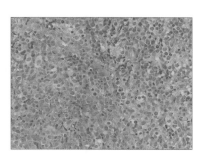

图 9-9　（骨盆肿物穿刺活检）镜检肿瘤细胞中等偏大，弥漫分布，细胞核圆形、卵圆形或不规则，染色质细，见 1～3 个核仁，核分裂可见，其间散在少量小淋巴细胞。原单位免疫组化：CD20（弥漫 +），CD79a（弥漫 +），CD3（–），CD5（部分弱 +），PAX5（弥漫 +），Ki-67（+，约 85%），Bcl-2（弥漫 +），CD10（不满意），Bcl-6（不满意），MUM-1（+，约 80%），CD30（个别细胞 +），c-myc（+，约 40%）。原单位原位杂交：EBER（–）。本单位免疫组化：CD10（+），Bcl-6（+，约 60%），CD5（–）。结合免疫表型，病变符合弥漫性大 B 细胞淋巴瘤，GCB 型。

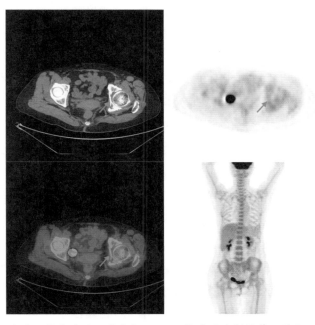

图 9-10　患者行 R-CHOP 方案 6 程化疗后，再次行 PET/CT 检查示左侧髂骨、髋臼、耻骨支、坐骨不均匀骨质破坏伴糖代谢稍增高，与前片对比，病灶代谢较前明显减低，软组织肿块较前消失，结合病史，考虑淋巴瘤化疗后肿瘤细胞活性处于抑制状态（Deauville 评分：3 分）。

（七）鉴别诊断

（1）尤文肉瘤：发病年龄多为 10～15 岁；长骨以青少年为主，扁骨多发于 20 岁以上人群。原发部位常在长骨、骨盆、肋骨、椎体、下颌骨及锁骨的髓腔，再穿透皮质，侵犯软组织。临床症状类似骨髓炎，以疼痛、发热及白细胞升高为主。

（2）髂骨转移瘤：40岁以上，髂骨转移瘤多位于髂骨翼，大部分表现为溶骨性破坏，边缘模糊，无硬化，轮廓轻度膨胀，可伴局限性软组织肿块，部分患者肿块也可较大，无或少有骨膜反应。也可有硬化性转移。

（3）骨肉瘤：12～25岁多见，其中以髂骨骨肉瘤发病年龄较大，表现为边缘模糊的骨质破坏，肿瘤骨较多，骨膜反应多呈放射状，软组织肿块也较大。肿瘤骨是髂骨骨肉瘤最具特征性的表现，肿瘤骨可表现为"絮"状、"放射针"状或"象牙"状，多位于病灶内部，亦可位于软组织肿块内。

（4）软骨肉瘤：多见于30岁以上成人，发展缓慢，病程较长，影像表现为受累骨皮质变薄或增厚，常伴分叶状的软组织肿块，病灶内可见点、絮状钙化，尤其是特征性环形或半环形钙化，不同部位软骨肉瘤钙化多少存在差异，位于扁骨及不规则骨的软骨肉瘤的钙化较长骨者少。增强扫描病变周边明显强化，病变内可见不均匀弓形、环状或隔膜状强化，具有一定的特征性。

（5）原始神经外胚层肿瘤（PNET）：15～22岁多见，发病率在青少年恶性肿瘤中排第2位。PNET全身各处均可发生。影像表现为浸润性、跨越性、快速生长的巨大软组织肿块，丰富的肿瘤血供，增强扫描明显不均匀强化；可见溶骨性骨质破坏及轻度骨膜反应。发生于髂骨的PNET具有很强的穿透性浸润生长的潜力，直接穿透骶髂关节侵犯骶骨是PNET的另一个特点。

（八）病例讨论教学要点

本病例为中老年患者，以左下肢疼痛、麻木不适，伴同侧肌力减退为主要症状；其PET/CT示左侧髂骨溶骨性骨质破坏并软组织肿块形成，糖代谢活跃，同时伴局部区域淋巴结肿大，代谢活跃，其余体部未见异常糖代谢增高灶，考虑为原发性骨恶性肿瘤伴淋巴结转移，需与骨淋巴瘤相鉴别，排除髂骨转移瘤。

首先患者为中老年女性，尤文肉瘤、PNET等青少年好发肿瘤先不考虑。还需鉴别骨肉瘤、软骨肉瘤和淋巴瘤，这三种恶性肿瘤在PET图像上多表现为异常糖代谢增高，主要通过CT加以鉴别。①原发性骨肉瘤通常起源于长骨的干骺端，只有约10%的骨肉瘤位于扁平骨中，其中以骨盆多发[1]；扁平骨骨肉瘤发病率随着年龄的增长而增加，扁平骨骨肉瘤影像表现与典型的四肢骨肉瘤一致，其中肿瘤骨最为特征；骨盆骨肉瘤更容易侵犯骶髂关节。[2]本例患者虽有骨质破坏和软组织肿块，但未见骨肉瘤典型的肿瘤骨形成及骶髂关节侵犯征象。②骨盆软骨肉瘤最常见于髂骨，主要的影像表现是不同程度的膨胀性、溶骨性、虫蚀样的骨质破坏改变，其瘤内含有斑点状、环状、弧线状高密度钙化灶，这种形态的钙化为软骨肉瘤特征性影像表现，增强扫描后出现软骨基质分叶状结构相一致的弧形或环形强化也具有一定特征性。[3]但是本例患者的软组织肿块内未见明显钙化灶，也未见弧形或环形强化。此外，骨肉瘤和软骨肉瘤都很少出现淋巴结转移[4-5]，而本病例除了髂骨病灶外还有多处淋巴结病变，影像表现不符。③骨淋巴瘤可为原发性或继发性。原发性骨淋巴瘤起源于骨髓淋巴组织而无其他系统病灶；继发性骨淋巴瘤来源于骨外淋巴瘤的浸润、血行转移。[6]原发性骨淋巴瘤是一种罕见的恶性肿瘤，占所有骨恶性肿瘤的不到5%，占所有淋巴瘤的1%～2%，常见发病部位为股骨，临床症状多为局部骨痛、软组织肿胀和病理性骨折[7]；其影像表现变化多端，通常是非特异性的，可以表现为局灶性溶骨性病变、混合硬化-溶骨性病变、骨皮质破坏并软组织肿块形成等。[8]原发性骨淋巴瘤的诊断标准为[6]：肿瘤首发部位在骨骼；临床和其他辅助检查未发现骨骼外其他部位淋巴瘤；在确诊骨内病灶为淋巴瘤后6个月，骨外仍未发现其他淋巴瘤病灶；病理组织形态和免疫组织化学证实。而继发性骨淋巴瘤为结外骨髓受侵，影像表现同样多样，病灶大小、形态不一，可以表现为溶骨性骨质破坏伴或不伴软组织肿块形成，也可以表现为"象牙椎"样骨质硬化。[9]此外，还可以通过实验室检查辅助鉴别，如 β2 微球蛋白、血清碱性磷酸酶等。本例患者表现为髂骨溶骨性骨质破坏伴软组织肿块形成，同时骨外的左侧髂动脉旁淋巴结转移，符合继发性骨淋巴瘤表现。

综上所述，骨淋巴瘤临床表现和影像表现都不具有特异性，单纯依靠影像表现难以鉴别，因此当年龄偏大的患者出现单一骨占位性病灶时，需注意鉴别骨淋巴瘤，特别是在伴有周围淋巴结转移的情况下。

参考文献

[1] MOHANTY S, INCHARA Y K, CRASTA J A, et al. An unusual case of primary osteosarcoma of the rib in an adult [J]. Indian J Med Paediatr Oncol, 2010, 31 (1): 18–20.

[2] LUO Z, LI J, QIN G, et al. Clinical and imaging features of 112 patients with irregular and flat bone osteosarcoma [J]. Quant Imaging Med Surg, 2022, 12 (3): 1988–2001.

[3] 刘凯，申艳光，冯莉莉，等. 骨盆软骨肉瘤 X 线、CT 及 MRI 表现 [J]. 医学综述，2019，25（21）：4335–4339.

[4] DIRIK Y, CNAR A, YUMRUK C F, et al. Popliteal lymph node metastasis of tibial osteoblastic osteosarcoma [J]. Int J Surg Case Rep, 2014, 5 (11): 840–841.

[5] BAI S, WANG D, KLEIN M J, et al. Characterization of CXCR4 expression in chondrosarcoma of bone [J]. Arch Pathol Lab Med, 2011, 135 (6): 753–758.

[6] 胡银华，冯少仁，甘卫东，等. 骨淋巴瘤的 CT、MRI 表现 [J]. 南昌大学学报（医学版），2012，52（4）：50–52，57.

[7] NGUYEN C B, LI M, VERSTOVSEK G, et al. Primary bone lymphoma of the ilium successfully treated without radiation [J]. Clin Case Rep, 2020, 8 (12): 3130–3133.

[8] MULLIGAN M E, MCRAE G A, MURPHEY M D. Imaging features of primary lymphoma of bone [J]. AJR Am J Roentgenol, 1999, 173 (6): 1691–1697.

[9] 李中泉，谢丽璇，张海捷，等. 骨淋巴瘤的 ^{18}F-FDG PET/CT 表现. 临床军医杂志，2015，43（2）：189–191，199.

（江门市中心医院　麦锦慈　段晓蓓　黄斌豪）

▶ **病例三**

（一）简要病史

现病史：女，55 岁，双侧腰背部疼痛 1 个月余。患者 1 个月前因双侧腰痛伴明显消瘦，遂至当地医院行 CT 检查，发现：双侧肾上腺区肿块，与周围组织分界不清，腹膜后数枚增大淋巴结，建议增强扫描。后于我院行肾上腺 CT 平扫 + 增强示：双颚肾上腺占位性病变，考虑淋巴瘤、转移瘤，建议进一步检查，扫及肝囊肿，脾大。病程中，神清、精神可，饮食睡眠可，大小便正常，近期体重较前未见明显减轻。

既往史：无特殊。

个人史：无特殊。

家族史：无特殊。

（二）PET/CT 影像特征

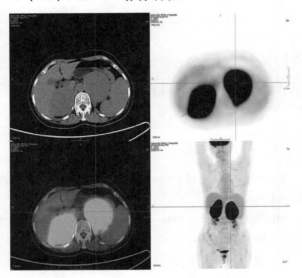

图 9-11　双侧肾上腺明显肿大，较大者位于左侧，最大截面约为 9.6 cm×6.7 cm，SUV$_{max}$ 值约为 20.0。

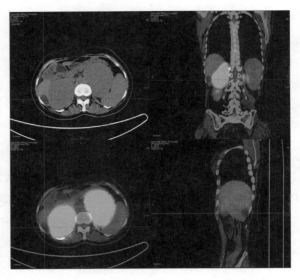

图 9-12　肝右叶见一类圆形囊状低密度影，大小约为 1.8 cm×2.9 cm。

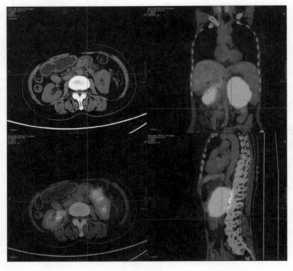

图 9-13　腹膜后少许小淋巴结影，SUV$_{max}$ 值约为 1.6。

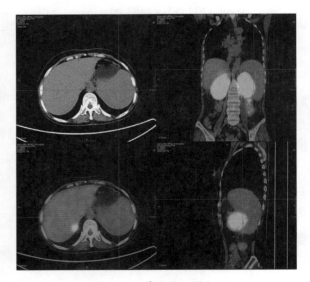

图 9-14　脾脏体积增大。

（三）影像解读

患者 PET/CT 主要表现为：①双侧肾上腺明显肿大，FDG 代谢异常增高；考虑淋巴瘤可能性大，建议活检。②腹膜后小淋巴结影，FDG 代谢轻度增高，建议随访。③肝囊肿，脾大。

（四）最终诊断

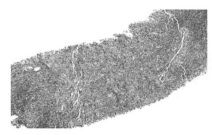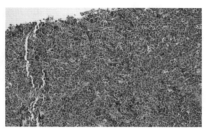

图 9-15 （肾上腺穿刺）结合形态学和免疫标记符合高侵袭性 B 细胞淋巴瘤，建议行分子检测。免疫组化结果：CD20（+），CD19（+），Pax-（+），CD79a（+），CD21（－），CD3（－），CD10（－），Bcl-6（+，70%），Bcl-2（+），MUM1（+，90%），CD5（－），CyclinD1（－），C-myc（热点区域+，50%），CD30（－），CD38（部分+），CD138（－），EBER（－），Ki-67（+，70%）。

（五）鉴别诊断

（1）嗜铬细胞瘤：PET/CT 也可以表现为高代谢，临床表现常为持续性或阵发性高血压，结合病史及实验室检查易与淋巴瘤鉴别。

（2）恶性病变：如肾上腺皮质腺癌、转移瘤、恶性嗜铬细胞瘤。肾上腺皮质腺癌、恶性嗜铬细胞瘤等肾上腺原发恶性肿瘤体积较大，形态不规则，密度不均匀，易发生坏死囊变，PET 检查示代谢不均，需结合 CT、MR 强化区分；转移瘤一般有原发肿瘤病史，可发生于单侧、双侧。

（六）病例讨论教学要点

肾上腺淋巴瘤分为原发性和继发性，继发性肾上腺淋巴瘤为淋巴瘤全身浸润的一部分；原发性肾上腺淋巴瘤起源于内分泌器官淋巴瘤，临床相对少见。[1-2]肾上腺淋巴瘤无特异性临床症状，常表现为发热、腰痛、体重减轻、疲劳等。PET/CT 影像学检查多表现为双侧肾上腺受累、边界清楚，明显摄取 FDG 的软组织肿块，PET/CT 有助于鉴别原发性与继发性肾上腺淋巴瘤。

本例患者主要表现为腰背部疼痛伴消瘦，PET/CT 表现为双侧肾上腺明显肿大，可见软组织肿块影，且 FDG 代谢明显增高，全身其余部位未见明显淋巴结影，符合原发性肾上腺淋巴瘤影像特征。

参考文献

[1] EZER A, PARLAKGFIMFI A, KOCER N E, et al. Primary adrenal non-Hodgkin's lymphoma：report of two cases［J］. Turk J Gastroenterol, 2011, 22（6）：643-647.

[2] RASHIDI A, FISHER S I. Primary adrenal lymphoma：a systematic review［J］. Ann Hematol, 2013, 92（12）：1583-1593.

（安徽医科大学第一附属医院　张丹　徐慧琴）

第二节 多发性骨髓瘤（Multiple Myeloma，MM）

▶ **病例一**

（一）简要病史

现病史：男，59 岁，1 个月余前无明显诱因出现背痛，无放射痛，无胸闷、胸痛，无心悸、气促，无发热、盗汗、消瘦。

既往史：无特殊。

个人史：无特殊。

家族史：无特殊。

（二）实验室检查

血常规：红细胞计数：$2.86 \times 10^{12}/L$ ↓（参考值 $4.0 \times 10^{12} \sim 5.0 \times 10^{12}/L$）；血红蛋白浓度：90.0 g/L ↓（参考值 130.0～175.0 g/L）。血清 C 反应蛋白（CRP）：10.22 mg/L ↑（参考值 0～6 mg/L）；白蛋白：30.1 g/L ↓（参考值 40～55 g/L），β2 微球蛋白：6.54 mg/L ↑（参考值 1.16～2.52 mg/L）。血清蛋白电泳：Gamma 球蛋白百分比：47.9% ↑（参考值 8.0%～15.8%）。血清免疫固定电泳：泳道蛋白（ELP）阳性（参考值阴性）；免疫球蛋白 A 阳性（参考值阴性）；κ 轻链阳性（参考值阴性）。血清游离轻链测定：游离 kappa 轻链：4575 mg/L ↑（参考值 3.30～19.40 mg/L）；游离 lambda 轻链：11.40 mg/L（参考值 5.71～26.30 mg/L）。尿蛋白定量（24 h）：2915 mg/24 h ↑（参考值 20～130 mg/24 h）。

（三）PET/CT 影像特征

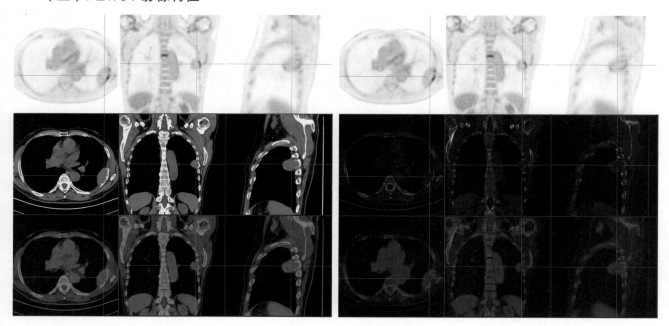

图 9-16　左第 6 肋膨胀性、溶骨性骨质破坏，内见软组织影，软组织密度均匀，骨包壳不完整，部分边界尚清，无硬化边，骨包壳呈放射性略浓聚，SUV_{max} 值约为 4.9。

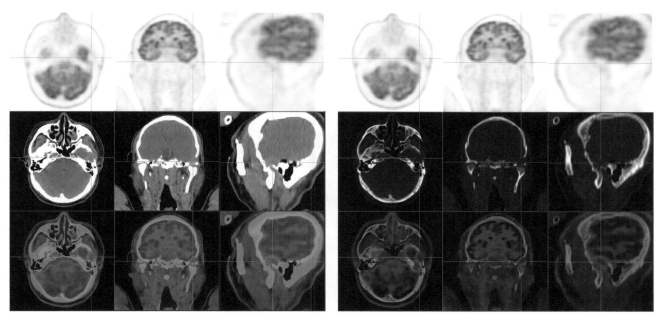

图 9-17　左颞骨轻度膨胀性、溶骨性骨质破坏，内见软组织影，软组织密度均匀，边界尚清，无骨包壳，无硬化边，骨包壳呈放射性略浓聚。

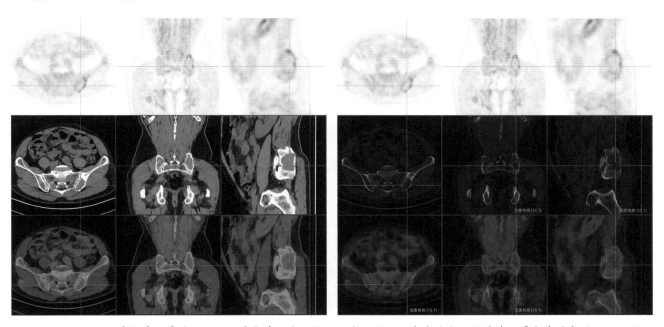

图 9-18　左髂骨溶骨性骨质破坏，边界尚清，内见软组织影，软组织密度均匀，边界清，骨包壳局部缺如，无硬化边，骨包壳呈放射性略浓聚。

（四）影像解读

患者 PET/CT 主要表现为：全身多发溶骨性骨质破坏，病灶大小不一，边界尚清，部分为膨胀性，伴软组织影，软组织密度均匀，无钙化、骨化，骨包壳不完整，FDG 代谢增高，伴全身骨质密度减低，并且全身其他器官未见明确原发恶性肿瘤征象，结合年龄以及血清免疫固定电泳检查，首先考虑多发性骨髓瘤，需与骨转移瘤、棕色瘤相鉴别。

（五）最终诊断

（左髂骨病灶）镜下：送检组织中见胞浆丰富、核稍偏位的细胞片状分布，核圆形，核仁不明显，结合免疫组化结果，符合浆细胞肿瘤，考虑为浆细胞瘤。免疫组化结果：CD20（-），CD3（-），CD138（+），CD38（+），MUM1（+），Kappa（+），Lambda（-），CD56（+），Ki-67（约20%）。

（六）鉴别诊断

（1）恶性肿瘤多发骨转移：恶性肿瘤多发骨转移可呈现全身多发性溶骨性骨质破坏，FDG代谢增高，但骨转移瘤一般可见原发灶，边界不清，骨膨胀较轻，少见骨包壳，少伴有骨质疏松，与本病例不符，可据此鉴别。

（2）棕色瘤：甲状旁腺肿瘤或增生，分泌过多的甲状旁腺激素导致骨质破坏形成骨的假性肿瘤，称为棕色瘤。棕色瘤可表现为全身多发溶骨性骨质破坏，边界清，FDG代谢增高，可伴全身骨质疏松，在PET/CT表现上与多发性骨髓瘤有重叠。但棕色瘤一般可见骨包壳完整，少见穿凿样、虫噬样的骨质破坏，且甲状旁腺可见FDG代谢增高肿物，血生化检查可见钙磷代谢异常，与本病例不符，可据此鉴别。

（七）病例讨论教学要点

多发性骨髓瘤是一种起源于骨髓中浆细胞的恶性浆细胞病，起病徐缓，早期无明显症状，容易被误诊。本病例为老年患者，以背痛为主要症状；其PET/CT呈现较为典型的多发性骨髓瘤特征，如全身多发溶骨性骨质破坏，骨质破坏边界清，部分呈膨胀性改变，伴软组织影，软组织密度均匀，骨包壳不完整，FDG代谢增高，全身骨质疏松；再结合患者血清蛋白电泳，不难判断为多发性骨髓瘤。但仍需排查其他疾病可能，如骨转移瘤及棕色瘤，骨转移瘤一般有原发病灶，骨质破坏边界不清，膨胀较轻，少有骨包壳及骨质疏松，而棕色瘤，甲状旁腺有原发病灶，血生化检查见钙磷代谢异常，均与病例不符，可据此鉴别。

（中山大学肿瘤医院　陈涛　樊卫）

▶ 病例二

（一）简要病史

现病史：女，54岁。反复腰痛2个月余，加重1周。患者2个月余前无明显诱因出现腰部疼痛，站立及行走时明显，呈进行性加重，尚可耐受，余无不适，未予重视。1周前上述症状加重，于外院行腰椎MR示扫及范围内脊柱及双侧髂骨多发异常信号灶，外院初步考虑：淋巴增殖性肿瘤？风湿性疾病？结核？为进一步明确诊断，来我院行PET/CT检查。自起病以来，患者无畏寒、发热，无咳嗽、咳痰，无胸闷、气促，无皮疹、关节疼痛等不适。精神状态一般，胃纳尚可，睡眠一般，二便正常，近1个月体重下降3.5 kg。

既往史：无特殊。

个人史：无特殊。

家族史：无特殊。

（二）实验室检查

血常规：红细胞计数：3.7×10^{12}/L ↓（参考值 $3.8 \times 10^{12} \sim 5.1 \times 10^{12}$/L）；血清碱性磷酸酶：147 U/L ↑（参考值45～125 U/L），γ-谷氨酰转肽酶：49 U/L ↑（参考值7～45 U/L）。异常免疫球蛋白血症诊断套餐：白蛋白：54.3% ↓（参考值55.8%～66.1%），β2球蛋白：7.1% ↑（参考值3.2%～6.5%）；血清游

离 Kappa 轻链：1739.57 mg/L ↑（参考值 3.3～19.4 mg/L），血清游离 Lambda 轻链正常，血清游离 Kappa/游离 Lambda：141.6588 ↑（参考值 0.2600～1.6500）。尿游离 Kappa 轻链：183.75 mg/L ↑（参考值 0.39～15.10 mg/L），尿游离 Lambda：11.10 mg/L ↑（参考值 0.81～10.10 mg/L），尿游离 Kappa/游离 Lambda：16.5541 ↑（参考值 0.4600～4.0000）。血清免疫固定电泳：κ 泳道发现沉淀条带；尿本周蛋白电泳：阳性，类型为 κ 游离轻链。PPD 试验强阳性，结核感染 T 细胞试验阳性。血清 AFP、CEA、CA199、CA125、CA153、NSE、CA50、VCA–IgA、Coombs 试验、甲功三项、风湿四项、抗 CCP 抗体正常。

（三）PET/CT 影像特征

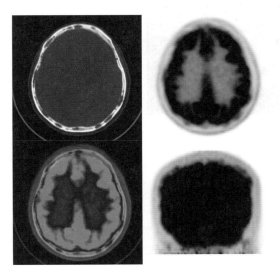

图 9-19　颅骨多发穿凿样溶骨性骨质破坏，边界清楚，无硬化边，相应部位糖代谢异常增高，SUV$_{max}$ 值约为 4.5。

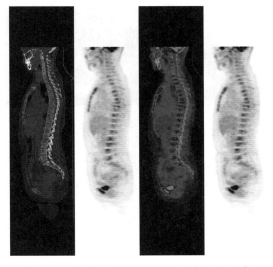

图 9-20　胸骨、颈胸腰骶椎体及部分附件多发虫蚀状、斑片状溶骨性骨质破坏，边界清楚，无硬化边，骨皮质尚完整，相应部位糖代谢异常增高，SUV$_{max}$ 值约为 5.4，合并第 7、8 胸椎病理性骨折，椎间隙正常。

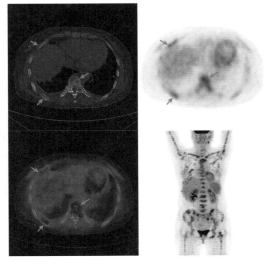

图 9-21　右侧第 5 前肋病理性骨折，右侧第 9 后肋膨胀性溶骨性骨质破坏，骨轮廓尚存，相应部位糖代谢异常增高，SUV$_{max}$ 值约为 3.8；胸 10 椎体及附件斑片状溶骨性骨质破坏，内见残存粗大骨嵴，相应部位糖代谢异常增高，SUV$_{max}$ 值约为 4.8。

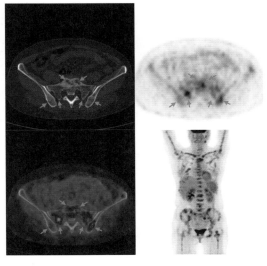

图 9-22　骶骨、双侧髂骨鼠咬状、斑片状溶骨性骨质破坏，边界清楚，无硬化边，相应部位糖代谢异常增高，SUV$_{max}$ 值约为 7.5。

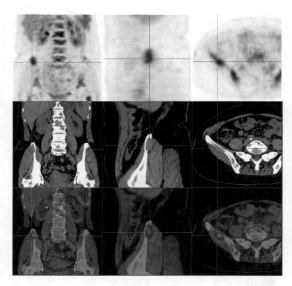

图9-23 右侧髂骨膨胀性骨质破坏伴局部软组织肿块形成,相应部位糖代谢异常增高,SUV$_{max}$ 值约为5.0。

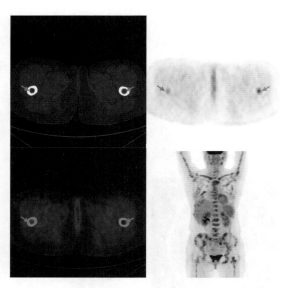

图9-24 双侧股骨上段骨髓腔内局灶性糖代谢增高灶,SUV$_{max}$ 值约为4.4。

(四)影像解读

患者PET/CT 主要表现为:①全身骨骼(颅面骨、胸骨、双侧锁骨、双侧肩胛骨、脊柱、骨盆诸骨、双侧肋骨多处、四肢骨)广泛性溶骨性骨质破坏伴不同程度糖代谢异常增高;②骨质破坏区呈穿凿样、鼠咬状、斑片状或膨胀性改变,边界清楚,多不伴硬化边;③以骨髓腔内破坏为主,少数突破骨皮质;④部分肋骨、髂骨病灶伴软组织肿物形成;⑤合并部分肋骨、胸椎病理性骨折。综合以上影像特征,该患者考虑为原发血液系统恶性病变(多发性骨髓瘤?)可能性大。

(五)最终诊断

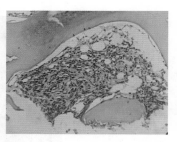

图9-25 左髂后上棘骨髓穿刺活检:镜下见骨皮质及骨髓组织,骨髓腔内见骨髓三系造血细胞,骨髓及脂肪比例约6:4;红细胞系以中晚幼红细胞阶段为主,粒细胞系以偏成熟阶段为主,可见杆状核及分叶核,并见片状分布浆细胞样细胞,细胞大小相对一致,部分细胞胞浆丰富,细胞核偏位,可见核周空晕;巨核系细胞散在分布,以偏成熟巨核细胞为主。免疫组化结果:CD38(+)、CD138(+)、Kappa(+)、Lambda(-)、CD20散在B淋巴细胞(+)、CD3散在T淋巴细胞(+)、Ki-67(+,约20%)。结合HE形态及免疫组化结果,病变符合浆细胞骨髓瘤,请结合临床综合考虑。

最终诊断为:多发性骨髓瘤 κ 轻链型 DS Ⅲ期 A 组高危组。

(六)鉴别诊断

(1)骨结核:常见于青少年及儿童,多伴骨外结核病灶。脊柱是骨结核的好发部位,以下胸椎和上腰椎最为多见,常多个椎体连续受累,主要表现为溶骨性及混合型骨质破坏,局部可伴不同程度的骨膜反应及骨质硬化,破坏区内可见游离死骨,椎间盘破坏,并发椎旁脓肿,脓肿范围常超过受累椎体高度。[1-2]

（2）骨转移瘤：常见于中老年人，是最常见的恶性骨肿瘤，多有原发恶性肿瘤病史。好发于红骨髓丰富的中轴骨，好发部位依次为椎体、骨盆、肋骨、胸骨、颅骨及四肢长骨，转移灶常大小不一，边缘模糊，可伴骨皮质破坏，病灶间骨质密度多正常。椎弓根破坏被认为是骨转移瘤的特征性表现。[2]

（3）骨淋巴瘤：常见于中老年人，可发生于任何骨骼，多发于四肢长骨干骺端，特别是股骨干骺端，其次为骨盆、脊柱，主要表现为溶骨性骨质破坏，骨质破坏轻而周围软组织肿块大，骨质破坏区周边可见硬化带，软组织肿块密度均匀。或无明显骨质破坏，亦可表现为单个或多个椎体密度弥漫性增高（象牙椎），骨形态轮廓正常，椎间隙正常。[3]

（4）甲状旁腺功能亢进性骨病：好发年龄为30～50岁，女性多于男性，主要表现为广泛性骨质疏松、骨膜下骨吸收、局限性囊性骨质破坏（棕色瘤）、软组织及软骨钙化等。[2-4]

（七）病例讨论教学要点

多发性骨髓瘤是一种起源于骨髓中浆细胞的恶性浆细胞病，起病徐缓，早期无明显症状，多发性骨髓瘤可使骨质溶解、破坏，骨骼疼痛是最常见的症状，多为腰骶、胸骨、肋骨疼痛。本病例为中老年女性，以反复腰痛为主要症状。PET/CT 呈现较为典型的多发性骨髓瘤影像特征[2, 5]：全身广泛弥漫分布溶骨性骨质破坏，边界清楚，呈穿凿性、鼠咬状或膨胀性改变，病变主要局限在髓腔内，骨轮廓存在，无骨质硬化、骨膜反应，合并病理性骨折、软组织肿块形成，结合患者血清和尿液中单克隆 M 蛋白阳性，不难判断为多发性骨髓瘤。但该患者无高钙血症、肾功能损害、贫血、感染等典型多发性骨髓瘤靶器官损害表现，且实验室检查 PPD 试验强阳性、结核感染 T 细胞试验阳性，这给诊断带来了一定的干扰，易误诊为骨结核。但骨结核好发人群非中老年人，且其影像特征亦不符合典型骨结核表现，该患者未发现其他骨外结核病灶（原发骨结核罕见[6]），骨破坏病灶边缘无骨质硬化及骨膜反应，破坏区内未见游离死骨，仅见残留骨嵴，椎间盘未见受累，无椎旁脓肿，故不应作为首要诊断。对于全身多发骨病变患者，想要进行准确的定性诊断，仍需排查骨转移瘤、骨淋巴瘤、甲状旁腺功能亢进性骨病等其他疾病。骨转移瘤是最常见的恶性骨肿瘤，故应纳入考虑范围，但该患者无原发恶性肿瘤病史，多项血清肿瘤标记物阴性，病变累及全身骨骼且边界清晰，而骨转移灶较少累及四肢骨[5]，边界常模糊不清，SUV_{max} 值常高于骨髓瘤患者[7]，故亦不作为首要诊断。骨淋巴瘤常表现为骨质破坏轻、软组织肿块大，可伴骨质硬化，或无明显骨质破坏，该患者表现与之不符。另该患者无钙磷代谢异常，无骨膜下骨吸收、广泛性骨质疏松等影像表现，诊断甲状旁腺功能亢进性骨病可能性不大，必要时可完善血清甲状旁腺素测定等以进一步排查。

综上，PET/CT 可全面观察多发性骨病变发生的部位、骨质改变及形态学差异、代谢情况等，为临床鉴别诊断提供更多的影像学依据，有助于提高多发性骨髓瘤诊断的准确率。

参考文献

［1］SAMBYAL S S, DINKAR A D, JAYAM C, et al. Primary tuberculous osteomyelitis of the mandible in a 3-year-old child［J］. BMJ Case Rep, 2016.

［2］白人驹. 医学影像诊断学［M］. 4 版. 北京：人民卫生出版社，2019：577-600.

［3］MULLIGAN M E, MCRAE G A, MURPHEY M D. Imaging features of primary lymphoma of bone［J］. AJR Am J Roentgenol, 1999, 173（6）：1691-1697.

［4］YILMAZLAR S, ARSLAN E, AKSOY K, et al. Sellar parasellar brown tumor: case report and review of literature［J］. Skull Base, 2004（3）：163-168.

［5］MULLIGAN M E，BADROS A Z. PET/CT and MR imaging in myeloma［J］. Skeletal Radiol，2007，36（1）：5-16.

［6］RAM H，KUMAR S，ATAM V，et al. Primary tuberculosis of zygomatic bone：a rare case report［J］. J Infect Public Health，2020，13（5）：815-817.

［7］邓成文，张晓莹，吕中伟，等. ^{18}F-FDG 显像对多发性骨髓瘤与原因不明溶骨性转移病灶的鉴别诊断价值［J］. 中华核医学与分子影像杂志，2022，42（5）：269-273.

（江门市中心医院　吴婉婉　黄斌豪）

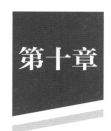

第十章

核素治疗疾病

一 格雷夫斯病（Graves Disease）

（一）简要病史

现病史：男，22 岁，3 年前无明显诱因出现怕热、汗多、心慌、乏力、颈部肿大，体重减轻约 5kg。患者无多饮多尿，无发热及颈部疼痛，眼球稍凸，无胀痛、眼痛、视力下降等，诊断为"甲亢"，给予甲巯咪唑等抗甲亢药物治疗。患者不规律服用抗甲亢药物 3 年，效果不佳，颈部逐渐增大，病情加重，拟行 ^{131}I 治疗。

既往史：无特殊。

个人史：无特殊。

家族史：无特殊。

专科体格检查：T：36.5℃，P：120 次 / 分，R：19 次 / 分，BP：116/75mmHg。神清，查体合作。全身皮肤黏膜无黄染，颈部浅表淋巴结未及肿大。凸眼（＋），咽部无充血，扁桃体未见肿。甲状腺Ⅱ肿大，质硬，无压痛，杂音（－），震颤（＋）。律齐，未闻及杂音。双肺呼吸音清，未闻及干湿啰音。腹软，无压痛，肝脾肋下未触及。手颤（＋），双下肢无水肿。双侧膝、跟腱反射正常。

（二）其他辅助检查

血常规：WBC：6.7×10^9/L，N：51%，NEUT：1.7×10^9/L，余基本正常。游离甲状腺功能：FT3：24.73 pmol/L ↑（参考值 3.1～6.8 pmol/L），FT4：65.42 pmol/L ↑（参考值 12～22 pmol/L），sTSH：0.05 uIU/mL ↓（参考值 0.27～4.2 uIU/mL），TRAb>40 IU/L ↑（参考值 0～1.75 IU/L），TPOAb>600 IU/mL ↑（参考值 0～34 IU/mL），TgAb：1231 IU/mL ↑（参考值 0～115 IU/mL）。肝功能正常。

心电图：窦性心动过速。甲状腺彩超：双叶弥漫性肿大。

（三）核医学影像学检查特征及解读

甲状腺功能测定：2h：45%，6h：75%，24h：82%。

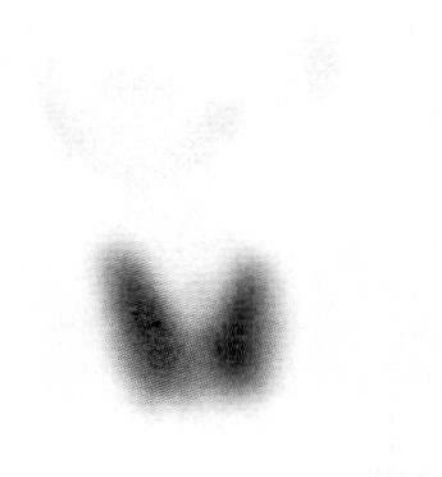

图 10-1　甲状腺静态显像：双叶甲状腺肿大，摄锝功能增高。

（四）诊断及鉴别诊断

目前诊断：格雷夫斯病。

诊断依据：

（1）患者有怕热、汗多、心慌等高代谢症状，甲状腺触诊：双叶弥漫性肿大。

（2）TRAb 阳性，甲状腺功能亢进。

（3）摄碘率增高，甲状腺静态显像提示双叶甲状腺弥漫性摄取核素增高。

鉴别诊断：

（1）亚急性甲状腺炎。

支持点：甲状腺功能呈甲状腺毒症表现，可出现高代谢体征。不支持点：亚急性甲状腺患者甲状腺相关抗体多呈现阴性，一般有"感冒"病史，颈部压痛，检测血沉增高，甲状腺摄碘率及甲状腺静态显像呈"分离现象"。

（2）高功能腺瘤。

支持点：甲状腺功能呈甲状腺毒症表现，甲状腺肿大，高代谢体征。不支持点：肿大甲状腺可触及甲状腺结节，甲状腺相关抗体多呈现阴性，甲状腺彩超提示甲状腺结节，血流丰富，行甲状腺静态显像可见结节高度浓聚，周围甲状腺组织功能受抑制。

（3）甲状腺肿。

支持点：甲状腺弥漫性肿大。不支持点：患者多无高代谢体征，甲状腺功能大致正常或减低，甲状腺摄碘率结果大多数正常。

（五）诊疗方案讨论及治疗经过

围 ^{131}I 治疗对症治疗：心得安 10 mg tid。

口服 ^{131}I 治疗（甲状腺估重约 45 g）：按照指南推荐公式计算 ^{131}I 治疗剂量，口服 ^{131}I 活度（MBq）＝计划量（3.7 MBq/g）× 甲状腺质量（g）/［甲状腺 24h 吸 ^{131}I 率（%）］。在计算剂量的基础上，基于患者年龄和可服用抗甲状腺药物，并与患者家属充分沟通后适当调整，口服 ^{131}I 剂量定为 203 MBq（5.5 mCi），一次性口服。

^{131}I 治疗后不良反应及处理：患者服用 ^{131}I 治疗后，继续对症治疗，服用心得安 10 mg tid，医嘱服用 ^{131}I 3 日后服用甲巯咪唑 5 mg qd，4 周。

（六）随访

患者口服 ^{131}I 后 1 个月复查：甲亢症状明显好转，体重增加。查体：双眼轻凸，甲状腺 I° 肿大，质软，无压痛。HR：90 次 / 分，律齐，手颤（+）。血常规 + 肝功能（-）。游离甲状腺功能：FT3：16.19 pmol/L，FT4：32.03 pmol/L，sTSH：0.05 uIU/mL，TPOAb>600 IU/mL。仍处于甲亢状态，给予处理：甲巯咪唑 10 mg qd×4 周，心得安 10 mg tid。

患者口服 ¹³¹I 后 2 个月复查：无明显不适。查体：双眼轻凸，甲状腺未触及肿大，无压痛。HR：80 次 / 分，律齐，手颤（－）。血常规 + 肝功能（－）。游离甲状腺功能：FT3：2.35 pmol/L，FT4：5.66 pmol/L，sTSH：0.302 uIU/mL，TPOAb：590 IU/mL。处理：戒碘饮食随访，嘱患者 1 个月后复查。

患者口服 ¹³¹I 后 3 个月复查：怕冷，体重明显增加。查体：双眼轻凸，甲状腺未触及肿大，无压痛。HR：80 次 / 分，律齐，手颤（－）。血常规 + 肝功能（－）。游离甲状腺功能：FT3：4.44 pmol/L，FT4：9.88 pmol/L，sTSH：18.12 uIU/mL，TPOAb：582 IU/mL。患者出现甲状腺功能减退，给予处理：优甲乐 50 ug qd。

患者口服 ¹³¹I 后 7 个月复查：体重未见明显增加，怕冷症状改善。查体：双眼轻凸，甲状腺未触及肿大，无压痛。HR80 次 / 分，律齐，手颤（－）。血常规 + 肝功能（－）。游离甲状腺功能：FT3：6.99 pmol/L，FT4：19.36 pmol/L，sTSH：0.02 uIU/mL。TSH 降低考虑甲减好转，给予处理：优甲乐减量为 25 μg qd，定期复查。

患者口服 ¹³¹I 后 1 年后复查：无明显不适。查体：双眼轻凸，甲状腺未触及肿大，无压痛。HR：80 次 / 分，律齐，手颤（－）。血常规 + 肝功能（－）。游离甲状腺功能：FT3：7.48 pmol/L，FT4：21.75 pmol/L，sTSH：0.067 uIU/mL。FT4 轻微增高，处理：停用优甲乐，定期复查。

患者口服 ¹³¹I 后 1.5 年复查：无明显不适。查体：双眼轻凸，甲状腺未触及肿大，无压痛。HR：80 次 / 分，律齐，手颤（－）。血常规 + 肝功能（－）。游离甲状腺功能：FT3：5.55 pmol/L，FT4：12.39 pmol/L，sTSH：2.64 uIU/mL，TPOAb：583IU/mL，TRAb：1.1 IU/L。处理：定期复查。

患者口服 ¹³¹I 后 2 年后复查：无明显不适。查体：双眼轻凸，甲状腺未触及肿大，无压痛。HR：80 次 / 分，律齐，手颤（－）。血常规 + 肝功能（－）。游离甲状腺功能：FT3：2.05 pmol/L，FT4：6.16 pmol/L，sTSH：2.302 uIU/mL，TPOAb：560 IU/mL，TRAb：0.67 IU/L。处理：门诊随访，定期复查。

（七）病例讨论教学要点

（1）患者男性，结合患者高代谢症状、体征、甲功、TRAb，以及甲状腺吸 ¹³¹I 率高于正常，格雷夫斯甲亢诊断明确。

（2）本例患者甲亢病史 3 年余，服用 ATD 疗效差，停药后甲亢复发，颈部逐渐增大，症状明显加重，考虑行 ¹³¹I 治疗。

（3）患者 ¹³¹I 治疗剂量的确定，以计算法为基础，基于患者年龄，并可服用甲巯咪唑，因此考虑使用 ¹³¹I 联合甲巯咪唑治疗，同时每克甲状腺使用剂量适当减少，在 ¹³¹I 治疗后 3 日，开始服用甲巯咪唑 5 mg qd。

（4）患者口服 ¹³¹I 3 个月后发生甲减，服用优甲乐替代治疗后甲功逐渐恢复正常，随着时间延长，优甲乐剂量逐渐减少，直至停用，考虑该患者为早发甲减。

（5）¹³¹I 是首选治疗格雷夫斯病的方法之一，同时联合抗甲状腺药物，已成为一种较好的治疗方法。研究表明 ¹³¹I 联合抗甲状腺药物治疗可降低格雷夫斯患者的永久性甲减的发生率，提高完全缓解率，而本例患者的治疗经过也佐证了此观点。但在治疗后应定期监测甲状腺功能，出现甲减应及时进行甲状腺激素替代治疗。

参考文献

[1] 中华医学会核医学分会. ¹³¹I 治疗格雷夫斯甲亢指南（2021 版）[J]. 中华核医学与分子影像杂志，2021，41（4）：242-253.

[2] 刘少正，胡杰群，张庆，等. ¹³¹I 联合甲巯咪唑治疗 Graves 病患者疗效及发生甲状腺功能减低的影响因素研究 [J]. 中国全科医学，2018，21（8）：929-932.

（南昌大学第一附属医院 刘少正 张青）

二 格雷夫斯病伴甲亢性心脏病

（一）简要病史

现病史：患者反复怕热、多汗、乏力、胸闷、气闭伴心悸 1 年余，当地医院确诊为"甲亢"，予以抗甲状腺药物甲巯咪唑（10mg tid）治疗，效果欠佳，间断服药，症状反复。查甲功及肝功能异常，心电图示心房纤颤。诊断为"格雷夫斯甲亢、甲亢性心脏病"。患者未停用甲巯咪唑，考虑行 ^{131}I 治疗。

既往史：无特殊。

个人史：无特殊。

家族史：无特殊。

专科体格检查：T：37.2℃，P：116 次 / 分，R：19 次 / 分，BP：116/75mmHg。体重 49kg，全身皮肤黏膜无黄染，颈部浅表淋巴结未及肿大。双眼无凸出，甲状腺Ⅱ° 弥散性肿大，质韧，未及结节，闻及血管杂音，心率 116 次 / 分，心律绝对不齐。腹软，无压痛，肝脾肋下未触及。双上肢震颤（＋），双下肢水肿（＋）。双侧膝、跟腱反射正常，巴氏征（－），霍夫曼征（－）。

（二）其他辅助检查

血常规大致正常。

甲状腺激素测定 FT3：24.3 pmol/L ↑（参考值 3.1～6.8 pmol/L），FT4>100 pmol/L ↑（参考值 12～22 pmol/L），sTSH：0.01 uIU/mL ↓（参考值 0.27～4.2 uIU/mL），TgAb：101.9 IU/mL（参考值 0～115 IU/mL），TRAb：30 IU/mL ↑（参考值 0～1.75 IU/mL）。肝功能 ALT：23 U/L（参考值 13～34 U/L），AST：44 U/L ↑（参考值 7～40 U/L），TBIL：44.95 mmol/L，DBIL：30.11 mmol/L，其余基本正常。心电图：快速型心房颤动。甲状腺彩超：左叶 5.6 cm×2.5 cm×2.3 cm，右叶 5.4 cm×2.3 cm×2.2 cm，甲状腺内部血流丰富，呈"火海"征。

（三）核医学影像学检查特征及解读

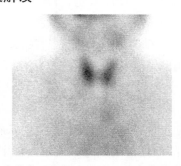

图 10-2　甲状腺静态显像提示双叶甲状腺弥漫性摄取核素增高。

（四）诊断及鉴别诊断

目前诊断：格雷夫斯病；甲亢性心脏病（心房颤动）。

诊断依据：

（1）患者有怕热、汗多、心慌等高代谢体征，甲状腺触诊：双叶甲状腺弥漫性肿大，TRAb 阳性，甲状腺功能增高，呈甲状腺毒症，甲状腺静态显像提示双叶甲状腺弥漫性摄取核素增高。

（2）患者心电图示：快速性心房颤动。

鉴别诊断：

（1）其他原因所致甲亢，如高功能腺瘤。

支持点：甲状腺功能表现为甲状腺毒症，甲状腺肿大，高代谢体征。

不支持点：肿大甲状腺可触及甲状腺结节，甲状腺相关抗体多呈现阴性，甲状腺彩超提示甲状腺结节，血流丰富，行甲状腺静态显像可见结节高度浓聚，周围甲状腺组织功能受抑制。

（2）肺心病。

支持点：中老年女性，胸闷、气闭，双下肢水肿。

不支持点：无慢性咳嗽、咳痰等，心脏彩超未见慢性肺动脉高压等，多数患者无甲亢等疾病。

（五）诊疗方案讨论及治疗经过

（1）围 ^{131}I 治疗期对症支持治疗。

低碘饮食，注意休息。

控制心率：倍他乐克缓释片 47.5 mg qd。

强心：地高辛 0.125 mg qd。

营养心肌：盐酸曲美他嗪（万爽力）35 mg tid。

抗凝：阿司匹林 0.1 g qd。

继续服用甲巯咪唑，暂不考虑停药。

完善相关检查：

甲状腺功能测定 RAIU：2 h 41%；6 h 57%；24 h 78%。SPECT 显像提示：双侧甲状腺肿大并摄锝功能增强，符合甲亢征象，双叶甲状腺估重约 69.5 g。

（2）口服 ^{131}I 治疗。按照指南推荐公式计算 ^{131}I 治疗剂量，口服 ^{131}I 活度（MBq）= 计划量（5.18 MBq/g）× 甲状腺质量（g）/［甲状腺 24 h 吸 ^{131}I 率（%）］。在计算剂量的基础上，经过和患者沟通后适当调整，服用 ^{131}I 剂量定为 461 MBq（12.5 mCi），一次性口服。

（3）继续控制心率（倍他乐克）、强心（地高辛）、营养心肌（万爽力）、抗凝（阿司匹林）对症处理；服碘 3 天后加用强的松 30 mg qd，饭后 30 分钟口服。

（4）^{131}I 治疗后不良反应及处理：服用 ^{131}I 后患者无特殊不良反应，未见甲亢症状明显加重征象，遵期复查随诊。

（六）随访

患者口服 ^{131}I 后 1 个月复查：诉怕热、心悸等高代谢症状明显缓解。查体：体重 52kg，无凸眼，甲状腺 I°～II° 肿大，质韧，无压痛。HR：90 次 / 分，心律不齐，手颤（+）。实验室检查：血常规 + 肝功能（−）；游离甲状腺功能：FT3：11.2 pmol/L，FT4：36.45 pmol/L，sTSH：0.05 uIU/mL，TPOAb>600 IU/mL，TRAb>40 IU/mL。处理：低碘饮食，注意休息，继续控制心率（倍他乐克）、强心（地高辛）、营养心肌（万爽力）对症处理。

患者口服 ^{131}I 后 3 个月复查：诉无明显不适。查体：体重 52kg，双眼无凸出，甲状腺 I° 肿大，质软，无压痛。HR：82 次 / 分，律齐，手颤（−）。实验室检查：血常规 + 肝功能（−）。游离甲状腺功能：FT3：2.4 pmol/L，FT4：7.8 pmol/L，sTSH：11.86 uIU/mL，TgAb/TPOAb（+），TRAb：33.4 IU/mL。心电图：窦性心律，大致正常心电图。处理：考虑甲减，予以优甲乐 50 µg qd 口服。

患者口服 ^{131}I 后 6 个月复查：诉无明显不适。查体：体重 55 kg，无凸眼，甲状腺未触及肿大，无压痛。HR：82 次 / 分，律齐，手颤（−）。游离甲状腺功能：FT3：6.7 pmol/L，FT4：20.8 pmol/L，sTSH：0.02 uIU/mL。血常规 + 肝功能（−）。甲减好转，给予处理：优甲乐剂量减半 25 µg qd 口服。

患者口服 ^{131}I 1 年后复查：未诉明显不适。甲状腺查体阴性，实验室指标正常。优甲乐 25 µg qd 维持用药。

（七）病例讨论教学要点

（1）患者为中老年女性，结合患者的高代谢症状、体征、甲功、彩超、甲状腺吸 ^{131}I 率高于正常，ECT 示双叶甲状腺肿大伴摄取功能增强，格雷夫斯甲亢诊断明确，符合 ^{131}I 治疗指征。

（2）患者甲亢病史半年余，ATD 疗效差，并发甲亢性心脏病，此种情况适合行 ^{131}I 治疗。

（3）考虑患者甲亢合并甲亢性心脏病，若按常规停用抗甲状腺药物 1～2 周，再行 ^{131}I 治疗，有可能使患者甲亢激素水平进一步升高，加重患者病情。

（4）患者 ^{131}I 治疗剂量的确定，以计算法为基础，基于患者甲亢及相关并发症，考虑 ^{131}I 治疗，每克甲状腺使用剂量适当增加为 5.18 MBq（140 mCi），口服 ^{131}I 活度 12.5 mCi，一次性口服。

（5）患者经大剂量 ^{131}I 治疗后，短期内因甲状腺滤泡细胞的破坏，可能使机体内甲状腺激素大量释放入血从而使甲亢加重甚至引起甲亢危象。可以在控制心率等对症治疗基础上，经验性使用糖皮质激素或者复方碘溶液来控制甲状腺激素水平，预防甲亢危象的发生。

（6）患者口服 ^{131}I 3 个月后发生甲减，服用优甲乐替代治疗后甲功逐渐恢复正常，随着时间延长，优甲乐剂量减少并始终用低剂量维持甲状腺功能。

（7）甲亢性心脏病是甲亢的严重并发症之一，治疗的关键在于尽早控制甲亢，缩短病程，减少治疗费用，有利于心脏病变的逆转和恢复。

参考文献

[1] 黄蕤，李林. 甲状腺功能亢进性心脏病临床特点与 ^{131}I 治疗安全处置探讨 [J]. 实用医学杂志，2017，33（24）：4109–4113.

[2] 中华医学会核医学分会. ^{131}I 治疗格雷夫斯甲亢指南（2021 版）[J]. 中华核医学与分子影像杂志，2021，41（4）：242–253.

（南昌大学第一附属医院　刘少正　张青）

三　格雷夫斯病伴肝脏功能及血象异常

（一）简要病史

现病史：女，46 岁。3 个月前无明显诱因出现乏力、手抖等不适。2 个月前在当地医院就诊，查甲功示：FT3：23.62 pmol/L、FT4：7.6 pmol/L，TSH<0.07 uIU/mL，TSAB 阴性，TPOAb：163.5 IU/mL。超声甲状腺 CDFI 示：甲状腺内血流丰富，呈"火海"征。查血常规提示白细胞计数：3.93×10^9/L，中性粒细胞计数：1.9×10^9/L。查肝功示：ALT：66 U/L，AST：88 U/L。诊断为"甲状腺功能亢进症"，给予"甲巯咪唑 10 mg 2 次／日"，症状较前缓解。出院后于外院复诊，查甲功示：FT3：12.78 pmol/L、FT4：42 pmol/L、TSH<0.07 uIU/mL、TPOAb：217 IU/mL。查血常规示：白细胞计数：6.42×10^9/L，中性粒细胞计数：3.73×10^9/L。查肝功示，ALT：128 U/L，AST：71 U/L，γ–GGT：65 IU/L，诊断为"甲状腺功能亢进症；肝功能损害"，建议继续服用"甲巯咪唑 10 mg 2 次／日"，并给予保肝治疗（具体不详）。20 余天前出现发热，最高体温 39℃，伴咽痛，就诊于当地医院，给予抗感染治疗后效果不佳，5 天前复血常规提示白细胞计数 0.65×10^9/L，中性粒细胞计数 0。查肝功示：ALT：9 U/L，AST：11.5 U/L。停用甲巯咪唑及保肝药物，并给予重组人粒细胞刺激因子注射液升白细胞治疗，3 天前复查血常规提示白细胞计数

0.61×10^9/L，中性粒细胞计数 0，仍有间断发热。自发病以来，精神状态一般，体力情况较差，食欲食量较差，睡眠情况较差，体重 3 个月来减轻 11 公斤，大便正常，小便正常。

既往史：无特殊。

个人史：无特殊。

家族史：无特殊。

专科体格检查：T：37.0℃，P：99 次 / 分，R：22 次 / 分，BP：109/57 mmHg。神清，查体合作。全身皮肤黏膜无黄染，颈部浅表淋巴结未及肿大。凸眼（－），咽红，扁桃体Ⅰ度肿大。甲状腺Ⅰ度肿大，质软，无压痛，血管杂音（＋），震颤（＋）。律齐，未闻及杂音。双肺呼吸音清，未闻及干湿啰音。腹软，无压痛，肝脾肋下未触及。手颤（＋），双下肢无水肿。双侧膝、跟腱反射正常。

（二）其他辅助检查

血常规：白细胞计数：0.61×10^9/L ↓（参考值 3.5×10^9/L～9.5×10^9/L），中性粒细胞计数 0 ↓（参考值 1.8×10^9/L～6.3×10^9/L）。

甲功系列：FT3：9.52 pmol/L ↑（参考值 3.1～6.8 pmol/L），FT4：39.8 pmol/L ↑（参考值 12～22 pmol/L），T3 三碘甲状腺原氨酸：2.30 pmol/L ↑（参考值 0.78～2.20 pmol/L），T4 甲状腺素：16.5 ug/dL ↑（参考值 4.2～13.5 ug/dL），TPO 过氧化物酶自身抗体：629.5 ug/dL ↑（参考值 <15 ug/dL），h-TSH 促甲状腺激素 <0.070 uIU/mL ↓（参考值 0.25～5 uIU/mL），TRAb：18.1 U/L（参考值 >9.31 U/L，阳性）。

肝功能结果：AST：64 U/L ↑（参考值 7～40 U/L），ALT：51 U/L ↑（参考值 13～34 U/L），碱性磷酸酶：158 U/L ↑（参考值 45～125 U/L）。

甲状腺超声：甲状腺弥漫性肿大，CDFI 示：甲状腺内血流丰富，呈"火海"征。

（三）核医学影像学检查特征及解读

甲状腺吸碘试验：62.29%。

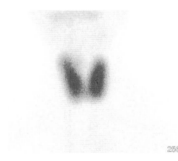

图 10-3　甲状腺显影清晰，位置正常，双叶腺体体积弥漫性增大，外形轮廓清晰，核素吸收增强，分布大致均匀，未见明显局限性核素分布稀疏或增浓区；周围组织本底减低，颈部其余部位未见核素异常分布。检查结论：甲状腺双叶摄取功能明显增高，符合"甲状腺功能亢进"影像表现。

（四）诊断及鉴别诊断

目前诊断：格雷斯夫甲亢；粒细胞缺乏症；肝功能损害；急性化脓性扁桃体炎。

诊断依据：

（1）患者出现乏力、手抖、消瘦等症状，甲功示甲状腺激素升高、TSH 降低；甲状腺超声示：甲状腺内血流丰富，呈"火海"征。

（2）患者白细胞计数：0.61×10^9/L ↓（参考值 3.5×10^9/L～9.5×10^9/L），中性粒细胞计数：0 ↓（参考值 1.8×10^9/L～6.3×10^9/L），并伴发感染症状。

（3）患者 AST：64 U/L、ALT：51 U/L，碱性磷酸酶：158 U/L。

鉴别诊断：

（1）单纯性甲状腺肿。

支持点：甲状腺肿大。不支持点：一般无甲亢的其他症状、体征。甲状腺摄碘率可增高，但高峰不前移，T3、T4 正常或 T3 偏高，TSH 正常。

（2）桥本氏病。

支持点：多见于中年妇女，可长期无甲亢症状，仅表现为颈部增粗，可有甲亢表现，但多发展为甲减。不支持点：该患者有甲亢症状，TRAb 阳性，查体可及血管杂音，甲状腺超声示甲状腺内血流丰富，呈"火海"征。

（3）亚急性甲状腺炎。

支持点：可有发热，呈转移性，有典型甲亢症状，为一过性。不支持点：患者一般摄碘率降低，伴颈痛，甲状腺压痛。

（五）诊疗方案讨论及治疗经过

（1）诊断：①患者系中年女性，高代谢症状 3 个月。甲亢面容，甲状腺 I 度，质软，无压痛，未扪及结节，可闻及血管杂音。甲功、超声及甲状腺显像结果均提示甲状腺功能亢进症。目前甲亢诊断明确。患者甲状腺质地软，TRAb 阳性，考虑格雷夫斯病。②患者服用抗甲状腺药物前血象正常，服药 1 个月后出现粒细胞缺乏，目前粒细胞缺乏症诊断明确，考虑与抗甲状腺药物有关。③患者诉近 20 天发热伴咽痛，查体扁桃体有 I 度肿大，其上有白色脓点，急性化脓性扁桃体炎诊断明确。④外院检查提示使用抗甲状腺药物前肝酶稍高，考虑与甲亢有关。但仍需完善肝炎系列及自免肝抗体、腹部超声排除肝脏基础病变。

（2）治疗：①给予"升白"药物治疗，每日复查血常规及降钙素原，了解白细胞变化情况。②给予抗感染、保肝治疗，继续咽拭子培养寻找病原学证据。注意患者体温变化，随时对症处理，体温若超过 38.5℃抽血培养，根据血培养结果调整抗菌治疗方案。③使用普萘洛尔控制心率治疗。④患者使用抗甲状腺药物后出现粒细胞缺乏，不宜再用抗甲状腺药物，完善相关检查后行 ^{131}I 治疗。

（六）随访

碘治疗后患者转归为亚临床甲减，行优甲乐替代治疗。肝功转氨酶复查阴性，白细胞升至 2.65×10^9/L，中性粒细胞计数 1.54×10^9/L，继续升白治疗。

（七）病例讨论教学要点

本病例为中年女性患者，虽甲亢病程较短，但在合并造血系统严重异常时，应多学科联合诊治，病情趋向平稳时，尽早选择足量 ^{131}I，以甲减为目标进行治疗。^{131}I 主要被功能亢进的甲状腺组织摄取，对骨髓的照射量小，不会导致白细胞及血小板继续下降。确定 ^{131}I 剂量的方法有计算剂量法和固定剂量法两种。本例采用计算剂量法，根据甲状腺质量和甲状腺吸碘率进行计算。通常每克甲状腺组织的剂量范围为 70～150 mCi，对于本例患者，其病程短、甲状腺较小且质地软，属于减量因素；但同时合并肝功能损伤及粒缺，属于剂量增加因素，综上本例患者以 70 mCi/g 计算后，适当加量给药，治疗后患者转归为亚临床甲减，小剂量优甲乐替代治疗即可，肝损及粒缺等并发症得到了有效控制。[1-2]

参考文献

［1］中华医学会核医学分会．^{131}I 治疗格雷夫斯甲亢指南（2021 版）［J］．中华核医学与分子影像杂志，2021，41（4）：242-253．

［2］中华医学会内分泌学分会，等．中国甲状腺功能亢进症和其他原因所致甲状腺毒症诊治指南［J］．中华内分泌代谢杂志，2022，38（8）：700-748．

（西安交通大学第一附属医院　贾茜　杨爱民）

四　高功能性甲状腺腺瘤（Hyperfuntioning Thyroid Adenoma）

（一）简要病史

现病史：女，56 岁，3 年前无明显诱因出现心慌、乏力、怕热、汗多、颈部包块，体重减轻 4～5kg。患者无多饮多尿，无发热及颈部疼痛，眼球稍凸，无胀痛、眼痛、视力下降等，诊断为"甲亢"，给予"赛治" 15 mg/ 天以及控制心率等药物治疗。患者规律服用药物 2 年，赛治维持剂量为 5 mg qd，症状有缓解，停药后甲亢很快复发。

既往史：无特殊。

个人史：无特殊。

家族史：无特殊。

专科体格检查：T：36.5℃，P：110 次 / 分，R：18 次 / 分，BP：126/72 mmHg。神清，查体合作。全身皮肤黏膜无黄染，颈部浅表淋巴结未及肿大。凸眼（－），咽部无充血，扁桃体未见肿。甲状腺Ⅱ° 肿大，左侧可触及一大小约为 3 cm×3 cm 结节，光滑、边界清，质中，无压痛，杂音（－），震颤（＋）。律齐，未闻及杂音。双肺呼吸音清，未闻及干湿啰音。腹软，无压痛，肝脾肋下未触及。手颤（＋），双下肢无水肿，双侧膝、跟腱反射正常。

（二）其他辅助检查

血常规：WBC：7.77×10^9/L，N：51%，NEU：2.1×10^9/L，余大致正常。游离甲状腺功能：FT3：11.49 pmol/L↑（参考值 3.1～6.8 pmol/L），FT4：34.23 pmol/L↑（参考值 12～22 pmol/L），sTSH：0.05 uIU/mL↓（参考值 0.27～4.2 uIU/mL），TRAb<0.3 IU/L（参考值 0～1.75 IU/L），TPOAb<10 IU/L（参考值 0～34 IU/L），TgAb：22.11 IU/mL（参考值 0～115 IU/mL）。肝功能正常。心电图：窦性心动过速。甲状腺彩超：双叶甲状腺肿大，左叶有大小约 3.1 cm×2.9 cm 的结节。

（三）核医学影像学检查特征及解读

甲状腺功能测定：2 h：31%，6 h：39%，24 h：61%。

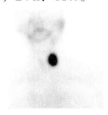

图 10-4　甲状腺 SPECT 显像：左叶甲状腺高功能腺瘤，右叶功能受抑制。

（四）诊断及鉴别诊断

目前诊断：高功能性甲状腺腺瘤。

诊断依据：

（1）患者高代谢体征，甲状腺肿大并可触及结节。

（2）甲状腺功能呈现甲状腺毒症，甲状腺抗体阴性。

（3）甲状腺静态显像呈现甲状腺内热结节，甲状腺彩超探及结节回声。

鉴别诊断：

（1）格雷夫斯甲亢。

支持点：甲状腺功能呈甲状腺毒症表现，甲状腺肿大，高代谢体征。不支持点：格雷夫斯甲亢多呈弥漫性肿大，甲状腺相关抗体多呈现阳性，TRAb 更为明显，甲状腺静态显像多为双叶均匀性放射性分布增高，甲状腺摄碘率增高，部分有高峰前移。

（2）甲状腺癌。

支持点：多可触及甲状腺结节，甲状腺彩超可探及甲状腺结节回声。不支持点：多无高代谢体征，甲状腺功能大致正常，甲状腺静态显像结节以"凉结节或冷结节"为主。

（五）诊疗方案讨论及治疗经过

对症治疗：心得安 10 mg tid。

^{131}I 治疗：给予 ^{131}I 28 mCi，一次性口服。

^{131}I 治疗后不良反应及处理：患者服用 ^{131}I 治疗后，继续对症治疗，服用心得安 10 mg tid。在服用 ^{131}I 3 日后，服用醋酸泼尼松 30 mg qd 1 个月，赛治 5 mg qd。

（六）随访

患者口服 ^{131}I 2 个月后复查：诉症状明显缓解。查体：无凸眼，甲状腺 I° 肿大，可触及一大小约为 1 cm×1 cm 的结节，光滑，边界清，质中，无压痛。HR：80 次 / 分，律齐，手颤（+）。血常规 + 肝功能（−）。游离甲状腺功能：FT3：4.66 pmol/L，FT4：14.38 pmol/L，sTSH：0.036 uIU/mL，TPOAb：33.03 IU/mL。处理：定期复查。

患者口服 ^{131}I 4 个月后复查：未诉明显不适。查体：无凸眼，甲状腺基本未触及，无压痛。HR：80 次 / 分，律齐，手颤（−）。血常规 + 肝功能（−）。游离甲状腺功能：FT3：3.62 pmol/L，FT4：14.43 pmol/L，sTSH：1.23 uIU/mL，TPOAb：12.03 IU/mL，TRAb：0.54 IU/L。SPECT 显像：双叶甲状腺稍肿大，摄锝功能正常。处理：定期复查。

患者口服 ^{131}I 6 个月后复查：未诉明显不适。查体：无凸眼，甲状腺基本未触及，无压痛。HR：80 次 / 分，律齐，手颤（−）。血常规 + 肝功能（−）。游离甲状腺功能：FT3：3.21 pmol/L，FT4：14.35 pmol/L，sTSH：1.01 uIU/mL，TPOAb：13.11 IU/mL，TRAb：0.80 IU/L。处理：定期复查。

患者口服 ^{131}I 12 个月后复查：未诉明显不适。查体：无凸眼，甲状腺基本未触及，无压痛。HR：80 次 / 分，律齐，手颤（−）。血常规 + 肝功能（−）。游离甲状腺功能：FT3：5.38 pmol/L，FT4：14.13 pmol/L，sTSH：2.21 uIU/mL，TPOAb：19.81 IU/mL，TRAb：0.77 IU/L。处理：定期复查。

（七）病例讨论教学要点

（1）患者为中年女性，结合患者的高代谢症状、体征、甲功、TRAb、甲状腺摄 ^{131}I 率，以及甲状腺静态显像，患者高功能腺瘤诊断明确，符合 ^{131}I 治疗指征。

（2）患者甲亢病史 3 年余，服用 ATD 疗效差，停药后甲亢复发，根据彩超及甲状腺静态显像考虑高功能腺瘤，此种情况适合行 ^{131}I 治疗。

（3）本病可用抗甲状腺药物、手术或 ^{131}I 治疗，而抗甲状腺药物只能一时控制甲亢，无法彻底治愈，所以一般采用手术或 ^{131}I 治疗。对于手术治疗患者可出现手术并发症等，同时存在麻醉和手术等风险，本例患者甲状腺显像只显示单个热结节，甲状腺其余部分的功能被完全抑制，^{131}I 治疗是最佳选择。^{131}I 治疗自主高功能腺瘤效果良好，一般在治疗 2 个月内症状逐渐消失，在 6 个月左右复查甲状腺显像可见原热结节消失，而被抑制的甲状腺组织恢复功能，甲状腺核素显像显示正常甲状腺图像。本病治疗时，^{131}I 剂量相对较大，少数患者在服药后几天内可有颈部肿胀、疼痛等不适，而本例患者在服用药物 3 天后给予激素及赛治治疗，可缓解患者服药后的不适。

（4）有研究报道该种病例只要方法适当，用 ^{131}I 治疗一般不会引起甲减，因为 ^{131}I 主要浓集在热结节内，其周围甲状腺组织功能被抑制，不会受到 ^{131}I 辐射。

参考文献

［1］史有奎，马娟，袁洲杰，等. [131]I 治疗甲状腺高功能腺瘤 46 例临床观察［J］. 山东医药，2008
　　（16）：109.

［2］黄佳，王荣福. 碘［131]I］治疗 14 例功能自主性甲状腺腺瘤疗效观察［J］. 中国医学影像技术，
　　2010，26（8）：1546-1548.

（南昌大学第一附属医院　刘少正　张青）

第二节　分化型甲状腺癌（Differentiated Thyroid Carcinoma）

一　分化型甲状腺癌伴肺转移

▶ **病例一**

（一）简要病史

现病史：女，25 岁，无意间发现右颈部包块 1 个月余，于 2012 年 1 月于当地医院行"甲状腺癌联合根治术"，术后病理示：甲状腺乳头状癌伴双侧颈部淋巴结转移（病理结果不详），术后未定期复查。2015 年 7 月 28 日患者因"发现左颈肿块 2 年"于当地医院行"左颈部淋巴结清扫 + 甲状腺左叶切除术"，术中探查示左侧甲状腺结节，大小约为 2.5 cm×2.0 cm，边界不清，与周围颈前肌群粘连。术后病理示：（左）甲状腺乳头状癌，直径约为 2.0 cm，侵犯并突破甲状腺被膜，并可见横纹肌侵犯，未见明确神经侵犯及脉管癌栓；左 2-5 区淋巴结均有癌转移（4/6、3/3、6/7、1/9），有癌转移的淋巴结最大径约为 1.0 cm，淋巴结转移癌灶最大面积约为 1.0 cm×0.9 cm，转移癌侵犯并穿透淋巴结被膜，可见淋巴结融合现象。术后患者出现声嘶，未诉其他不适。患者 2019 年于当地医院行 1 次 [131]I 治疗（具体不详）。患者自发病以来，精神及睡眠状况良好，食欲一般，大小便及体重无明显变化。

既往史、个人史、家族史均无特殊。

（二）其他辅助检查

血清甲状腺球蛋白 Tg：980.5 ug/L ↑（参考值 3.5～77 ug/L），甲状腺球蛋白抗体 TgAb：13.8 IU/mL（参考值 0～115 IU/mL），TSH：35.5 uIU/mL ↑（参考值 0.25～5.0 uIU/mL）。血常规、生化指标基本正常。

（三）核医学影像学检查特征及解读

（1）第 1 次 [131]I 治疗后 3 天显像：

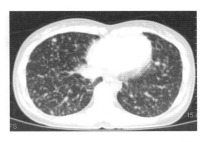

图 10-5　治疗性 ^{131}I-WBS 提示右侧颈部、纵隔转移淋巴结及双肺转移瘤弥漫性摄取 [131]I，胸部 CT 提示双肺多发粟粒、结节影，双下肺为著，较大者直径约为 1.0 cm。

（2）第 2 次 ^{131}I 治疗后 3 天显像：

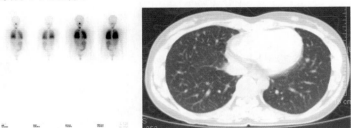

图 10-6　治疗性 ^{131}I-WBS 提示右侧颈部、纵隔转移淋巴结及双肺转移瘤较前好转，仍可见双肺弥漫性摄取 ^{131}I（较前摄取略有减少），胸部 CT 提示双肺多发粟粒、结节影，双下肺为著，较大者直径约为 0.8 cm，较前明显减少、缩小，以粟粒结节为著。

（四）诊断及鉴别诊断

目前诊断：甲状腺乳头状癌伴双侧颈部淋巴结转移术后伴双肺转移（T3bN1bM1，Ⅱ期，高危）。

诊断依据：

（1）患者为青年女性，手术中探查示左侧甲状腺结节与周围颈前肌群粘连。

（2）术后病理示提示甲状腺乳头状癌，侵犯并突破甲状腺被膜，并可见横纹肌侵犯，左 2-5 区淋巴结均有癌转移（4/6、3/3、6/7、1/9）。

（3）随访刺激性 Tg 高，胸部 CT 及 ^{131}I-WBS 提示双肺多发转移伴 ^{131}I 摄取，符合甲状腺癌肺转移影像特点。

鉴别诊断：诊断明确，无须鉴别。

（五）诊疗方案讨论及治疗经过

患者停服优甲乐及禁碘饮食 3 周，根据 ATA 指南肺转移灶 ^{131}I 治疗剂量为 5.55～7.40 MBq（150～200 mCi），为提高疗效，经临床综合评估后，可酌情增加口服剂量，只要病灶摄取 ^{131}I 并且有临床反应，应每 6～12 个月重复治疗。因此，分别于 2020 年 11 月 25 日、2021 年 8 月 13 日在我科行 2 次 ^{131}I 治疗（剂量均为 200 mCi）。

（六）随访

2021 年 8 月 13 日血清甲状腺球蛋白（Tg）：468.4 ug/L，甲状腺球蛋白抗体（TgAb）：15.9 IU/mL，TSH：77.6 uIU/mL；血常规、生化指标基本正常。

2021 年 8 月 13 日复查胸部 CT 提示双肺转移瘤较前明显减少、缩小，Tg 明显降低。

2022 年 5 月 13 日复查血清 Tg：79 ug/L，TgAb：11.86 IU/mL，TSH：0.01 uIU/mL；血常规、生化指标基本正常。

（七）病例讨论教学要点

根据患者术后病理及影像检查，按分化型甲状腺癌（DTC）AJCC（第八版）分期，患者诊断为甲状腺乳头状癌伴双侧颈部淋巴结转移术后伴双肺转移（T3bN1bM1，Ⅱ期，高危）。肺转移是 DTC 最常见的远处转移，DTC 肺转移根据 CT 等影像学检查可有多种表现：①单发结节；②多发小结节（最大径 ≤ 1 cm）；③多发大结节；④双肺弥漫性微小转移灶（<2 mm，常规 CT 平扫可为阴性，但大剂量 ^{131}I-WBS 表现为肺部弥漫性摄取 ^{131}I）等。对于肺转移灶，推荐首先行 ^{131}I 治疗。

肺转移灶 ^{131}I 治疗剂量为 5.55～7.40 MBq（150～200 mCi），为提高疗效，经临床综合评估后，可酌情增加口服剂量，只要病灶摄取 ^{131}I 并且有临床反应，应每 6～12 个月重复治疗。对于 Tg 增高而诊断 ^{131}I-WBS 阴性的 DTC 肺转移患者，使用 ^{131}I 治疗后其明显的长期受益情况尚不清楚，有文献报道使用经验疗法对其进行治疗时，部分患者甲状腺球蛋白有减少。对于单发的较大肺部转移灶，可优先考虑局部手术治疗。

影响 ^{131}I 治疗肺转移的因素主要有病灶摄碘状态、年龄、结节大小以及是否伴有其他远处转移性病灶等，通常转移灶摄碘、年龄较小、结节较小并且仅有肺转移的患者 ^{131}I 治疗后预后更佳，弥漫性微小肺转移 ^{131}I 治疗可获得较高的完全缓解率，较大结节肺转移 ^{131}I 治疗可获益，表现为病灶缩小、Tg 下降，但完全缓解率不高，预后不佳。[1-3] 本病例患者为青年女性，^{131}I 治疗后胸部 CT 提示肺部粟粒结节部分消失，小结节缩小，大结节稳定，符合文献所说的摄碘佳、肺结节小、年龄较小是 ^{131}I 治疗疗效好的独立影响因素。

参考文献

［1］中华医学会核医学分会. ^{131}I 治疗分化型甲状腺癌指南（2021 版）［J］. 中华核医学与分子影像杂志，2021，41（4）：242-253.

［2］HAUGEN B R，ALEXANDER E K，BIBLE K C，et al. 2015 American thyroid association management guidelines for adult patients with thyroid nodules and differentiated thyroid cancer：the American thyroid association guidelines task force on thyroid nodules and differentiated thyroid cancer［J］. Thyroid，2016，26（1）：1-133.

［3］CHEN P，FENG H J，OUYANG W，et al. Risk factors for nonremission and progression-free survival after I-131 therapy in patients with lung metastasis from differentiated thyroid cancer：a single-institute，retrospective analysis in southern China［J］. Endocr Pract，2016，22（9）：1048-1056.

（南方医科大学珠江医院　陈盼　冯会娟　欧阳伟）

▶ 病例二

（一）简要病史

现病史：男，58 岁，因"发现右侧颈前肿大 2 个月余"于 2020 年 7 月 19 日在广州某三甲医院行"双侧甲状腺全切除 + 颈部中央区清扫术 + 双侧喉返神经探查术"。术中探查：双侧甲状腺叶均可及多个结节，右侧最大约为 4.0 cm×3.0 cm×3.0 cm，结节质硬，表面欠光滑，与周围甲状腺组织分界不清；左侧最大约为 0.5 cm×0.5 cm，结节质硬，表面欠光滑，边界欠清。术后病理提示：①（左）甲状腺乳头状癌，肿物大小约为 0.4 cm×0.3 cm×0.2 cm，侵犯并突破甲状腺被膜，可见个别脉管内癌栓合并结节性甲状腺肿。免疫组化：BRAF（+）。②（右）甲状腺肿物大小约为 4 cm×3.2 cm×2.7 cm，可见多灶包膜和血管侵犯，符合甲状腺滤泡癌（泛侵袭型），较多脉管内见癌栓，合并结节性甲状腺肿，伴腺瘤样结节形成及钙化。免疫组化：BRAF（-）。③（中央区）淋巴结未见癌转移（0/11）。患者自发病以来，精神及睡眠状况良好，食欲一般，大小便及体重无明显变化。

既往史、个人史、家族史均无特殊。

（二）其他辅助检查

2021 年 2 月 5 日血清甲状腺球蛋白 Tg：358.0 ug/L ↑（参考值 3.5～77 ug/L），甲状腺球蛋白抗体 TgAb < 10 IU/mL（参考值 0～115 IU/mL），TSH：43.77 uIU/mL ↑（参考值 0.25～5.0 uIU/mL）；血常规、生化指标基本正常。

（三）核医学影像学检查特征及解读

^{131}I 治疗后 3 天显像：

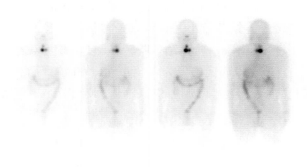

图 10-7　治疗性 ^{131}I-WBS 提示双侧甲状腺少量残留；双肺多发小结节，未见 ^{131}I 摄取，结合临床考虑转移瘤。

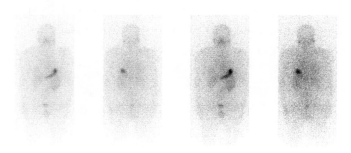

图 10-8　诊断性 ^{131}I-WBS 显像阴性。

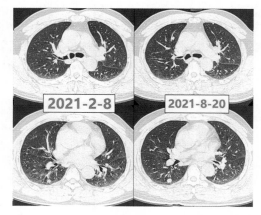

图 10-9　胸部 CT 提示双肺多发结节，较前增多，部分增大，较大者直径约为 1.0 cm（原较大者直径约为 0.7 cm）。

（四）诊断及鉴别诊断

目前诊断：左侧甲状腺乳头状癌及右侧甲状腺滤泡状癌术后伴双肺转移（T2N0M1，Ⅳb 期，高危）

诊断依据：

（1）患者为中年男性，术后病理提示（左）甲状腺乳头状癌，肿物大小约为 0.4 cm×0.3 cm× 0.2 cm，侵犯并突破甲状腺被膜，可见个别脉管内癌栓；（右）甲状腺肿物大小约为 4 cm×3.2 cm×2.7 cm，可见多灶包膜和血管侵犯，符合甲状腺滤泡癌（泛侵袭型），较多脉管内见癌栓；淋巴结未见癌转移（0/11）。

（2）患者胸部 CT 及 ^{131}I-WBS 提示双肺多发转移不伴 ^{131}I 摄取，但患者 Tg 高，符合甲状腺癌肺转移诊断标准。

（五）诊疗方案讨论及治疗经过

患者停服优甲乐及禁碘饮食 3 周，根据 ATA 指南肺转移灶 ^{131}I 治疗剂量为 5.55～7.40 MBq（150～200 mCi），对于 Tg 增高而诊断 ^{131}I-WBS 阴性的 DTC 肺转移患者，使用 ^{131}I 治疗后其明显的长期受益情况尚不清楚，不过有文献报道使用经验疗法对其进行治疗时，部分患者甲状腺球蛋白有减少。因此，于 2021 年 2 月 5 日在我科行 1 次 ^{131}I 治疗（剂量 160 mCi），3 天后行 ^{131}I-WBS，提示双侧甲状腺少量残留；双肺多发小结节，未见 ^{131}I 摄取，考虑转移瘤。

（六）随访

2021 年 8 月 17 日血清甲状腺球蛋白（Tg）：492.0 ug/L，甲状腺球蛋白抗体（TgAb）：11.2 IU/mL，TSH：30.45 uIU/mL；血常规、生化指标基本正常。

2021 年 8 月 20 日诊断性 ^{131}I-WBS 阴性。胸部 CT 提示双肺多发结节较前增多、部分增大，较大者直径约 1.0 cm（原较大者直径约 0.7 cm）。

2022 年 7 月 23 日复查血清 Tg：112 ug/L，TgAb：11.86 IU/mL，TSH：0.01 uIU/mL；血常规、生化指标基本正常。

（七）病例讨论教学要点

根据患者术后病理及影像检查，按分化型甲状腺癌（DTC）AJCC（第八版）分期，病例中患者诊断为左侧甲状腺乳头状癌及右侧甲状腺滤泡状癌术后伴双肺转移（T2N0M1，IVb 期，高危）。肺转移是 DTC 最常见的远处转移，DTC 肺转移根据 CT 等影像学检查可有多种表现：①单发结节；②多发小结节（最大径 ≤ 1 cm）；③多发大结节；④双肺弥漫性微小转移灶（<2 mm，常规 CT 平扫可为阴性，但大剂量 ^{131}I-WBS 表现为肺部弥漫性摄取 ^{131}I）等。对于肺转移灶，推荐首先行 ^{131}I 治疗。肺转移灶 ^{131}I 治疗剂量为 5.55～7.40 MBq（150～200 mCi），为提高疗效，经临床综合评估后，可酌情增加口服剂量，只要病灶摄取 ^{131}I 并且有临床反应应每 6～12 个月重复治疗。

对于 Tg 增高而诊断 ^{131}I-WBS 阴性的 DTC 肺转移患者，使用 ^{131}I 治疗后其明显的长期受益情况尚不清楚，不过有文献报道使用经验疗法对其进行治疗时，部分患者甲状腺球蛋白有减低。对于单发的较大肺部转移灶，可优先考虑手术治疗。影响 ^{131}I 治疗肺转移的因素主要有病灶摄碘状态、年龄、结节大小以及是否伴有其他远处转移性病灶等，通常转移灶摄碘、年龄较小、结节较小并且仅有肺转移的患者 ^{131}I 治疗后预后更佳，弥漫性微小肺转移 ^{131}I 治疗可获得较高的完全缓解率，较大结节肺转移 ^{131}I 治疗可获益，表现为病灶缩小、Tg 下降，但完全缓解率不高，预后不佳。[1-3] 本病例患者为中老年男性，不摄取 ^{131}I 肺结节较前进展，符合文献所说的摄碘佳、肺结节小、年龄较小是 ^{131}I 治疗疗效好的独立影响因素。

参考文献

［1］中华医学会核医学分会. ¹³¹I 治疗分化型甲状腺癌指南（2021 版）［J］. 中华核医学与分子影像杂志，2021，41（4）：242-253.

［2］HAUGEN B R，ALEXANDER E K，Bible K C，et al. 2015 American thyroid association management guidelines for adult patients with thyroid nodules and differentiated thyroid cancer：the American thyroid association guidelines task force on thyroid nodules and differentiated thyroid cancer［J］. Thyroid，2016，26（1）：1-133.

［3］CHEN P，FENG H J，OUYANG W，et al. Risk factors for nonremission and progression-free survival after I-131 therapy in patients with lung metastasis from differentiated thyroid cancer：a single-institute，retrospective analysis in southern China［J］. Endocr Pract，2016，22（9）：1048-1056.

（南方医科大学珠江医院　陈盼　冯会娟　欧阳伟）

▶ 病例三

（一）简要病史

现病史：女，74 岁，3 年余前体检时发现右颈部实质性包块，稍有进食困难，无气短，无多汗、怕热、心慌，无声音嘶哑等不适。就诊于外院，胸部 CT 平扫示：①右上纵隔类圆形软组织密度及双肺叶多发结节影考虑：甲状腺癌并双肺转移；②纵隔淋巴结肿大；③主动脉硬化；④右侧胸膜局限性肥厚并钙化。颈部彩超示：甲状腺内实质性肿块，考虑甲状腺癌。后就诊于唐都医院，行甲状腺手术（具体术式不详），术后病理示：甲状腺乳头状癌（滤泡亚型）。术后 1 个月于我科行第 1 次 ¹³¹I 治疗，剂量 150 mCi，碘疗后显像提示淋巴结及双肺多发转移瘤。11 月前于我科行第 2 次 ¹³¹I 治疗，剂量 180 mCi，碘疗后显像提示淋巴结及双肺多发转移瘤。碘疗后口服优甲乐 125 μg/ 日替代治疗。现停优甲乐 1 个月甲功示：甲状腺球蛋白 43.26 ng/mL、促甲状腺激素 54.74 uIU/mL。胸部 CT 示：两肺多发结节，结合病史，考虑转移；两肺散在硬结钙化灶。现拟行第 3 次 ¹³¹I 治疗。

既往史：28 年前因"胆囊结石"行手术治疗；8 年因车祸致"右上臂肌肉拉伤"行手术治疗，余无特殊。

个人史：无特殊。

家族史：无特殊。

专科体格检查：T：36.1℃，P：80 次 / 分，R：21 次 / 分，BP：136/75 mmHg。神清，查体合作。全身皮肤黏膜无黄染，颈两侧对称，无颈静脉怒张及颈动脉异常搏动。颈软无抵抗，气管居中。甲状腺术后缺如，局部可见一约 8 cm 手术瘢痕。颈部淋巴结未触及肿大、压痛。颈部血管区未闻及杂音。

（二）其他辅助检查

甲功九项（放免）：甲状腺球蛋白 Tg：43.26 ng/mL（参考值：0～50 ng/mL）；TSH：54.74 uIU/mL ↑（参考值 0.25～5 uIU/mL）。

胸部平扫：两肺多发结节，结合病史，考虑转移；两肺散在硬结钙化灶。

浅表器官：甲状腺全切术后，术区未见明显异常。

（三）核医学影像学检查特征及解读

图 10-10　口服 ^{131}I 150 mCi 后 7 天行全身显像（Tg 268.65 ng/mL）：颈胸部可见多发放射性核素分布增浓灶。SPECT/CT 断层融合显像示：颈部正中核素浓聚灶，同机 CT 定位于甲状腺床区；颈Ⅵ区及纵隔部位核素浓聚灶，同机 CT 定位于相应部位肿大淋巴结影；双肺多发核素分布增浓灶，同机 CT 于相应部位可见大小不等结节影。

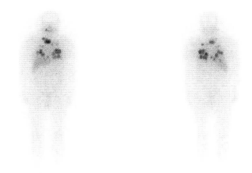

图 10-11　口服 ^{131}I 180 mCi 后 9 天行全身显像（Tg 90.06 ng/mL）：颈部及胸部可见多发局限性放射性核素影，断层显像：颈部最浓及其右上方核素浓集影，同机 CT 定位于双颈部，局部见肿大淋巴结影；胸部多发结节影，同机 ECT 于上述部位均可见核素浓聚。

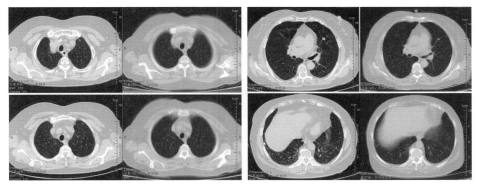

图 10-12　肺部 CT 显示双肺多发结节灶，首次碘治疗前和两次碘治疗后对比，结节较前明显缩小，结节密度较前降低，部分结节消失。

患者 SEPET/CT 主要表现为：①肺部多发散在结节影，均可见 ^{131}I 摄取。②颈部及纵隔多发淋巴结可见 ^{131}I 异常摄取灶。综合以上影像特征，该患者考虑为分化型甲状腺癌淋巴结转移、肺转移。

（四）诊断及鉴别诊断

目前诊断：甲状腺乳头状癌（滤泡亚型），cT3N1M1，Ⅳb 期，高危，结构性疗效不佳。

诊断依据：

（1）患者已因"甲状腺结节"行手术治疗，术中未见周围组织侵犯。

（2）术后病理示甲状腺乳头状癌（滤泡亚型），肿瘤最大径约 5 cm。

（3）随访抑制性 Tg/刺激性 Tg 异常增高；核素 ^{131}I 全身显像提示颈部淋巴结转移、肺转移。

肺转移病灶鉴别诊断：

（1）粟粒性肺结核：临床结核中毒症状明显，CT 结节影大小均匀或不等，边缘清楚或稍模糊，分布可均匀，可见斑片、纤维条索影；本例患者既往有恶性病史，未出现结核中毒症状，CT 未见斑片条索影，肺部病灶摄取 ^{131}I、血清学 Tg 水平明显增高，故不支持该诊断。

（2）矽肺：多有职业病史，早期矽肺结节呈小叶中心分布，随病变进展，结节沿淋巴管周围分布。CT 表现为直径 2～5 mm、边缘模糊或清楚的小结节，位于小叶中心或胸膜下，并可见小叶中心型肺气肿；结节呈弥漫性分布，以上叶及肺后部为多，融合成形态不规则的块影，内可有钙化；块影周围及肺尖部多见不规则或疤痕型肺气肿。肺门及纵隔淋巴结肿大。本例患者无职业病史，肺部结节大小、分布特征、伴随征象均不支持该诊断。

（五）诊疗方案讨论及治疗经过

患者为老年女性，3 余年前因甲状腺癌行手术治疗，术后病理示：甲状腺乳头状癌（滤泡亚型）；已行两次 ^{131}I 治疗。碘疗后全身显像提示：甲癌术后 ^{131}I 治疗后甲状腺组织残留影像，聚 ^{131}I 良好；双颈部异常聚 ^{131}I 灶，提示双颈部淋巴结转移；双肺多个异常聚 ^{131}I 灶，提示肺转移。此次复查甲功：刺激性甲状腺球蛋白 43.26 ng/mL，较前明显下降。胸部平扫：首次碘治疗前和两次碘治疗后对比，结节较前明显缩小，结节密度较前降低，部分结节消失。以上结果均提示患者碘治疗获益明显，因此拟行第 3 次碘治疗，剂量给予 200 mCi。

（六）随访

治疗后碘显像提示：病情较前明显好转。连续两次服用优甲乐抑制状态复查，Tg 明显降低，影像及血清学检测均提示患者获益明显。

（七）病例讨论教学要点

分化型甲状腺癌术后，可根据中华医学会核医学分会发布的《^{131}I 治疗分化型甲状腺癌指南（2021版）》复发危险度分层进行评估，评估风险为中-高危的患者推荐进行 ^{131}I 治疗。本病例为老年女性患者，甲状腺乳头状癌伴淋巴结转移，肺转移。复发危险度分层属于高危。对于伴有远处转移的高危患者 ^{131}I 治疗是改善预后的重要手段之一。

肺转移是分化型甲状腺癌最常见的远处转移，根据 CT 等影像学检查可有多种表现：①单发结节；②多发小结节（最大径≤1 cm）；③多发大结节；④双肺弥漫性微小转移灶。影响疗效的主要包括病灶摄碘状态、年龄、结节大小以及是否伴有其他远处转移病灶。而对于摄碘肺转移灶的治疗，^{131}I 为一线治疗方案。对于明确为单发的较大肺部转移灶，可优先考虑手术治疗。此例患者为肺转移的第二种类型，直接选择多程 ^{131}I 清灶治疗。经过两次碘治疗后，碘显像提示患者病灶摄碘良好，CT 对比可看到结节多缩小，甲状腺球蛋白水平明显下降，提示治疗有效。因此，进行第三次碘治疗，在第三次碘治疗后显像同前对比，也可以观察到病情明显缓解，后续优甲乐抑制治疗随访，血清 Tg 水平持续下降。但此类患者在后续随访中如若出现病情进展，或合并其他远转病灶，可以考虑靶向治疗等综合治疗方案。[1-4]

参考文献

［1］范红燕，侯艳军，赵彦民. 肺内多发小结节的 CT 诊断与鉴别诊断［J］. 放射学实践，2003（10）：718-720.

［2］赫捷，李进，程颖，等. 中国临床肿瘤学会（CSCO）分化型甲状腺癌诊疗指南 2021［J］. 肿瘤预防与治疗，2021，34（12）：1164-1201.

［3］中华医学会核医学分会. ^{131}I 治疗分化型甲状腺癌指南（2021 版）［J］. 中华核医学与分子影像杂志，2021，41（4）：242-253.

［4］杨静，郑容. ^{131}I 治疗分化型甲状腺癌肺转移患者的疗效及其影响因素［J］. 中国医学影像技术，2016，32（10）：1624-1627.

（西安交通大学第一附属医院　贾茜　杨爱民）

二　分化型甲状腺癌伴骨转移

▶ 病例一

（一）简要病史

现病史：女，58 岁，体检发现甲状腺结节 1 周余，2020 年 9 月 25 日于某专科医院行"双侧甲状腺全切除术＋左侧颈Ⅵ区淋巴结清扫术"，术中探查：左叶可扪及一枚结节，大小约为 2 cm×2 cm，质硬，边界不清，侵犯其表面的胸骨甲状肌。术后病理：①（甲状腺左侧及峡部）甲状腺滤泡癌，癌灶 1 个，多结节状，直径约为 1.6 cm，侵犯并突破包膜，可见血管侵犯。②（甲状腺右叶）甲状腺乳头状，经典型，癌灶多个，直径为 0.5～10 mm，侵犯并突破甲状腺被膜、累及横纹肌组织，可见神经侵犯，未见脉管内癌栓，瘤旁甲状腺组织呈结节性甲状腺肿改变。③左颈部Ⅵ区淋巴结转移（1/4），有癌转移的淋巴结最大径约为 2.5 mm，淋巴结转移癌灶最大面积约为 2 mm×1 mm，未穿透淋巴结被膜，未见病灶淋巴结融合现象。BRAF V600E（－）。患者无声嘶、呛咳等不适，精神及睡眠状况良好，食欲一般，大小便及体重无明显变化。患者停服优甲乐及禁碘饮食 3 周，于 2020 年 12 月 21 日行诊断性 ^{131}I 全身显像（^{131}I-WBS）（3mCi）示：甲状腺恶性肿瘤术后：①椎体叶少量残留；②右侧甲状腺区轻度 ^{131}I 浓聚，残留甲状腺与病灶相鉴别；③斜坡、右侧后肋骨、腰 3 椎体、腰 4 椎体、左侧髂骨翼、左侧髂骨近骶髂关节处 ^{131}I 浓聚，考虑多发骨转移，建议定期复查。于 2020 年 12 月 29 日行 1 次 ^{131}I 治疗（剂量 200mCi），3 天后行 ^{131}I-WBS，提示左侧锁骨上窝转移淋巴结及多发骨转移灶摄取 ^{131}I。诊断为甲状腺混合性癌伴颈部淋巴结转移术后伴左侧锁骨上窝淋巴结及多发骨转移（T3bN1bM1，Ⅳb 期，高危）。^{131}I 治疗后 2021 年 11 月 18 日复查诊断性 ^{131}I-WBS（3mCi）提示未见明显异常摄取病灶，甲状腺球蛋白明显降低。

既往史、个人史、家族史均无特殊。

（二）其他辅助检查

2020 年 12 月 28 日血清甲状腺球蛋白 Tg：30.30 ug/L（参考值 3.5～77 ug/L），甲状腺球蛋白抗体 TgAb：20.77 IU/mL（参考值 0～115 IU/mL），TSH：68.35 uIU/mL ↑（参考值 0.25～5.0 uIU/mL）；血常规、生化指标基本正常。

（三）核医学影像学检查特征及解读

第 1 次诊断性 ^{131}I-WBS 显像（3mCi）：

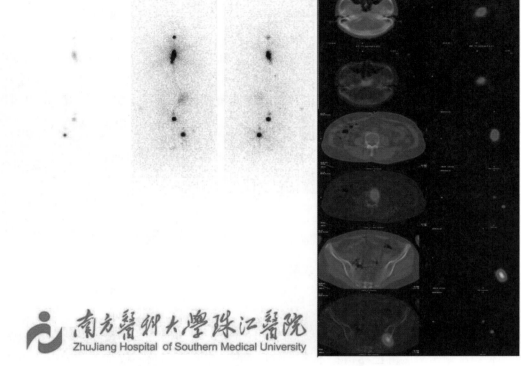

图 10-13　^{131}I-WBS 提示多发骨转移灶摄取 ^{131}I，相应处未见明显异常骨质密度改变。

治疗性 ^{131}I-WBS 显像（200mCi）：

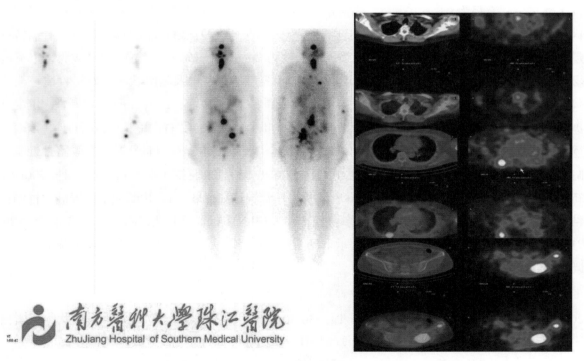

图 10-14　^{131}I-WBS 提示左侧锁骨上窝转移淋巴结及多发骨转移灶摄取 ^{131}I。

第 2 次诊断性 ^{131}I-WBS 显像（3mCi）：

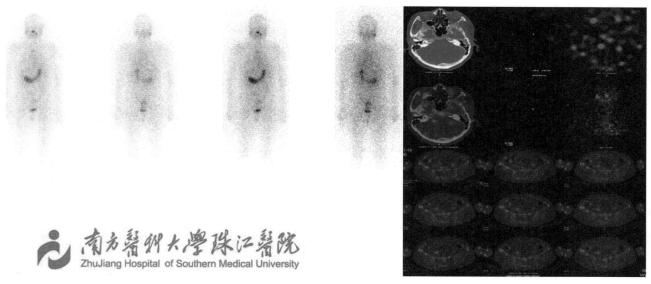

南方醫科大學珠江醫院
ZhuJiang Hospital of Southern Medical University

图 10-15　^{131}I-WBS 提示左侧锁骨上窝转移淋巴结及多发骨转移灶 ^{131}I 摄取灶较前消失。

（四）诊断及鉴别诊断

目前诊断：甲状腺混合性癌伴颈部淋巴结转移术后伴淋巴结及骨转移（T3bN1bM1，Ⅳb 期，高危）。

诊断依据：患者为中年女性，手术中探查示左侧甲状腺结节侵犯其表面的胸骨甲状肌，术后病理提示甲状腺混合性癌，累及横纹肌组织，可见神经侵犯，左颈部Ⅵ区淋巴结转移（1/4）；Tg 高，^{131}I-WBS 提示骨转移伴 ^{131}I 摄取，符合甲状腺癌骨转移影像特点。

（五）诊疗方案讨论及治疗经过

患者停服优甲乐及禁碘饮食 3 周，根据 ATA 指南，骨转移灶 ^{131}I 治疗剂量为 7.40～9.30MBq（200～250mCi），根据转移数量及特点，经临床综合评估后，调整合适口服剂量，根据治疗后的临床反应决定下一步诊疗计划。因此，患者于 2020 年 12 月 29 日在我科行 1 次 ^{131}I 治疗（剂量 200mCi），后续门诊随访甲状腺球蛋白明显降低，诊断性碘扫描未见明显异常，遂后续定期复查。

（六）随访

^{131}I 治疗后规律随访至今。

2021 年 11 月 17 日血清甲状腺球蛋白 Tg：1.72 ug/L（参考值 3.5～77 ug/L），甲状腺球蛋白抗体 TgAb：10.90 IU/mL（参考值 0～115 IU/mL），TSH：57.84 uIU/mL（参考值 0.25～5.0 uIU/mL）；血常规、生化指标基本正常。诊断性碘扫描未见明显异常碘摄取病灶。

2022 年 10 月 11 日血清甲状腺球蛋白 Tg：0.07 ug/L（参考值 3.5～77 ug/L），甲状腺球蛋白抗体 TgAb：11.20 IU/mL（参考值 0～115 IU/mL），TSH：0.07 uIU/mL（参考值 0.25～5.0 uIU/mL）；血常规、生化指标基本正常。

（七）病例讨论教学要点

根据患者术后病理及影像检查，按分化型甲状腺癌（DTC）AJCC（第八版）分期[1]，患者诊断为甲状腺混合性癌伴颈部淋巴结转移术后伴左侧锁骨上窝淋巴结及多发骨转移（T3bN1bM1，Ⅳb 期，高危）。骨转移是 DTC 第二常见的远处转移，仅次于肺转移，发生率为 2%～13%，病理为滤泡亚型乳头状癌和非乳头状癌较非滤泡亚型乳头状癌更容易发生骨转移，其常常提示预后不良。[2-3] 早期发现及合适治疗有利于提高 DTC 骨转移患者的生存率和生活质量。[4]

目前 DTC 骨转移的治疗方式主要有手术、[131]I 治疗、体外放射治疗和双膦酸盐治疗。[5]美国甲状腺协会（ATA）指出虽然 [131]I 治疗治愈骨转移患者的可能性比较低，但是 [131]I 摄取阳性的骨转移患者仍然可能会从中获益。[6]相关研究表示影响 [131]I 治疗骨转移的主要因素有性别、年龄、原发灶病理类型及骨转移灶是否伴结构性改变等，通常女性、年轻及病灶无结构性改变但摄取 [131]I 的患者 [131]I 治疗后预后更佳。而当病灶出现骨质结构改变时，提示疾病病程较长，部分病灶可能出现失分化，使其对 [131]I 的敏感性下降，疗效变差。本病例为老年女性，骨转移灶 [131]I 摄取阳性但无结构性改变，[131]I 治疗后骨转移灶摄取消失，Tg 明显下降，符合文献所说的女性、摄碘佳、无结构性改变是 [131]I 治疗疗效良好的相关因素。[7]

参考文献

［1］中华医学会核医学分会.[131]I 治疗分化型甲状腺癌指南（2021 版）［J］.中华核医学与分子影像杂志，2021，41（4）：242-253.

［2］MURESAN M M，OLIVIER P，LECLÈRE J，et al. Bone metastases from differentiated thyroid carcinoma［J］. Endocrine-Related Cancer，2008，15（1）：37-49.

［3］CHOKSI P，PAPALEONTIOU M，GUO C，et al. Skeletal complications and mortality in thyroid cancer：a population-based study［J］. The Journal of Clinical Endocrinology & Metabolism，2017，102（4）：1254-1260.

［4］ORITA Y，SUGITANI I，MATSUURA M，et al. Prognostic factors and the therapeutic strategy for patients with bone metastasis from differentiated thyroid carcinoma［J］. Surgery，2010，147（3）：424-431.

［5］KONDRACIUK J D，RICE S L，ZHOU X，et al. Thyroid cancer bone metastasis：survival and genomic characteristics of a large tertiary care cohort［J］. Clinical Nuclear Medicine，2019，44（8）：e465-e471.

［6］HAUGEN B R，ALEXANDER E K，BIBLE K C，et al. 2015 American thyroid association management guidelines for adult patients with thyroid nodules and differentiated thyroid cancer：the American thyroid association guidelines task force on thyroid nodules and differentiated thyroid cancer［J］. Thyroid，2016，26（1）：1-133.

［7］JIAXIN L，WEILI Y，QIUXIA L，et al. Locoregional progression-free survival of bone metastases from differentiated thyroid cancer［J］. Endocrine Connections，2022，11（3）：e220042.

（南方医科大学珠江医院　潘丽勤　冯会娟　欧阳伟）

▶ **病例二**

（一）简要病史

现病史：女，58 岁，患者因"自觉颈部异物感半月余"，2014 年 4 月 17 日于某专科医院行"右叶甲状腺全切除＋左叶甲状腺近全切除＋喉返神经探查＋峡部切除术"，术中探查：未见明确组织粘连及肿瘤侵犯。术后病理：甲状腺滤泡性肿瘤，考虑甲状腺滤泡癌，最大径约为 0.8cm，有侵犯包膜，未见明确脉管内癌栓，BRAF V600E（-）。患者因"腰部不适伴行走困难 6 个月余"，于 2018 年 11 月 29 日查 PET/

CT 提示：骶 1、2 椎体溶骨性破坏伴局部软组织肿块形成，遂于 2018 年 12 月 20 日在某医院行"骶骨肿瘤骶骨部分切除术"，术后病理提示：病变符合甲状腺癌（骶椎）转移。2019 年 8 月 28 日行腰椎 MR，提示骶 1、2、3 椎和腰 5 椎体后部骨质破坏，明显不均匀强化，骶前、相应骶管内软组织形成。诊断为甲状腺滤泡癌术后伴腰骶椎骨转移（T1aN0M1，Ⅳb 期，高危）。

患者停服优甲乐及禁碘饮食 3 周，于 2020 年 8 月 14 日在我科行 ^{131}I 治疗（剂量 180 mCi），3 天后行 ^{131}I-WBS，提示腰 5 椎体及骶骨转移灶局部摄取 ^{131}I；右侧股骨下段 ^{131}I 浓聚，考虑骨转移。治疗后抑制性甲状腺球蛋白从 248.00 ug/L 降至 52.10 ug/L。2021 年 6 月 2 日查抑制性甲状腺球蛋白增高（108.00 ug/L），查 PET/CT 提示骶椎及腰 5 椎体转移灶伴软组织形成，对比前片，范围较前明显缩小，代谢较前明显减低。2021 年 12 月 22 日于我科行第 2 次 ^{131}I 治疗（剂量 180 mCi），3 天后行 ^{131}I-WBS，提示腰 5 椎体病灶未见 ^{131}I 摄取，骶骨及右侧股骨下段 ^{131}I 摄取较前减低。治疗后甲状腺球蛋白较前降低，后续呈升高趋势。

既往史、个人史、家族史均无特殊。

（二）其他辅助检查

2020 年 7 月 14 日血清甲状腺球蛋白 Tg：248.00 ug/L ↑（参考值 3.5～77 ug/L），甲状腺球蛋白抗体 TgAb：14.00 IU/mL（参考值 0～115 IU/mL），TSH：0.00 uIU/mL ↓（参考值 0.25～5.0 uIU/mL）；血常规、生化指标基本正常。

（三）核医学影像学检查特征及解读

第 1 次治疗性 ^{131}I-WBS 显像（180mCi）：

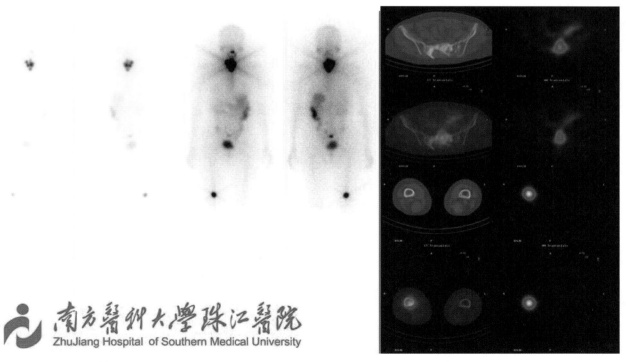

图 10-16　^{131}I-WBS 提示腰 5 椎体及骶骨转移灶局部摄取 ^{131}I；右侧股骨下段 ^{131}I 浓聚，考虑骨转移。

第 2 次治疗性 ^{131}I-WBS 显像（180mCi）：

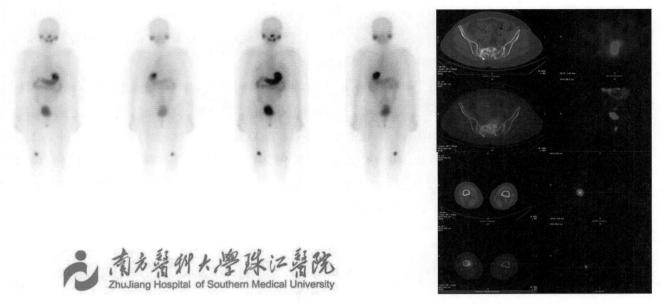

南方醫科大學珠江醫院
ZhuJiang Hospital of Southern Medical University

图 10-17　^{131}I-WBS 提示腰 5 椎体病灶现未见 ^{131}I 摄取，骶骨及右侧股骨下段 ^{131}I 摄取较前减低。

（四）诊断及鉴别诊断

目前诊断：甲状腺滤泡癌术后伴双骨转移（T1aN0M1，Ⅳb 期，高危）。

诊断依据：患者为中年女性，术后病理提示甲状腺滤泡癌，最大径约为 0.8 cm，有侵犯包膜，未见明确脉管内癌栓，BRAF V600E（-）。患者磁共振、PET/CT 及 ^{131}I-WBS 提示骨多发转移伴 ^{131}I 摄取，符合甲状腺癌骨转移诊断标准。

（五）诊疗方案讨论及治疗经过

患者停服优甲乐及禁碘饮食 3 周，根据 ATA 指南，肺转移灶 ^{131}I 治疗剂量为 7.40～9.30 MBq（200～250 mCi），对于骨转移伴结构性改变患者，为提高疗效，经临床综合评估后，可酌情增加口服剂量，只要病灶摄取 ^{131}I 并且有临床反应应每 6～12 个月重复治疗。因此，患者分别于 2020 年 8 月 17 日、2021 年 12 月 22 日在我科行 2 次 ^{131}I 治疗（剂量 180 mCi），后续门诊随访甲状腺球蛋白明显降低，碘扫描提示摄碘病灶减少。

（六）随访

^{131}I 治疗后规律随访至今。

2020 年 8 月 17 日血清甲状腺球蛋白 Tg：915.00 ug/L（参考值 3.5～77 ug/L），甲状腺球蛋白抗体 TgAb：15.00 IU/mL（参考值 0～115 IU/mL），TSH：44.52 uIU/mL（参考值 0.25～5.0 uIU/mL），血常规、生化指标基本正常。

2020 年 11 月 10 日血清甲状腺球蛋白 Tg：52.10 ug/L（参考值 3.5～77 ug/L），甲状腺球蛋白抗体 TgAb：12.30 IU/mL（参考值 0～115 IU/mL），TSH：0.00 uIU/mL（参考值 0.25～5.0 uIU/mL），血常规、生化指标基本正常。

2021 年 11 月 3 日血清甲状腺球蛋白 Tg：94.70 ug/L（参考值 3.5～77 ug/L），甲状腺球蛋白抗体 TgAb < 10.00 ug/L（参考值 0～115 IU/mL），TSH：0.00 uIU/mL（参考值 0.25～5.0 uIU/mL），血常规、生化指标

基本正常。

2021 年 12 月 20 日血清甲状腺球蛋白 Tg：358.00 ug/L（参考值 3.5～77 ug/L），甲状腺球蛋白抗体 TgAb：11.60 IU/mL（参考值 0～115 IU/mL），TSH：59.76 uIU/mL（参考值 0.25～5.0 uIU/mL），血常规、生化指标基本正常。

2022 年 5 月 24 日血清甲状腺球蛋白 Tg：61.20 ug/L（参考值 3.5～77 ug/L），甲状腺球蛋白抗体 TgAb：13.20 IU/mL（参考值 0～115 IU/mL），TSH：0.08 uIU/mL（参考值 0.25～5.0 uIU/mL），血常规、生化指标基本正常。

2022 年 8 月 9 日血清甲状腺球蛋白 Tg：96.00 ug/L（参考值 3.5～77 ug/L），甲状腺球蛋白抗体 TgAb：14.40 IU/mL（参考值 0～115 IU/mL），TSH：0.01 uIU/mL（参考值 0.25～5.0 uIU/mL），血常规、生化指标基本正常。

（七）病例讨论教学要点

根据患者术后病理及影像检查，按分化型甲状腺癌（DTC）AJCC（第八版）分期[1]，患者诊断为甲状腺滤泡癌术后伴腰骶椎骨转移（T1aN0M1，Ⅳb 期，高危）。骨转移是 DTC 第二常见的远处转移，仅次于肺转移，发生率为 2%～13%，病理为滤泡亚型乳头状癌和非乳头状癌较非滤泡亚型乳头状癌更容易发生骨转移，其常常提示预后不良。[2-3] 早期发现及合适治疗有利于提高 DTC 骨转移患者的生存率和生活质量[4]。

本病例在第 1 次 ¹³¹I 治疗后结构性骨转移病灶及生化指标（Tg）都得到良好的缓解，但是随着疾病发展，部分病灶可能出现失分化，¹³¹I 摄取能力变差。在第 2 次 ¹³¹I 治疗后，患者骨转移灶的 ¹³¹I 摄取能力减低，Tg 治疗后仍上升，获益较差。研究发现 DTC 骨转移患者发生骨骼相关事件（SREs）的概率较高（40.4%），临床上我们需加强评估、及早发现，减少 SREs 的发生，提高患者生存质量。[5]

参考文献

［1］中华医学会核医学分会. ¹³¹I 治疗分化型甲状腺癌指南（2021 版）［J］. 中华核医学与分子影像杂志，2021，41（4）：242-253.

［2］MURESAN M M，OLIVIER P，LECàLÈRE J，et al. Bone metastases from differentiated thyroid carcinoma［J］. Endocrine-related cancer，2008，15（1）：37-49.

［3］CHOKSI P，PAPALEONTIOU M，GUO C，et al. Skeletal complications and mortality in thyroid cancer：a population-based study［J］. The journal of clinical endocrinology & metabolism，2017，102（4）：1254-1260.

［4］ORITA Y，SUGITANI I，MATSUURA M，et al. Prognostic factors and the therapeutic strategy for patients with bone metastasis from differentiated thyroid carcinoma［J］. Surgery，2010，147（3）：424-431.

［5］JIAXIN L，WEILI Y，QIUXIA L，et al. Locoregional progression-free survival of bone metastases from differentiated thyroid cancer［J］. Endocrine connections，2022，11（3）：e220042.

（南方医科大学珠江医院　潘丽勤　冯会娟　欧阳伟）

第三节 骨转移瘤（Bone Metastases）

▶ **病例一**

（一）简要病史

现病史：男，61岁，1个月余前出现进行性排便困难伴便血，自述偶见粪便表面血丝，2021年12月20日于我院消化内科门诊就诊，拟完善结肠镜检查（未检查），腹部超声检查（详见辅助检查）提示肝囊肿，遂2021年12月21日再次于我院肝胆外科门诊就诊，完善全腹部＋盆腔CT提示：前列腺并腹膜后、双侧髂总、髂内外淋巴结肿大，肋骨、胸腰骶椎、骨盆等多发骨转移瘤可能性大，我院病理穿刺活检提示前列腺癌。于2022年1月7日行 ^{89}Sr 放射性治疗。患者自发病以来，精神可，饮食、睡眠无异常，小便无明显异常，体重近三个月下降10 kg。

既往史：既往体健，无特殊。

个人史：无特殊。

家族史：无特殊。

（二）其他辅助检查

血清 T-PSA>5000 ng/mL ↑（参考值 ≤ 4 ng/mL），F-PSA>50 ng/mL ↑（参考值 ≤ 1 ng/mL），血常规、生化指标基本正常。

（三）核医学影像学检查特征及解读

（1）SPECT/CT 影像特征。

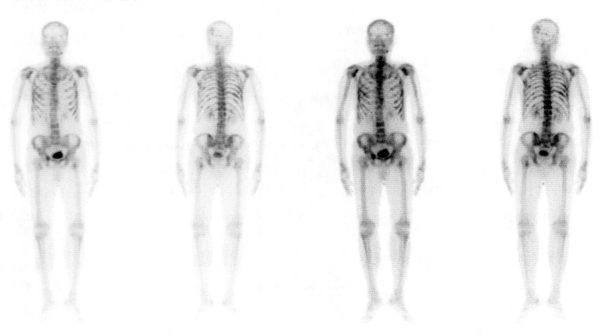

图 10-18　治疗前全身显像：颅骨、胸骨、脊柱多处、双侧肩胛骨、双侧肋骨、骨盆多处、左侧股骨上段见多发点状、条片状等亲骨性显像剂异常浓聚影；余四肢骨显影清晰，结构、形态正常，显像剂分布对称，未见明显的局限性显像剂异常分布浓聚或稀疏缺损区。

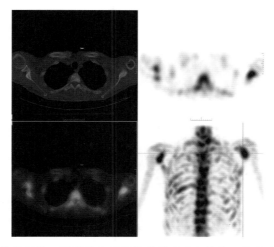

图 10-19 治疗前断层显像：所见肋骨、胸腰椎体及附件骨质密度欠均匀，见多发骨质密度增高灶，少部分溶骨性病灶，局部见显像剂浓聚；余视野内诸骨骨质密度及结构未见异常，未见明显破坏，未见明显显像剂浓聚或稀疏影。

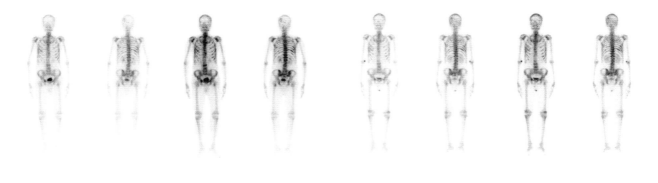

图 10-20 2022 年 1 月 7 日行 89Sr 治疗后，于 2022 年 5 月 6 日复查全身骨显像：颅骨、右侧锁骨、双侧肩胛骨、胸骨、多个肋骨、多个椎体、骨盆诸骨、双侧股骨上段亲骨性显像剂浓聚影部分较前减低。

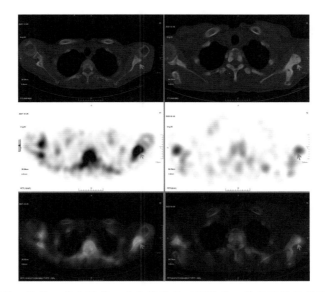

图 10-21 所见双侧肩胛骨、胸骨、多个肋骨、多个椎体及双侧附件、骨盆诸骨见多发骨质密度增高影，少部分呈溶骨性改变，见显像剂不均匀浓聚。右侧锁骨及双侧股骨上段见多发骨质密度增高影。余视野内诸骨骨质密度及结构未见异常，未见明显破坏，未见明显显像剂浓聚或稀疏影。

（2）影像解读。

患者 SPECT/CT 主要表现为：颅骨、胸骨、脊柱多处、双侧肩胛骨、双侧肋骨、骨盆多处、左侧股骨上段见多发点状、条片状等亲骨性显像剂异常浓聚影。结合患者前列腺癌病史，骨转移瘤好发于骨盆、中轴骨，以成骨性改变为主。综合以上影像特征，该患者考虑为前列腺癌多发骨转移瘤。

（四）诊断及鉴别诊断

目前诊断：前列腺癌多发骨转移瘤。

诊断依据：

（1）患者进行性排便困难伴便血1个月余，PSA 明显升高。

（2）术后病理：（前列腺）前列腺，腺泡型腺癌；Gleason 评分：5+4=9 分（ISUP Grade 5），癌组织占送检组织的 30%。免疫组化：PSA（+）、P504s（+）、34βE12（-）、P63（-）。

（3）全身骨扫描：颅骨、胸骨、脊柱多处、双侧肩胛骨、双侧肋骨、骨盆多处、左侧股骨上段见多发点状、条片状等亲骨性显像剂异常浓聚影，提示多发骨转移瘤。

鉴别诊断：多发性骨髓瘤。支持点：是浆细胞异常增生的恶性肿瘤。中位年龄为 60 岁，男性居多。骨髓内有浆细胞（或称骨髓瘤细胞）的克隆性增殖，引起溶骨性骨骼破坏，血清出现单克隆免疫球蛋白，尿本-周蛋白可为阳性。所见肋骨、胸腰椎体及附件骨质密度欠均匀，少部分溶骨性病灶，局部见显像剂浓聚。不支持点：骨病灶以多发骨质密度增高为主，而多发性骨髓瘤影像表现常有：①骨质疏松：好发部位的局部骨质疏松；②多发性骨质破坏：穿凿状、蜂窝状、鼠咬状、皂泡状、蛋壳样；③骨质硬化：很少见，治疗后较多出现；④软组织改变：病变周围可出现，胸膜下可出现，不跨越椎间隙。

（五）诊疗方案讨论及治疗经过

^{89}Sr（氯化锶）治疗骨转移瘤适应证：①转移性骨肿瘤伴有骨痛患者；②核素骨扫描示骨转移性肿瘤病灶异常放射性浓聚；③恶性骨肿瘤因种种原因未能手术切除或手术后有残留癌肿，且骨显像显示有较高的放射性浓聚的患者；④白细胞不低于 3.5×10^9/L，血小板不低于 80×10^9/L。禁忌证：①6周内进行过细胞毒素治疗的患者；②化疗和放疗后出现严重骨髓功能障碍者；③骨显像病灶无明显放射性浓聚；④妊娠和哺乳者；⑤脊柱破坏半病理性骨折和（或）截瘫的患者以及晚期和（或）已经经历多次放疗、化疗疗效差者应慎重考虑后用药。

该患者具有 ^{89}Sr 治疗骨转移瘤的适应证，且无明显禁忌证。患者采用静脉缓慢注射 ^{89}Sr（4mCi）。3 个月后，并在下一次治疗前行全身骨扫描检查，以评估疗效。第一次治疗效果好，效果明显，白细胞大于 3.5×10^9/L，血小板大于 80×10^9/L，可重复治疗。一般情况下间隔 12 周进行重复治疗。

（六）随访

行 ^{89}Sr 治疗后，4 个月后复查全身骨扫描，全身骨显像：颅骨、右侧锁骨、双侧肩胛骨、胸骨、多个肋骨、多个椎体、骨盆诸骨、双侧股骨上段亲骨性显像剂浓聚影部分较前减低，考虑前列腺癌骨转移治疗后改变。

（七）病例讨论教学要点

本病例为老年患者，以进行性排便困难伴便血为主要症状，PSA 明显升高；其全身 SPECT/CT 显像呈现较为典型的骨转移瘤特征[1]，如转移瘤好发于 40~70 岁，以多发为主，常累及红骨髓丰富的区域，如脊柱、骨盆及长管状骨的近端。病史短，进展快。影像上可分为溶骨型、成骨型及混合型，常有软组织肿块，一般无骨膜反应，其内无瘤骨。本病例不难判断为前列腺癌多发骨转移瘤。但仍需排查其他疾病可能，如多发性骨髓瘤，可询问患者病史，以及检查血清 PSA、尿本周蛋白等，进一步排查。

在评价骨转移瘤全身治疗反应时，骨显像较为广泛应用于临床，但通常需要数周或数个月才能明确治疗效果；且在化疗或内分泌治疗后的数周或数个月内，愈合性成骨细胞反应所出现的闪烁现象需与疾病进展鉴别。[1] ^{89}Sr 是目前临床上使用较多的一种治疗恶性转移性骨肿瘤的放射性药物，其可以使 50%～90% 的转移性骨肿瘤患者的疼痛得到部分缓解，12%～33% 的转移性骨肿瘤患者的疼痛得到完全缓解；^{89}Sr 发射的 β 射线的最高射线能量为 1.495 MeV，平均射线能量为 0.58 MeV，平均软组织穿透射程为 2.4 mm，^{89}Sr 发射的射线中仅有 0.00956% 的 γ 射线，其能量峰值为 0.91 MeV。^{89}Sr 在生物体内的代谢方式与钙类似，经静脉注入人体后，^{89}Sr 会聚集于骨代谢活跃的位置，其在骨转移灶中的浓度明显高于周围正常骨（为正常骨的 2～25 倍），常通过全身骨扫描评估治疗效果。[2]

参考文献

［1］陈旸，崔静晨，赵新明.分子影像对骨转移及其治疗反应的评价［J］.中华核医学与分子影像杂志，2022，42（6）：378-384.

［2］刘康其，周海中.氯化锶［^{89}Sr］治疗转移性骨肿瘤致骨髓抑制的相关因素［J］.国际放射医学核医学杂志，2022，46（4）：254-258.

（中山大学孙逸仙纪念医院　李锦萍　张弘）

▶ **病例二**

（一）简要病史

现病史：男，71 岁，1 个月余前因腰痛至当地医院住院治疗（方案不详），治疗期间行胸部 CT 提示胸腔积液，未予重视。腰痛略有缓解后出院。2 周前逐渐出现胸闷气短，服用中药 3 剂无缓解。10 天前感胸闷气短加重。至当地医院给予胸腔积液引流及消炎等对症治疗，胸闷气短较前缓解，腰痛持续。

既往史：无特殊。

个人史：无特殊。

家族史：无特殊。

专科体格检查：T：37.0℃，P：99 次 / 分，R：22 次 / 分，BP：109/57mmHg。神清，查体合作。全身皮肤黏膜无黄染，颈部浅表淋巴结未及肿大。左侧呼吸动度降低，左侧语颤减弱，右肺叩诊呈清音，左下肺叩诊呈浊音。L1 椎体压痛及叩击痛，双侧髂骨压痛。

（二）其他辅助检查

胸水肿瘤标记物：癌胚抗原：27.500 ng/mL ↑（参考值 0～5 ng/mL）。

血清肿瘤标记物：鳞状上皮细胞癌抗原（罗氏）：3.02 ng/mL ↑（参考值 0.5～2.7 ng/mL）；癌胚抗原：17.400 ng/mL ↑（参考值 0～5 ng/mL）；胃泌素释放肽前体：71.75 pg/mL；细胞角蛋白 19 片段：4.49 ng/mL ↑（参考值 0～3.3 ng/mL）；神经元特异性烯醇化酶：12.49 ng/mL（参考值 0～16.3 ng/mL），糖类抗原 125：27.8 U/mL ↑（参考值 0～25 U/mL）。

胸水细胞学诊断：免疫细胞化学染色：CK7（+），CEA（+），TTF-1（+），NApsinA（+），CDX2（-），CR（-），D2-40（-），"胸水涂片及其沉渣石蜡切片"查见腺癌细胞，片内形态结合免疫细胞化学染色提示肺来源。

CT：①左侧锁骨上窝多发稍大淋巴结。②左肺下叶软组织密度肿块，考虑肺恶性肿瘤，建议穿刺；两肺野及两肺胸膜下多发结节，考虑转移可能；左侧胸膜转移伴左侧液气胸；纵隔淋巴结转移。脊柱多发骨转移，建议进一步 ECT 检查。③左侧胸廓皮下积气；右肺下叶炎性病变，建议治疗后复查。④肝脏多发类圆形低密度灶，结合增强特点，考虑转移瘤。

胸腔镜取胸膜组织活检，病理诊断：黏膜内非小细胞癌浸润，倾向低分化腺癌。

头颅增强 MRI：双侧大脑半球多发异常强化灶，考虑转移瘤。

（三）核医学影像学检查特征及解读

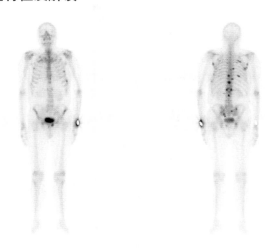

图 10-22　全身骨骼显影清晰，形态正常，结构完整。核素分布不均匀，于脊柱、肋骨、骨盆可见多发散在核素分布异常浓聚灶，其中腰 1 椎体可见核素分布异常浓聚灶伴中心核素分布稀疏区。

解读：骨显像主要表现为全身多发散在骨代谢增高灶，考虑全身多发骨转移瘤。其中腰 1 椎体骨代谢增高伴其中心骨代谢减低区，考虑为混合型骨转移灶。

（四）诊断及鉴别诊断

目前诊断：左肺腺癌Ⅳb（T4N3M1c），骨转移癌，肝转移癌，脑转移癌，锁骨上、纵隔、淋巴结转移癌，右肺转移癌，胸膜转移癌。

诊断依据：

（1）患者血清肿瘤标记物升高、胸水癌胚抗原升高近 6 倍。

（2）"胸水涂片及其沉渣石蜡切片"查见腺癌细胞，片内形态结合免疫细胞化学染色提示肺来源；胸腔镜取胸膜组织活检，病理诊断：黏膜内非小细胞癌浸润，倾向低分化腺癌。

（3）CT 左肺下叶软组织密度肿块，考虑肺恶性肿瘤；两肺野及两肺胸膜下多发结节，提示肺转移；左侧胸膜转移伴左侧液气胸；纵隔淋巴结转移。脊柱多发骨转移；肝脏多发类圆形低密度灶，结合增强特点，考虑转移瘤。

（4）头颅增强 MRI：双侧大脑半球多发异常强化灶，考虑转移瘤。

（5）全身骨显像提示全身多发散在骨代谢活跃灶，提示多发骨转移瘤。

鉴别诊断：

（1）多发性骨髓瘤。

支持点：以骨髓内浆细胞异常增生、单克隆免疫球蛋白（M 蛋白）过度生成为特征的恶性浆细胞疾病，好发于中老年。多发性骨髓瘤的骨及骨髓受累表现多样，可为骨髓弥漫浸润性病变而骨骼没有被破坏，也可为局灶性的骨病且伴骨质破坏。不支持点：多发性骨髓瘤的代谢活性差异很大，可表现为 MDP 摄取正常，也可有很高程度的摄取；当出现局灶性骨病时，一般是单纯性的溶骨性病变，不伴成骨成分，但合并病理性骨折时会有骨硬化区；合并髓外浸润时表现为受侵犯骨周围软组织形成肿块影。多伴有血清蛋白电泳、血清免疫固定电泳、血尿轻链检验阳性结果。

（2）淋巴瘤。

支持点：可累及骨、骨髓。不支持点：只累及骨的淋巴瘤（原发性骨淋巴瘤）较罕见，约占骨原发性肿瘤的 2.6%，超过一半的患者发病年龄超过 60 岁，多见于男性。原发性骨淋巴瘤骨病变多为溶骨性改变，病变特点为骨髓腔侵犯广、周围软组织肿块大，多伴有发热、乏力、体重减轻等全身症状。

（五）诊疗方案讨论及治疗经过

（1）老年男性，1 个月余前诊断为左肺腺癌Ⅳb（T4N3M1c），行肿瘤基因检测后口服奥希替尼治疗，左肺腺癌Ⅳb 期（T4N3M1c）锁骨上、纵隔淋巴结转移癌，双肺转移癌，骨转移癌，肝转移癌，脑转移癌，诊断明确。

（2）入院前查胸部 CT 可见左侧胸腔积液，但复查胸部 CT 可见左肺肿块影较前减小、CEA 较前稍有下降、胸腔积液生长速度较前减慢，可继续口服奥希替尼治疗。

（3）左侧胸腔积液，考虑与原发病有关，行左侧胸腔闭式引流胸腔积液，胸腔内灌注血管生成抑制素抑制胸腔积液产生。

（4）骨转移，给予伊班膦酸对症治疗，给予 ^{89}Sr 骨转移治疗。

（5）血小板减低，给予升血小板胶囊，动态监测血常规。

（六）随访

血清肿瘤标记物：鳞状上皮细胞癌抗原（罗氏）：4.37 ng/mL，（参考值 0.5～2.7 ng/mL），癌胚抗原 4.62 ng/mL：（参考值 0～5 ng/mL），胃泌素释放肽前体：57.81 pg/mL，细胞角蛋白 19 片段：5.04 ng/mL（参考值 0～3.3 ng/mL），神经元特异性烯醇化酶：25.11 ng/mL（参考值 0～16.3 ng/mL），CA125：66.1 U/mL（参考值 0～25 U/mL）。

骨显像显示 ^{89}Sr 治疗三个周期后，原骨转移病灶较前明显减少，病情明显好转。

（七）病例讨论教学要点

本例为典型恶性肿瘤多发骨转移瘤患者，此类患者骨转移瘤的治疗目标主要包括临床骨痛症状的改善和预防骨不良事件的发生。图 10-22 中除多发散在骨代谢增高灶外，可见作为承重的腰 1 椎体出现了骨代谢减低区，多考虑溶骨性改变。而此种情况更是容易导致骨不良事件的出现。患者在靶向药物控制原发病的同时，进行了三个周期的 ^{89}S 内照射治疗。临床骨痛症状明显缓解之余，从图 10-23 中可以看到骨转移病灶明显减少，同时腰 1 椎体原骨代谢减低区出现了成骨修复，此种变化有利于降低骨不良事件的发生。^{89}S 内照射治疗还可以联合唑来膦酸治疗多发骨转移癌，可以增加止痛效果、提高患者生存质量，而不增加毒副反应。恶性肿瘤骨转移治疗中，前列腺癌不伴内脏转移的多发骨转移病灶还可以采用 ^{223} 镭进行治疗，延长患者总生存时间、改善患者生活质量以及降低骨不良事件发生率。[1-5]

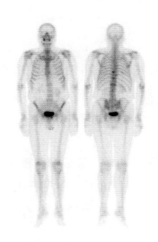

图 10-23　原脊柱、肋骨、骨盆可见核素分布异常浓聚灶数目较前减少，核素分布浓聚程度较前下降，范围较前缩小。其中腰 1 椎体原病灶中心核素分布稀疏区可见部分核素填充。

参考文献

［1］胡硕，邓豪余，梁昌华. ^{89}锶治疗不同病理类型肺癌转移性骨痛的疗效分析［J］. 肿瘤防治研究，2004（3）：174-175.

［2］任立杰，李波，朱秀冬. 二氯化锶联合唑来膦酸治疗多发性骨转移癌的疗效观察［J］. 中华肿瘤防治杂志，2010，17（19）：1584-1585.

［3］朱云芝，等. ^{89}锶治疗骨转移癌骨痛疗效分析［J］. 实用诊断与治疗杂志，2008（4）：315-316.

［4］PARKER C，et al. Alpha emitter radium-223 and survival in metastatic prostate cancer［J］. New England journal of medicine，2013，369（3）：213-223.

［5］孟祥颖，宋三泰. 乳腺癌成骨转移的诊断和治疗［J］. 中华肿瘤杂志，2018，40（6）：401-405.

（西安交通大学第一附属医院　贾茜　杨爱民）